21 世纪创新教材

康复医学

（第 3 版）

主　编　沈光宇　杨卫新　谭文捷
副主编　蔡俊燕　胡玉明　孟兆祥
编　委　（以姓氏笔画为序）
　　　　杨卫新　苏州大学医学院
　　　　沈光宇　南通大学医学院
　　　　苏　敏　苏州大学医学院
　　　　孟兆祥　扬州大学临床学院
　　　　周宏图　江苏大学医学院
　　　　胡玉明　南通大学医学院
　　　　谭文捷　江苏大学医学院
　　　　蔡俊燕　南通大学医学院

参编人员　（按姓氏笔画为序）
　　　　卜　浪　王　维　孙　丽　朱红军　朱振杰
　　　　刘　苏　苏　敏　杨卫新　沈光宇　陈伟观
　　　　吴勤峰　孟兆祥　周宏图　胡玉明　郭爱松
　　　　倪　隽　顾　琦　彭艾婧　谭文捷　蔡俊燕
　　　　鞠晶昀

东南大学出版社
SOUTHEAST UNIVERSITY PRESS
·南京·

内 容 提 要

本书是由江苏省各医学院校从事康复医学教育的专家、教授编写的《21世纪创新教材》之一,主要内容包括康复医学概念、康复评定、康复治疗技术及常见病症的康复治疗方法。本书系统地介绍了康复医学理论和康复实用治疗技术,注意科学性、先进性、实用性相结合,配有教学大纲、复习思考题和模拟试题及参考答案。

本书可作为高等医学院校康复专业以外医学相关专业的本、专科教材,也可供临床医师继续教育以及各级康复人员参考。

图书在版编目(CIP)数据

康复医学 / 沈光宇,杨卫新,谭文捷主编. — 3版.
— 南京:东南大学出版社,2016.1
 ISBN 978-7-5641-5987-0

Ⅰ. ①康… Ⅱ. ①沈… ②杨… ③谭… Ⅲ. ①康复医学 Ⅳ. ①R49

中国版本图书馆 CIP 数据核字(2015)第 320308 号

东南大学出版社出版发行
(南京四牌楼2号 邮编210096)
出版人:江建中
江苏省新华书店经销 大丰市科星印刷有限责任公司印刷
开本:787mm×1 092mm 1/16 印张:25 字数:628千字
ISBN 978-7-5641-5987-0
2016年1月第3版 2016年1月第1次印刷
印数:1—3000册 定价:59.00元

(凡因印装质量问题,可直接向营销部调换。电话:025-83791830)

第三版前言

随着社会经济的快速发展和人民生活水平的迅速提高,康复医学作为一门新兴的医学前沿学科,其独特的治疗方法、满意的治疗效果已逐步被人们所认识。康复医学又是现代医学的重要组成部分,其教学、临床和科研也越来越受到各高等医学院校的重视。

《康复医学》是由高等医学院校和教学医院的康复医学专业人员参与编著的21世纪创新系列教材之一。再版后七年来各院校陆续使用本教材,反馈情况显示,教材对医学院校各专业(康复治疗学专业除外)学生学习和掌握康复医学的基本理论知识起到了较好的作用,达到了预期的教学目的。

21世纪的康复医学在基础理论、康复技术和临床实践各方面的迅速发展,"残疾是人类的一种生存状态"的新理念,我国快速进入老龄社会急需医养结合、康复跟进的形势,更加拓展了康复医学的服务领域。为适应现代康复医学教学的需要,《康复医学》编委会决定再次修订出版。第三版的《康复医学》总结十多年来康复医学教学的经验,汲取了部分康复医学医、教、研的新成果、新方法,调整和增加了部分章节的内容。重点阐述了康复医学的精髓——康复疗法评定、康复治疗技术和常见伤病、病症临床康复的内容。本次再版增加了教学用幻灯片,制成光盘附书后,以方便教与学。

我们的期望仍然是努力使本教材适合于各层次医学和医学相关类学生,也能作为各类医务人员教学和自学的通用性教材。希望我们的努力能够得到读者的认可,我们也诚恳地希望得到康复医学同行们的评判和指教,以便我们在今后的教学实践中不断修正、完善和充实。

愿本书能为康复医学的教学、康复医学事业的发展做出新的贡献。

《康复医学》编委会

2015年12月

目　　录

第一章　康复医学概论 (1)

第一节　康复与康复医学的概念 (1)
一、康复的概念 (1)
二、康复医学的概念 (3)

第二节　康复医学的形成和发展 (5)

第三节　康复医学的组成 (6)
一、康复医学基础 (6)
二、康复医学评定 (7)
三、康复治疗 (9)

第四节　康复医学的工作方式与原则 (11)
一、康复医学的工作方式 (11)
二、康复医学工作的基本原则 (11)
三、康复医疗流程 (12)

第五节　医院康复与社区康复 (12)
一、康复医疗服务的方式 (12)
二、医院康复 (12)
三、社区康复 (12)

第二章　康复医学基础 (14)

第一节　人体运动学 (14)
一、基本概念 (14)
二、骨运动学 (14)
三、肌肉运动学 (15)
四、关节运动学 (17)
五、运动与心肺 (18)

第二节　人体发育学 (18)
一、正常发育规律 (19)
二、异常发育 (21)

第三节　功能恢复的理论 (22)
一、中枢神经可塑性 (22)
二、创伤康复 (25)

第四节　制动对人体的影响 (26)
一、肌肉骨骼系统 (26)
二、心血管系统 (27)
三、呼吸系统 (28)
四、神经系统 (28)

五、内分泌系统 ……………………………………………………………（29）
　　六、消化系统 ………………………………………………………………（29）
　　七、泌尿系统 ………………………………………………………………（29）
　第五节　残疾学 ………………………………………………………………（29）
　　一、定义 ……………………………………………………………………（29）
　　二、致残原因 ………………………………………………………………（30）
　　三、残疾分类 ………………………………………………………………（31）
　　四、残疾评定 ………………………………………………………………（33）
　　五、残疾康复目标及治疗原则 ……………………………………………（34）
　　六、残疾预防 ………………………………………………………………（35）

第三章　康复医学评定 ……………………………………………………………（38）
　第一节　概述 …………………………………………………………………（38）
　　一、康复评定的概念 ………………………………………………………（38）
　　二、康复评定的内容 ………………………………………………………（39）
　　三、康复评定的目的 ………………………………………………………（39）
　　四、康复评定的形式与工作流程 …………………………………………（39）
　第二节　关节活动度评定 ……………………………………………………（39）
　　一、概述 ……………………………………………………………………（39）
　　二、方法及标准 ……………………………………………………………（40）
　　三、关节活动度评定的原则及注意事项 …………………………………（48）
　　四、关节活动度评定的目的 ………………………………………………（49）
　第三节　肌力测定 ……………………………………………………………（49）
　　一、概述 ……………………………………………………………………（49）
　　二、评定标准与方法 ………………………………………………………（49）
　　三、肌力评定的意义 ………………………………………………………（57）
　　四、肌力评定的注意事项 …………………………………………………（57）
　第四节　肌张力与痉挛评定 …………………………………………………（58）
　　一、肌张力及其分类 ………………………………………………………（58）
　　二、肌痉挛的评定 …………………………………………………………（58）
　第五节　平衡与协调功能评定 ………………………………………………（59）
　　一、概述 ……………………………………………………………………（59）
　　二、平衡功能评定 …………………………………………………………（59）
　　三、协调功能评定 …………………………………………………………（63）
　第六节　步态分析 ……………………………………………………………（64）
　　一、概述 ……………………………………………………………………（64）
　　二、步态分析方法 …………………………………………………………（66）
　　三、常见异常步态模式的评定 ……………………………………………（68）
　第七节　神经电生理学评定 …………………………………………………（71）
　　一、概述 ……………………………………………………………………（71）
　　二、肌电图检查 ……………………………………………………………（71）
　　三、周围神经传导检查 ……………………………………………………（78）

四、诱发电位 ··· (80)

第八节　感觉功能的评定 ·· (82)
　　一、基础知识 ··· (82)
　　二、感觉功能评定 ··· (83)
　　三、疼痛的评定 ··· (86)

第九节　言语及语言功能评定 ·· (89)
　　一、概述 ··· (89)
　　二、失语症评定 ··· (90)
　　三、构音障碍评定 ··· (93)
　　四、言语失用的评定 ··· (94)

第十节　感知、认知功能评定 ·· (95)
　　一、概述 ··· (96)
　　二、失认症评定 ··· (97)
　　三、失用症评定 ··· (98)
　　四、认知功能评定 ··· (99)

第十一节　心理测验 ··· (102)
　　一、智力测验 ·· (102)
　　二、神经心理测验 ·· (105)
　　三、人格测验 ·· (105)
　　四、情绪测验 ·· (108)
　　五、其他量表 ·· (110)

第十二节　心肺功能评定 ·· (114)
　　一、概述 ·· (115)
　　二、心肺评定：徒手六分钟步行测试 ·· (116)
　　三、心肺评定：心电运动试验 ·· (117)
　　四、肺功能与运动气体代谢测定 ·· (122)

第十三节　个体活动能力评定 ·· (125)
　　一、日常生活活动能力评定 ·· (125)
　　二、功能独立性评定 ·· (133)

第十四节　环境的评定 ·· (136)
　　一、家居环境的评定 ·· (137)
　　二、工作环境的评定 ·· (140)
　　三、社区环境的评定 ·· (142)

第十五节　社会参与能力的评定 ·· (142)
　　一、社会生活能力评定 ·· (143)
　　二、就业能力评定 ·· (143)
　　三、生活质量评定 ·· (144)

第四章　康复治疗技术 (148)

第一节　物理疗法之一——运动疗法 ·· (148)
　　一、概述 ·· (149)
　　二、运动疗法常用设备和治疗处方 ·· (150)

三、维持和改善关节活动度训练技术 ……………………………………………… (151)
　　四、增强肌力的训练技术 …………………………………………………………… (153)
　　五、恢复平衡能力的训练技术 ……………………………………………………… (156)
　　六、协调性训练 ……………………………………………………………………… (158)
　　七、恢复步行能力的训练技术 ……………………………………………………… (158)
　　八、心脏功能训练 …………………………………………………………………… (161)
　　九、呼吸训练 ………………………………………………………………………… (163)
　　十、神经发育疗法 …………………………………………………………………… (164)
　　十一、运动再学习疗法 ……………………………………………………………… (172)
　第二节　物理疗法之二——理疗 ……………………………………………………… (173)
　　一、电疗法 …………………………………………………………………………… (173)
　　二、光疗法 …………………………………………………………………………… (185)
　　三、超声疗法 ………………………………………………………………………… (190)
　　四、磁场疗法 ………………………………………………………………………… (192)
　　五、经颅磁刺激治疗 ………………………………………………………………… (193)
　　六、石蜡疗法 ………………………………………………………………………… (194)
　　七、冷疗法 …………………………………………………………………………… (196)
　　八、水疗法 …………………………………………………………………………… (197)
　　九、高压氧疗法 ……………………………………………………………………… (199)
　第三节　作业疗法 ……………………………………………………………………… (202)
　　一、作业治疗的作用 ………………………………………………………………… (202)
　　二、作业治疗的适应证与禁忌证 …………………………………………………… (202)
　　三、作业疗法的目的和流程 ………………………………………………………… (203)
　　四、作业疗法的有关评定 …………………………………………………………… (203)
　　五、作业疗法中的活动分析 ………………………………………………………… (208)
　　六、作业疗法的功能训练 …………………………………………………………… (209)
　　七、作业疗法的技能训练 …………………………………………………………… (210)
　　八、作业治疗用的设备 ……………………………………………………………… (212)
　　九、注意事项 ………………………………………………………………………… (213)
　第四节　言语疗法 ……………………………………………………………………… (213)
　　一、概论 ……………………………………………………………………………… (213)
　　二、失语症的治疗 …………………………………………………………………… (215)
　　三、构音障碍的治疗 ………………………………………………………………… (219)
　　四、吞咽障碍的治疗 ………………………………………………………………… (221)
　第五节　心理治疗 ……………………………………………………………………… (222)
　　一、心理性残疾的分类 ……………………………………………………………… (223)
　　二、病、伤、残者的心理特点 ……………………………………………………… (223)
　　三、病、伤、残者的心理适应过程 ………………………………………………… (224)
　　四、建立心理康复系统 ……………………………………………………………… (225)
　　五、康复常用的心理治疗方法 ……………………………………………………… (226)
　第六节　康复工程 ……………………………………………………………………… (228)
　　一、假肢 ……………………………………………………………………………… (228)

二、矫形器 …………………………………………………… (230)
　　三、助行器 …………………………………………………… (234)
　　四、轮椅 ……………………………………………………… (236)
　　五、自助具 …………………………………………………… (239)
　第七节　中国传统康复治疗 ……………………………………… (245)
　　一、推拿疗法 ………………………………………………… (245)
　　二、针灸疗法 ………………………………………………… (250)
　　三、拔罐疗法 ………………………………………………… (257)

第五章　常见伤病的康复 …………………………………………… (260)

　第一节　脑卒中的康复 …………………………………………… (260)
　　一、概述 ……………………………………………………… (260)
　　二、康复评定 ………………………………………………… (261)
　　三、康复治疗 ………………………………………………… (262)
　第二节　颅脑损伤及手术后的康复 ……………………………… (267)
　　一、概述 ……………………………………………………… (267)
　　二、康复评定 ………………………………………………… (267)
　　三、康复治疗 ………………………………………………… (268)
　第三节　脊髓损伤的康复 ………………………………………… (271)
　　一、概述 ……………………………………………………… (271)
　　二、脊髓损伤的功能评定 …………………………………… (271)
　　三、康复治疗 ………………………………………………… (273)
　第四节　脑瘫的康复 ……………………………………………… (276)
　　一、脑性瘫痪的分类 ………………………………………… (277)
　　二、康复评定 ………………………………………………… (277)
　　三、康复治疗 ………………………………………………… (278)
　第五节　周围神经损伤的康复 …………………………………… (280)
　　一、概述 ……………………………………………………… (280)
　　二、康复评定 ………………………………………………… (281)
　　三、康复治疗 ………………………………………………… (281)
　第六节　颈椎病的康复 …………………………………………… (283)
　　一、概述 ……………………………………………………… (283)
　　二、康复评定 ………………………………………………… (289)
　　三、康复治疗 ………………………………………………… (290)
　　四、预防及健康教育 ………………………………………… (292)
　第七节　肩关节周围炎的康复 …………………………………… (292)
　　一、概述 ……………………………………………………… (292)
　　二、康复评定 ………………………………………………… (294)
　　三、康复治疗 ………………………………………………… (294)
　　四、预后 ……………………………………………………… (295)
　第八节　腰椎间盘突出症的康复 ………………………………… (295)
　　一、概述 ……………………………………………………… (295)

二、康复评定 ……………………………………………………………… (300)
　　三、康复治疗 ……………………………………………………………… (301)
　　四、预防及健康教育 ……………………………………………………… (302)
第九节　骨折后的康复 …………………………………………………………… (302)
　　一、概述 …………………………………………………………………… (302)
　　二、骨折愈合的影响因素 ………………………………………………… (302)
　　三、康复评定 ……………………………………………………………… (303)
　　四、康复治疗 ……………………………………………………………… (303)
　　五、常见骨折的康复 ……………………………………………………… (306)
第十节　关节炎的康复 …………………………………………………………… (307)
　　一、骨关节炎康复 ………………………………………………………… (307)
　　二、类风湿关节炎康复 …………………………………………………… (308)
第十一节　截肢后的康复 ………………………………………………………… (310)
　　一、概述 …………………………………………………………………… (310)
　　二、康复评定 ……………………………………………………………… (311)
　　三、康复治疗 ……………………………………………………………… (313)
第十二节　人工关节置换术的康复 ……………………………………………… (315)
　　一、概述 …………………………………………………………………… (315)
　　二、康复评定 ……………………………………………………………… (315)
　　三、康复治疗 ……………………………………………………………… (315)
第十三节　手外伤康复 …………………………………………………………… (317)
　　一、手功能评定 …………………………………………………………… (317)
　　二、手外伤的康复治疗 …………………………………………………… (319)
第十四节　冠心病康复 …………………………………………………………… (324)
　　一、概述 …………………………………………………………………… (324)
　　二、运动风险评估及康复评定 …………………………………………… (325)
　　三、康复治疗 ……………………………………………………………… (327)
第十五节　慢性阻塞性肺疾病的康复 …………………………………………… (335)
　　一、概述 …………………………………………………………………… (335)
　　二、康复评定 ……………………………………………………………… (336)
　　三、康复治疗 ……………………………………………………………… (337)
　　四、疗效及预防 …………………………………………………………… (342)
第十六节　糖尿病的康复 ………………………………………………………… (343)
　　一、概述 …………………………………………………………………… (343)
　　二、糖尿病康复评定 ……………………………………………………… (343)
　　三、糖尿病康复治疗 ……………………………………………………… (344)
　　四、糖尿病的康复教育 …………………………………………………… (347)

第六章　康复中常见病症的处理 …………………………………………………… (349)
第一节　痉挛 ……………………………………………………………………… (349)
　　一、临床特点及鉴别 ……………………………………………………… (349)
　　二、康复评定 ……………………………………………………………… (350)

三、康复治疗 …………………………………………………………………… (350)
第二节　挛缩 ……………………………………………………………………… (352)
　　一、概述 ………………………………………………………………………… (352)
　　二、挛缩的病理生理机制和临床特点 ………………………………………… (352)
　　三、康复评定 …………………………………………………………………… (353)
　　四、康复治疗 …………………………………………………………………… (353)
第三节　压疮 ……………………………………………………………………… (354)
　　一、概述 ………………………………………………………………………… (354)
　　二、病因及发病机制 …………………………………………………………… (354)
　　三、诱发压疮的危险因素 ……………………………………………………… (355)
　　四、压疮的评定 ………………………………………………………………… (355)
　　五、压疮的预防 ………………………………………………………………… (355)
　　六、压疮的康复治疗 …………………………………………………………… (356)
第四节　骨质疏松症的康复 ……………………………………………………… (357)
　　一、概述 ………………………………………………………………………… (357)
　　二、原发疾病的特点 …………………………………………………………… (357)
　　三、康复评定 …………………………………………………………………… (358)
　　四、康复治疗 …………………………………………………………………… (358)
　　五、预防和预后 ………………………………………………………………… (360)
第五节　排便功能障碍 …………………………………………………………… (361)
　　一、概述 ………………………………………………………………………… (361)
　　二、临床分类的特点 …………………………………………………………… (361)
　　三、康复评定 …………………………………………………………………… (362)
　　四、康复治疗 …………………………………………………………………… (362)
第六节　神经源性膀胱 …………………………………………………………… (364)
　　一、概述 ………………………………………………………………………… (364)
　　二、神经源性膀胱的分类 ……………………………………………………… (365)
　　三、康复评定 …………………………………………………………………… (366)
　　四、康复治疗 …………………………………………………………………… (367)
第七节　慢性疼痛 ………………………………………………………………… (368)
　　一、概述 ………………………………………………………………………… (368)
　　二、疼痛评定 …………………………………………………………………… (368)
　　三、治疗方法 …………………………………………………………………… (369)

附录 ……………………………………………………………………………… (373)
　　一、部分名词中英文对照 ……………………………………………………… (373)
　　二、《康复医学》模拟考卷 …………………………………………………… (382)
　　三、《康复医学》模拟考卷参考答案 ………………………………………… (385)
主要参考文献 ………………………………………………………………… (388)

第一章 康复医学概论

> 1. 掌握康复与康复医学的概念；康复医学的组成；康复医学的工作方式与流程。
> 2. 熟悉康复医学与临床医学的关系；医院康复与社区康复的含义。
> 3. 了解康复医学的发展简史。

康复医学是一门新兴的学科，近半个世纪以来发展迅速，并越来越受到人们的重视。它和预防医学、临床医学、保健医学一起构成完整的现代医学体系。早在1984年卫生部发出通知，要求全国高等医学院校增设"康复医学"课程，1986年又要求在全国二级以上综合性医院设立康复医学科。2000年教育部在新规范的卫生保健专业课程设置中也增设了"康复医学"并规定为必修课，可见康复医学已成为现代医学和医学教育的重要组成部分。

第一节 康复与康复医学的概念

一、康复的概念

（一）定义

康复（rehabilitation）是指通过综合、协调地应用各种措施，减轻或者消除病、伤、残者的身心、社会功能障碍，使其保持或者达到最大限度的功能水平、增强自立能力、重返社会、提高生存质量。

康复的概念和内涵是随着社会的进步和发展而不断充实和完善的，由单一的医疗康复向"全面康复"的方向发展，是精神文明与物质文明不断进步的体现。

早在1942年美国康复会议上给康复的定义是"所谓康复就是使残疾者最大限度地复原其身体、精神、社会职业和经济的能力。"这被认为是最早的对现代康复的定义。

1969年世界卫生组织（WHO）医疗康复专家委员会给康复（rehabilitation）下的定义是："康复是指综合地协调地应用医学的、社会的、教育的和职业的措施，对患者进行训练和再训练，使其能力达到尽可能高的水平。"

1981年世界卫生组织（WHO）医疗康复专家委员会又修正和高度概括了康复的定义，提出"康复是指应用各种有用的措施以减轻残疾的影响和使残疾人重返社会。康复不仅是训练残疾人使其适应周围的环境,而且也需要调整残疾人周围的环境和社会条件以利于他们重返社会。"当然,这里所谓各种有用的措施,仍然是指综合、协调地应用医学的、社会的、教育的、职业的等各方面的措施,对病人进行治疗和训练。同时包含了康复的最高目标是使残疾人重返社会。

WHO 在 1993 年又指出"康复是一个帮助病员或残疾人在其生理或解剖缺陷的限度内和环境条件许可的范围内,根据其愿望和生活计划,促进其在身体上、心理上、社会生活上、职业上、业余消遣上和教育上的潜能得到最充分发展的过程。"

在我国,以往认为康复与疾病后的恢复是同义的,一般是指患病后经治疗与休息,健康恢复到生病前的水平,亦即达到百分之百恢复。而康复实质上是指伤病后虽经积极处理,但已形成残疾或功能障碍,健康恢复不到病前的水平,即达不到百分之百的恢复。尽管病理变化无法消除,但经过康复,仍然可以达到最佳功能状态。

20 世纪 80 年代初期,我国从发达国家引进了现代康复的理念,经过 20 余年的发展,我们已初步接受了现代康复的理念,我国的康复事业也日趋与国际接轨。

(二) 内容与范围

康复是以整体的人(病、伤、残者)为对象,以提高局部与整体功能水平,提高生活质量,最终回归社会为目标,综合、协调地对病、伤、残者进行全面康复,使其丧失或削弱的身心、社会功能能尽快、尽最大可能地恢复、代偿或重建,使其能最大限度地重新适应正常的社会生活,重新恢复做人的权利、资格和尊严。

对病人进行全面康复,就是包括医疗康复、康复工程、教育康复、社会康复、职业康复在内的一切手段,使病人的功能达到最佳状态。

1. 医疗康复 是指应用医学的方法和手段帮助和促进病、伤、残者的功能康复,包括药物、手术、物理等一切治疗方法。医疗康复在全面康复中占重要地位,是全面康复的基础和出发点。

2. 康复工程 是利用现代工程技术,设计及生产出能减轻残疾者的残疾状态并改善他们独立生活能力的产品,包括假肢、矫正器、轮椅、助行器、自助具、环境控制系统、助听器、人造组织器官等。

3. 教育康复 是尽量创造条件,使残疾人尤其是残疾儿童、青少年接受教育。分为两种情况。一是对肢体功能障碍者进行普通教育"九年制义务教育"和中高等教育;二是对盲、聋、哑、弱智等类型的少年儿童进行特殊教育,如盲校、聋哑学校等特教学校。

4. 职业康复 是使残疾人自立于社会的根本途径,是协助残疾人妥善选择能够充分发挥其潜在能力的最适合的职业,并帮助他们切实适应和充分胜任这一工作,取得独立的经济能力并贡献于社会。包括职业评定、职业训练、职业选择及介绍、就业后的随访等。

5. 社会康复 是从社会角度创造条件推进和保证医疗康复、教育康复、职业康复的进行,它涉及面广,内容丰富。并与地域文化、社会制度和经济发展水平密切相关。包括有利于残疾人康复及发展的法律法规和政策的制定,安排残疾人就业,建筑无障碍设施及环境的改造,残疾人的社会福利保障等。

康复也是一种观念、一种指导思想,应该渗透到整个医疗系统的医疗计划中,使病人尽早康复、全面康复的观念深入到所有医护人员心中,并付诸行动,进而使病人受益、社会受益。

(三) 方式

康复的方式一般有专业康复和社区康复。专业康复分为机构康复和上门康复服务,专业康复是指集中专门的康复专业人才,利用较科学、先进的设备,在康复医学中心、综合医院的康复医学科、大型职业康复中心、特殊教育部门等处进行康复工作。其特点是规范化的先进康复手段,能解决复杂疑难问题,但费用高,服务面比较窄。社区康复是指在城市街道或农村的村镇等基层,依靠社区的条件,以简便实用的方式向残疾人提供必要的康复服务。其特点是费用低、服务面广、简便易行、贴近社会生活。

专业康复和社区康复是相辅相成的,没有专业康复,社区康复将缺乏专业人才的指导,疑难问题也无处解决;没有社区康复,则广大残疾人不能受益,失去康复的基本需求。

随着社会的发展,康复的领域越来越广,服务的方式也越来越多。亚健康人群、老年人群的许多功能障碍都需要康复的介入。护理院、养老院的医养结合都是以康复医疗为主体服务内容,康复将在人类生活中扮演十分重要的角色。

(四) 社会背景

康复涉及许多社会学的内容,必须依靠社会、政府和国际的合作与支持。联合国先后通过一系列决议,保障残疾人的权利。世界卫生组织于1980年制定了"国际残疾分类",2001年又制定了新的"国际功能、残疾和健康分类"等文件,推动了康复事业的发展。一些非政府的国际组织,如康复国际(Rehabilitation International, RI)、国际物理医学与康复医学学会(International Society of Physical & Rehabilitation Medicine, ISPRM)等也指导和推动康复事业的发展。自20世纪80年代以来,我国政府也批准颁布了一系列保障残疾人权益和推动康复发展的法律法规和相关文件。从"八·五"到"十二·五"期间,都制定了相应的中国残疾人事业计划纲要。尤其是提出,要在2015年实现残疾人"人人享有康复服务"的宏伟目标。我国还规定每年五月的第三个星期天是全国助残日,每年的助残日都有特定的目标和主题,旨在提高群众对残疾和康复的认识,推动康复事业的发展。

二、康复医学的概念

(一) 定义

康复医学(rehabilitation medicine)是医学的一个重要分支,是促进病、伤、残者康复的医学,主要利用以物理因子为主的医学措施,治疗因外伤或疾病而遗留的功能障碍,并导致生活、工作能力暂时性或永久性地减弱或丧失,以致独立生活有困难的躯体性残疾人,使其功能复原到可能达到的最大限度,为他们重返社会创造条件。康复医学研究有关功能障碍的预防、评定和处理(治疗、训练)等问题,与保健、预防、临床(治疗)共同组成全面医学。根据WHO的医学分类,医学分为四类,即保健医学、预防医学、临床医学、康复医学,因此康复医学是全面医学不可缺少的部分。由于康复医学历史发展的原因,目前国内外仍使用"物理医学与康复(physical medicine & rehabilitation)"作为本学科名称,如考试机构、杂志、书籍、学会、科室等,多使用"物理医学与康复"名称。因此,现代康复医学把"康复医学"与"物理医学与康复"视为同义,可以互用。

(二) 对象

康复医学的对象有别于治疗医学。治疗医学即人们通常所说的临床医学,对象是一般疾病的病人及其疾病,是以药物、手术和其他方法达到治愈疾病的目的;康复医学的对象则是暂时性和永久性躯体残疾及功能障碍者和老年人群,是以物理疗法、作业疗法等功能恢复训练方法为主,辅以康复工程,再补充必要的药物或手术为病人最大限度地恢复功能,为他们重返社会创造基本的条件。所以,康复医学诊治的都是致残性病种,主要有儿童脑瘫、脊髓损伤(各种截瘫)、脑血管意外和颅脑损伤(各种偏瘫)、各种关节病(炎)、各种神经损伤与疾病、循环和呼吸系统疾病、骨折、癌症、颈腰椎疾病等等。

(三)内容

康复医学的核心内容是残疾及其功能恢复,但康复医学包含的专业和学科较多,是一个多专业、跨学科的医学分支。康复医学主要包括康复预防、康复评定和康复治疗。康复治疗的主要内容有物理治疗学、作业治疗学、言语治疗学、心理治疗学、中医康复治疗学、文娱治疗学、康复工程学等等。根据康复医学包含的专业内容,也把康复医学定义为:主要是应用四大评定(躯体功能评定、精神情绪功能评定、言语功能评定和社会生活能力评定)和五大治疗(物理治疗、作业疗法、言语疗法、心理疗法、康复工程)使残疾人的功能复原到可能达到的最大限度,为他们重返社会创造条件的一个医学分支。

在康复医学发展的初期,以骨科和神经系统的伤病为主,后来发展为心肺疾病的康复,癌症和慢性疼痛的康复也逐渐开展。按照国际传统分类,感官(视、听)和智力障碍不列入康复医学的范围。随着康复概念的更新,康复医学范围逐渐扩大,并且许多伤病的早期康复已经显示很好的综合疗效,因此康复医疗有与临床工作融合的趋势。

(四)康复医学与临床医学的联系和区别

1. 康复医学与临床医学的联系

(1)临床治疗过程中的各阶段均是康复的最佳时期,因此,康复医学应尽早介入并和临床医疗共同安排,构成整体治疗方案,而不应把康复看做是临床治疗的后续,或临床医疗的重复。

(2)康复医疗的范围已深入到临床医学的多个专业领域,并发展成为多个学科,如:骨科康复学、神经康复学、心脏康复学、儿科康复学、老年康复学等。

(3)随着人们对康复医学"复权"这一理念的逐渐认识,康复医学诊疗对象的不断拓宽,医疗技术和方法的日臻完善,康复医学的范畴不断扩展,最终向整个医学融合。

2. 康复医学与临床医学的区别 见表1-1。

表1-1 康复医学与临床医学的区别

	临床医学	康复医学
服务对象	一般疾病患者	暂时或永久性残疾及功能障碍患者
治疗目的	治愈疾病	最大限度地恢复功能,为重返社会创造基本条件
治疗方法	以药物、手术治疗为主,或辅以其他治疗	以医学康复方法为主,以康复工程为辅,再补充以必要的药物或手术治疗
工作人员	临床各种医护技人员	康复医学、康复治疗和康复工程人员
医生的作用	行动者、知情者	教师、促进者
病人的作用	被动者	主动者
工作方法	个别进行,未形成组合	以协作组工作方法进行

（五）康复医学与康复的联系与区别

康复与康复医学的关系极为密切，但内涵却有所不同。康复的范畴很全面，既包括医学康复，又包括教育康复、职业康复和社会康复。康复医学是以运动障碍及相关的功能损害为中心，研究其障碍的本质及治疗方法的一门新兴的医学学科。康复与康复医学之间既有交叉、重叠，又有明显的区别，而在实际工作中又相互配合，密不可分（表1-2）。

表1-2　康复与康复医学的联系与区别

	康复	康复医学
服务对象	一切永久性残疾者	暂时性和永久性残疾者
康复目的	使残疾者恢复功能，让他们像健全人一样重返社会	使残疾者恢复功能，为重返社会创造基本条件
康复方法	医学康复、教育康复、职业康复、社会康复、康复工程	医学康复和康复工程
工作人员	医药卫生人员、康复工程技术人员、特殊教育工作者和社会工作者	从事康复医学工作的医护人员和各类治疗师

第二节　康复医学的形成和发展

在我国，2000多年前就已经有康复医学的思想和功能康复的概念。《内经·素问》在论述瘫痪、麻木、肌肉痉挛等病症的治疗时，所运用的砭石、针灸、浸浴、热熨、磁疗、导引（包括太极拳、八段锦、易筋经）、五禽戏、体操、按摩等物理方法就是康复医学中功能康复的部分内容。

16世纪，Fuchs提出"两种运动法"，一是单纯运动，二是既运动又工作，这可能就是最初的作业疗法了。

17世纪末，我国的针灸传入欧洲，18世纪就有"Kong Fou"（译为《功夫》）一书传入西方，书中的主要内容就是用姿势治疗和呼吸训练来进行康复治疗和康复训练。

19世纪，直流电疗、感应电疗与人工光疗开始应用于神经、肌肉、关节等疾病的治疗和诊断，并有了离子透入疗法。1892年Dasonval始创高频电疗。1891年俄国的МИНИН开始使用白炽灯治疗。现代康复医学真正成为一门独立的医学学科，并得到不断发展是从两次世界大战开始的。1895年美国心理学家邓顿（William Rush Dunton）在Sheppard Enoch Putt医院从事作业疗法，建立"康复治疗工场"。第一次世界大战后，美国、加拿大和西欧一些国家相继出现了主要采用作业疗法治疗伤病员的康复机构。1896年丹麦的Finsen利用碳棒弧光灯进行紫外线治疗，开创了光疗的领域。

20世纪后，现代的电、光、声、磁、热等物理疗法迅速发展，广泛用于急慢性炎症、创伤、老年病以及肿瘤的治疗，发挥出物理疗法在临床综合治疗和功能康复中的独特作用。1916年美国医学会设立了"物理医学和康复委员会"。1917年，美国纽约成立了"国际残疾人中心"和"伤残者研究所"。1920年，美国成为世界上最早进行康复立法的国家。20世纪40年代，美国的Rusk对第二次世界大战的伤残军人综合应用物理疗法、运动疗法、作业疗法、心理治疗、假肢和矫形器，以改善功能，恢复劳动力，重返岗位。从此，康复医学得以逐步形成和完善。

20世纪50年代初,我国从前苏联引进了现代的物理治疗和医疗体育的技术与设备。20世纪后半叶,医学的发展使许多急性传染病得到控制,慢性病人相对增多;随着社会经济的发展和人们生活水平的提高,寿命延长,人口老龄化,老年病相应增多;工业和交通事业日益发达,工伤、交通事故增多,伤残人数增加。如今,人们都要求增进身体健康,病、伤、残者要求加快恢复、改善功能,提高生活质量。这样,康复医学事业的需要大大增加,促进了康复医学事业的发展。

1951年成立了国际物理医学与康复学会以后,康复医学逐渐得到世界卫生组织的重视和支持。世界卫生组织正式成立了康复处,设立了康复专家委员会,1958年和1965年两次召开世界范围的康复报告会。1969年国际康复医学会(International Rehabilitation Medicine Association,IRMA)成立,有力地推动了康复机构的建立、康复专业人员的培养和康复医学专业的发展。1970年,首届世界康复医学大会召开,以后每隔四年举行一次。

我国于20世纪80年代初引进了现代康复医学的概念、理论和技术,党和政府重视康复工作,制定了有关的政策、法令。1983年,在国家卫生部的领导下,成立了"中国康复医学研究会"。1984年8月,政府有关部门向全国高等医学院校建议增设康复医学课程,借以提高中国现代化医学专业人才的素质。由中国康复医学研究会康复医学教育专业委员会组织编写的康复医学教学大纲和教材于1986年秋季问世。1988年"中国康复医学研究会"更名为"中国康复医学会",同年成立的"中国残疾人联合会"又下设"康复协会"。在20世纪80年代中后期还先后建立了各级康复工作机构,成立了各级专门的康复医疗机构;许多综合医院建立了康复医学科,或是理疗科转为物理医学与康复科。从此,我国的康复与康复医学工作大大向前推进了一步。尽管我国康复医学起步较晚,但以独特的中西医结合的康复医学与世界现代康复医学技术相结合,积极开展国际学术交流,发展较迅速,使得中国康复医学在现代世界康复医学中占有一席之地。

进入21世纪,随着我国社会经济的持续高速发展,人民群众生活水平的迅速提高,国家提出"2015年人人享有康复服务"的目标和2008年奥运会在我国举行、我国快速进入老龄社会等重大事件的影响,促进了我国康复事业迅速发展。各级各类康复机构如雨后春笋般不断涌现,开展了各层次的康复医学教育,培养康复医学的各类专业人才,康复医学的专业队伍也迅速扩充,康复医学的科研、学术交流、刊物出版等都得到又快又好的发展,初步形成了具有中国特色的康复医学体系。

第三节 康复医学的组成

康复医学是一门独立的医学分支,是应用性很强的临床学科,也是一门综合性学科。其内容主要包括康复医学基础、康复医学功能评定、康复医学治疗学和常见伤病的康复治疗。

一、康复医学基础

康复医学基础主要介绍康复及康复医学的基本内容、康复医学的基础(包括残疾学、运动学、物理学等)以及康复医学与其他临床各学科的联系等等。

康复医学是医学的一个新分支,是由理疗学、物理医学逐渐发展形成的一门新学科。

由于传统上在疾病的诊断、物理疗法、作业疗法及有关治疗中,物理因子及物理疗法一直为主要手段,所以康复医学的英文表达以物理(Physiatrics)为词根,在物理医学后面加上康复一词主要表示与原来物理医学的区别。康复医学主要涉及利用物理因子和方法(包括电、光、热、声、机械设备和主动活动)以诊断、治疗、预防残疾和疾病(包括疼痛)。现代康复医学在概念和理论体系上对传统医学是一场革命,现代康复医学的核心思想是全面康复、整体康复,即不仅在身体上,而且在身心上使病、伤、残者得到全面康复。不仅要保全生命,还要尽量恢复其功能;不仅要提高生活质量,使其在生活上自立,还要重返社会,重新就业;并在经济上自立,成为自食其力、对社会有贡献的劳动者。因此,现代康复医学的整体康复观包括提高功能、早期预防(三级预防)、早期康复、全面康复和回归社会。

康复医学的主要着眼点是功能,康复的对象主要是伤病所造成的功能障碍和能力受限的病、伤、残者,又称残疾人。伤病与障碍的关系包括:与伤病共存的障碍;伤病之后遗留下的永久障碍;与伤病无关的独立障碍。康复服务的对象由残疾人扩展到有功能障碍的各类病人,与临床的结合日趋紧密,同时也派生出许多新的分支,如骨科康复、儿科康复、心肺康复、老年康复等康复学科。WHO对康复工作所下的定义是:"在有功能障碍的情况下,为了使功能尽可能地恢复到最高水平,采用医学的、社会的、教育的、职业的手段,对障碍者进行反复的训练。"其中,医学的手段是首要的。康复医学处于不断发展的过程之中,其工作对象也将随着发生改变。康复医学尤其强调功能上的康复,即不仅在于保存病、伤、残者的生命,而且还要尽量恢复其功能,提高生活质量,重返社会,过有意义的生活。这包括功能的基本概念、特征、范畴、测量、评定和训练等,通过功能训练和功能代偿,帮助残疾人最大限度地恢复功能。这套关于功能的理论是康复医学的基础。

功能是事物或方法所发挥的有利作用。从康复的角度看,所谓"功能"是一种有目的的,为达到一定目标而可以调控的行为或行动,这种行为或行动可使人们能满足日常生活、工作的需要。如:个人生活自我照料(穿衣、进食、梳洗、大小便、料理家务)、行走、语言交流功能(读书、看报、听、说、写)、智力活动、情绪以及正常生理需要的适应力等,都是康复重要功能的具体体现。因此,在康复范畴内的功能活动,更重要的是从总体上看综合生理、心理、智能的因素,看适应个人生活、家庭和社会生活以及职业性劳动的能力如何。也就是说,康复医学不单从器官和组织的水平看功能活动,更重要的是从个体生活、家庭生活、社会生活、职业生活的水平看人的功能活动。从康复的对象来分析,康复目标应是多样的。因为障碍的情况和程度不同,康复的目标必有差异,即使障碍完全相同,也可因年龄、性别、体格等的差异造成康复目标的不同。确切的康复目标是在进行全面康复评价的基础上制定出的既能充分发掘病、伤、残者的全部潜在能力,又通过各种努力可以达到的客观目标。达到此目标对功能活动的要求最重要的是独立性和适应性,能独立地完成必需的功能活动,同时又能适应环境,进行必需的功能活动或表现出适当的行为。这就是康复医学进行训练的目标。

二、康复医学评定

康复医学评定就是功能评定(functional evaluation),是应用各种检测评估手段及方法来了解伤病后机体的器官、心理、个体、生活以及参与社会活动的功能状况,评定功能受损害的性质、范围、程度及可能的变化趋势,据此来制定合理的康复医疗方案,选择适当的康复治疗方法。康复医学评定也用于确认康复治疗的效果和劳动力鉴定以及残疾分级评定等。

　　康复评定是康复目标得以实现和康复治疗得以实施的基础。确定康复目标既要充分发掘病、伤、残者的潜能，又要切实可行。为了能正确确定这一目标，首先需要准确把握病、伤、残者的基本状况，如障碍的部位、性质、程度及其所造成的功能损害与预后，进而确定其可能和应当返回的社会生活环境。这种为确定康复目标而对各种资料进行收集、检查、分析及对残疾进行测定和分级的过程称为康复评定。

　　康复评定又称为功能评价、功能评估，而康复诊断主要也是指功能评估，主要包括对运动、感觉、知觉、言语、认知、职业、生活等方面的功能评估。评估是康复医学的重要组成部分，是康复医学流程的重要环节。

　　康复评定不仅要明确疾病的病因和诊断，而且要客观、准确地评定功能障碍的原因、性质、部位、范围，判定残疾的严重程度、发展趋势、预后和转归，准确地评定残疾的程度是康复治疗的前提。分析因障碍所造成的对日常生活活动和社会活动的影响，仔细寻找和分析阻碍病、伤、残者重归家庭、重归社会的具体因素。在此基础上，根据康复治疗解决这些问题的可能性来设定合理的康复目标。明确康复目标以后，就可以确定在功能恢复的不同阶段所应采取的康复治疗方案和重点。根据康复治疗一段时间后的康复评定结果，可以判定正在进行的康复治疗方案是否适宜，是否能够继续进行，或是应予修改，或另定治疗方案等。通过大样本的康复评定结果分析，可测算出国家在康复方面投资所取得的效益，为康复投资效益分析提供依据，从而为职能部门决策提供依据。以上是康复评定的目的之所在。

　　康复评定的任务主要包括三个方面：首先是前期评估，即在制定康复计划和开始康复治疗前进行的第一次评估，此次评估主要是了解功能状况及其障碍程度、致残原因、康复潜力，估计康复的预后；其次是中期评估，即在康复疗程中期进行的评估，主要是了解经过一段时间的康复治疗以后功能改善的状况，并分析其原因，以此作为调整康复计划的依据；再者是后期评估，在康复治疗结束时进行，以评估总的功能状况，从而对疗效作出评价，提出今后重返社会或进一步进行康复处理的建议。

　　康复评定从目标、手段、频度及实施人员方面有其一定的特点。第一，康复评定的方法必须标准化、定量化，并具有可重复性，只有这样才能保证每次康复评定的结果具有科学性、准确性、可靠性和可比性。第二，康复评定广泛使用指数法或量表法，如评价日常生活活动能力用Barthel指数法，评价心理状态用WAIS成人智能检查法、MMES精神智能检查法等各种量表。第三，康复评估的重点主要放在与生活自理、学习、劳动等有关的日常生活活动功能、言语功能、认知功能等综合性功能上。第四，重视专项综合评估，能够致残的各种疾病都有各自专门的功能评估量表，这些量表有较强的针对性，而且综合评估能力也很强，另外，还需要把分析性检查和综合评估并用，以达到较为理想的效果。

　　康复评定的内容主要包括：徒手肌力测定（manual muscle test，MMT）、运动功能评定，包括关节活动度（range of motion，ROM）、上下肢功能如协调与平衡的测定，步态分析以及偏瘫运动功能评定等；日常生活活动（activities of daily living，ADL）能力评定，如起居、更衣、梳洗、用餐等；功能独立性评定（functional independent measure，FIM）；生活质量评定；言语交流能力评定，包括听、说、读、写、计算能力评定，言语理解能力的评定等；心理测验,包括精神状态(焦虑、抑郁状态等)评定、心理及行为表现评定、认知能力评定等;心肺功能测定及体能评估;神经肌肉的电生理检查,包括肌电图检查、神经传导速度测定、时值及强度—时间曲线诊断等;职业能力评定;社会生活能力评定;失用症、失认症评定;小儿智力、发育评定等项内容。

功能检查和评估是康复医学的重要内容。一般经过临床的诊治后,病人的伤残、病情都有了明确的诊断,但临床诊治对病人的功能状态一般不作详细评估。功能评估对指导康复治疗、判断疗效及预后都有实际意义,因此对功能障碍的病人首先要进行全面的功能评估,并要贯穿康复治疗的全过程,即评估—治疗—再评估—再治疗,出院时最后评估。

三、康复治疗

康复医学研究的重点是残疾学和康复治疗学,因而康复治疗学在康复医学中占有重要地位。在疾病的急性期和早期,康复治疗可以防止残疾的发生,使已发生的轻度功能障碍逆转或程度减轻;对于已经不能逆转的残疾,则训练病人学会借助工具来辅助一些功能的完成,或实现功能的替代与重建。残疾人一旦能够生活自理、重返社会,除本人身心愉悦外,还可以大大减轻其家庭、单位及社会的人力(护理等人员)、物力(医药开支、劳保费用、营养费及补助等福利费用)的负担。据美国等西方国家的多次测算,介入康复措施后,病人功能的恢复要快得多且容易得多,并发症也少得多,因而所需的医疗护理费用及社会福利费用均要节省很多。所以,康复治疗的小量投入最终可为国家和个人节省费用,这不是额外的支出,而是非常必要的投入,具有相当的经济效益和社会效益。

根据康复评定的结果,可以规划和设计康复治疗方案。全面的康复治疗方案包括协同、合理地使用各种可能的治疗手段和措施。目前常用的康复治疗方法有:

(一)物理和运动疗法

物理和运动疗法包括医疗体操,医疗运动,电、光、声、磁、水、热、力等物理因子治疗和通过徒手或借助于器械对病人进行的各种改善功能的运动方法,也包括我国的太极拳、针灸、推拿、超声针疗、穴位磁疗和中药离子导入等。各种物理治疗对炎症、疼痛、瘫痪、痉挛和局部血液循环障碍有较好的效果。各种改善功能的运动方法包括体位变换、关节活动度改善、肌力维持和增强、移乘活动能力的获得、呼吸排痰训练等,这些能有效地恢复病人已丧失的运动功能,同时也可预防和治疗各种并发症,如肌肉萎缩、关节僵直、骨质疏松、局部或全身畸形等。另外,运动疗法还可改善不正常的运动模式,增强肌肉力量,改善机体的协调性和平衡性以及对运动的耐力等。

(二)作业疗法

作业疗法包括功能性作业治疗、心理作业治疗、日常生活活动训练和就业前训练。作业治疗主要通过一些日常生活活动、手工操作劳动或文体活动等具有一定针对性、能恢复病人功能和技巧的作业进行训练。作业疗法不但可以使病人看到具体的作业成果,有些还可以获得经济效益,因而易引起病人的兴趣。具体作业项目应根据病人的性别、年龄、兴趣、原来的职业和障碍的情况来选择。常选用的有进食、梳洗、穿衣、各种转移和移乘等日常生活活动,木工、纺织、刺绣、制陶、手工艺品制作等手工操作,以及使用套环、七巧板、书法、绘画和各种有价值的游戏等文体活动。作业治疗人员还要通过制作一些自助具、简单夹板帮助病人克服肢体功能的障碍,训练装配假肢、矫形器和特殊轮椅(气动、电动、颏控等)的病人使他们能正确、灵活地操纵和使用这些辅助用具;对于有心理和认知能力障碍的病人,要对他们进行心理素质和认知的作业训练。

(三) 言语治疗

言语治疗是对脑卒中、颅脑外伤后或小儿脑瘫等引起语言交往障碍的病人进行评价治疗。常见的语言障碍的种类有听觉障碍(获得语言之后和之前)、语言发育迟缓、失语症、言语失用、运动障碍性构音障碍、器质性构音障碍、功能性构音障碍、发音障碍和口吃。通过评价,明确诊断,决定康复治疗的方针和具体的计划。常用的检查方法包括听觉检查、语言能力检查、口语检查等。对于鉴别出的言语障碍,如声音异常、构音异常、言语异常或流畅度异常,可分别选用发音器官和构音结构练习、单音刺激、物品命名练习、读字练习、会话练习、改善发音等方法恢复其交流能力。

(四) 心理治疗

大多数身体残疾的病人常因心理创伤而存在种种异常心理状态,因而需要心理治疗师参与工作。心理治疗师通过观察、谈话、实验和心理测验(性格、智力、意欲、人格、神经心理和心理适应能力等)对病人进行心理学评价、心理咨询和心理治疗。常用的心理治疗有精神支持疗法、暗示疗法、催眠疗法、行为疗法、松弛疗法、音乐疗法等。

(五) 康复工程

通过应用现代工程学的原理和方法为病人设计、制作假肢、矫形器、自助具和进行无障碍环境的改造等,以恢复、代偿或重建病人的功能,为回归社会创造条件。

(六) 其他疗法

包括中医康复治疗,将中药、针灸、推拿、按摩、气功、药膳等治疗手段合理地应用于康复治疗中。病人在物理和作业治疗科的治疗时间是有限的,因此,以病房为主要康复环境的康复护理越来越得到重视。康复护理不同于一般的治疗护理,是在一般治疗护理的基础上,采用与日常生活活动有关的物理疗法、运动疗法、作业疗法,提高病人的生活自理能力,如在病房中训练病人利用自助具进食、穿衣、梳洗、排泄、做关节的主被动活动等,许多内容是一般治疗和护理所没有的。社会康复服务,首先应对病人的社会适应能力包括生活理想、家庭成员构成情况和相互关系、社会背景、家庭经济情况、住房情况、社区环境等进行了解和评定,然后评价其对各种社会资源如医疗保健、文化娱乐和公共交通设施的利用度,通过评价制定出相应的目标和工作计划,以帮助病人尽快熟悉和适应环境,正确对待现实和将来,向社会福利、服务、保险和救济部门寻求帮助,并为治疗小组的其他成员提供病人的社会背景信息。职业康复治疗,通过对病人致残前的职业史、职业兴趣、工作习惯、作业速度、工作技能、作业耐久性以及辅助器具应用的可能性等职业适应能力的评价,制定出康复治疗、训练、安置和随访等一系列工作目标和计划,为其选择一种能够充分发挥其潜能的最适项目,进行职业康复治疗,为回归社会打下基础。另外,还有诸如药物疗法、饮食疗法、就业咨询及就业前训练等。

现代康复医疗处理,往往采用多种形式的积极的治疗和训练,这是由于严重的残障常以复合形式出现,累及多种功能,所以需要进行多方面和多种类的康复治疗和训练。即使是比较单纯的或程度不太严重的残疾,如能积极采用多项治疗,其功能改善的效果也会更好。

第四节 康复医学的工作方式与原则

一、康复医学的工作方式

康复医学需要多种专业服务,所以常用多专业合作的方式,共同组成康复治疗组(team work),组长由康复医师(rehabilitation physiatrist)担任,成员包括物理治疗师(physical therapist,PT)、作业治疗师(occupational therapist,OT)、言语矫治师(speech therapist,ST)、心理治疗师(psychotherapist),假肢与矫形器师(prosthesis and orthotics,PO)、文体治疗师(recreation therapist,RT)、康复护士(rehabilitation nurse,RN)、社会工作者(social worker,SW)等。在组长领导下,各种专业人员对病人进行检查评定,在治疗中各抒己见,讲解功能障碍的性质、部位、严重程度、发展趋势、预后、转归,提出各自的对策(包括近期、中期、远期),然后由康复医师归纳总结为一个完整的、分阶段性的治疗计划,由各专业分头付诸实施。治疗中期,召开治疗组会,对计划的执行结果进行评价、修改、补充。治疗结束时,召开治疗组会对康复效果进行总结,并为下阶段治疗或出院后的康复提出意见。

二、康复医学工作的基本原则

(一)指导原则

康复医学的基本指导原则是"功能训练、整体康复、重返社会",这充分体现了康复医学的基本特征和内涵。

1. 功能训练 反映了康复医学的功能观,强调恢复人体的功能活动,康复医学非常注重伤病引起的功能变化,重视功能的评估,并针对残疾者生理、心理的功能缺陷采取多种方式和方法进行功能训练,使失去的功能得以恢复。

2. 整体康复 康复医学把人作为一个整体来对待,以病人整体功能恢复或重建为目标,充分发挥协助组多学科合作优势,从患者功能障碍的不同侧面认真研究,采取各种治疗方法及补偿办法,使功能得以恢复,以科学的方式使其达到生活自理,重返社会。

3. 重返社会 使有功能障碍的残疾人通过功能改善,环境条件的改变(设立法律法规保证残疾人的合法权益,制定残疾人就业保障政策,增加就业机会,建立无障碍设施,构建无障碍的社会生活环境,改善社会精神文明环境,建立尊重关心残疾人的良好社会风尚),能够重返工作岗位、家庭和社会。

(二)工作原则

1. 早期介入 指从临床治疗的第一阶段就开始介入,只是病伤情况的不同,所采取的康复手段有所差异。也就是说,在伤病的抢救期,就应得到康复科医师的诊治,及时实施物理治疗、作业治疗及康复护理等。各治疗部分负担任务的多少,随时间和病情变化而有所变化。

2. 密切合作 康复治疗是需要通过多种专业,采取联合作战的形式来完成的,因此各专业技术人员相互之间要密切合作,各尽职能,认真完成康复任务。

3. 主动参与 调动残疾者本人的积极性和主动性,使其参与到康复治疗计划中来,发挥最大潜能,达到理想的康复效果。

4. 社会支持 取得患者家庭和社会的支持,为残疾者康复创造良好的条件和环境。

三、康复医疗流程

康复医疗流程主要是指病、伤、残者接受比较完整的、规范化的康复医疗的过程。从接诊到出院,康复医疗的整个流程如下:

康复医学科门诊或临床各科转来的病人由康复医学科医师接诊—临床诊察、影像检查、实验室检查及有关专科的会诊,初期病人功能和能力的康复医学评定—据此制定康复治疗的计划—门诊或住院康复治疗—治疗中期再次的康复医学评定—治疗计划的修订—进一步的康复治疗—治疗后期的康复医学评定和结果评定—出院后的安排(重返工作岗位? 转到休养所治疗? 是继续门诊康复治疗还是在当地社区康复治疗等)。

第五节 医院康复与社区康复

一、康复医疗服务的方式

康复医疗服务通常分为三个阶段或三种方式,即:

1. 机构内康复服务(institute-based rehabilitation,IBR)即在综合医院康复医学科或康复医疗机构内,在门诊或病房由康复医学专科人员为病、伤、残者进行康复服务。

2. 上门康复服务(out-reaching rehabilitation service,ORS)康复医疗机构专科人员走出医院,到病、伤、残者家中或社区为其进行康复服务。

3. 社区康复服务(community-based rehabilitation,CBR)以社区的人力、物力、技术资源在社区内为本社区病、伤、残者的康复服务,康复医疗机构专科人员来社区加以指导。

二、医院康复

医院康复是指综合医院康复医学科或康复中心、康复医院所开展的康复医疗。康复医学科是综合性医院或专科医院的一个独立的临床科室,应设有康复病房、康复治疗室和康复门诊,接受临床各科转诊患者和社区转来的康复患者。医院康复以本单位医务人员为康复医疗服务的主要力量,以较完善的功能评定设备和功能训练的设施,采用国内外先进的康复医疗技术,对前来就诊的病人进行康复医疗服务。

一些规模较大、条件较好的康复医学科、康复中心和康复医院还负有教学、科研的任务,应成为名副其实的康复医疗资源中心。除了进行医院康复外,同时对社区康复负有一定的指导责任,可以以多种形式参与社区康复的工作。如科负责人参加本地区社区康复领导小组,参与制定社区康复计划、检查、评估和总结;参与社区康复人员的培训工作;定期派出专业人员到社区指导康复医疗工作;接受来自社区的咨询、转诊,协助解决社区康复中的疑难问题;有条件的单位可设立社区工作组,负责社区康复工作的日常联络和指导。

三、社区康复

主要依靠社区的人力资源,利用初级卫生保健及民政工作网点,使用"适宜技术",即因地制宜、因陋就简地采用简单而经济的技术和设备,满足社区广大群众的基本需求;将疑难病例转到综合医院康复医学科或康复中心去医疗。此外,还要进行职业康复、教育康复及社会康复方面的工作。

社区康复是世界卫生组织在20世纪70年代倡导的一种行之有效的康复服务形式,在世界各地开展,为广大残疾人服务。由于各国、各地在运行中产生了许多不同的理解和不同的模式,甚至有些偏离,因此,在1994年由联合国三大机构,即世界卫生组织(WHO),国际劳工组织(QA)和联合国教科文组织(UNESCO)联合讨论,共同制定了关于社区康复的联合意见书,提出了社区康复的定义、目标、方法、持续发展的条件、加强部门间的合作等要点。强调残疾人参与,残疾人受益。目标是:"确保残疾人能充分发挥其身心能力,能够获得正常的服务与机会,能够完全融入所在社区与社会之中。"联合意见书对社区康复所下的定义是:"社区康复是社区发展的一项策略,使所有残疾人得到康复、具有平等的机会和达到社会一体化。"所以社区康复应该纳入社区发展的计划之中。社区康复应该是社区所有,由社区量力进行,并且服务于社区的残疾人。

社区康复计划中,必须包括转介服务部分。一些康复技术由上面下传;而一些难于在社区解决的困难问题又必须向上面转送。这种上下转介系统,就应该是社区康复的重要内容。缺乏转介系统的社区康复是难于持续生存和发展的。

我国在1987年开始引入并推行社区康复项目,在卫生部、民政部和残疾人联合会分别领导下,已经进行了多个地区、多种规模的实践,也建立了一些相应的机构,但尚存在"可持续发展"的问题。1999年,我国10个部委联合制定"社区卫生服务"的文件,已将康复纳入其中,规定:"社区卫生服务是融预防、医疗、保健、康复、健康教育、计划生育技术服务等为一体的,有效、经济、方便、综合、连续的基层卫生服务。"目前社区卫生服务正在各省市大力组织实施之中,许多关于社区卫生服务的法规和文件中均明确规定了康复服务内容,我国社区康复事业正在走上新的台阶。

总之,社区康复以普及为主,医院康复以提高为主,提高与普及相结合;社区康复是医院康复的延伸,医院康复是社区康复的后盾。社区康复与医院康复两者关系密切,互相依赖。

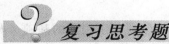 复习思考题

1. 什么是康复?什么是康复医学?
2. 康复医学的对象、内容有哪些?
3. 康复医学与临床医学的区别是什么?
4. 什么是康复评定?主要包括哪些方面?
5. 康复治疗的主要手段有哪些?
6. 何谓PT、OT、ST、心理疗法、P&O?
7. 试述康复医学工作的基本原则。
8. 康复治疗的流程如何?
9. 康复治疗的主要工作方法是什么?
10. 何谓CBR、IBR?
11. 请阐述康复医学的重要性。

(沈光宇)

第二章 康复医学基础

> 1. 掌握骨骼、肌肉和关节运动的生物力学特征；人体神经反射的主要类型；制动的基本类及制动对身体各系统的负面影响；残疾的定义、分类及ICF的概念。
> 2. 熟悉小儿粗大运动和精细运动的发育过程；中枢神经可塑性的表现形式、临床意义；残疾的三级预防。
> 3. 了解运动学基本概念；小儿知觉运动和发育的大体过程；人体发育学对中枢神经病损康复治疗的意义；中枢神经病损早期可塑性的影响因素；对抗制动的机制和措施。

康复医学是医学的一个新兴分支，是由理疗学、物理医学等逐渐发展形成的一门新学科。康复医学的基础包括物理学、运动学、人体发育学、残疾学等，以及康复医学与其他临床各学科的联系等等。本章扼要介绍运动学、人体发育学、残疾学等相关基础知识。

第一节 人体运动学

一、基本概念

人体运动学是一门基础科学，又是一门技术科学，是多种学科与工程学的基础。人体运动学，主要包括人体的功能解剖学、生物力学和部分运动生物力学的内容。

运动系统力学是运动系统康复的主要基础，正确认识运动器官各部分的力学特征及运动之间的相互作用，对运动系统创伤和疾病的预防、治疗、康复都极为重要，运用运动疗法对机体进行功能训练，则更需要生物力学理论指导。借用Celfand对运动的比喻"运动是一种语言"，语言的组成是字母→词→词汇→语言的等级模式，运动控制的组成是动力、思想、计划→关节活动范围、肌力、肌张力、感觉→协调→适应性→运动的等级模式。

二、骨运动学

(一) 骨的分类及特性

正常成人有206块骨，分成躯干骨、头颅骨、四肢骨三部分。

根据骨的外部形状，一般将其分为长骨、短骨、扁骨、不规则骨四种。其中长骨一般呈长管状，分布于四肢。从力学角度上分析，长骨的中空性管状结构体现出了机体的最佳工程设计,即可使长骨在矢状面和额状面上能有效抗弯曲及在骨的长轴上有效抗扭曲。短骨常以多个短骨集群存在,当承受压力时,各骨紧密聚集,形成拱桥结构。因此,短骨多分布于承受压力较大、运动形式较复杂而运动又灵活的部位,如踝部和腕部。扁骨多分布于头部、胸部及四肢带部。常围成体腔保护内部器官,如头颅骨围成颅腔等。不规则骨的外形极不规则,典型者如椎骨。

（二）骨的力学机能

1. 支撑机能　骨是全身最坚硬的组织,通过骨连接构成一个有机的整体,使机体保持一定的形状和姿势,对机体起着支撑作用,并负荷身体自身的重量及附加的重量,如脊柱、四肢在支撑。

2. 杠杆机能　运动系统的各种机械运动均是在神经系统的支配下,通过骨骼肌的收缩、牵拉骨围绕关节而产生的。骨在其各种运动中发挥着杠杆机能和承重作用。

3. 保护机能　某些骨按一定的方式互相连接围成体腔或腔隙,如头颅骨借缝隙及软骨连接方式围成颅腔,以保护脑。

（三）骨的生物力学特性

1. 骨的承载能力　衡量骨承载能力的三个要素:骨的足够的强度,指骨在承载负荷的情况下抵抗破坏的能力。如四肢骨在大强度劳动时不骨折;骨的足够的刚度,指骨在外力作用下抵抗变形的能力。脊柱在弯曲时不变形;骨的足够的稳定性,指骨保持原有平衡形态的能力。

2. 骨的载荷及变形　骨的载荷即外力,一物体对另一物体的作用。包括拉伸载荷、压缩载荷、弯曲载荷、剪切载荷、扭转载荷、复合载荷。

骨骼在承受各种不同载荷时会发生不同程度的变形,如腰脊柱前凸即是受力变形。根据骨骼受载形式及受载后的变形形式,一般可将其变形分为拉伸、压缩、剪切、弯曲和扭转等五种基本变形。在中等量负荷时,负荷骨会出现变形,当负荷去除时,骨的原有形状和几何学结构便恢复。如果骨骼系统遭受严重创伤,超过了其所能承受的负荷,则会引起严重变形,并可能发生骨断裂。

3. 骨的功能适应性　骨力学包含两个最基本的元素,即应力和应变。应力是指当外力作用于骨时,骨以形变产生内部的阻抗以抗衡外力,即是骨产生的应力。应力对骨的改变、生长和吸收起着调节作用,应力不足会使骨萎缩,应力过大也会使骨萎缩。因此,对于骨来说,存在一个最佳的应力范围。应变指骨在外力作用下的局部变形。其大小等于骨受力后长度的变化量与原长度之比,即形变量与原尺度之比。一般以百分比来表示。当骨承受了很重的力并超出其耐受应力与应变的极限时,便可造成骨骼损伤甚至发生骨折。

骨形态结构的功能适应性:骨是有生命的材料。随着它受到的应力和应变情况,通过自身修复来改变其性质和外形,实现外表的再造,例如下肢骨比上肢骨粗大。

骨组织结构的功能适应性:骨组织的结构与其内部应力分布有关,应力大的部位骨组织密度大,应力小的部位骨密度小。骨组织能用最少的骨量来满足运动所需的骨强度。

三、肌肉运动学

骨骼肌的起、止肌围绕关节分布于全身,肌的两端分别附着于不同的骨,肌收缩时,牵引它所附着的骨产生关节的运动,通常将肌接近身体正中面的或接近肢体近端的附着处,称为肌的起点或固定点,将另一端的附着处称为止点或动点。肌收缩时,常是起点不动而拉止点所附着的骨向起点运动。在实际生活中,肌的起、止点是可以互换的。

(一)肌肉的类型及特性

根据肌的组织化学和功能特性分类:

1. 红肌纤维　具有较丰富的血液供应,能承受长时间的连续活动,对刺激产生缓慢的收缩反应,也称为慢肌。

2. 白肌纤维　短时间内产生巨大张力(爆发力),易陷入疲劳,对刺激产生快速的收缩反应,也称为快肌。

(二)肌肉的协同作用

任何一个动作都不是单个肌,而是一组肌群共同完成的。在完成一动作时,根据肌群所发挥作用的不同可分为:

1. 原动肌(prime movers)　指发起和完成一个动作的主动作肌。其中起主要作用的称主动肌,起次要作用的称副动肌。

2. 拮抗肌(antagonists)　是与原动肌功能相反的肌。如伸膝时,股四头肌为原动肌,股二头肌是拮抗肌。

3. 固定肌(fixators)　是固定原动肌起点的肌,它可使原动肌的工作更为有效。

4. 中和肌(neutrolizators)　其作用为抵消原动肌收缩时所产生的部分不需要的动作。副动肌、固定肌、中和肌通常也称协同肌(synergists),肌肉的协作关系随着动作的改变而变化。

(三)肌肉的收缩形式

1. 等张收缩(isotonic contraction)　是肌力大于阻力时产生的加速度运动和小于阻力时产生的减速度运动,运动时肌张力大致恒定称等张收缩,因引起明显的关节运动又称动力性收缩(dynamic contraction)。肌肉收缩时,当肌肉的止点和起点互相靠近时,称向心性收缩(concentric contraction),如下蹲起立时的股四头肌收缩;肌收缩时肌力低于阻力,但原先缩短的肌肉被动的延长,称离心性收缩(eccentric contraction),如下蹲时股四头肌收缩。

2. 等长收缩(isometric contraction)　当肌肉收缩力与阻力相等时,肌肉长度不变,也不引起关节的运动称等长收缩或静力性收缩(static contraction),如半蹲位时的股四头肌。

(四)肌肉工作的基本形式

运动系统的工作形式犹如杠杆形式,具有三种基本形式:

1. 平衡杠杆运动　支点在重点和力点之间,如仰头和俯头是发生在寰枕关节的运动。

2. 省力杠杆运动　重点位于支点和力点之间,如提起足跟时踝关节的运动。

3. 速度杠杆运动　力点位于重点和支点之间,如手持重物屈肘时,运动发生在肘关节。

杠杆原则在康复学的运用中具有省力、获得速度、防止损伤的特点。人体杠杆大多数是第三类杠杆,有利于获得速度,但不利于负重、负荷,因而当阻力过大时,肌腱系统和肌肉起止点及关节易受损伤。运动训练不仅可以锻炼肌肉系统,还可以保护运动杆杠免受损害。

(五)肌肉的运动适应性

运动训练可引起肌肉的适应性改变,包括形态(肌纤维增粗、肌肉毛细血管密度增加等)、生化(收缩蛋白及糖原、有氧代谢酶含量增加等)、功能改变(肌力、肌肉耐力等功能指标增强)。不同的运动和负荷可引起不同的肌肉适应性改变。耐力训练可加强肌肉有氧代谢能力,力量训练通过等长、等张等方式使肌力增长。

(六)肌功能状态指标

1. 运动单位　肌收缩必须有完好的神经支配,一个前角细胞,它的轴突和轴突分支,以及它们所支配的肌纤维群,合起来称为运动单位。可由几个或数百个肌纤维构成,肌肉不运动时,每块肌肉有少数运动单位轮流收缩,使肌肉处于轻度持续收缩状态,保持一定肌张力,以维持身体姿势。

2. 肌力　又称最大力量,是肌收缩时所表现出来的能力,以肌最大兴奋时所能负荷的重量来表示。肌力体现肌主动收缩或对抗阻力的能力,反映肌最大收缩水平。

影响肌力的因素:①肌生理横断面:肌力与之成正比;②肌的初长度:静息长度的1.2倍时,力最大,适宜的长度决定肌的肌力;③肌的募集:运动单位数量越大,肌力越大;④肌纤维走向与肌腱长轴的关系:羽状连接越多,肌力越大,如腓肠肌;⑤杠杆效率:如切除髌骨后,股四头肌力臂缩短,伸膝力量减少。

3. 肌张力　肌张力是肌在安静时所保持的紧张度。肌张力与脊髓牵张反射有关,受中枢神经系统的调控。肌张力常通过被动运动感知处于放松状态的肌的阻力程度进行评测。

四、关节运动学

人体的运动有三个面:水平面,把人体分为上下两部分;额状面:与身体前或后面平行的面,把人体分成前后两部分;矢状面:与身体侧面平行的面,把人体分为左右两部分。人体的运动有三个轴:横轴,即与地面平行且与额状面平行的轴;纵轴,即额状面与矢状面相交叉形成的、上下贯穿人体正中的轴;矢状轴,即与地平面平行且又与矢状面平行的轴,在水平方向上前后贯穿人体。所有的关节运动都可以分为环绕三个相互垂直的轴心,沿三个相互垂直的平面上进行运动,即环绕额状轴在矢状面上的运动,环绕矢状轴在额状面上的运动,环绕垂直轴在水平面上的运动。

(一)关节的形式

全身的骨由关节相连构成骨骼。关节也称骨连接,是骨与骨连接的纽带,可分为直接连接(纤维连接、软骨连接和骨连接)和间接连接(又称滑膜关节或关节)两种形式。两个骨构成的关节称单关节,两个以上的骨构成的关节称复关节。

(二)关节的基本结构

关节面(有关节软骨覆盖)、关节囊(封闭关节四周的结缔组织囊,外为纤维层、内为滑膜层)、关节腔(关节囊内相邻关节面之间的空隙)和辅助结构(关节的支持韧带、关节盘、关节唇、滑液囊及滑液鞘)。

(三)关节的分型

1. 单轴关节　只有一个自由度,即只能绕一个运动轴而在一个平面上运动,包括滑车关节(如指间关节)和车轴关节(如近、远侧桡尺关节)。

2. 双轴关节　有两个自由度,可围绕两个互为垂直的运动轴并在两个平面上运动,包括椭圆关节(如桡腕关节)和鞍状关节(如拇指腕掌关节)。

3. 三轴关节　有三个自由度,即每三个互相垂直的运动轴上,可做屈伸、收展、旋转、环转等方向的运动,包括球窝关节(如肩关节)、杵臼关节(如髋关节)和平面关节(如肩锁关节)。

(四)关节的运动

包括屈、伸、内收、外展、内旋、外旋、内翻、外翻、背屈、跖屈、环转等运动模式。如前臂有旋前和旋后运动,足踝部还有内翻和外翻运动。

(五)关节活动度和稳定性

关节的活动度(rang of motion,ROM)和稳定性(stability)是对立统一的,稳定性大的关节灵活性差,反之亦然。一般上肢关节倾向于较大的灵活性,而下肢关节则倾向于较大的稳定性。影响关节活动度和稳定性的因素有:

1. 构成相连两个关节的弧度之差　如髋关节的两关节吻合弧度为180°,肩肱关节约为75°,故髋关节稳定性好,活动度差,而肩肱关节则相反。
2. 关节面的结构。
3. 关节囊的厚薄与松紧度。
4. 关节韧带的多少和强弱。
5. 关节周围肌群的强弱和伸展性。

骨骼和韧带对关节的静态稳定起主要作用,肌肉拉力对关节的动态稳定起重要作用。

五、运动与心肺

心肺功能是耐力运动的基础。科学合理的运动锻炼改善心肺功能,促进健康、减少疾病,提高人们的生活质量。同时,运动干预也是治疗某些慢性非传染性疾病的重要手段。

(一)运动对冠状动脉的影响

运动可以改善冠状循环的运送能力;使冠状动脉结构产生适应性变化,增加了冠状血流容量、降低冠状血管的阻力、增加冠状动脉侧支循环;提高冠状血管的扩张能力;与有氧运动能力呈正相关。

(二)运动对呼吸系统的影响

耐力训练后,安静时,潮气量和肺扩散不变,呼吸频率降低,肺通气量基本不变或稍下降。在大强度水平运动时,则表现为:潮气量增大、呼吸频率加快、最大通气量增加、肺扩散增大的幅度提高,但动脉血氧含量基本保持不变,说明耐力运动有利于提高肺功能。同时经过运动训练后,呼吸肌也会在训练过程中受到负荷的刺激而产生一些适应性变化,呼吸肌耐力得到增强。

第二节　人体发育学

人体发育是指细胞、组织、器官功能上的分化与成熟的过程。人体各系统、器官及发育速度都遵循一定的规律进行,有各自的发育特点,以适应环境的变化,如神经系统发育较早,而心、肝、肾、肌肉的增长基本与体格发育平行。

生长发育遵循由上而下(抬头→抬胸→坐、立、行)、由近到远(臂→手,腿→足的活动)、由粗到细(全手抓握→手指拾取)、由简单到复杂(画直线→画圈、图形)、由低级到高级(看、听、感觉认识事物→记忆、思维、分析、判断)的规律。认识小儿生长发育的规律有助于对其正确评价及采取相应措施。

人体发育学是研究人体发生、发育全过程及其变化规律的科学,包括对人生各个阶段的生理功能、心理功能、社会功能等方面的研究。其研究包括人体的发生、发育、成熟及衰退这一人生轨迹的全过程。

一、正常发育规律

（一）小儿神经反射的发育

1. 浅反射　包括腹壁和提睾反射,是刺激皮肤、黏膜引起的反射。浅反射一般在新生儿期不存在或不明显,随着小儿锥体束的发育,该反射逐渐能引出。

2. 深反射　包括膝反射、跟腱反射,是刺激肌腱、骨膜牵引起的反射,这些反射出生后即已很活跃。正常新生儿可有踝阵挛,但不持久,持续连续十次以上时则为异常。新生儿期的足跖反射为伸直性跖反射,直至一岁后会走路时转变为拇趾屈曲。

3. 一些特有的反射　见表2-1。

表2-1　原始反射行为的正常获得和消失

反射	开始年龄	消失年龄
拥抱反射（Moro反射）	出生	6月
握持反射	出生	3月
颈肢反射（颈紧张反射）	出生	5～6月
交叉伸腿反射	出生	6月
Babkin反射	出生	6月
支撑反射	出生	2～3月
迈步反射（踏步反射）	出生	4～5月
内收肌扩展为膑反射	出生	7月
倾斜应答	8～9月	持续终生
颈拨正反射	出生	6月
侧弯反射（Galant反射）	出生	3月

以上是新生儿期主要的神经反射,这些反射的水平均在中脑水平以下,随着神经系统发育的不断成熟,这些较低水平的反射将会逐渐消失,取而代之的是较稳定、成熟的主动运动,若这些反射不能按时出现或不能随年龄增长而及时消失或消退后又重新出现,或两侧显著不对称,均说明神经系统异常。

（二）小儿运动功能的发育

运动是胎内就开始的,而且是有规律进行的。新生儿能在帮助下竖起头、身体站立、做爬行动作。头竖立是新生儿主动肌张力测定的一个较好的指标,正常新生儿能树立1～2秒,甚至几十秒。主动肌张力的另一个牵拉反射,即当你取得新生儿的握持反射后,在新生儿紧紧握住你的手指时的那一瞬间,能够竖起使整个身体离开床面。正常新生儿还会出现一些不自主动作,如在啼哭或饥饿时可有四肢及下颌部的低幅、快速、连续的震颤,对迎面而来的物体或影像将反射性地出现躲避动作,如缩头、后仰、侧身或眨眼。

运动需在锥体系、锥体外系、小脑、周围神经的协同作用下得以完成,并有赖于精确的感觉配合,使感觉——运动处于统一的状态。新生儿由于大脑皮质的发育较脑干及脊柱更不成熟,可出现一些不受大脑约束的暂时性神经反射,如拥抱反射、握持反射等。初生婴儿的活动主要由皮质下系统调节,因此动作多而缓慢,肌张力偏高,且全身屈肌张力高过伸肌张力,呈现双手紧握、四肢屈曲内收状,可出现颈肢反射。运动发育与脑的形态、功能发育部位、神经纤维髓鞘化的时间与程度有关。随着脊髓的髓鞘化,小儿相继出现平衡和大运动(gross motor)和精细运动(fine motor)(表2-2)。发育异常时,神经髓鞘化过程推迟,出现发育迟缓。

表2-2 中国小儿粗大、精细运动能力发育

粗大项目	90%及格年龄(月)		精细项目
俯卧举头90°	3.1～4.6	1.8～2.1	视线跟着过中央线
俯卧前臂撑起	4.5～4.9	3.2～4.1	双眼能跟随180°
翻身	6.9～7.0	4.0～5.0	手握着手玩
腿能支撑部分体重	5.0～5.5	6.8～7.6	握住两块小方木
稳坐不用支持	7.8～8.0	8.1～9.7	方木从一手递交另一手
握住支持站立	8.0～9.1	21.2～22.5	模仿乱画
扶着行走	10.7～13.3	15.6～17.3	叠起两块小方木
独立站立不扶物	11.5～13.6	21.5～21.9	叠起四块小方木
能向后退	17.5～24.4	29.1～44.0	叠起八块小方木
能走梯	20.4～26.4	43.4～50.4	画图形
并足跳	32.4～33.7	48.4～51.9	画十字形
单足跳	49.7～53.4	56.4～62.0	模仿画方形
足尖、足跟向前行	56.7～70.4	56.3～64.5	画人体三部分
足尖、足跟向后退	59.8～76.8	59.0～67.5	画人体六部分

(三)小儿感知觉功能的发育

小儿感知觉功能的发育是通过各种感觉器官从丰富的环境中选择性地取得信息能力的发育,对其他功能区的发育起重要促进作用。

1. 视感知发育 新生儿有活跃的视觉能力,出生二周时对大的物体较感兴趣,4～6周可在水平方向用目光慢慢跟随移动物体90°。尽管他们的聚集和视觉敏感度较差,但他们能自然地看周围世界的形状和追随物体,并有视觉记忆力。

2. 听感知发育 新生儿一出生即有声音的定向力,而且听感觉比视感觉发育得更好。新生儿对音调、声响、节奏均有反应,且对高调声音较敏感,对人的说话比外界其他声音更易应答,当听到巨大的声响可引起眨眼或拥抱反射。有节律的声音对新生儿具有抚慰的作用。

3. 味觉和嗅觉发育 新生儿在出生时嗅觉中枢及末梢就已发育成熟,当闻到乳香时就会积极寻找乳头。小儿出生后能精细地辨别溶液的味道,吸吮较甜的糖水时量大且吸吮力

强,而对咸、酸、苦的味道有不愉快的表情。

4. 触觉的发育　触觉器官最大,全身皮肤都有灵敏的触觉,尤其是在眼、前额、口周、手掌、足底等部位,这可以解释小儿吸吮手指的现象。躯干的有些反射出现与触觉敏感度有关。小儿对冷的刺激比热的刺激更能引起明显的反应。小儿对痛觉刺激缺乏定位感。触觉是新生儿自慰、认识世界以及和外界交往的主要方式。

二、异常发育

1. 运动功能障碍　运动功能障碍可由先天因素及后天因素所导致的与运动功能有关的神经系统、运动系统损伤所致。包括先天性运动功能障碍、后天性运动功能障碍和脑性瘫痪。

2. 行为障碍或异常　包括生物功能行为问题、运动行为问题、社会行为问题、性格行为问题、语言障碍、注意缺陷多动障碍(attention deficit hyperactivity disorder,ADHD)。

3. 言语和语言障碍　言语和语言障碍(speech and language disorder)又称言语和交流障碍(speech and communication disorder),是学龄前儿童中常见的一种发育障碍,可以影响以后的阅读和书写,因此应早期发现、早期干预和治疗。

常见病因有:①听力障碍;②精神发育迟滞;③家族因素;④发音器官的影响;⑤脑性瘫痪及其他神经系统障碍;⑥环境因素。

临床表现:构音异常;嗓音问题;流利性问题;语言问题,包括语言发育迟缓和语言发育障碍。

4. 学习障碍　学习障碍(learning disabilities,LD)属于特殊障碍,是指在获得和运用听、说、读、写、计算、推理等特殊技能上有明显困难,并表现有相应的多种障碍综合征。临床上常把由于各种原因引起的学业失败统称学习困难。最显著的特征是以学习能力障碍为主,与同龄儿童预期水平相比明显不相称,小学2~3年级为发病高峰,男孩多于女孩。

5. 精神发育迟滞　精神发育迟滞(mental deficiency)也可称为精神发育不全,智力损伤发生在发育时期,智力功能明显低于一般水平以及对社会环境日常要求的适应能力有明显损害。精神发育迟滞主要表现在社会适应能力、学习能力和生活自理能力低下,其言语、注意、记忆、理解、洞察、抽象、思维、想象等心理活动能力都明显落后于同龄儿童。集中表现在反映客观事物深刻、正确、完全的程度上和应用知识解决实际问题的速度和质量上,往往通过观察、记忆、想象、思考、判断和概括等表现出来。

6. 孤独症　孤独症(autism)又称自闭症,是一组终生性、固定性、具有异常行为特征的广泛性发育障碍性疾病,指起病于婴幼儿期,具有社会交往、语言沟通和认知功能特定性发育迟缓和偏离为特征的精神障碍。本病男童多见,未经特殊教育和治疗的多数儿童预后不佳。

孤独症的基本特征为社会交往障碍、语言或非语言交流障碍、兴趣范围狭窄以及刻板、僵硬的行为方式,多在36个月内起病。具体包括:①社会交往障碍;②语言发育障碍;③兴趣范围狭窄及刻板、僵硬的行为方式;④感觉障碍和动作异常;⑤智力障碍和认知偏移;⑥早期表现:早期较难抚养,睡眠少、尖叫、倔强或特别安静、有特殊兴趣等。

7. 重症身心发育障碍　重症身心发育障碍是指同时具有运动和智力发育障碍且均呈

重度者,难以完成具有功能的动作,精神发育迟滞表现为"痴呆"。在家庭看护困难,在康复设施中不能接受集体生活指导。

临床表现:①异常姿势和动作;②肌张力异常,躯干四肢挛缩、畸形;③癫痫发作;④进食、更衣和排泄均需要帮助;⑤不能理解、交流和表达;⑥对刺激没有反应、反应减弱或反应异常;⑦异常行为和习惯动作,如吮指、揪头发、抓弄耳朵、攻击等行为。

(刘 苏)

第三节 功能恢复的理论

功能恢复是康复医学永恒追逐的目标。目前功能恢复的理论是基于中枢神经可塑性及创伤康复。

一、中枢神经可塑性

中枢神经系统损伤后所带来的一系列功能障碍,是临床上亟待解决的难题,给康复医学专业提出了挑战,激发所有从业人员对这些问题进行深入研究,运动功能恢复的生理、解剖学基础是目前许多学者探索的重点课题。

(一)脊髓的代偿

20世纪80年代动物实验证明了脊髓神经具有再生能力,即指在适宜的再生环境中轴突断裂后通过侧芽生长、轴突重塑或轴突再生重新建立传导通路,自此,中枢神经系统神经再生及神经功能重塑成为实验研究的焦点和重点。当高级中枢的功能出现缺损后,最容易出现的代偿就是低级中枢活动增强,这首先表现在最早恢复的"运动"是脊髓控制的联合反应和共同运动,它是以一些固定的异常运动模式出现的,以异常姿势反射和痉挛为基础的,主要是由于高级中枢对下位中枢的调控能力丧失,而下位中枢的活动被释放出来。脊髓损伤从伤后数天至数年均可发生不同程度的自发性功能恢复。因此,脊髓损伤后神经功能的重塑分为两个阶段:早期,脊髓损伤后数日到数月内,脊髓功能可有一定程度恢复,特别是不完全性损伤,可能与损伤反应的消退、损伤后抑顿或冬眠神经元的苏醒以及脱髓鞘的轴突再髓鞘化有关;慢性期,脊髓内神经组织可发生结构重排或功能性改变,即可塑性改变,其主要机制可能与改变突触传递效率及结构、形成新的通路以及激活损伤前功能处于静止状态且未受损的固有神经传导通路有关。研究发现,脊髓损伤患者通常在损伤后最初的3至6个月会有一定程度的运动和感觉功能恢复,1年后明显的自发恢复比较少见。

(二)大脑的可塑性

中枢神经细胞轴突的再生,树突的"发芽"以及突触阈值的改变机制,在中枢神经系统内重新组织一个功能细胞集团的网络系统,实现功能重组(functional reorganization),这就是神经系统的"可塑性"理论。

1. 神经系统可塑性理论的依据 低等动物的中枢神经系统具有再生能力,这是不争的事实。哺乳动物的中枢神经细胞能否再生,这是一个值得探索的科学问题。中枢神经系统发育具有神经诱导、神经细胞分化、神经细胞迁移、突触发育、神经细胞程序性死亡以及神经系统发育过程中的性分化等特点。神经系统不仅在发育时能自行连接,在损伤后它也能恢复某些连接。目前研究表明,神经系统不能再生的观点并不适用于神经轴突、树突及突触连接上。例如,手臂中的轴突,在神经损伤后能再长回去,使其功能恢复,手又能运动,恢复感觉。对动物脑皮质研究后发现,脑神经细胞体只占皮质体积的3%,而树突、轴突及神经胶质占到皮质容积的97%。当部分神经细胞死亡时,存活细胞中丰富的轴突可以代偿这种损失,因为丧失的轴突可由大量完好的轴突通过侧支长芽的方式来取代。

成年哺乳动物中枢神经系统的再生能力很有限。主轴突干被切断后,不会有轴突的再生和功能的恢复。然而,中枢神经系统受损后,未受损的轴突能长芽,并以很高的特异性形成新突触。中枢神经系统中主要通路被切断后,轴突在合适的环境中能再长出几厘米,并与合适的靶细胞形成突触。中枢神经系统可塑性理论在人和动物身上均已得到较好证明。如一位美国教授在66岁时因脑干梗死而出现严重临床症状,其锥体束有接近93%的结构被破坏,其在度过急性期后每天接受3小时的康复训练并积极参与家庭治疗,该患者通过坚持不懈的努力后终于能够完成打字任务,并恢复全日工作达3年之久,后死于心肌梗死。尸检时发现,该患者锥体束病变严重,只有约3%的部分保留完好,但就在这如此少的锥体束情况下,他却能恢复全日工作,并能步行爬山,可见中枢神经系统可塑性具有多么巨大的潜力。

2. 促进神经系统可塑性的相关因素　残存神经细胞功能的恢复与损伤程度、损伤类型、早期治疗、损伤局部炎症反应、血液循环代偿及侧支循环形成密切相关。轴突再生取决于神经细胞的再生能力和再生抑制作用的对抗作用、胶质瘢痕的屏障作用及神经生长的导向作用。当再生能力超过再生抑制作用,则会促进神经再生。再生能力与神经细胞自身功能及各类神经生长因子相关,因此当前细胞移植及基因治疗力求通过增强内在再生能力,削弱再生抑制作用,施加正确的导向作用并克服胶质细胞物理屏障,以达到有效的神经重塑。此外,实验和临床研究提示外源性物理刺激,如运动训练、磁刺激、电针等对神经重塑也起着重要作用。

3. 神经系统可塑性的表现形式　中枢神经系统的可塑性究竟通过何种方式实现功能恢复,即可塑性的主要表现形式有哪些,目前较为公认的神经可塑性主要表现形式有以下几方面。

(1) 轴突长芽:轴突长芽有两种形式,一种为再生长芽,即从损伤轴突的断端向损伤区生长,重新支配去神经支配的组织。但由于生长速度缓慢、距离长,轴突断端往往没有达到损伤区而该区就已被生长迅速的神经胶质形成胶质瘢痕所占据,以致断端进入损伤区受阻,无法恢复神经支配;另一种为侧支发芽,即从靠近损伤区的正常轴突向侧方伸出分支去支配损伤组织,由于轴突本身正常且距离损伤区较近,因此轴突侧支发芽可以迅速到达损伤区,恢复其神经支配。目前认为成人神经组织受损后主要以侧支再生为主,即损伤区邻近的正常神经元侧支发芽,向靶组织或其他神经元延伸,从而形成新的神经突触联系。

(2) 突触传递效率的改变:当某部分神经组织损伤导致靶组织神经支配减少时,那么在突触前水平,支配该区域的其他残留神经轴突末梢会不断扩大,从而增大信息传递面积,同时该神经末梢释放的神经递质的量也将增多;在突触后水平,靶组织细胞膜的通透性和敏感性均增加,相应的神经递质受体分布范围也不断扩大,如出现在以前未分布的区域中;在突触间隙方面,机体破坏和灭活神经递质的机制减弱或失效。这些变化共同导致突触传递效能增强,减轻由于神经损伤所致的功能障碍。

(3) 潜伏通路的开放:潜伏通路是指在发育过程中已经存在但在正常情况下不起主导作用的神经通路,在主导通路损伤后其功能才得以显现。

(4) 损伤区周围组织的功能重组:动物实验和临床观察都表明,大脑皮质区域相应的功能恢复是与病灶周围未受损皮质功能重建密切相关,并且该皮质功能重建的效果受康复训练影响。

(5) 损伤区对侧相应部位的功能重组:有学者将猴子一侧脊髓锥体束切断后,用同侧皮质注射放射性标记氨基酸的方法观察实验猴在不同时期颈、胸、腰、脊髓组织切片的变化。实验表明,突触重组的发生导致一条新的同侧皮质运动神经元传导通路形成,这就是损伤区对侧相应部位的功能重组。

4. 神经系统可塑性与临床实践　由于脑可塑性的存在,中枢神经系统在损伤后可有所恢复但是在不同个体中,其恢复的程度是不同的。寻找影响神经系统可塑性的因素,创造利于增大可塑性的因素,控制不利于可塑性的因素,均具有重要的临床实际意义。

中枢神经系统损伤后,脑可塑性的发生和功能的重组是一个动态变化的过程,目前临床将中枢神经系统损伤后划分为四个阶段:①急性期,为损伤48小时以内,即脑损伤后的即刻改变,整个神经网络都处于一种抑制状态,这与远隔功能抑制的理论相一致;②伤后早期,为伤后3天~3个月,主要是未受损半球的增量调节和过度活动;③后期,为伤后3个月~2年,双侧半球运动相关区域的激活减低,在这一阶段,残存的神经网络建立新的平衡;④晚期,为伤后2年以上,即脑损伤后恢复的慢性阶段。脑损伤后功能重组的动态变化提示我们在脑损伤恢复的不同时期有各种不同的因素影响着脑的可塑性,从而直接影响了神经组织损伤后的功能恢复,我们应采用不同的康复措施以促进脑功能的重组和运动功能的恢复。

(1) 急性期:神经系统损伤后的神经功能障碍与神经细胞损伤的数量及定位有直接关系,尽量减少神经细胞的损伤不仅可减轻神经功能障碍的程度,而且有助于损伤区域神经细胞网络的重建。在急性期,损伤不仅直接造成病灶区神经细胞死亡,而且由于病灶周围水肿的存在以及反应性血管痉挛,进一步加重了神经系统损伤。因此,临床上此期主要采用药物防止神经细胞死亡,以减少损伤区的面积。常用的药物有保护神经细胞药物和防止血管痉挛、改善微循环灌注药物。

(2) 伤后早期:急性期过后,神经系统功能逐渐恢复,新的血管开始形成,轴突再生此时也已出现,并逐步形成新的神经细胞网络,残存的神经细胞开始发生一系列的变化以适应损伤后新的环境。在这一时期内,有众多因素影响和决定着中枢神经系统的转归,其中较重要的因素包括以下方面。

1) 神经营养因子:神经营养因子是神经细胞发育和生长所必需的环境因子,其在伤后早期的作用包括保护神经细胞、促进神经细胞生长及轴突长芽、促进受损功能恢复等。目前一些重要的神经营养因子,如神经生长因子已广泛应用于临床,以改善患者的预后。

2) 康复训练:功能缺损后必须通过学习、适应新的运动方式或技巧,以便能充分代偿缺失的功能。这些代偿方式的形成可以明显地引起受损及完整脑半球组织发生相应改变,而这些大脑结构的改变又反过来增强了行为方式的变化。随着时间及体验的逐步进行,行为方式与中枢神经系统之间这种连续不断的相互作用为机体功能改善提供了丰富资源。有研究表明,新生神经突触数量以脑缺血损伤后复杂运动训练组最多,其次为单纯缺血组及正常动物训练组,而以不参加训练的正常动物组最少。突触类型在单纯缺血组中以单突触为主,而缺血训练组及单纯训练组则以多树突-轴突突触为主。另外,近期还有研究表明,如伤后早期给予适当的康复训练,可促进患者功能恢复到更理想水平。

3) 神经干细胞移植:神经干细胞移植是当前中枢神经系统损伤后研究的热点。移植后的神经干细胞具有向病变部位迁移的特性,随后分化为特异性细胞。脑室内移植的神经干细胞可通过血脑屏障迁移至脑实质中并与宿主细胞在形态结构及功能上形成良好整合,参与宿主神经网络形成。在神经干细胞移植中,移植时机的把握非常重要,一般采用延期移植。延期移植指不是在伤后即刻,而是在受伤后延至宿主产生神经营养因子和轴突生长促进因子最多时才进行移植,亦即在伤后 8~10 天开始移植。神经干细胞移植虽然还处于实验研究阶段,但其多向分化的特性及改善病灶微环境的作用使其具有广阔的临床应用前景。

(3) 伤后晚期和后期:在受伤后晚期和后期,中枢神经系统损伤患者的情况基本趋于稳定,但这并不意味着临床工作的结束,而是更加长期和艰巨康复工作的开始。坚持进行康复治疗及日常功能训练对患者功能恢复具有深远影响。因为即使是在损伤发生许多年后进行康复训练,也可以不同程度地改善患者的功能状态。在此阶段中,让患者处于变换的复杂环境中,去不断完成新的功能任务。复杂的环境可以给患者提供类似个体及群体生活的特有氛围,在一定程度上表现其交往的社会性;通过完成丰富的运动训练,使患者学习及实践的经验不断积累,从而促使其整体功能得到最大程度的康复。

总之,中枢神经损伤后有多种恢复的途径,但能否恢复,尚与许多已知和未知的因素有关。细胞移植、基因治疗及神经生物工程,甚至包括运动训练、行为训练、物理因子均在神经重塑中发挥一定作用,大量促进神经系统修复的治疗方法目前正在研究之中。但神经重塑取决于中枢神经再生内环境的功能状态和损伤病理变化,涉及神经再生、突触结构和功能变化、血液循环、神经递质、受体、临床治疗等多个方面,因此今后的神经重塑需要基础医学研究人员及临床医师的共同努力。

二、创伤康复

(一) 创伤的修复及其功能恢复与康复医学有密切关系

对创伤修复过程的深入研究,了解功能改变与恢复的真实机制,对于选择康复措施具有决定性意义。近年来我国学者对外伤后瘢痕形成的系列研究确定:瘢痕形成是组织降解过程的减缓,所以增强组织降解过程的康复措施必将有助于创伤瘢痕问题的解决。

(二) 在创伤修复中,生长因子的作用

生长因子(growth factor,GF)是一种对细胞生长和分化有明显调节作用的多肽。生长因子又称生长激素。至今发现的能促进细胞生长分化的生长因子约有 50 种,其中与创伤修复有密切关系而且研究得较多的有 8 种:表皮再生因子、转化生长因子、血小板衍化生长因子、肿瘤坏死因子、胰岛素样生长因子、白细胞介素-1 和 2、成纤维细胞生长因子、神经生长因子。

一般认为创伤后组织的修复分3个阶段：炎症反应；结缔组织细胞和血管内皮细胞的迁移与分化；新生结缔组织基质的形成。在炎症反应阶段，生长因子对各种炎症细胞有不同的趋化作用。

（陈伟观）

第四节 制动对人体的影响

制动（Immobilization）指人体局部或者全身保持固定或者限制活动，包括卧床休息、局部固定和神经麻痹，以减少体力消耗或脏器功能损害，稳定病情，帮助疾病恢复，是最常用的临床医学和康复医学的保护性治疗措施。但是，制动和身体不活动的负效应也是常见的，并可能影响身体多重系统。慢性疾病者、老年人、残疾人特别易受制动的不良效果的影响。制动对机体的主要负面影响包括：

一、肌肉骨骼系统

在肌肉骨骼系统，限制活动导致三种主要不良效应，包括：失用性肌肉萎缩和无力、关节挛缩、失用性骨质疏松症。

（一）失用性肌肉萎缩

肌纤维体积缩小与肌肉减少是肌肉萎缩的特征。在下运动神经损伤病变中，肌肉萎缩是区域性的，并且和特定的神经或神经根有关。与肌肉疾病相关的萎缩更多地在近端肌肉中表现出来。失用性肌肉萎缩广泛或局部地发生在制动的肢体中，并在抗重力肌群中更显著。这是由于在制动、静止、卧床休息，限制了身体活动并减少了肌肉骨骼负荷的后果。一般来说，限制躯体活动则会导致失用性肌肉萎缩和无力。肌肉具有极强的可塑性和适应性，它会产生合适的、最大的收缩力和耐力以应对外部身体的需要，结果会导致肌肉纤维体积的变化（萎缩或肥大）和肌肉纤维表型的改变。近期研究表明失用性肌肉萎缩的发生主要是由制动过程中肌肉蛋白质的合成下降和体内总蛋白产量的明显减少导致的。在卧床休息最初的2天内，肌肉的消耗速率是缓慢的，但是随后开始变快。卧床第10天，肌肉蛋白的合成会减少到基础水平的50%，然后逐渐渐变缓到达一个新的稳定状态。在限制活动过程中，肌肉纤维Ⅰ型和Ⅱa型的萎缩比Ⅱb型的更加显著。除了肌纤维发生萎缩，胶原纤维合成也会减少，然而这种减少远小于肌肉蛋白质合成的减少，这就导致了肌肉胶原含量的相对增加和肌肉机械弹力性能的改变。在卧床休息和限制活动期间，肌肉也显示出显著的组织化学改变。在卧床休息期间，血清肌酸激酶（creatine kinase，CK）异构体和成纤维细胞生长因子的释放均减少，虽然在限制活动中肌肉萎缩的主要原因是肌肉蛋白质合成的减少，而且这期间主要的能量供应来源于碳水化合物和脂肪，但是也发现伴随氮含量损失的蛋白破坏。

肌肉萎缩的功能性后果是肌肉无力、活动耐力降低。过低的运动状态超过两到三周时，肌肉的最大力量可以减少到基础水平的25%～40%。严格卧床休息期间，每周的肌力损失可能达到10%～15%，超过4周以后，损失达35%～50%。失用性萎缩相关的肌肉力量丧失在下肢比上肢更加显著。限制活动期间，伸膝、屈膝肌群的肌肉力量的丧失达到20%～40%，而上肢的力量损失仅为5%。失用性肌肉无力还表现为肌肉最大瞬时收缩力量的降低。研究表明长期卧床休息后，肌肉蛋白质合成及氧化酶功能的降低，过早的无氧酵解伴随乳酸的快速堆积，是肌肉易疲劳或耐力下降的主要影响因素。

通过渐进的抗阻锻炼、伸展运动、有氧运动等预防肌肉无力。所以尽可能快地让患者重新活动，提供渐进的运动训练方案，训练方案应包括柔韧性、力量、耐力和适应性锻炼等。

（二）关节挛缩

关节活动受限可导致关节挛缩。引起关节活动受限的原因主要有关节疼痛、关节病、瘫痪、关节囊或关节周围组织纤维化、肌腹或肌腱的改变。但是，导致固定性挛缩发生的单一的最常见因素是缺乏正常范围的关节运动。例如，长期肘关节屈曲位的固定引起屈肌的静息肌肉长度缩短，以及关节囊或软组织僵硬，从而发生固定性关节挛缩。许多因素影响关节挛缩的发生率，如体位、限制活动时间和原有的关节病理改变。水肿、缺血、出血和其他肌肉、关节周围组织的微环境改变可以促成纤维化的产生。由于老年人肌肉纤维的损失和结缔组织比例的相对增加，使得高龄也成为一个因素。挛缩会妨碍转移活动、基本的日常生活及护理。下肢挛缩改变步态类型，极重的病例则不能行走。例如，髋屈曲挛缩减少了髋的伸展，缩短了步长，并且患者需要踮起脚趾行走，伴随腰椎前凸增加，能量消耗增多。长期卧床休息可能引起床上活动期间腰背疼痛，特别是在立刻恢复起立姿势活动后，这种疼痛与几个因素有关，包括腰背肌和腘绳肌紧张，腰背肌和腹肌无力。这些肌肉的缩短会改变脊椎序列和姿势，增加脊椎的曲度和腰椎小关节的负重。增强腹肌运动、增加及合理伸展椎旁肌和腘绳肌及全身的调整，可能预防限制活动的常见并发症。一旦发生了挛缩，必要的治疗是每天进行基本的主动和被动的ROM训练，并结合持续的终末端的牵伸训练。轻度挛缩时，每天5～10分钟持续或间歇的牵伸就可能有效。而对于较严重的挛缩应给予20～30分钟或更久时间的牵伸，并结合随后适当的关节体位。

（三）失用性骨质疏松

骨骼质量的维持在很大程度上取决于施加于骨上的腱牵拉与重力的机械负荷。重复的负荷应力会增加骨的质量，没有肌肉活动或重力消除会减少骨质量。某些人，如老年人或SCI患者，更容易受肌肉不活动或负重减低的影响。静止或制动主要降低骨形成，特别是物质交换活跃的区域（主要是骨松质）。失用性骨质疏松的特点是钙和羟脯氨酸从某些部位的松质骨部分丢失，包括长骨、骨骺、干骺、干骺端及靠近骨髓腔的骨皮质。骨吸收的增加是失用性骨质疏松的另一病因。已发现经过长期的不活动期后，要恢复骨密度至不活动前的水平需要更长的时间。无论健康或残疾群体，寻其进行预防不活动引起的骨质减少的重要性都不容忽视。定期应用等张肌力锻炼、负重、功能训练可预防失用性骨质疏松。在有明显骨质减少的高危因素患者组，瘫痪或激素性原因导致骨质疏松症，必须对其实施锻炼以预防骨折。尽管可能存在病理性骨折的风险，尤其负重和抗阻锻炼对于预防骨质丢失特别重要。

二、心血管系统

卧床休息、制动可引起的心血管血流动力学改变，进而可对体液的分布、直立位时不适当的血管收缩等产生影响。

长期卧床过程中静止心率每2天增加1次/分,导致休息时的限制活动性心动过速以及亚极量运动和劳动负荷时心率异常增加,直立姿势时也会引起明显的脉率增加。长期卧床休息后心血管的其他功能也有变化。卧床休息2周后搏出量可减少15%,这种反应可能与血容量的减少有关。正常时,血液总量的20%存在于动脉系统内,5%在毛细血管,75%在静脉系统。躺下时立刻有500 ml血液转到胸腔,心输出量增加24%。估计心脏的工作量增加了30%,延长卧床时间时,血容量会进行性减少,第14天减少最多。血容量减少是由于血浆静脉压减少,抗利尿激素分泌降低所致。此外,要注意长期卧床后血浆蛋白量的减少。卧床引起的血容量减少及循环淤滞是血栓形成的重要诱发因素。

长期卧床最显著的效应之一是心血管系统直立位时调节能力的受损,导致直立性低血压,体位性低血压的临床表现和症状有麻刺感、下肢灼烧感、头晕、头轻飘感、晕厥、眩晕、脉搏增加(>20次/分)、收缩压下降(>20 mmHg)及脉压下降。健康人卧床3周后可完全丧失对直立体位的适应。四肢截瘫患者十分容易发生直立性低血压。斜坐起时他们会出现明显的平均动脉压下降和心率增快。交感神经性和血浆肾素活性正常或轻度上升。SCI患者发生直立性低血压的机制有两个:首先,四肢瘫患者倾斜坐起时,正常本应发生血浆去甲肾上腺素增高的现象延迟发生;其次,静脉淤积在直立性低血压的发生中可能起重要的作用。早期活动是对抗直立性低血压最有效的方法,并且应进行卧床与直立的ROM训练、肌力训练与阶段性的步行训练。腹肌肌力训练和下肢等张、等长训练适用于改善静脉淤滞与聚积。

三、呼吸系统

限制活动所致的呼吸系统并发症会危及生命。开始时,肺的改变是由于仰卧位时的胸部活动受限以及重力引起的肺各部分血流灌注的变化。重力引起肺各部分静脉压力与静水压增加,灌注亦增加。卧床时,肺血流/通气之间的平衡也会发生改变。从直立位改为仰卧位时,肺活量减少2%,肺总量减少7%,残气量减少19%,功能性残气量下降25%～50%。其机制可能是仰卧位时横膈的活动减弱,呼气减少,椎肋关节和肋软骨关节ROM进行性减小,以及呼吸变浅,呼吸频率相应增加。

卧位时分泌物的清除较为困难。下坠的肺叶(通常为后部)积累了较多的分泌物,而上部(即前部)则变干,使纤毛的排列对清除分泌物无效,并使分泌物积于下部支气管分支处。

治疗与预防的方法包括早期活动、经常呼吸道清除和经常改变体位。

四、神经系统

制动导致感觉异常,是长期卧床的一种无声的损伤,由于感觉输入减少,导致感觉异常和痛阈下降。长期卧床并脱离社会会在集中精神、空间和时间的定向及其他智力功能方面产生极大的改变。卧床2周并脱离社会,可产生不安、焦虑、对疼痛耐受减弱、易怒、失眠与抑郁。还有,判断力、解决问题与学习能力、精神运动功能及记忆均可受损。即使限制活动只有7天也可发生感知损害。不能集中注意力、缺乏动力、抑郁和定神运动功能减弱,均极大地影响患者保持最佳身体功能以及独立性的能力。长期卧床亦将损害平衡和协调功能。预防和治疗这些并发症的重要措施是在疾病早期时进行合适的躯体和精神刺激。

五、内分泌系统

制动造成尿氮排出明显增加,导致负氮平衡;抗利尿激素分泌在制动后第 2~3 天开始抑制;肾上腺皮质激素分泌显著增高;雄激素降低;胰岛素抵抗导致糖耐量降低;高钙血症常见,症状包括食欲减退、腹痛、便秘、恶心和呕吐,进行性无力、肌低张力、情绪不稳、反应迟钝,最后昏迷。严重高血压也很常见。制动所引起的代谢和内分泌发生较迟缓,有时甚至在恢复过程才表现出来。恢复活动之后这些改变的恢复也慢。

六、消化系统

限制活动而引起胃肠系统改变容易被忽视。持续卧床可产生胃肠功能及蠕动减弱,胃黏膜及腺体萎缩,消化吸收不良导致食欲减退及营养不良。制动体位时肾上腺素兴奋度增加,肠道活动相对抑制,加上血浆容量降低和相对脱水易造成便秘,肾上腺皮质激素的增加还可导致消化道应激性溃疡。预防便秘需要充分摄取富含纤维的食物(包括天然的水果和蔬菜)、足量的液体以及定期的锻炼。

七、泌尿系统

制动可导致尿路系统的生理与代谢功能会发生许多损害。限制活动的负面效果影响逼尿肌收缩力下降,括约肌协调不足,加重膀胱功能障碍。长期卧床引起膀胱或肾结石与泌尿道感染的发生率增高。膀胱不能完全排空导致患者有形成结石的巨大风险。最常见结石类型是磷酸盐和碳酸盐,见于 $15\%\sim30\%$ 的限制活动患者。针对这些情况的治疗首先是预防,包括适当摄取液体以减少细菌的生长繁殖,采取直立排泄,器械操作时应小心谨慎,避免膀胱污染。

(吴勤峰)

第五节 残 疾 学

残疾学是研究残疾的各种原因、表现特点、发展规律、后果及评定、康复与预防的学科,是自然科学与社会科学结合的学科。康复医学是一门研究残疾人及患者康复的医学应用学科,残疾学是康复医学学科体系中的核心内容。

一、定义

残疾(disability)是指造成不能正常生活、工作和学习的身体上和(或)精神上的功能缺陷,包括程度不同的肢体残缺、感知觉障碍、运动障碍、内脏功能不全、言语障碍、精神情绪和行为异常、智能缺陷等。

残疾人(disabled person)是指生理功能、心理和精神状态异常或丧失,部分或全部失去以正常方式从事正常范围活动的能力,在社会生活的某些领域中不利于发挥正常作用的人。

由于各国经济文化与社会福利制度等的差异,对残疾人制定了不同的政策,以利于保障残疾人的权益。不同的国际组织与国家从不同的角度提出了残疾人的定义及评定标准。

如国际劳工组织对残疾人下的定义是："经正式承认的身体或精神损伤,在适当职业的获得、保持和提升方面的前景大受影响的个人。"据 2015 年 7 月 11 日世界人口日统计,全世界人口为 73 亿,中国人口为 14 亿。2011 年 6 月 9 日世界卫生组织(WHO)和世界银行发布的《世界残疾问题报告》,全球有 10 亿多人患有某种残疾。我国各类残疾人总数约为 1 亿。世卫组织总干事陈冯富珍在联合国总部的报告发布会上说,"残疾是人类生存状况的一部分。在生命中的某个时候,几乎每个人会永久或暂时地失能。我们必须更努力地突破隔离残疾人、迫使他们在许多情况下被社会边缘化的障碍"。康复医学的最终目的就是使各类残疾人重返社会。

从康复的角度看,作为一个特殊的群体或个体,残疾人具有以下特点:

第一,残疾人一般都具有不同程度的生活和工作的潜力,经过康复训练或提供康复服务,这些潜力可以得到发挥,使残疾人的生活和工作能力得到改善。

第二,残疾人是在身心活动上有不同程度困难的群体,这是由于残疾的存在和影响所造成的,应该给予特殊的关心和照顾,以利于克服这些困难的影响,为他们能力的充分发挥创造必要的条件。

第三,残疾人和健全人一样,在社会上享有同样的权利和机会,不应受到任何歧视。

二、致残原因

致残有许多原因,目前世界上许多国家的分类也不尽相同。根据我国最近的一次全国残疾人抽样调查数据进行分析,我国残疾分为 6 种,再对 6 类残疾的致残原因进行分析,先天性因素致残占 9.57%,而绝大部分残疾为后天性因素致残,占 74.67%。

(一)先天性致残原因

在先天性残疾中,发育缺陷非遗传性残疾最高,其次为遗传性残疾,主要包括:

1. 产妇的并发症和异常分娩所致的残疾 主要是造成宫内缺氧,导致胎儿残疾,如各类脑性瘫痪,新生儿智力低下,或由于产伤所致骨折、斜颈等损伤而引起的残疾。

2. 孕期母亲的营养、疾病、不良习惯所致的胎儿残疾 有一些孕妇因偏食而导致胎儿的发育不良,致使胎儿出生后发生某种残疾。最常见的就是维生素和叶酸缺乏导致胎儿的神经管畸形。另外,孕妇在孕期的病毒性感染,尤其是孕期前三个月发生,更易导致新生儿的先天性白内障、先天性心脏病、短肢畸形等。孕期吸烟饮酒易会导致胎儿畸形和智力低下。

3. 先天性的遗传或与遗传有关的疾病致残 调查表明,我国单基因遗传病患病率约为 1%,多基因遗传病为 2%~3%。而在这些遗传病中,尤其神经系统遗传性疾病致残率高,如遗传性共济失调。

4. 近亲结婚生育的先天性致残 尽管我国的婚姻法有明确规定,不允许近亲结婚,但是在我国的少数民族和偏远地区及广大的农村仍然存在近亲结婚的现象,近亲结婚者的子女患先天畸形和遗传性疾病的发病率比非近亲结婚者的子女高 150 倍。

(二)后天性致残原因

后天性致残原因中非传染性疾病致残最高,其次是创伤及伤害致残,再次传染性疾病致残,主要包括:

1. 各种致残性疾病 包括传染病、感染性疾病、地方病和慢性病等。近年来,随着我国人口老龄化的出现、老年慢性病人的增多,预计今后由于慢性病所导致的残疾人数会呈现上升的趋势,由于人生活方式的变化和运动的减少,腰背痛也成为致残的重要因素。

2. 意外伤害因素　如交通事故、自然灾害、工伤和战争等。随着车辆的增多,车祸致残已成为大家十分关注的社会问题。建筑等需要高空作业的行业易导致坠落伤致残。地震等灾害也导致大量的残疾发生。

3. 各种致残的有毒有害化学品　包括药物、化学物质、放射性物质及农药等。如父母亲吸烟可导致胎儿畸形率升高。

4. 精神性致残因素　目前精神性致残因素已经是高发因素。老年痴呆是当今老龄化社会所面临的三大疾患之一。另外,紧张的工作节奏和复杂的人际关系等社会环境压力也是导致精神疾病致残的重要因素。升学、择业、恋爱、婚姻等生活事件也是导致青年人精神残疾的不可忽视的影响因素。

5. 营养性因素所致的残疾　每年由于维生素缺乏而致盲者至少有200万人。我国西北地区的克汀病就是由于当地缺乏碘而发生的一种地方病。

三、残疾分类

我国参照国际分类方法制定了残疾人的分类标准,1995年制定中国残疾人实用评定标准,把残疾人分为七类。

1. 视力残疾

(1) 盲:一级:最佳矫正视力低于0.02;或视野半径小于5°。二级:最佳矫正视力等于或优于0.02,而低于0.05;或视野半径小于10°。

(2) 低视力:一级低视力:最佳矫正视力等于或优于0.05,而低于0.1。二级低视力:最佳矫正视力等于或优于0.1,而低于0.3。

2. 听力残疾

(1) 聋:一级聋高于90 dB;二级聋为71~90 dB。

(2) 重听:一级重听为61~70 dB;二级重听为51~60 dB。

3. 言语残疾　按言语能力分级测验,分成四级。

4. 智力残疾　根据智商IQ不同又分一级智力残疾(IQ<20)、二级智力残疾(20<IQ<34)、三级智力残疾(35<IQ<49)、四级智力残疾(50<IQ<69)。

5. 肢体残疾　分一级肢体残疾、二级肢体残疾、三级肢体残疾、四级肢体残疾。按ADL评定,将其分为重度、中度和轻度肢体残疾。

6. 精神残疾　分一级精神残疾、二级精神残疾、三级精神残疾、四级精神残疾。按《精神残疾分级的操作性评估标准》,将其分为重度、中度和轻度精神残疾。

7. 综合性残疾　是指具有上述两种以上的残疾。

为了表述功能残疾状态,1980年,世界卫生组织发布了"国际残损-残疾-残障分类"(International Classification of Impairments, Disabilities and Handicaps,ICIDH)。

【附】ICIDH 模式

(1) 残损:也称为病伤、病损,现改称为"身体结构受损",是指心理、生理、解剖结构或功能方面的任何丧失或异常,是生物器官系统水平上的残疾。残损可分为:①智力残损;②心理残损;③语言残损;④听力残损;⑤视力残损;⑥内脏残损;⑦骨骼残损;⑧畸形;⑨多种综合的残损。在每一类残损中又有许多细分项目。

(2) 残疾：现改称为"活动受限"，是由于残损能力受限或缺乏，以致患者不能按正常的方式和范围进行活动，是个体水平上的残疾。残疾可分为：①行为残疾；②交流残疾；③生活自理残疾；④运动残疾；⑤身体姿势和活动残疾；⑥技能活动残疾；⑦环境适应残疾；⑧特殊技能残疾；⑨其他活动方面的残疾。每一类残疾又分列多个项目。

(3) 残障：现改称为"参与限制"，是因残损或残疾，限制或阻碍患者发挥正常的社会作用，是社会水平的残疾。残障可分为：①定向识别残障；②身体自主残障；③行动残障；④就业残障；⑤社会活动残障；⑥经济自主残障；⑦其他残障。第1～6类残障分别分为9个等级，第7类分4个等级。

但是人们在实践中发现，它还不能很好描述功能残疾状态，更不能表述健康的概念。所以从1996年起WHO开始修订ICIDH。

2001年5月22日，第54届世界卫生大会正式签署并定名了"国际功能、残疾和健康分类"（International Classification of Functioning, Disability and Health, ICF），并建议在国际上使用，目前中文版的ICF已经发行，并开始在康复医学领域应用。

ICF对于健康和健康相关状态以及功能和残疾状态的描述，采用了一种新的模式。这个模式把健康情况、功能和残疾情况以及背景因素表述为一种可以双向互动的统一体系。图2-1为ICF的模式示意图，表2-3归纳了ICF的概况。

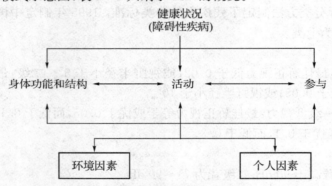

图2-1 国际功能、残疾和健康分类（ICF）的模式示意图

表2-3 ICF的概况

	第一部分：功能和残疾		第二部分：背景性因素	
成分	身体功能和身体结构	活动和参与	环境因素	个人因素
领域	身体功能和身体结构	生活领域（任务行动）	功能和残疾的外在影响	功能和残疾的内在影响
结构	身体功能的改变（生理）	能在标准环境中完成任务	自然、社会和态度	个人特质的影响
	身体功能的改变（解剖）	在现实环境中完成任务	特征的积极和消极影响	
积极方面	功能和结构的结合功能	活动与参与	有利因素	不适用
消极方面	损伤或残疾	参与局限性活动受阻	障碍/不利因素	不适用

按照 ICF 的定义:"身体功能"(body functions)是身体各系统的生理功能(包括心理功能)。"身体结构"(body structures)是身体的解剖部位,如器官、肢体及其组成部分。"损伤"(impairments)是身体功能或结构出现的问题,如显著的变异或缺失(如各器官系统的形态和结构;精神功能、语言功能、感觉功能、心肺功能、消化功能、排泄功能、神经肌肉骨骼和运动功能等)。"活动"(activities)是由个体执行一项任务或行动。"参与"(participation)是投入到一种生活情景中。"活动限制"(activity limitations)是个体完成遇到的困难,这里指的是个体整体水平的功能障碍(如学习和应用知识能力、完成一般任务和要求的能力、交流的能力、个体的活动能力、生活自理能力等)。"参与局限性"(participation restrictions)是个体投入到社会情景中可能经历到的问题,这里指的是病人的社会功能障碍(如家族生活人际交往和联系)、接受教育和工作就业等主要生活领域、参与社会、社区和公民生活的能力等。"功能"(functioning)是一个包括身体所有的功能、活动和参与在内的包罗万象的术语。"残疾"(disability)是一个包括损伤、活动受限或参与的局限在内的包罗万象的术语。"功能"、"健康"和"残疾"是使用三项相互独立而又彼此互相关联的结构来说明的,这三种成分之间并没有量化值上的平行关系,但又是不可分割的。当我们考虑"功能"、"残疾"或"健康状态",甚至"疾病后果"的时候,必须从"身体"—"活动"—"参与"这三个不同的水平分别进行评定和处理。

ICF 还指出人的健康(疾病、障碍、损伤、创伤等),或者说功能和残疾情况,实际上是与背景性因素(包括环境因素和个人因素)构成了人们生活和指导人们生活的自然、社会和态度环境。环境因素(environmental factors)包括某些产品、工具和辅助技术;其他人的支持和帮助;社会、经济和政策的支持力度;不同社会文化。有障碍或缺乏有利因素的环境将限制个体的活动表现;有促进作用的环境则可以提高其活动表现。个人因素(personal factors),包括性别、种族、年龄、健康情况、生活方式、习惯、教养、应对方式、社会背景、教育、职业、过去的和现在的经验、总的行为方式、个体的心理优势和其他特征等。

ICF 所描述的问题是与所有人的健康和整个医学界有关的。用"活动"取代"残疾",用"参与"取代了"残障",强调了背景性因素,表明健康状态和功能—残疾状态是与环境因素和个人因素相互影响和结成一个整体的。因此,它不是对人进行分类,而是按照健康和与健康相关的领域来说明每个人所处的环境。ICF 中的所有成分之间都是双向互动,这种模式为我们通过干预来预防残疾的发生和减轻残疾的影响提供了有力的理论支持。

ICF 的应用范围明显地扩大了。不仅可以作为一种统计工具用于健康或康复数据的收集和记录,也可以作为一种研究的工具测量结果、生活质量或环境因素,更重要的是可以作为临床的工具用于需求评定、特定疾病治疗方法评定、职业评定和康复结果评估,甚至还可以作为制定社会政策的工具用于社会保障计划、赔偿系统和政策的制定与实施,也可以作为教育工具用于课程设计和提高社会意识及采取社会行动。因此,它具有广泛的可利用性。

四、残疾评定

残疾包括了各种原因造成的身心功能障碍,以及不同程度的视力残疾、听力残疾、语言残疾、肢体残疾、智力残疾及其他多种残疾。因此,残疾评定是残疾学的重要内容。

残疾评定分为康复治疗前、中、后期评定。康复治疗前期的评定主要是为了判断残疾的性质、种类、范围、程度,为估计预后、制订康复治疗计划提供依据;康复治疗中期的评定是为了估计治疗效果、调整康复治疗计划提供依据;康复治疗后期的评定是为了评估总的疗效,以及为进一步全面康复计划(康复医疗、家庭生活、上学或职业培训、社会生活等)提供依据。残疾评定应注意主要评定各项实用性功能及构成这些实用性功能的基本生理心理功能;不仅对病人休息状况下的功能进行评定,还要在活动状态下进行检查,观察其动态性功能表现;重视综合性的功能检查;选用具有权威性、有相当信度和效度的规范性方法;按照具有法规效力的分类标准进行评估。

(一)步骤与内容

1. 询问病史　包括现病史、过去史、外伤史、发育史、心理行为史、职业史、家庭和社会生活史、目前功能障碍发生的原因、发展过程和时间、目前生活自理和劳动、上学和就业情况。

2. 体格检查

(1) 一般体检:重点放在与残疾有关的躯体及器官系统的检查。

(2) 康复功能评定:①总体功能评定:结合多项功能表现作出总体评价。常用的有PULSES评定表(表3-39)。②专项功能评定。如评定日常生活活动能力Barthel指数法(表3-36)。③以残疾为中心的功能评定。如中风偏瘫的MAS法。

3. 专科会诊　对复杂病例,要听取有关专科的专家对诊断、治疗等的意见。

4. 实验室检查、X线检查等。

5. 资料总评。

6. 写出残疾评定报告。

(二)报告内容

残疾评定报告应包括以下内容:

1. 有无残疾。

2. 残疾原因　病损、伤残、发育性残疾或先天性残疾。

3. 残疾数目　单一、多数性或复合性。

4. 残疾类别　感官残疾、神经残疾、肌肉和骨骼残疾、心肺残疾、智力残疾、精神残疾。

5. 具体残疾及其程度　如二级盲、重度偏瘫、中度智力低下等。

6. 残疾发展性质　固定性(或永久性)、进行性、一过性。

7. 残疾对学习、工作及劳动的影响　不受限制或无大影响、受到一定限制、完全不能参加等。

8. 残疾总评　传统的评价为病损(轻度、中度、重度);失能(轻度、中度、重度);残障(轻度、中度、重度)。按ICF的定义给予残疾总评是,应从"身体"、"活动"、"参与"这三个相关的方面分别进行评定。

9. 康复潜力　较小、中等、较大。

10. 康复处理意见和建议　是否需要进行康复治疗;需要何种康复治疗;需要提供哪些教育康复、职业康复和社会康复的服务;是否需要转院等。

五、残疾康复目标及治疗原则

基于世界卫生组织2001年通过的国际功能、残疾和健康分类(ICF),残疾的康复目标是：改善身心、社会、职业功能，使残疾人能在某种意义上像正常人一样过着积极的正常的生活。

1. 在可能的情况下，使残疾人能够生活自理，回归社会，劳动就业，经济自主。
2. 由于残疾严重、残疾人老龄等，不能达到上述目标的情况下，增进残疾人自理程度，保持现有功能或延缓功能衰退。

六、残疾预防

残疾预防是指在了解致残原因的基础上，利用现有的卫生医疗技术，积极采取各种有效措施、途径，防止、控制或延迟残疾的发生。

（一）意义

致残的疾病、损伤和其他致残因素构成了对全人类健康和生活的威胁，给家庭和个人带来巨大的不幸和痛苦。残疾的预防对保障人民的健康、保护人力资源、提高人民素质、推动社会主义物质文明建设和精神文明建设有重大意义。努力做好残疾预防工作是关怀人民健康、关怀残疾人疾苦的人道主义精神的体现。在我国的残疾人事业中，残疾的预防占有十分重要的地位。《中华人民共和国残疾人保障法》明确规定："国家有计划地开展残疾预防工作，加强对残疾预防工作的领导。"

从预防的角度来说，残疾并不是注定要发生的。1996年世界卫生组织就指出，利用现有的技术就可以使至少50%的残疾得以控制或使其延迟发生。如，脊髓灰质炎疫苗的普遍应用已使全球消灭天花；麻疹的一些致残性并发症，如脑炎、中耳炎等可得到预防。总之，残疾是可以预防的，正如1981年世界残疾预防会议的《里兹堡宣言》所指出的："大多数残疾的损害是可以预防的。"人类征服残疾的希望在于预防。

（二）残疾发生的原因及预防的可行性

了解残疾发生的原因是采取有效预防措施的前提。人类常见残疾发生的原因可归纳为三大方面，即遗传和发育因素、外伤和疾病因素、环境及行为因素。人类目前已掌握能够预防或控制多数残疾的技术，预防残疾的应用性研究和基础性研究正在逐渐加强，生物医学研究的新成果正创造出一些新技术、新办法，从而更加强了目前用于预防和控制残疾发生的手段。同时，随着人们对预防残疾重要性的认识不断提高，许多国家的或国际的卫生计划正在优先考虑残疾的预防。

（三）预防原则

在世界卫生组织的倡导和推动下，人们对世界范围内的残疾预防形成了原则性的共识：

1. 建立"非致残环境"　这是预防残疾最主要的问题。"武装冲突环境"是一个严重的致残环境，近年来因武装冲突致残的儿童就以百万计。"极度贫困环境"也是一个致残环境，贫困不仅是残疾易造成的结果，也是促发残疾的原因。

2. 全面实施，抓好重点　从国家方面说以发展中国家为重点，从年龄层次看，以预防儿童残疾为重点；从预防层次看，重点放在一、二级预防，着眼于预防致残性伤病的发生，对于已发生的可能致残的伤病，则要早期发现，早期干预，采取根治性或矫治性措施，以免发生功能性障碍，甚至形成残疾。

3. 要有立法保障，形成国家计划　从法律上肯定残疾预防工作应有的地位，保证某些预防措施的强制执行，如制定有关优生优育的法规，以及安全生产、药品管理、交通管理、环境保护法规等。

4. 要以社区为基础　世界卫生组织提倡"综合模式"预防残疾，即通过初级卫生保健的综合卫生工作（保健、预防、治疗、康复），达到预防残疾的目的。

5. 宣传教育　通过科学知识的宣传教育，使群众掌握残疾的预防知识和方法，而且变成自觉的行为。

（四）措施

残疾预防分为三级。从责任或操作方面，可分为由社会组织的预防服务和保障（减少暴力、交通管理、公共场所安全措施及制度），由卫生部门或机构提供的预防服务（免疫接种、预防性筛查、预防性卫生咨询、围产期保健、早期干预），由个人或家庭执行的预防性措施（个体/家庭安全防护，养成安全习惯，实行合理的生活方式等）。

1. 一级预防　预防致残性伤害和残疾的发生。

（1）免疫接种，预防某些致残性疾病的发生，如脊髓灰质炎、麻疹、风疹、乙型脑炎等。

（2）预防性咨询及指导，如婚前医学咨询、优生优育咨询，关于营养运动等咨询，预防非感染性疾病的指导。

（3）预防性保健，预防先天性残疾。

（4）避免引发伤病的危险因素或危险源，预防多种非感染性伤害和疾病。

（5）实行健康的生活方式以预防心脑血管病和糖尿病等。

（6）提倡合理行为及精神卫生，预防抑郁、焦虑和其他身心障碍性疾病。

（7）建立安全防护措施，预防意外伤害。

2. 二级预防　防止伤害后出现残疾。

（1）残疾早期筛查，如早期发现高血压病、糖尿病、儿童精神障碍等，做到三早（早发现、早诊断、早治疗）。

（2）定期健康检查，尽早发现某些疾病并及时治疗。

（3）控制危险因素，如烟酒、肥胖等，以控制心血管疾病、代谢性疾病的发展。

（4）改变不良生活方式，实行合理饮食，适当运动，控制脑血管疾病的发展等。

（5）早期医疗干预，促进伤病痊愈或好转，预防并发症。

（6）早期康复治疗，促进身心功能恢复，防止功能受限，预防残疾。

3. 三级预防　功能障碍出现后采取的措施，预防残疾。

（1）康复功能训练，通过运动、作业、语言、心理治疗等措施以改善功能，预防或减轻残疾。

（2）假肢、矫形器及辅助功能用品用具的使用，以预防畸形，改善功能和日常活动能力。

（3）康复咨询，提高自我康复能力，预防进一步恶化。

（4）支持性医疗、护理，改善机体情况，减轻残疾。

（5）开展必要的矫形、替代性和补偿性手术，如髋和膝关节全置换术，改善下肢功能。

复习思考题

1. 试述肌肉收缩的种类。
2. 影响关节活动度和稳定性的因素有哪些？
3. 试述小儿脊髓水平、延髓水平、中脑水平的各种神经反射类型。
4. 简要回答1周～15月龄的粗大运动形成过程。
5. 什么叫脑可塑性？简述常见的脑可塑性类型和机制。
6. 功能训练、环境和心理变化对脑可塑性有何影响？
7. 简述制动对心血管系统和肌肉、骨关节的影响。
8. 什么是残疾？致残的主要原因有哪些？
9. 试述残疾的分类及ICF的概念。
10. 试述残疾的三级预防措施。

（吴勤峰）

第三章 康复医学评定

1. 掌握康复评定的概念、目的；关节活动度的概念和评定的目的；肌力的概念、徒手肌力评定的标准；平衡的概念；失语症及构音障碍的定义；感觉评定的方法；ADL 的定义、Barthel 指数评定方法、FIM 评定方法。
2. 熟悉关节活动度测量方法、标准；肌力、肌张力与痉挛的概念、评定与手法检查；病理步态的特征；电诊断、肌电图检查、周围神经传导检查、诱发电位检查的概念；疼痛评定的各种方法；失语症、构音障碍的分类、评定方法；认知的概念、失认症和失用症的评定；智力、人格和情绪测验的概念和主要方法；常用运动试验方法与临床意义；家居环境评定的主要内容；生活质量概念及评定方法。
3. 了解康复评定的主要内容；关节活动度、肌力评定的意义、注意事项、禁忌证；平衡协调功能评定的目的及方法；步态分析、步行周期的基本概念和测量方法；神经心理测验的概念；SCL-90 和 SAS、SDS 问卷；心肺功能评定意义；工作和社区环境评定的主要内容；社会参与能力评定方法。

康复医学评定（rehabilitation evaluation，assessment），是康复医学的重要组成部分，是制定康复计划的前提和基础，也是评定康复治疗效果的客观依据。康复评定和康复治疗共同组成康复医学的核心。

第一节 概 述

一、康复评定的概念

康复医学评定是指在临床检查的基础上，对病、伤、残患者的功能状态及潜在能力进行客观、定性和（或）定量的描述，并对结果作出合理解释的过程。因此，康复评定又称为功能评定或康复诊断。

康复评定就是通过收集患者的病史和相关信息，使用适宜的方法，有效和准确地评定功能障碍的种类、部位、范围、性质、严重程度、预后以及制定康复治疗计划和评定疗效的过程。只有通过全面的、系统的和记录详细的康复评定，才有可能明确患者的具体问题，制定相应的康复治疗计划。因此，正确而熟练地掌握康复评定技术至关重要。

二、康复评定的内容

康复评定是评定患者的躯体、精神、言语和社会功能，其主要内容包括：

1. 躯体功能　上肢、下肢(含步态分析)、关节、肌肉(含痉挛)、脊柱和脊髓的协调与平衡，感觉与知觉(含疼痛、失用症、失认症)，反射，日常生活活动能力等。
2. 精神(心理)功能　智力测验、性格测验、情绪测验、神经心理测验等。
3. 语言功能　包括失语症评定、构音障碍的评定、言语失用评定、言语错乱评定等。
4. 社会功能　包括社会生活能力评定、就业能力评定和生活质量评定等。

三、康复评定的目的

1. 了解残疾的状态。
2. 为制定治疗计划提供客观依据。
3. 动态观察残疾的发展变化。
4. 评定治疗效果，在康复治疗的前、中、后期各作康复评定，即可对治疗效果作出评估。
5. 开发新的、更有效的治疗手段。

四、康复评定的形式与工作流程

康复医学是多专业和跨学科的学科，必须依靠多个专业和多个学科的分工合作才能实现康复的目标。因此，应当根据患者功能障碍的性质，由相关专业人员组成康复治疗小组，如：康复医师、物理治疗师、作业治疗师、康复护士、言语治疗师、心理治疗师、康复工程师、社会工作人员等，由康复医师担任组长。小组成员各自对患者通过面谈、观察和检查测定等方法分别进行相关内容的测量和评估。由康复医师主持召开小组会议，小组成员对患者功能障碍及康复目标充分发表意见，提出各自的对策和治疗意见，然后由康复医师归纳总结为一个完整的康复评定和治疗方案，以处方的形式通知各专业人员分头实施。治疗中期，再次召开小组会，对计划执行情况进行评定、修改、补充。治疗结束时再次召开小组会，总结康复疗效，对下一阶段治疗或出院后康复提出建议。

由上述康复评定形式可以看出，康复评定贯穿康复的全过程。康复工作的流程可以简要归纳如下：

接诊患者→康复医师诊察、相关专业检查评估→初期评定→制定康复目标和治疗计划→康复治疗→中期评定→修订康复目标和治疗计划→继续治疗→后期评定→决定康复后患者去向并对出院后康复提出建议。

第二节　关节活动度评定

一、概述

关节活动范围(rang of motion, ROM)又称关节活动度，是指关节运动时所通过的运动弧，常以度数表示。许多病理因素均可导致关节活动范围发生改变，因此，关节活动范围测定是评定运动系统功能状态最常用、最基本和最重要的手段之一。关节活动有主动与被动之分，主动的关节活动范围是指作用于关节的肌肉随意收缩使关节运动时所通过的运动弧,被动的关节活动范围是指由外力使关节运动时所通过的运动弧。

决定关节活动范围的因素有:①构成关节两关节面面积大小的差别;②关节囊的厚薄及松紧度;③关节韧带的多少和强弱;④关节周围肌肉的伸展性和弹性状况;⑤年龄、性别、职业。任何引起关节及周围肌肉、软组织损伤均可导致关节活动受限。

二、方法及标准

(一)测量工具

ROM 测量工具为测角器(量角器),常用的有普通测角器和方盘测角器两种。

1. 普通测角器 是临床上最常用的测量关节角度的器械。由金属或塑料制成,类型多样,但其构造基本相同。测角器由一个半圆规或全圆规量角器连接一条固定直尺及一条旋转直尺构成(图 3-1)。

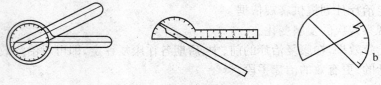

图 3-1 通用量角器

测角器有两臂,一个为移动臂,标有指针;另一个为固定臂,附有刻度盘,两臂于一端以活动轴固定,轴为测角器中心。

2. 方盘测角器 为一中央有圆形分角刻度的正方形刻度盘(图 3-2),常用木质、金属或塑料制成。刻度盘的刻度于自 0°向左右各为 180°,刻度盘中心为轴,置一可旋转的重锤指针,后方固定有把手,把手与刻度上的 0~180°连线平行,指针由于重心在下而始终指向上方,当方盘把手与地面垂直时,指针指于 0 位。

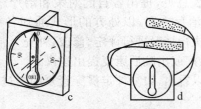

图 3-2 方盘量角器

方盘测角器与普通测角器相比有明显的优势:①不用触摸关节的骨性标志以确定测角的轴心;②操作简便;③正确使用时误差较小;④可适用于脊柱等难以使用普通测角器的部位。

3. 指关节测角器和直尺等(图 3-3) 指关节测角器是由两个半圆形金属或塑料片制成,在圆心处以轴固定,轴为测角器的轴心,底片上刻有 0~180°的标记,可测定手指等小关节的活动度。

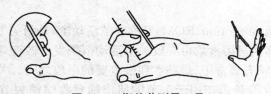

图 3-3 指关节测量工具

(二)测量方式

确定关节活动起始位即"0"位非常重要,通常对所有关节来说,"0"位是起始位,对大多数运动来说解剖位就是起始位,180°是重叠在发生运动的人体一个平面上的半圆。关节的运动轴心就是这个半圆或运动弧的轴心,所有关节运动均是由0°开始并向180°方向增加。这一方式在临床上应用最普遍。

1. 普通测角器的测量方式　在标准的测量姿势体位下,使关节绕一个轴心向一个方向运动到最大限度,把测角器的中心点放置在代表关节旋转中心的骨性标志上,将两直尺分别放到代表两端肢体长轴走向的第二、三个骨性标志上。有时将一端直尺沿铅垂线或水平线摆放。然后在圆规上读出关节所处角度(图3-4,图3-5)。

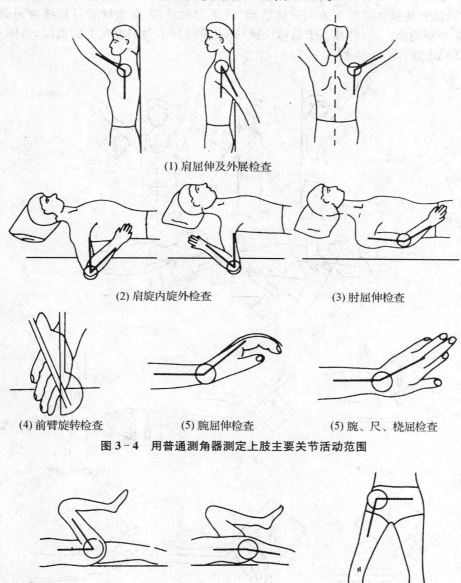

(1) 肩屈伸及外展检查

(2) 肩旋内旋外检查　　　(3) 肘屈伸检查

(4) 前臂旋转检查　　(5) 腕屈伸检查　　(5) 腕、尺、桡屈检查

图3-4　用普通测角器测定上肢主要关节活动范围

(1) 髋屈伸检查　　　　(2) 髋外展检查

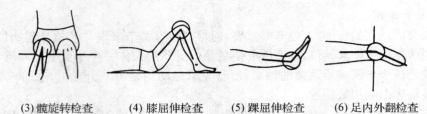

(3) 髋旋转检查　　(4) 膝屈伸检查　　(5) 踝屈伸检查　　(6) 足内外翻检查

图3-5　普通量角器测定下肢关节活动范围

2. 方盘测角器的测量方式　取适当体位,被测两端肢体处于同一平面上,固定一端肢体于水平或垂直位,然后将方盘测角器的一边紧贴另一端肢体,使测角器一边与肢体长轴平行,方盘随被测肢体活动而连同一体活动,因重力关系,方盘指针重锤始终与地面垂直,这时指针与测角器一边(即相当于肢体长轴)的夹角即显示为刻度盘上的角度,也即该肢体的关节活动度数(图3-6,图3-7)。

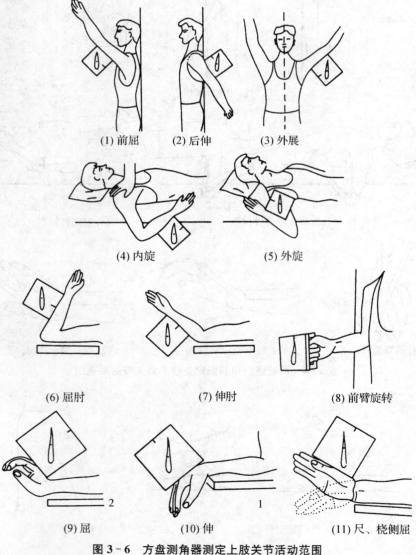

(1) 前屈　　(2) 后伸　　(3) 外展

(4) 内旋　　(5) 外旋

(6) 屈肘　　(7) 伸肘　　(8) 前臂旋转

(9) 屈　　(10) 伸　　(11) 尺、桡侧屈

图3-6　方盘测角器测定上肢关节活动范围

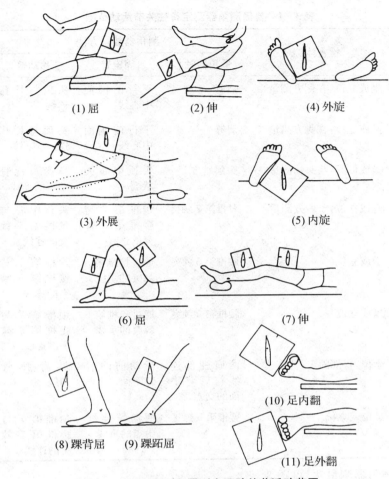

(1) 屈　　(2) 伸　　(4) 外旋
(3) 外展　　(5) 内旋
(6) 屈　　(7) 伸
(8) 踝背屈　(9) 踝跖屈
(10) 足内翻
(11) 足外翻

图 3-7　方盘测角器测定下肢关节活动范围

3. 指关节测角器测量法　测量时底片与被测指关节近端指节贴紧,轴心与被测关节对准,上片贴紧移动的远端指节并随其一起移动,此时转动的上片与底片的夹角间显示的刻度即为被测的指关节活动度。

(三) 主要关节活动度的测量方法

1. 脊柱关节活动度测定

(1) 脊柱活动度的简易测定:可根据直立位弯腰时,两手指尖能接触到下肢的最低部位来做简易的评价。如触及大腿下段为-1,触及髌骨为0,触及小腿上、中、下段、踝或足背及地面分别评为1、2、3、4及5。此法实际包含腰椎和髋关节活动度在内。

(2) 重复改良的 Schober 法(MMS):直立位时于两髂后上棘连线的中点及正上方15 cm处分别作标记,在脊柱作最大前屈及最大后伸时,分别用卷尺紧贴皮肤测定两标记之间距离的变化,以此距离的增减量作为腰椎屈曲活动度的指标。据报道,此法测量结果与X线测量的结果有高度相关性。

(3) 普通测角器测量法:见表 3-1。

表 3-1 普通测角器测定脊柱关节活动范围

关节	运动	检查体位	测角器放置方法			正常值
			量角器轴心	固定臂	移动臂	
颈部	前屈	坐或立位,在侧方测量	肩峰	平行前额面中心线	头顶与耳孔连线	0~60°
	后伸	坐或立位,在侧方测量	肩峰	平行前额面中心线	头顶与耳孔连线	0~50°
	左旋右旋	坐或仰卧,与头顶测量	头顶后方	头顶中心矢状面	鼻梁与枕骨结节的连线	0~70°
	左侧屈右侧屈	坐或立位,于后方测量	颈椎第7棘突	颈椎第7与腰椎第5棘突的连线	头顶中心与颈椎第7棘突的连线	0~45°
胸腰部	前屈	坐或立位	腰椎第5棘突	通过腰椎第5棘突的垂线	颈椎第7与腰椎第5棘突的连线	0~45°
	后伸	坐或立位	腰椎第5棘突	通过腰椎第5棘突的垂线	颈椎第7与腰椎第5棘突的连线	0~30°
	左旋右旋	坐位,臀部固定	两肩胛部连线与后背平面的交点	活动前的后背平面	两肩胛骨切线	0~40°
	左侧屈右侧屈	坐位或立位	腰椎第5棘突	两髂嵴连线中点的垂线	颈椎第7与腰椎第5棘突的连线	0~50°

(4)方盘测角器测量法:见图3-8。

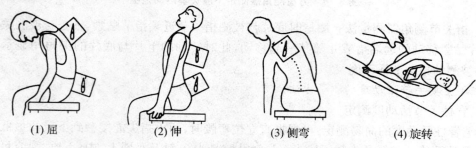

(1)屈　　(2)伸　　(3)侧弯　　(4)旋转

图 3-8 方盘测角器测定脊柱活动范围

1)胸腰段脊柱的屈伸活动度:取坐位,将两个方盘测角器同时放置在腰骶区及两肩胛骨之间的脊柱背面,刻度盘0°点指向头侧,在脊柱最大屈曲和伸展时,从两个方盘测角器可读出两个数据。如两指针分别位于"0°"的两侧,则将两读数相加,位于同侧则相减,所得的数据即为胸腰段脊柱的屈伸活动度。正常值:前屈60°,后伸20°。

2)脊柱侧弯活动度:取坐位,两侧坐骨结节紧贴凳面,在脊柱最大侧弯时把方盘测角器的把手背面贴在第7颈椎以下棘突表面,获得的数据即为脊柱侧弯活动度。正常值:左右侧弯各40°。

3)脊柱旋转活动度:取仰卧位,固定骨盆并向左、右旋转上身,将方盘测角器横放于胸前第 2 肋骨水平,"0°"点向上,读数即为脊柱旋转活动度。正常参考值:40°。

4) 颈椎活动度(图 3-9):可在一小型方盘测角器两侧安装固定带,并固定于头部。取坐位,固定胸背部,使外耳道与眼外眦处于同一水平线,将方盘测角器固定于头侧矢状面上,调整固定带,使指针指向"0°",颈部前屈、后伸时读得的数据即为颈椎屈伸活动度;将方盘测角器固定于额前额状面上,可在颈椎左右侧弯时读得侧弯活动度;取仰卧位,将方盘测角器固定于头顶垂直面上,颈椎旋转时,可读得左右旋转活动度。

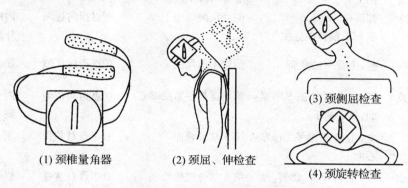

图 3-9 颈椎测角器及颈椎活动范围评定

2. 上肢主要关节活动范围测定 见表 3-2。

(1) 普通测角器测量法:见表 3-2,图 3-4。

表 3-2 用普通测角器测定上肢主要关节活动范围

关节	运动	检查体位	测角器放置方法			正常值
			量角器轴心	固定臂	移动臂	
肩	屈、伸	坐或立位,上臂置于体侧,肘伸直,手掌朝向内侧	肩峰	与腋中线平行	与肱骨纵轴平行	屈:0~180°;伸:0~50°
	外展	同上	肩峰	与身体中线平行	同上	0~180°
	内、外旋	仰卧位,肩外展90°,肘屈90°,前臂中立位	鹰嘴	与腋中线平行	与前臂纵轴平行	内旋:0~90°;外旋:0~90°
肘	屈、伸	仰卧或坐或立位,前臂旋后。	肱骨外上髁	与肱骨纵轴平行	与桡骨纵轴平行	屈:0~150°;伸:0~5°
桡尺	旋前旋后	坐位,臂置于体侧,肘屈90°,前臂中立位	尺骨茎突	与地面垂直	腕关节背面(测旋前)或掌面(测旋后)	各0~90°
腕	屈、伸	坐或站位,前臂完全旋前	腕关节	与前臂纵轴平行	与第二掌骨纵轴平行	屈:0~90°;伸:0~70°
	尺、桡屈	坐位,屈肘,前臂旋前,腕中立位。	腕背侧中点	前臂背侧中线	第三掌骨纵轴	桡偏:0~25°;尺偏:0~55°

(2) 方盘测角器测量法：见表3-3，图3-6。

表3-3 用方盘测角器测定上肢主要关节活动范围

关节	运动	检查体位	测角器放置位置	刻度盘方位	正常值
肩	屈、伸	站立,头、背、骶部紧贴主柱	上臂后方中段	0°点指向近端	屈180°,伸50°
	外展	同上	上臂内缘中段	同上	180°
	内、外旋	仰卧位,肩外展90°,肘屈90°,前臂中立位	前臂尺侧缘中下段	0°点指向远端	内旋90°外旋90°
肘	屈、伸	坐,上臂平贴桌面	前臂中段尺侧	0°点指向尺侧	屈150°,伸0°
前臂	内、外旋	站立,上臂外侧平贴桌面,掌心向下	测角器把手紧贴掌心	0°点指向桡侧	内旋65°,外旋135°
	屈、伸	坐,上臂平贴桌面,掌心向下	第3掌骨背面	180°点对掌骨	屈90°,伸70°
	尺、桡屈	坐,上臂平贴桌面,掌心向内,手掌垂直,拇掌屈	第2掌骨桡侧缘	180°点对掌骨	桡屈40°,尺屈20°

3. 手部关节活动度测定

(1) 指关节普通测角器测定法：见表3-4。

表3-4 普通测角器测量指关节

关节	运动	检查体位	测角器放置方法			正常值
			量角器轴心	固定臂	移动臂	
掌指	屈、伸	坐位,腕关节中立位	近节指骨近端	与掌骨平行	与近指骨平行	屈:0~90°;伸:0~20°
指间	屈、伸	同上	远侧指骨近端	与近侧指骨平行	与远侧指骨平行	近指间:0~100°;远指间:0~80°
拇指腕掌	内收	同上	掌腕关节	与食指平行	与拇指平行	0~60°

(2) 直尺测定手指综合运动功能：将掌背紧贴桌面手指尽量伸直时,用直尺测定指甲尖端到桌面的垂直距离,可代表手指各关节的综合伸直活动度；在手指各关节尽量屈曲时测定指甲端与掌心横纹的距离,可代表手指各关节的综合屈曲活动度。正常值均应为0。此法可以在关节活动度范围尚好时,反映手指屈、伸肌腱的活动幅度障碍。

此外,通过拇指对食指时与其他手指指腹相触的能力,来评价拇指对掌活动度(图3-10)。一般在能与第2、3、4、5指指腹及第5指基部相触时,分别评为1、2、3、4、5分。

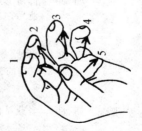

图3-10 拇指对指功能评定

4. 下肢主要关节活动范围测定
(1) 用普通测角器测量法：见表 3-5，图 3-5。

表 3-5 用普通测角器测定下肢主要关节活动范围

关节	运动	检查体位	测角器放置方法			正常值
			量角器轴心	与身体纵轴平行	与股骨纵轴平行	
髋	屈	仰卧或侧卧，对侧下肢伸直	股骨大转子	与腋中线平行	与肱骨纵轴平行	0~125°
	伸	侧卧，被测下肢在上	同上	同上	同上	0~15°
	内收外展	仰卧位，肩外展 90°，肘屈 90°，前臂中立位	髂前上棘	左右髂前上棘连线的垂直线	髂前上棘至髌骨中心的连线	0~45°
	内旋外旋	仰卧，两小腿床缘外下垂。	髌骨下端	与地面垂直	胫骨纵轴平行	各 0~45°
膝	屈、伸	仰卧、侧卧或坐在椅子边缘	股骨外踝	与股骨纵轴平行	与胫骨纵轴平行	屈：0~150° 伸：0°
	背屈跖屈	仰卧，踝处于中立位	腓骨纵轴线与足外缘交叉处	与腓骨纵轴平行	与第五跖骨纵轴平行	背屈：0~20° 跖屈：0~45°
	内翻外翻	仰卧，足位于床缘外	踝关节前方中点	小腿后纵轴	轴心与足跟中点连线	内翻：0~35° 外翻：0~25°

(2) 方盘量角器测量法：见表 3-6，图 3-7。

表 3-6 方盘测角器测量下肢主要关节活动范围

关节	运动	检查体位	测角器放置位置	刻度盘方位	正常值
髋	屈	仰卧，对侧髋过伸	大腿前缘中段	180°点对向大腿	120°
	伸	仰卧，对侧髋屈曲	同上	同上	15°
	内收外展	侧卧，垫高腰部，使两侧髂前上棘互相垂直，被动抬起下肢至髂前上棘开始移动	大腿外侧中段	同上	各 45°
	内旋外旋	仰卧，两腿分开伸直	足掌内侧缘	0°点对向远端	内旋 50° 外旋 65°
膝	屈、伸	坐或仰卧	在大腿前中段、小腿前中段各测一次，读数相加	180°点对向膝部	屈 160°，伸 5°
踝	跖屈	站立，足掌不离地，小腿尽量后倾	胫骨前缘中段	0°点对向近段	40°
	背屈	站立，足掌、足跟不离地，小腿尽量前倾	同上	同上	25°
	内翻外翻	患侧卧位，外踝放桌缘上	紧贴足掌横弓	0°点对向足内侧	内翻 40°，外翻 20°

三、关节活动度评定的原则及注意事项

（一）评定的原则

1. 治疗师应当掌握正常人 ROM 的平均值、关节的运动方向以及测量时肢体的摆放位置。如果测量的关节所需的肌肉肌力达到 3 级或以上，在测量之前治疗师应首先了解患者主动运动所能达到的最大角度。测量时治疗师应注意观察关节是如何运动的。

2. 关节的测量方式并不适合所有患者。当患者因关节活动受限或残疾而不能摆放在正确测量 ROM 的体位时，治疗师可以用视觉来观察患者的主动 ROM 和被动 ROM。

3. 正常的 ROM 因人而异。年龄、性别、身体状况、肥胖和遗传等因素均可影响正常的 ROM。治疗师可以通过测量患者的健侧关节来确定正常的 ROM 的大小，也可参考相关资料的正常 ROM 的平均值。

4. 治疗师应注意检查和回顾患者的既往史，来确定患者是否有其他引起关节受限的疾病。测量时，如患者出现关节抵抗，治疗师切忌使用暴力。疼痛可能使 ROM 减少以及在运动中出现发轧音。

（二）关节活动范围评定分析及测量注意事项

1. 评定分析

（1）正常情况下，关节的被动活动范围大于主动活动，若被动关节活动范围受限，则主动活动受限更明显。

（2）被动活动正常，主动活动受限，主要为神经麻痹或肌肉、肌腱断裂。

（3）主动、被动活动均部分受限，主要为关节内粘连，肌肉痉挛或挛缩，皮肤瘢痕挛缩，关节长时间固定等所致。

（4）主动、被动运动均受限，为关节强直，提示构成关节的骨骼之间有骨性或牢固的纤维粘连。

2. 测量注意事项

（1）确定 ROM 测量的起始位置。通常以解剖位作为零起始点。测量旋转度时，选取正常旋转范围的中点作为零起始。

（2）同一病人应由专人测量，每次测量应取相同位置，两侧对比。

（3）关节的主动 ROM 与被动 ROM 不一致时，提示有关节外的肌肉瘫痪、肌腱挛缩或粘连等问题存在，应以关节被动活动范围为准，或同时记录主动及被动时的 ROM。

（4）若对主、被动 ROM 进行比较，则二者的起始部位、量角器的类型、量角器的放置方法等均应相同。

（5）关节测量之后，治疗师应对数据进行分析。确定引起 ROM 受限可能的原因，根据 ROM 受限的程度、病因和预后制定 ROM 受限的治疗方法（被动或主动牵张、抗阻运动、拮抗肌群肌力训练、主动运动、夹板以及肢体的正确摆放、温热物理治疗、推拿）以及寻找代偿其丧失的 ROM 的方法。

（6）注意排除相连关节的互相影响或相互补偿。

四、关节活动度评定的目的

关节活动度评定的主要目的是：①确定功能受限或引起不适的程度；②确定恢复功能或减少不适所需的角度；③记录功能恢复情况；④从客观上判断疗效；⑤制定适当的康复目标；⑥选择适当的治疗技术、摆放技术和其他减少受限的方法；⑦确定是否需要夹板和其他辅助器具。

第三节 肌力测定

一、概述

肌力测定是康复医学中常用的评定技术。肌力（muscle strength）是指肌肉收缩产生的最大力量。肌力测定是测定受试者主动运动时肌肉或肌群的收缩力量，从而判断肌肉的功能状况，为制订治疗、训练计划提供依据并检验其疗效。常用的肌力测定方法有徒手肌力测定和简单器械肌力测定。

二、评定标准与方法

（一）手法肌力测定

1. 定义　手法肌力测定（Manual Muscle Test，MMT）也称徒手肌力测定，是一种不借助任何器材，仅靠检查者徒手对受试者进行肌力测定的方法。该方法由 Lovett 于 1916 年提出，并作了多次修改。此法简便、易行，无需特殊器械，随时、随地可用，在临床中得到广泛的应用。

2. 评定方法　检查时要求受试者在特定的体位下，分别在减重力、抗重力和抗阻力的条件下完成标准动作。测试者通过触摸肌腹、观察肌肉的运动情况和关节的活动范围以及克服阻力的能力，来确定肌力的大小。常用的测试动作有：

(1) 固定关节近端肢体，收缩待测肌肉使远端肢体在垂直面上做由下向上的运动。

(2) 检测 3 级以下肌肉时，可使肢体旋转 90°，在水平面上运动。

(3) 用带子悬挂远端肢体或在光滑平板上运动，以减小摩擦力。

3. 评定程序

(1) 观察：关节活动的质量，肌肉有无萎缩、肥大、姿势和步态等。

(2) 触诊：了解肌张力情况，有利于判断非主动收缩肌及其他肌群的代偿作用。

(3) 充分固定，防止代偿。

(4) 检查全范围的关节活动度。

(5) 指令和要求应简明清晰。

(6) 记录完整清楚，包括等级、体位、观察意见、记录日期、签名等。

4. 评定分级　通常根据肌肉收缩时所产生的肌肉活动、相关关节的活动范围、抵抗重力和阻力的情况而分级，各级肌力的具体标准见表 3-7。

表 3-7

级别	英文简写	特 征
0	O	无肌肉无收缩,完全瘫痪
1	T	肌肉有收缩,但不能引起关节活动
2—	P—	不抗重力时,有关节的起始动作
2	P	不抗重力时,有完全的关节活动范围
2+	P+	抗重力时关节范围小于50%
3—	F—	抗重力时关节活动范围大于50%小于100%
3	F	抗重力时,有完全的关节活动范围
3+	F+	抗重力、抗最小阻力时,有完全的关节活动范围
4—	G—	抗中度阻力,关节活动范围大于50%小于100%
4	G	抗中度阻力,有完全的关节活动范围
4+	G+	抗中度阻力有完全的关节活动范围,活动末期可抗较大阻力
5—	N—	抗最大阻力时,关节活动范围大于50%小于100%
5	N	抗最大阻力时有完全的关节活动范围

5. 主要肌肉的手法检查

(1) 上肢主要肌肉的手法检查:见表3-8。

(2) 下肢主要肌肉的手法检查:见表3-9。

(3) 躯干肌肉的手法检查:见表3-10。

表 3-8　上肢主要肌肉的手法检查

关节	运动	主动肌	神经支配	评 定	测试方法图解
胸锁、肩锁	内收	斜方肌,菱形大、小肌	副神经 $C_{3,4}$ 肩胛背神经 C_5	5,4,3 俯卧,两臂后伸,使肩胛骨内收,阻力将肩胛骨向外推 2 坐,可见肩胛骨内收运动 1 坐,可扪及肌收缩	
	内收下压	斜方肌下部	副神经 $C_{2\sim4}$	5,4,3 俯卧,臂向前伸位向下拉,阻力将肩胛下角向上、外推 2,1 俯卧,臂向前伸位向下拉,可见肩胛骨运动或扪及肌收缩	
	耸肩	斜方肌上部、提肩胛肌	副神经 $C_{2\sim4}$ 肩胛肌神经 $C_{3\sim5}$	5,4,3 坐,耸肩,阻力在肩锁关节上方向下压 2,1 俯卧能耸肩或扪及肌收缩	

续表 3-8

关节	运动	主动肌	神经支配	评定
胸锁、肩锁	外展、外旋	前锯肌	胸长神经 $C_{5\sim7}$	5,4,3 坐,臂前平举,屈肘,上臂向前移,阻力将肘部向后推 2,1 坐,臂前平举,屈肘,托住上臂可见肩胛活动或扪及肌收缩
肩肱	前屈	三角肌前部、喙肱肌	腋神经 $C_{5\sim6}$ 肌皮神经 C_7	5,4,3 坐,上肢前平屈,阻力加于上臂远端向下压 2,1 向对侧卧,悬起上肢,可主动前屈或扪及三角肌前部收缩
	后伸	背阔肌、大圆肌、三角肌后部	臂丛后束 $C_{6\sim8}$ 肩胛下神经 C_6 腋神经 C_5	5,4,3 俯卧,上肢后伸,阻力加于上臂远端向下压 2,1 向对侧卧位,悬起上肢,可主动后伸或扪及肌收缩
	外展	三角肌中部、冈上肌	腋神经 C_5 冈上神经 C_5	5,4,3 坐,肘屈,肩外展,阻力加于上臂远端向下压 2,1 仰卧,悬起上肢,能主动外展或扪及肌收缩
	后平伸	三角肌后部	腋神经 C_5	5,4,3 俯卧,肩外展,肘屈,上臂后平伸,阻力于肘后向下压 2,1 坐,悬起上肢,能后平伸或扪及肌收缩
	前平屈	胸大肌	胸内、外侧神经 $C_{5\sim7}$	5,4,3 仰卧,上臂向前平屈,阻力加于上臂远端向外拉 2,1 坐,悬起上肢,能主动前平屈或扪到肌收缩
	外旋	冈下肌、小圆肌	冈上神经 C_5 腋神经 C_5	5,4,3 俯卧,肩外展,前臂桌外下垂;肩内、外旋,阻力加于前臂远端 2,1 俯卧,肩外展,前臂桌外下垂;可作一定幅度内外旋或扪及肩胛骨外缘肌收缩
	内旋	肩胛下肌、胸大肌、背阔肌、大圆肌	肩胛下神经 $C_{5\sim6}$ 胸内、外侧神经 $C_5\sim T_1$ 胸背神经 $C_{6\sim8}$ 肩胛下神经 C_6	

续表 3-8

关节	运动	主动肌	神经支配	评定
肘	屈	肱二头肌 肱肌 肱桡肌	肌皮神经 $C_{5,6}$ 桡神经 $C_{5,6}$	5,4,3 坐,测肱二头肌时前臂旋后,测肱桡肌时旋前,阻力加于前臂远端 2,1 坐,肩外展,悬起前臂时可屈肘或扪及肌收缩
	伸	肱三头肌 肘肌	桡神经 $C_{6\sim8}$ 桡神经 $C_{7,8}$	5,4,3 俯卧,肩外展,前臂桌外下垂;伸肘,阻力加于前臂远端 2,1 坐,肩外展,悬起前臂时可伸肘或扪及肌收缩
前臂	旋后 旋前	肱二头肌 旋后肌 旋前圆肌 旋前方肌	肌皮神经 $C_{5,6}$ 桡神经 C_6 正中神经 C_6 骨间神经 C_8-T_1	5,4,3 坐,肘屈 90°,握住腕部施加相反方向阻力 2,1 俯卧,肩外展,前臂桌外下垂;可主动旋转或扪及肌收缩
腕	掌尺屈 掌桡屈 背尺伸 背桡伸	尺侧腕屈肌 桡侧腕屈肌 尺侧腕伸肌 桡侧腕伸肌	尺神经 C_8 正中神经 C_6 桡神经 C_7 桡神经 $C_{6,7}$	5,4,3 前臂旋后,阻力加于小鱼际 2,1 旋后 45°测试 5,4,3 前臂旋后 45°,阻力加于大鱼际 2,1 旋前 45°,测试 5,4,3 前臂旋前,阻力加于掌背尺侧 2,1 旋前 45°。测试 5,4,3 前臂旋前 45°,阻力加于掌背桡侧 2,1 旋后 45°,测试
掌指	屈	蚓状肌、骨间掌侧、背侧肌	正中神经 $C_7\sim T_1$ 尺神经 C_8	5,4,3 屈掌指关节同时伸指间关节,阻力加于近节指腹 2,1 稍有屈曲动作或扪及掌心蚓状肌和骨间肌收缩
	伸	指总伸肌 食指固有伸肌 小指固有伸肌	桡神经 C_6 C_7 C_7	5,4,3 伸掌指关节同时维持指间关节屈曲,阻力加于近节指背 2,1 稍有伸指动作或扪及掌背肌腱活动
	内收	骨间掌侧肌	尺神经 $C_8\sim T_1$	5,4,3 指内收,阻力加于第 2,4,5 指内侧 2,1 稍有内收动作或在指基部扪及肌腱活动
	外展	骨间背侧肌,小指展肌	尺神经 C_8 尺神经 $C_8\sim T_1$	5,4,3 指外展,阻力加于手指外侧 2,1 有一定外展动作或在指基部扪及肌腱活动

续表 3-8

关节	运动	主动肌	神经支配	评定	测试方法图解
近侧指间	屈	指浅屈肌	正中神经 $C_{7,8}$,T_1	5,4,3 屈指,固定关节近端,阻力加于远端	
远侧指间	屈	指深屈肌	尺、骨间前神经 $C_{7,8}$,T_1	2,1 有一定屈指运动或扪及肌腱活动	
拇指腕掌	内收	拇收肌	尺神经 C_8	5,4,3 拇指伸直位内收,阻力加于拇指尺内侧 2,1 有一定内收动作或扪及肌收缩	
	外展	拇长、短展肌	桡神经 C_7	5,4,3 拇指伸直位外展,阻力加于拇指桡侧 2,1 有一定外展动作或扪及肌收缩	
	对掌	拇指对掌肌 小指对掌肌	正中神经 $C_{6\sim 8}$,T_1 尺神经 C_8,T_1	5,4,3 拇指与小指对指,阻力加于拇指与小指掌骨头掌侧 2,1 有一定对掌动作或扪及肌收缩	
拇指掌指指间	屈	拇短屈肌 拇长屈肌	正中神经 $C_{6,7}$ 正中神经 $C_{7,8}$	5,4,3 屈拇,阻力加于拇指近节、远节掌侧面 2,1 有一定屈拇动作或扪及肌腱活动	
	伸	拇短伸肌 拇长伸肌	桡神经 C_7 桡神经 C_7	5,4,3 伸拇,阻力加于拇指近节、远节背侧 2,1 有一定伸拇动作或扪及肌腱活动	

*注:按能克服阻力大小评为5,4或3级。

表 3-9 下肢主要肌肉的手法检查

关节	运动	主动肌	神经支配	评定	测试方法图解
髋	屈	髂腰肌	腰丛 $L_{2,3}$	5,4,3 仰卧,小腿在桌缘外,屈髋,阻力加于膝上 2,1 侧卧,可主动屈髋或于腹股沟上缘扪及肌肉活动	
	伸	臀大肌 腘绳肌(半腱肌、半膜肌和股二头肌的总称)	臀下神经、坐骨神经 L_5 $S_{1,2}$	5,4,3 俯卧,侧臀大肌时屈膝、测腘绳肌时伸膝;髋伸,阻力加于股部远端 2,1 侧卧,可伸髋或扪及肌肉收缩	
	内收	内收肌群 股薄肌 耻骨肌	闭孔神经、坐骨神经 $L_{2\sim 5}$ 闭孔神经 $L_{2\sim 4}$ 闭孔神经 $L_{2,3}$	5,4,3 向同侧侧卧,托起对侧下肢,髋内收,阻力加于股部下端 2,1 仰卧,可在滑板上作髋内收或扪及肌内收缩	

续表 3-9

关节	运动	主动肌	神经支配	评定	测试方法图解
髋	外展	臀中、小肌阔筋膜张肌	臀上神经 $L_{4,5}$	5,4,3 向对侧侧卧,髋外展,阻力加于股部下段外侧 2,1 仰卧,可在滑板上作髋外展或扪及肌内收缩	
	外旋 内旋	股方肌 梨状肌 臀大肌 上、下孖肌 闭孔内、外肌 臀小肌 阔筋膜张肌	骶丛 $L_5 \sim S_1$ 臀下神经 $L_5 \sim S_{1,2}$ 骶丛 $L_5 \sim S_1$ 闭孔神经 $L_{3,4}$ 骶丛 $S_{1,2}$ 臀上神经 $L_{4,5}, S_1$	5,4,3 仰卧,小腿在桌外下垂;髋外或内旋,使小腿向外或向内摆,阻力加于小腿下端 2,1 仰卧,伸腿,髋可向外或向内旋,或扪及大转子上方的肌肉收缩	
膝	屈	股二头肌 半腱肌 半膜肌	坐骨神经 $L_5 \sim S_{1,2}$	5,4,3 俯卧,屈膝,阻力加于小腿下端 2,1 向同侧侧卧,可屈膝或扪及肌肉收缩	
	伸	股四头肌	股神经 $L_{3,4}$	5,4,3 仰卧,小腿在桌外下垂;伸膝,阻力加于小腿下端 2,1 向同侧侧卧,能伸膝或扪及肌收缩	
踝	跖屈	腓肠肌 比目鱼肌	胫神经 $S_{1,2}$	5,4,3 俯卧,测腓肠肌时膝伸,测比目鱼肌时膝屈;踝跖屈,阻力加于足跟 2,1 侧卧,可跖屈或扪及跟腱活动	
	内翻背屈	胫骨前肌	腓深神经 $L_{4,5}$	5,4,3 坐,小腿下垂,足内翻,踝背屈,阻力加于足背内缘,向下、外方推 2,1 侧卧,可作踝内翻背屈或扪及胫骨前肌收缩	
	内翻跖屈	胫骨后肌	胫神经 $L_5 \sim S_1$	5,4,3 向同侧侧卧,足内翻跖屈,阻力加于足内缘向外上方推 2,1 仰卧,可作踝内翻跖屈或扪及内踝后方肌腱活动	
	外翻跖屈	腓骨长、短肌	腓浅神经 $L_5 \sim S_1$	5,4,3 向对侧卧,足跖屈外翻,阻力在足外缘向内上方推 2,1 仰卧,可作踝内翻跖屈或扪及外踝后肌腱活动	

续表 3-9

关节	运动	主动肌	神经支配	评定	测试方法图解
跖趾	屈	蚓状肌 拇短屈肌	内、外侧跖神经 L_5，$S_{1\sim3}$	5,4,3 屈或伸趾,阻力加于趾近节跖侧或背侧	
	伸	趾长、短伸肌 拇短伸肌	腓深神经 $L_{4,5}$，S_1 L_5，S_1	2,1 有主动屈、伸趾活动或扪及肌腱活动	
趾间	屈	趾长、短屈肌	内侧跖神经、胫神经 L_5，S_1		
跗跖趾	内收	跗收肌	外侧跖神经 $S_{1,2}$	5,4,3 跗内收或外展,阻力加于跗外或内侧	
	外展	跗展肌	内侧跖神经 L_5，S_1	2,1 有明显或微弱跗内收外展活动	
	伸	跗长伸肌	腓深神经 L_5，S_1	5,4,3 伸跗,阻力加于跗远节趾背 2,1 有伸跗活动或扪及肌腱活动	

注：腘绳肌是半腱肌、半膜肌和股二头肌的总称。

表 3-10 躯干肌肉的手法检查

运动	主动肌	神经支配	评定	测试方法图解
颈屈	斜角肌 颈长肌 头长肌 胸锁乳突肌	颈丛 $C_{3\sim8}$ $C_{2\sim6}$ $C_{1\sim3}$ 副神经 $C_{2\sim3}$	5 仰卧抬头,能抗较大阻力 4 仰卧抬头,能抗中等阻力 3 仰卧抬头,能抬头不能抗阻力 2 侧卧托住头部可屈颈 1 可扪及肌收缩	
颈伸	斜方肌 颈部骶棘肌	副神经 $C_{2\sim4}$ 胸神经 $C_8\sim T_4$	5 俯卧抬头,能抗较大阻力 4 俯卧抬头,能抗中等阻力 3 俯卧,能抬头不能抗阻力 2 侧卧托住头部可仰头 1 可扪及斜方肌收缩	
躯干屈	腹直肌	肋间神经 $T_{5\sim12}$	5 仰卧,髋膝屈曲,双手抱头能坐起 4 仰卧,髋膝屈曲,双手向前平举起坐起 3 仰卧,髋膝屈曲,能抬起头、肩胛部 2 仰卧,髋膝屈曲,能抬起头部 1 仰卧,髋膝屈曲,能扪及上腹部肌收缩	

续表 3-10

运动	主动肌	神经支配	评定	测试方法图解
躯干伸	骶棘肌 腰方肌	脊神经后支 $C_2 \sim L_5$ $T_{12} \sim L_3$	5 俯卧,胸以上在桌缘外,固定下肢,抬起头或上身时能抗较大阻力 4 俯卧,胸以上在桌缘外,固定下肢,抬起上身时,能抗中等阻力 3 俯卧,胸以上在桌缘外,固定下肢,能抬起上身,不能抗阻力 2 俯卧位能抬头 1 俯卧位能扪及背肌收缩	
躯干旋转	腹内斜肌 腹外斜肌	肋间神经 $T_{7\sim12}$ 髂腹股沟及生殖股神经 T_{12}, L_1 肋间神经 $T_{5\sim11}$	5 仰卧,下肢屈曲固定,抱头能坐起,并向一侧转体 4 仰卧,下肢屈曲固定,双手向前平举能坐起及转体 3 仰卧,能旋转上体,使一肩离床 2 坐位,能大幅度转体 1 坐位转体时能扪及腹外斜肌收缩	
骨盆侧向倾斜	腰方肌	脊神经 $T_{12} \sim L_3$	5 仰卧,向头侧提拉一腿,能抗较大阻力 4 仰卧,向头侧提拉一腿,能抗中等阻力 3 仰卧,向头侧提拉一腿,能抗较小阻力 2 仰卧,能向头侧拉动一腿,不能抗阻力 1 腰部可扪及腰方肌收缩	

(二) 器械检查

当肌力超过3级时,为了进一步较准确地定量评定,可利用专门器械进行肌力测试,常用的器械测试有握力计、捏力计、拉力计测定以及等速测力仪等等。评定内容包括:

1. 握力 用握力计测定,测试时上肢在体侧自然下垂,握力计表面向外,将把手握至适当宽度,测2~3次,取最大值。握力的大小以握力指数评定。

握力指数=握力(kg)/体重(kg)×100% 握力指数正常值大于50。

2. 捏力 用拇指与其他手指相对,捏压捏力器的指板,其值约为握力的30%。

3. 背肌力 用拉力计测定背肌力的大小。测定时,调整好拉力计,将把手调节到膝盖高度,受试者双足固定拉力计,两膝伸直弯腰,双手握住拉力计把手,然后用力伸直躯干上提把手,此时在拉力计上即可读得数值。背肌力以拉力指数来评定。

拉力指数=拉力(kg)/体重(kg)×100%

拉力指数正常值为：男100%～200%，女100%～150%。此法易使腰背痛患者病情加重，故此类患者应禁用。

4. 四肢肌力　在拟测定肌肉(多为参与同一运动的肌群运动)的标准姿势下，通过钢丝绳及滑轮拉动固定的测力器，即可在测力器上测得该组肌肉的等张肌力。

5. 等速肌力评定　等速运动是运动过程中肌纤维收缩导致肌肉张力增加但运动速度(角速度)恒定的运动方式。等速运动肌力测定是用等速运动的方法对肌肉运动功能进行动态的评定。该肌力评定需通过等速运动测力仪来进行。等速测定仪的基本结构主要由五大部分构成：等速动力仪、速度选择器、双导记录器、数据记录处理机和测试椅及各种配件。

测试时，受测肢体的肌肉收缩带动仪器上的杠杆做大幅度的往复运动。因其是以关节为轴心的环形运动，故其运动速度是角速度，运动速度由操作者通过仪器预先设定，受试者肌肉用力不能使受试肢体运动加速，只能使肌肉张力增高，输出力矩增加，从而促进肌肉力量的增强。检测时肌肉作最大限度的收缩，仪器给予相应的阻力，肌肉收缩力量越大，则阻力越大，肌力小则阻力小，故可以测定出肌肉的最大肌力及关节活动在不同角度时的肌力，并由仪器的计算机绘图记录及提供数据，同时自动计算各种派生数据。等速肌肉测试的主要优点是不仅能提供受试者肌肉功能的定量指标，还可以对肌肉等长和等张收缩进行测试，使测试结果更具可比性。相对于徒手肌力评定，等速肌力测试在肌力接近正常或两侧肌力相差较小时更具有明显的优势。但是它的缺点是不能进行3级或3级以下的肌力测试及手部肌肉的测试，而且仪器价格昂贵不易普及，操作也比较费时，该仪器不适于社区应用。

三、肌力评定的意义

肌力评定有助于判断有无肌力低下及其范围和程度；发现导致肌力低下的原因，为制定治疗、训练计划提供依据；检验治疗、训练的效果。

四、肌力评定的注意事项

1. 测试时机应合适，运动后、疲劳时或饱餐后不宜进行。
2. 测试前应作好说明，使受试者充分理解并积极合作，可做简单的预试动作。
3. 测试姿势应正确，对3级以下不能抗重力者，测试时应将被测肢体置于减重体位。如在被测肢体下垫以滑板等，以减少肢体活动时的阻力。
4. 应左右两侧对比，尤其在4级和5级肌力难以鉴别时，更应做健侧对比观察。
5. 动作应标准化，方向正确，近端肢体应固定于适当姿位，防止替代动作。
6. 中枢神经系统疾病所致的痉挛性瘫痪不宜做该测试，否则结果不准确。
7. 4级以上肌力的受检肌肉，测试时所施加的阻力应为持续性，且施加力的方向要与肌肉用力方向相反。
8. 受检肌肉如伴有痉挛或挛缩时，应做标记，痉挛以S表示，挛缩以C表示，严重者可标记SS或CC。
9. 肌力测试的禁忌证　严重疼痛、关节活动极度受限、严重的关节积液或滑膜炎、软组织损伤后愈合初期、骨关节不稳定、关节急性扭伤或拉伤等为等速肌肉测试的绝对禁忌证。

疼痛、关节活动受限、亚急性或慢性扭伤或拉伤、心血管疾病为相对禁忌证。明显高血压和心脏病患者持续的等长收缩可使血压升高,持续地憋气使劲可加重心脏的负担。此外,腰痛患者和老年人禁用背肌力测试。

第四节 肌张力与痉挛评定

一、肌张力及其分类

1. 肌张力的概念

肌张力(muscle tone)是指人体在安静休息的状态下,肌肉保持一定紧张状态的能力。肌张力是维持身体各种姿势以及正常活动的基础。肌肉组织本身由于其弹性特征,具有一定的韧性,肌肉与神经节段存在反射联系,因此,神经肌肉反射弧上的病变都可能导致肌张力的变化。

2. 肌张力的分类

正常肌张力的分类 根据身体所处的不同状态,肌张力可分为静止性肌张力、姿势性肌张力和运动性肌张力。

(1) 静止性肌张力:肢体静息状态下,通过观察肌肉外观,触摸肌肉的硬度,感觉被动牵伸运动时肢体活动受限的程度及其阻力来判断。

(2) 姿势性肌张力:在患者变换各种姿势过程中,通过观察肌肉的阻力和肌肉的调整状态来判断。

(3) 运动性肌张力:患者完成某一动作的过程中,通过检查相应关节的被动运动阻力来判断。

异常肌张力的分类 根据患者肌张力与正常肌张力水平的比较,可分为三种情况。

(1) 肌张力降低:肌张力低于正常静息水平。被动牵伸所感到的抵抗低于正常阻力,肢体运动时可感到柔软、沉重感,肢体下落时无法保持原有姿势。常见于周围神经病变、小脑病变等。

(2) 肌张力增高:肌张力高于正常静息水平。被动牵伸所感到的抵抗高于正常阻力。痉挛是肌张力增高的一种形式,由牵张反射高兴奋性所致,以速度依赖的紧张性牵张反射增强、伴腱反射异常为特征,上运动神经元损伤所致。

(3) 肌张力障碍:肌张力损害或障碍。如强直,主动肌和拮抗肌张力同时增加,各个方向的关节被动活动阻力均增加,表现为齿轮样强直和铅管样强直。常见于锥体外系损害、中枢神经系统病变等。

二、肌痉挛的评定

肌痉挛的评定有手法检查、钟摆试验和屈曲维持试验、电生理技术等。手法检查是临床上较为常用的方法,不需要任何仪器和设备,操作简单方便,适用于各级医院使用。

1. 手法检查时一般由检查者给患者进行有关关节被动活动范围检查,根据检查者的感觉来做出判断。常用的评估方法有神经科分级和改良 Ashworth 分级。

在卧位检查时,多采用改良 Ashworth 法(表3-11)。

表 3-11 改良 Ashworth 痉挛评定量表

等级	标准
0	肌张力不增加,被动活动患侧肢体在整个范围内均无阻力
1	肌张力轻微增加,被动活动患侧肢体到终末端时有轻微阻力
1+	肌张力轻度增加,被动活动患侧肢体时在前 1/2ROM 中有轻微的"卡住"感觉,后 1/2ROM 中有轻微阻力
2	肌张力中度增加,被动活动患侧肢体在大部分 ROM 内均有阻力,但仍可以活动
3	肌张力重度增加,被动活动患侧肢体在整个 ROM 内均有阻力,活动比较困难
4	肌张力极度增加,患侧肢体僵硬,阻力很大,被动活动十分困难

2. 痉挛评定的记录方法　记录时应注明部位、运动方式(屈或伸、内收或外展、内旋或外旋)。

第五节　平衡与协调功能评定

一、概述

平衡与协调功能是所有自主性活动的基础,要使活动中的身体保持平稳、准确,就必须有良好的平衡与协调功能。平衡与协调功能关系密切,互相联系,互相影响,共同维持人体正常的活动。

1. 平衡功能(balance, equilibrium)　当身体重心垂线偏离稳定的支撑面时,能立即通过自发的、无意识的或反射性的活动,使重心垂线返回到稳定的支撑面内的能力。一般分为静态平衡和动态平衡两类。正常的平衡功能需要有健全的骨骼系统、协调的肌力以及正常的姿势反射系统,包括小脑、前庭系统、本体感受能力、肌张力、视觉和大脑皮层综合能力。

2. 协调功能(coordination)　是指人体多组肌群共同参与并相互配合,进行平稳、准确、良好控制的运动能力。协调运动的特征为适当的速度、距离、方向、节奏、力量及达到正确的目标。协调运动需要健全的中枢神经系统、感觉系统和运动系统。中枢神经系统参与协调控制的为小脑、基底节和脊髓后索等。感觉系统中前庭神经、视神经、深感觉等在运动的协调中发挥重要的作用。当中枢神经系统发生病变时,四肢协调动作和行走时的身体平衡发生障碍,此种协调功能障碍又称为共济失调。

二、平衡功能评定

(一) 目的

明确是否存在平衡功能障碍;了解平衡障碍的程度、类型,分析引起平衡障碍的原因;协助康复计划的制订与实施;评估疗效以及预测患者发生跌倒的可能性。任何引起平衡障碍的患者都有必要评定平衡功能。

(二) 内容

平衡功能分静态平衡功能和动态平衡功能,动态功能又分为自动态平衡和他动态平衡，即：1级静态平衡、2级自动态平衡和3级他动态平衡。主要观察：

1. 静止状态　能否在不同体位均能保持平衡，如能否完成有靠斜坐、有靠直坐、低靠直坐、无靠直坐、扶墙站立、双腿站立和单腿站立。睁、闭眼时能维持姿势稳定，在一定时间内能对外界变化作出必要的姿势调整反应。

2. 运动状态　是否精确地完成运动，能否精确地完成不同速度的运动，运动后能回到初始位置，或保持新的体位平衡。如在不同体位下伸手取物。

3. 动态支撑面　在支撑面发生移动时能否保持平衡。如在行驶的汽车或火车中行走。

4. 姿势反射　不同体位时受外力而发生移动，机体建立新平衡的反应时间和运动时间。

（三）方法

包括主观评定和客观评定两个方面。主观评定以临床观察和量表测试为主，客观评定借助平衡测试仪等设备进行。

1. 临床观察　包括静止状态（Romberg's 征）和动态状态下能否保持平衡。

（1）坐位平衡反应：在静止状态下能否保持平衡，如睁、闭眼坐。

（2）站立位平衡反应：包括 Romberg 征，双足并拢直立，观察在睁、闭眼时身体摇摆的情况，又称为闭目直立检查法。单腿直立检查法：患者单腿直立，观察其睁、闭眼情况下维持平衡的时间长短，维持 30 秒为正常。

（3）跨步反应：患者取站立位，向左、右、前、后方向推动其身体，如脚快速向侧方、前方、后方跨出一步，头部和躯干出现调整为阳性反应；不能维持平衡而快速跨出一步，头部和躯干不出现调整为阴性。

由于临床观察法简便易行，且具有一定的敏感性和判断价值，虽然过于粗略和主观，但在临床上仍应用较广。

2. 量表法　信度和效果较好的量表有：Berg 平衡量表、Fugl-Meyer 平衡反应测试、Lindmark 平衡反应测试、MAS 平衡测试等。由于量表法属于主观评定，不需要专门的设备，评分简单，应用方便，临床使用普遍。先介绍 Berg 平衡量表（表 3-12）。

表 3-12　Berg 平衡量表

测试方法	评分标准
1. 从坐位站起	4分：不用手扶能够独立地站起并保持稳定
	3分：用手扶着能够独立地站起
	2分：几次尝试后自己用手扶着站起
	1分：需要他人小量的帮助才能够站起或保持稳定
	0分：需要他人中等或大量的帮助才能够站起或保持稳定
2. 无支持站立	4分：能够安全地站立两分钟
	3分：在监视下能够站立两分钟
	2分：在无支持的条件下能够站立 30 秒

续表 3-12

测 试 方 法	评 分 标 准
	1分:需要若干次尝试才能无支持地站立30秒
	0分:无帮助时不能站立30秒
3. 无靠背坐位,但双脚着地或放在一个凳子上	4分:能够安全地保持坐位2分钟
	3分:在监视下能够保持坐位2分钟
	2分:能坐30秒
	1分:能坐10秒
	0分:没有靠背支持不能坐10秒
4. 从站立位坐下	4分:最小量用手帮助安全地坐下
	3分:借助于双手能够控制身体的下降
	2分:用小腿后部顶住椅子来制身体的下降
	1分:独立地坐,但不能控制身体的下降
	0分:需要他人帮助坐下
5. 转移	4分:稍用手扶就能够安全地转移
	3分:绝对需要用手扶着才能够安全地转移
	2分:需要口头提示或监视才能够转移
	1分:需要一个人的帮助
	0分:为了安全,需要两个人的帮助或监视
6. 无支持闭目站立	4分:能够安全地站立10秒
	3分:监视下能够安全地站立10秒
	2分:能站3秒
	1分:闭眼不能达3秒钟,但站立稳定
	0分:为了不摔倒而需要两个人帮助
7. 双脚并拢无支持站立	4分:能够独立地将双脚并拢并安全地站立1分钟
	3分:能够独立地将双脚并拢并在监视下站立1分钟
	2分:能够独立地将双脚并拢,但不能保持30秒
	1分:需要别人帮助将双脚并拢,但能够双脚并拢站15秒
	0分:需要别人帮助将双脚并拢,双脚并拢站立不能保持15秒
8. 站立位时上肢向前伸展并向前移动	4分:能够向前伸出>25 cm
	3分:能够安全地向前伸出>12 cm
	2分:能够安全地向前伸出>5 cm
	1分:上肢能够向前伸出,但需要监视
	0分:在向前伸展时失去平衡或需要外部支持

续表 3-12

测试方法	评分标准
9. 站立位时从地面捡起物品	4分：能够轻易地且安全地将鞋捡起
	3分：能够将鞋捡起,但需要监视
	2分：伸手向下达2~5 cm,且独立地保持平衡,但不能将鞋捡起
	1分：试着做伸手向下捡鞋的动作时需要监视,但仍不能将鞋捡起
	0分：不能试着做伸手向下捡鞋的动作,或需要帮助免于失去平衡或摔倒
10. 站立位转身向后看	4分：从左右侧向后看,体重转移良好
	3分：仅从一侧向后看,另一侧体重转移较差
	2分：仅能转向侧面,但身体的平衡可以维持
	1分：转身时需要监视
	0分：需要帮助以防身体失去平衡或摔倒
11. 转身360°	4分：在≤4秒的时间内安全地转身360°
	3分：在≤4秒的时间内仅能从一个方向安全地转身360°
	2分：能够安全地转身360°但动作缓慢
	1分：需要密切监视或口头提示
	0分：转身时需要帮助
12. 无支持站立时将一只脚放在台阶或凳子上	4分：能够安全且独立地站立,在20秒时间内完成8次
	3分：能够独立地站,完成8次时间>20秒
	2分：无需辅助具在监视下能够完成4次
	1分：需要少量帮助能够完成>2次
	0分：需要帮助以防止摔倒或完全不能做
13. 一脚在前无支持站立	4分：能够独立地将双脚一前一后地排列(无间距)并保持30秒
	3分：能够独立地将一只脚放在另一只脚的前方(有间距)并保持30秒
	2分：能够独立地迈一小步并保持30秒
	1分：向前迈步需要帮助,但能够保持15秒
	0分：迈步或站立时失去平衡
14. 单腿站立	4分：能够独立抬腿并保持时间>10秒
	3分：能够独立抬腿并保持时间5~10秒
	2分：能够独立抬腿并保持时间>3秒
	1分：试图抬腿,但不能保持3秒,但可以维持独立站立
	0分：不能抬腿或需要帮助以防摔倒

* 上肢向前伸展达水平位,检查者将一把尺子放在肢尖末端,手指不要触及尺子。测量的距离是被检查者身体从垂直位到最大前倾位时手指向前移动的距离。如有可能,要求被检查者伸出双臂以避免躯干的旋转。

评分结果:共 14 个项目,总分 56 分,根据所代表的活动状态,分为三组:
0～20 分:平衡能力差,只能坐轮椅;
21～40 分:平衡能力可,能辅助步行;
41～56 分:平衡能力好,能独立行走;
<40 分:预示有跌倒的危险。

3. 平衡测试仪　是近年来国际上发展较快的定量评定平衡能力的一种测试方法。该仪器采用高精度的压力传感器和电子计算机技术,整个系统由受力平台、显示器、电子计算机及软件构成。通过系统控制和分离各种感觉信息的输入来评定躯体感觉、视觉、前庭系统对于平衡及姿势控制的作用与影响,其结果以数据与图的形式显示,因此,平衡测试系统又称计算机动态姿势图。

人体平衡测试仪不仅能定量评定平衡功能障碍或病变的部位和程度,还能评定平衡障碍的康复治疗效果。静态平衡测试法是在睁眼、闭眼外界视动光的刺激下,测定人体重心平衡状态。动态平衡测试法是令患者以躯体运动反应跟踪计算机荧光屏上的不同方位视觉目标,保持重心平衡的测试方法。目前,国外趋向于采用动、静结合的方法,全面检测患者的动、静态平衡变化。

三、协调功能评定

(一) 目的

明确是否存在协调功能障碍,评估肌肉或肌群共同完成一种作业或功能活动的能力;了解协调障碍的程度、类型,分析引起平衡障碍的原因;为康复计划的制订与实施提供依据;评估疗效以及协助研制协调评定与训练的新设备。

(二) 方法

协调功能的评定方法较多,现介绍几种常用的方法。该类试验简便、易行,应在先睁眼、后闭眼的条件下分别测试。各试验分别评分并记录(表 3-13)。

表 3-13　临床常用协调试验

1.	指鼻试验	患者肩外展 90°,伸直肘,然后用食指尖指鼻尖
2.	指向他人指试验	患者与检查者相对而坐,检查者将食指举在患者面前,让患者用其食指尖触检查者的指尖,检查者可以变换其食指的位置,以评估距离、方向改变时患者的上述能力
3.	指-指试验	患者肩外展 90°,伸直肘,然后双手向中线靠近,一手食指尖和另一食指尖对接
4.	肢体放置	患者双上肢前屈 90°保持,或伸直膝 90°保持
5.	轮替试验	患者双手张开,一手向上,一手向下,交替转动;也可以一侧手在对侧手背上交替转动
6.	还原试验	患者与检查者相对,双上肢先前屈 90°后按指令继续前屈至 180°,再还原至 90°,或将上肢放回身体一侧再还原至 90°
7.	示指对指试验	患者双肩外展 90°,伸肘,再向中线运动,双手示指相对
8.	拇指对指试验	患者拇指依次与其他四指相对,速度可以由慢渐快
9.	握拳试验	患者双手握拳、伸开。可以同时进行或交替进行(一手握拳、一手伸开),速度可以逐渐增加

续表 3-13

10. 拍膝试验	患者一侧用手掌,对侧握拳拍膝;或一侧手掌在同侧膝盖上做前后移动,对侧握拳在膝盖做上下运动
11. 跟-膝-胫试验	患者仰卧,抬起一侧下肢,先将足跟放在对侧下肢的膝盖上,再沿着
12. 旋转试验	患者上肢在身体一侧屈肘 90°,前臂快速反复地作旋前、旋后动
13. 拍地试验	患者足跟触地,脚尖抬起做拍地动作,可以双脚同时或分别做
14. 拍手试验	患者屈肘,前臂旋前,用手拍膝,可以双手同时或分别做
15. 趾-指试验	患者仰卧位抬起下肢,趾触及检查者手指,检查者通过改变手指的位置来评定患者对方向、距离的应变能力
16. 画圆试验	患者抬起上肢或者下肢,在空中画出想象中的圆

评分标准:
1 分:不能完成活动。
2 分:重度障碍。不能完成整个活动,运动无节律性,明显地不稳定或摆动。
3 分:中度障碍。能完成指定活动,但动作速度慢、笨拙、不稳定。在增加运动速度时,完成活动的节律性更差。
4 分:轻度障碍。能完成指定活动,但完成的速度和熟练程度稍差。

注意事项:
1. 评定时患者必须意识清晰。
2. 评定前需向患者说明目的及方法,以充分取得合作。
3. 注意双侧对比,注意协调障碍是一侧性的还是双侧性的。
4. 注意被检肢体的肌力,当肌力不足 4 级时,该项评定无意义。
5. 注意在动作的完成过程中有无辨距不良,震颤或僵硬,增加速度或闭眼时有无异常,以及障碍最明显的部位(头、躯干、上肢、下肢)。

第六节 步态分析

一、概述

(一)步态(gait)

步态是指人体步行时的姿势,包括步行(walking)和跑(running)两种状态。步态分析(gait analysis,GA)是研究步行规律的检查方法,包括定性分析和定量分析,旨在通过生物力学和运动学手段,揭示步态异常的关键环节和影响因素,从而指导康复评估和治疗,也有助于临床诊断、疗效评估和机制研究等。

虽然正常步行不需要思考,但步行的控制却十分复杂,包括中枢命令、身体的平衡与协调控制,涉及足、踝、膝、髋、躯干、颈、肩、臂的肌肉和关节协同运动

(二)基本参数

1. 步长(step length)　行走时一侧足跟着地到紧接着的对侧足跟着地所行进的距离,又称单步长,步长的个体差异主要与腿长有关。
2. 步幅(stride length)　行走时由一侧足跟着地到该侧足跟再次着地所进行的距离,

又称复步长或跨步长,用 cm 表示,通常是步长的两倍。

3. 步宽(stride width)　行走中左、右两足间的距离,通常以足跟中点为测量参考点。

4. 足角(foot angle)　行走中人体前进的方向与足的长轴所形成的夹角。

5. 步频(cadence)　行走中每分钟迈出的步数,又称步调,通常用 steps/min 表示。

6. 步速(walking velocity)　行走中单位时间内在行进的方向上整体移动的直线距离,即行走速度,通常用 m/min 表示。

7. 步行周期(gait cycle,GC)　行走时一侧足跟着地到该侧足跟再次着地时所经过的时间,通常用时间单位秒(s)表示。

8. 步行时相(gait phase)　行走中每个步行周期都包含着一系列典型姿位的转移,把这种变化划分出一系列时段称之为步行时相。一个步行周期可分为支撑期(stance phase)和摆动期(swing phase),一般用该时相所占步行周期的百分比(cycle%)作为单位来表示。

(三) 步行周期

在一个步行周期中,每一侧下肢都要经历与地面接触并负重的支撑相(stance phase)及离地腾空向前挪动的摆动相(swing phase)。单侧下肢站立时称单支撑期(single support,SS),双侧下肢同时站立时称为双支撑期(double support,DS)。

1. 支撑相　下肢接触地面和承受重力的时相,占步行周期的 60%,包括早期、中期、末期。

(1) 早期(early stance):包括首次触地和承重反应,占步行周期的 10%～12%。

1) 首次触地:指足跟接触地面的瞬间,使下肢前向运动减速,落实足在支撑相的位置的动作。参与的肌肉包括胫前肌、臀大肌、腘绳肌。首次触地异常是造成支撑相异常的最常见原因之一。

2) 承重反应:指首次触地之后重心由足跟向全足转移的过程。骨盆运动在此期间趋向稳定,参与的肌肉包括股四头肌、臀中肌、腓肠肌。

3) 双支撑相:支撑足首次触地及承重反应期相当于对侧足的减重反应和足离地,由于此时双足均在地面,又称为双支撑相。双支撑相是步行周期中最稳定的时期。双支撑相的时间与步行速度成反比。患者步行障碍时往往首先出现的异常就是双支撑相时间延长,步行速度减慢,以增加步行的稳定性。

4) 地面反作用力:首次触地时的地面反作用力一般相当于体重和加速度的综合,为体重的 120%～140%。步速与地面反作用力成正比。下肢承重能力降低时可以通过减慢步速,减少地面反作用力对活动的影响。

(2) 中期(mid stance):支撑足全部着地,对侧足处于摆动相,是唯一单足支撑全部重力的时相,正常步速时为步行周期的 38%～40%。主要功能是保持膝关节稳定,控制胫骨前向惯性运动,为下肢向前推进做准备。参与的肌肉主要为腓肠肌和比目鱼肌。下肢承重力小于体重或身体不稳定时此期缩短,以将重心迅速转移到另一足,保持身体平衡。

(3) 末期(terminal stance):指下肢主动加速蹬离的阶段,开始于足跟抬起,结束于足离地,为步行周期的 10%～12%。此阶段身体重心向对侧下肢转移,又称为摆动前期。在缓慢步行时可以没有蹬离,而只是足趾离开地面。踝关节保持跖屈,髋关节主动屈曲,参与的肌肉为腓肠肌和比目鱼肌(等长收缩)、股四头肌和髂腰肌(向心性收缩)。

2. 摆动相　下肢在空中向前摆动的时相,占步行周期的 40%,包括:

(1) 早期(initial swing):从支撑腿离地至该侧膝关节达到最大屈曲度,占步行周期的

13%～15%。此阶段主要的目的是使足底离开地面(称为足廓清),以确保下肢向前摆动时,足趾不为地面所绊。参与的肌肉为胫前肌、髂腰肌、股四头肌。如果廓清地面障碍(如足下垂),或加速障碍(髂腰肌和股四头肌肌力不足),将影响下肢向前摆动,导致步态异常。

(2) 中期(mid swing):从膝关节最大屈曲摆动到小腿与地面垂直,保持足与地面间的距离仍是该期的主要任务,占步行周期的10%。参与肌肉主要为胫前肌,保持踝关节背屈。

(3) 末期(terminal swing):指与地面垂直的小腿向前摆动至该侧足跟再次着地之前,占步行周期的15%。该期小腿向前摆动的速度减慢并调整足的位置,为进入下一个步行周期做准备。参与的肌肉包括腘绳肌、臀大肌、胫前肌、股四头肌。

步行周期和时相与步行速度关系密切,在分析时必须加以考虑。

二、步态分析方法

(一) 临床定性分析

步态的定性分析是由检查者用肉眼观察患者的行走过程,然后根据所得印象或按照一定的观察项目逐项评定的结果对步态做出结论。定性分析是目前最常用的评定手段。

1. 评定内容

(1) 病史回顾:步态分析前应仔细询问病史、既往史、手术史、损伤、神经病变史、康复治疗措施等,病史可以了解与步态相关的症状和有无影响步态的疾病,是正确进行步态分析的前提。

(2) 体格检查:既要全面检查身体状况,如心肺功能、脊柱是否有侧弯等,又要重点检查腱反射和病理反射、肌力和肌张力、关节活动度、感觉(触觉/痛觉/本体感觉)、压痛、肿胀、皮肤状况(溃疡/颜色)等。体格检查有助于诊断和鉴别诊断,分析步态异常的原因。

(3) 步态观察:一般采用自然步态。注意全身姿势和步态,包括步行节律、稳定性、流畅性、对称性、重心偏移、手臂摆动、诸关节姿态与角度、患者神态与表情、辅助装置(矫形器、助行器)的作用等(表3-14)。在自然步态观察的基础上,可以要求患者加快步速,减少足接触面(踮足或足跟步行)或步宽(两足沿中线步行),以凸现异常;也可以通过增大接触面或给予支撑(足矫形垫或矫形器),以改善异常,从而协助评估。

表3-14 步态临床观察要点

步态内容		观察要点	
步行周期	时相是否合理	左右是否对称	行进是否稳定和流畅
步行节律	节奏是否匀称	速率是否合理	时相是否流畅
疼痛	是否干扰步行	部位、性质与程度与步行障碍的关系	发作时间与步行障碍的关系
肩、臂	塌陷或抬高	前后退缩	肩活动度降低
躯干	前屈或侧屈	扭转	摆动过度或不足
骨盆	前、后倾斜	左、右抬高	旋转或扭转
膝关节	摆动相是否可屈曲	支撑相是否可伸直	关节是否稳定
踝关节	是否可背屈和蹠屈	是否下垂/内翻/外翻	关节是否稳定
足	是否为足跟着地	是否为足趾离地	是否稳定
足接触面	足是否全部着地	两足间距是否合理	是否稳定

2. 常用方法

（1）四期分析法：步态分析最常用的方法，即两个双支撑相、一个单支撑相，一个摆动相。正常步态时是左右对称的，两个双支撑相大致相等，约各占步行周期12％时间；单支撑相占步行周期60％～62％（包括双支撑相）时间；摆动相占步行周期38％～40％时间。各时相的长短与步行速度直接有关，当一侧下肢有疾患时，由于患腿不能负重倾向于健侧负重，故健侧支撑相所占时间会相对增加。

（2）RLA八分法：由美国加州Rancho Los Amigos康复医院提出的，在传统步行时相分期的基础上，利用步态分析棍图处理技术，在一个步行周期中求出八个典型动作姿位点：支撑前期、初期、中期、末期，摆动前期、初期、中期、末期，全面系统地阐述视觉观察的分析技术。

（3）行走能力评定：常用的分析方法有Hoffer步行能力分级、Nelson步行能力评定、功能独立性测量（FIM）以及步行能力的预测等。

（二）定量分析

目前的步态定量分析系统包括运动学、动力学以及动态肌电图三个部分，运动学观测运动时的空间位置变化，动力学通过受力板或压力感受器测量行走时地面应力变化，动态肌电图测试分析肌电信号。通过对这三部分数据的收集及处理，结合运算公式可以观测到人体在行走中的步态、关节角度及肌肉的收缩活动。

1. 运动学分析 是研究步行时肢体运动时间和空间变化规律的方法，主要包括人体重心分析、廓清机制、步行时间-空间测定和肢体节段性运动测定。

（1）人体重心（gravity center）：人体重心位于第二骶骨前缘，两髋关节中央。直线运动时该中心是身体上下和左右摆动度最小的部位。步行时减少重心摆动是降低能耗的关键。身体重心摆动包括：①骨盆前后倾斜：摆动侧的髋关节前向速度高于支撑侧，造成骨盆前倾；②骨盆左右倾斜：摆动侧骨盆平面低于支撑侧；③骨盆侧移：支撑相骨盆向支撑腿的方向侧移；④纵向摆动：重力中心在单支撑相时最高，双支撑相时最低。上下摆动8～10 cm；⑤膝关节支撑相早期屈曲：支撑侧膝关节屈曲15°；⑥体重转移：支撑侧早期在蹠屈肌的作用下体重由足跟转移到全足；⑦膝关节支撑相晚期屈曲：支撑侧膝关节屈曲30°～40°。⑧步行时减少重心摆动是降低能耗的关键。

（2）廓清机制（clearance）：廓清指步行摆动相下肢适当离开地面，以保证肢体向前行进，包括摆动相早期-中期髋关节屈曲，摆动相早期膝关节屈曲，摆动相中-后期踝关节背屈。骨盆稳定性参与廓清机制。支撑相的影响包括：支撑中期踝蹠屈控制（防止胫骨过分前向行进），中期至末期膝关节伸展和末期足跟抬起（踝蹠屈）。

（3）时间-空间测定：传统的方法为足印法，即在足底涂上墨汁，在步行通道（一般为4～6 m）铺上白纸。受试者走上白纸，用秒表记录步行时间，并通过足迹测量步行空间。也可以在黑色通道上均匀撒上白色粉末，让患者赤足通过通道，留下足迹。

（4）节段性运动（segmental motion）测定：指步行时关节活动角度的动态变化及其与时相之间的关系。常用的分析方式有：

1）摄像分析：在4～8 m的步行通道前面和侧面设置2台摄像机，记录步行过程，并采用同步慢放的方式，将受试者的动作分解观察分析。

2）三维数字化分析：通过2～6台数字化摄像机获取步行时关节标记的反射信号，转换为数字信号,通过电脑进行三维图像重建和分析关节角度变化、速率和时相(图3-11)。

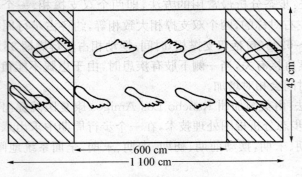

图3-11 足印分析法

2. 动力学分析(kinetic analysis) 研究步行时作用力、反作用力强度、方向和时间的方法,特征包括:

(1)地面反作用力(GRF):正常步行时GRF呈双峰型。下肢承重能力降低或步行速度降低时,GRF双峰曲线降低或消失。

(2)剪力(shear force):前后剪力表现为反向尖峰图形。左右剪力形态相似,但是幅度较小。

(3)力矩(torque):是力与关节活动范围的乘积,是动力学与运动学的结合点,手肌肉力量、关节稳定度和运动方向的影响。

(4)测力平台(force plate):用于记录步行时压力变化的规律。

(5)足测力板(foot pad for pressure):采用特制超薄的测力垫插入受试者鞋内,测定站立或步行时足底受力的静态或动态变化,协助设计矫形鞋和纠正步态。

3. 表面肌电图(surface electromyography,sEMG) 又称动态肌电图,是研究步行时肌肉活动与步态关联的方法。表浅肌肉一般采用表面电极,置放于与相临肌肉距离最远并且接近肌腹的部位。深部肌肉可以采用植入式线电极,其导线表面有绝缘物质覆盖,导线两端裸露,一端与肌肉接触,另一端与肌电图仪连接。

三、常见异常步态模式的评定

(一)中枢神经受损所致的异常步态

1. 偏瘫步态 指患者在行走时,由于骨盆后缩、膝关节屈曲不充分,患侧产生提髋、下肢外旋外展"划圈",同时伴有足内翻、跖屈,使患侧下肢不能正常负重。这种情况持续下去,使下肢伸肌痉挛进一步加重,患者走路费时、费力且不易保持平衡。偏瘫步态根据其不同的特征可进一步分为如下类型。

(1)提髋型:迈步时以躯干向健侧倾斜、提髋来代偿性提起下肢完成摆动。原因:屈髋不够;由于患侧下肢伸肌痉挛模式占优势,摆动相开始时不能在伸髋的情况下屈膝、踝背屈。

(2)膝过伸型:站立相时膝关节向后过伸,髋关节后突。原因:患侧下肢股四头肌无力或伸肌张力过高,股四头肌与股二头肌肌力不协调,久而久之,使调控膝关节屈伸的韧带增粗或松弛,膝关节绞锁机制被破坏;髋关节稳定性差。

(3) 瘸拐型：患腿在摆动相开始时屈肌共同运动模式，屈髋、屈膝，摆动相结束时脚跟不能着地。在站立相时不能负重，足内翻，行走不稳或呈瘸拐状，呈典型的偏瘫步态。原因：屈肌共同运动模式——伸肌共同运动模式。

(4) 划圈型：骨盆上提，向后旋转，髋关节外旋、外展；患足落地时，不是足跟先着地，而是足尖或整个足掌蹬地，踝内翻、脚趾跖屈，形成典型的划圈步态。原因：负重差、伸肌痉挛模式。

2. 脑瘫步态

(1) 马蹄内翻足：马蹄样足下垂、足内翻，足前部内收、跖屈，学龄期后患者多伴有胫骨内旋，通常足下垂合并有跟腱挛缩，而足前部跖屈，且常合并有跖筋膜挛缩和高弓足畸形。原因：比目鱼肌、腓肠肌或胫骨后肌的不协调运动使摆动相出现踝过度跖屈；因为跟腱挛缩或踝背屈肌无力，表现为支撑相多用足尖或外侧缘着地，甚至用足背外侧着地行走。

(2) 蹲位步态：步行中患者支撑相髋内收内旋，膝关节过度屈曲，同时足呈马蹄形，足趾外展；在摆动相中期屈膝减少，末期缺乏伸膝。能量消耗明显加大，稳定性差。原因：腘绳肌痉挛，或髋屈肌痉挛、跖屈肌无力、跟腱痉挛等。

(3) 剪刀步态：双膝内侧常呈并拢状，行走时双足尖（相对或分开）点地，交叉前行呈剪刀状。摆动相缺乏屈膝、屈髋动作，支撑相足尖点地，支撑面小。原因：髋内收肌张力过高。

(4) 舞蹈步态：双下肢大关节的快速、无目的、不对称的运动，支撑相足内翻，踝缺乏背屈，足尖着地，身体不能保持平衡；摆动相双侧髋关节、膝关节屈曲困难。行走时双上肢屈曲、不协调抖动，双下肢跳跃，呈舞蹈状。原因：四肢肌张力均增高。

3. 截瘫步态：脊髓损伤的患者因损伤节段的不同，治疗及时与否，方法是否得当，其步行的能力有很大差异。患者早期借助下肢支具在平行杠内步行，能力进一步提高后用臂杖、腋杖或手杖以摆至步、摆过步或四点步的模式完成行走过程。

(1) 平行杠内行走：四点行走步态、两点行走步态、拖地行走步态及摆至步、摆过步行走步态。

(2) 臂杖、腋杖、手杖或助行架行走步态

臂杖或手杖步态：常用的有两点支持步态和两点一点交替支持步态。

腋杖步态：动作的方法与平行杠内的步行相同。

助行架行走步态：适合于上肢功能较好，下肢功能损害较轻或下肢有支具帮助的脊髓损伤的患者，步态模式常有两点支持步态、摆至步和摆过步。

4. 其他神经疾病

(1) 蹒跚步态：见于小脑病变者，患者由于共济失调，行走时步宽加大，步幅长短不一，速度快慢不等，重心上下左右移动幅度大，东倒西歪，呈"鸭子"状或蹒跚状，状如醉汉，故又称酩酊或醉汉步态。

(2) 前冲步态：见于帕金森病患者，行走时启动困难，双上肢缺乏摆动，躯干前倾，髋膝关节轻度屈曲，踝关节迈步时无跖屈、拖步，步幅缩短，越走越快，不能随意骤停或转向，呈现出前冲或慌张步态。

(二) 外周神经损伤导致的异常步态

单纯外周神经损伤可导致特殊肌无力步态，包括：

1. 臀大肌步态　臀大肌是主要的伸髋及脊柱稳定肌。在足触地时控制重力中心向前。

肌力下降时其作用改由韧带支持及棘旁肌代偿，导致在支撑相早期臀部突然后退，中期腰部前凸，以保持重力线在髋关节之后。腘绳肌可以部分代偿臀大肌，但是在外周神经损伤时，腘绳肌与臀大肌的神经支配往往同时损害。

2. 臀中肌步态　患者在支撑相早期和中期骨盆向患侧下移超过5°，髋关节向患侧凸，患者肩和腰出现代偿性侧弯，以增加骨盆稳定度。患侧下肢功能性相对过长，所以在摆动相膝关节和踝关节屈曲增加，以保证地面廓清。

3. 屈髋肌无力步态　屈髋肌是摆动相主要的加速肌，其肌力降低造成摆动相肢体行进缺乏动力，只有通过躯干在支撑相末期向后，摆动相早期突然向前摆动来进行代偿，患侧步长明显缩短。

4. 股四头肌无力步态　股四头肌是控制膝关节稳定的主要肌肉。在支撑相早期，股四头肌无力使膝关节必须处于过伸位，用臀大肌保持股骨近端位置，用比目鱼肌保持股骨远端位置，从而保持膝关节稳定。膝关节过伸导致躯干前屈，产生额外的膝关节后向力矩。长期处于此状态将极大地增加膝关节韧带和关节囊负荷，导致损伤和疼痛。

5. 踝背屈肌无力步态　在足触地后，由于踝关节不能控制跖屈，所以支撑相早期缩短，迅速进入支撑相中期。严重时患者在摆动相出现足下垂，导致下肢功能性过长，往往以过分屈髋屈膝代偿（上台阶步态），同时支撑相早期由全脚掌或前脚掌先接触地面，又称为跨阈步态。

6. 腓肠肌/比目鱼肌无力步态　表现为踝关节背屈控制障碍，支撑相末期延长和下肢推进力降低，导致非受累侧骨盆前向运动延迟，步长缩短，同时患侧膝关节屈曲力矩增加，导致膝关节屈曲和膝塌陷步态。

（三）骨关节疾患导致的异常步态

1. 疼痛步态　当各种原因引起患侧下肢负重时疼痛，患者尽量缩短患侧的支撑期，使对侧下肢快速向前摆动，呈跳跃式前进，步长缩短，又称短促步。根据患者的行走形态又可分为：直腰步态（脊柱疾患）、侧弯步态（腰椎间盘突出患者）、踮脚步态和足尖步态（髋、膝关节疼痛患者）。

2. 关节挛缩或强直步态　髋关节屈曲挛缩时出现代偿性骨盆前倾，腰椎过伸，步长缩短。膝关节屈曲挛缩超过20°时可出现斜肩步态。膝伸直挛缩时，摆动期躯干向健侧倾斜，患侧骨盆上提，髋外展，以提起患腿完成摆动。踝跖屈挛缩15°以上时，行走时足跟不能着地，支撑相缩短，摆动时常增加屈髋、屈膝来代偿，亦呈踮脚步态。原因：下肢各关节挛缩强直。

3. 短腿步态　患肢缩短超过2.5 cm以上者，该侧支撑时可见同侧骨盆及肩下沉，对侧摆动时髋膝过度屈曲与踝背屈加大，出现斜肩步态。若缩短超过4 cm，则步态特点可改变为患肢用足尖着地以代偿。

4. 假肢步态

（1）膝上假肢：假肢侧支撑相短摆动相长，由于在支撑相不能屈膝，造成患者在假肢侧摆动时重心上下起伏，垂直面上移动较大，行走能量消耗大。因此在假肢装配时应考虑提供可控制膝力矩，以保证足够的助伸力，减少冲击力。

（2）膝下假肢：支撑相全足底着地时间延长，而支撑相整个时间缩短，膝关节屈曲角度下降，足跟、足趾提前离地；摆动相时膝关节屈曲角度下降。与膝上假肢相比有较好的步行

5. 平足 又称扁平足,可见内侧纵弓变低,距骨向前、内和下方移位,跟骨向下和旋前,舟骨粗隆凹陷。平足又分为僵硬性平足和可屈性平足两类。僵硬性平足是结构畸形,内侧纵弓在非负重体位、足趾站立和正常负重情况下均不存在;可屈性平足的内侧纵弓在负重时缺如,而在足趾站立或非负重情况下出现。跑步甚至行走能力下降,步态异常,如外八字步态,而因患足的过度外翻及内旋,造成膝关节代偿性外翻及髋关节代偿性外旋等,继而可能引发膝、髋、下背等部位的异常。

6. 老年步态 老年是正常的退化过程,而这个过程也随之表现于行走步态上。他的特征有步行速度变慢(通常较成年人慢17%～20%),步长较短,支撑期延长、摆动期变短,步频低,步行中各关节活动度较小。老年人的步态和平衡问题,关系到老年人行走和站立时的稳定性问题,而且会因为常见的老人疾病而使步态不同。

(谭文捷)

第七节　神经电生理学评定

一、概述

神经电生理评定(electrophysiologic study, EPS)是康复评定的重要内容和手段。主要方法有:肌电图(electromyography, EMG)、神经传导测定、各种反射检查、诱发电位(evoked potential, EP)检查等等。在电诊断中,较常用的是神经肌电图。神经肌电图是神经肌肉疾病的现代化诊断技术,结合诱发电位检测,对上、下运动神经元病损和肌源性疾病的诊断和鉴别诊断有重要的客观价值;对广泛的病、伤所致残疾病变的康复评定是十分重要的。现将常用的肌电图检查和神经传导测定、诱发电位在康复医学中的运用进行扼要介绍如下。

二、肌电图检查

(一) 肌电图基本知识

1. 肌电图检查的生理学原理 肌电图是记录、显示肌肉活动时产生的电位图形。运动神经细胞或纤维兴奋时,其兴奋向远端传导,通过运动终板而兴奋肌纤维,产生肌肉收缩运动,并有电位变化成为肌电图。肌电图检查的是下运动单位的电生理状态。下运动单位包括脊髓前角细胞、周围神经根、神经丛、神经支、神经肌肉接头和肌纤维。

2. 周围神经的正常电生理 周围神经由许多粗细不等的有髓和无髓神经纤维组成。神经的兴奋可以向近端与远端双向传导,躯体的运动和感觉纤维是沿着髓鞘的郎飞结(nodes of Ranvior)跳跃式传导,传导速度较快,而在无髓鞘的自主神经纤维上,神经传导沿膜扩散,传导速度则较慢。

3. 周围神经损害的病理和电生理 周围神经损害分为三类,即神经失用、轴索断伤、神经断伤等。神经失用亦称传导阻滞,神经在解剖上通常没有明显的变化。轴索断伤是指髓鞘的完整性尚好但轴索有变性,只是由于髓鞘的存在,有引导与刺激轴索再生与恢复的功能,其预后较好。而神经断伤是指轴索与髓鞘同时断伤,可见神经内膜、束膜、外膜的离断。

周围神经损伤后可发生轴索变性,神经元代谢紊乱和退行病变,以及节段性脱髓鞘伴神经传导速度的减慢。

神经的再生在伤后几天就开始。神经再生通过瘢痕区时,速度明显减慢。当再生纤维不能通过瘢痕区,往往在原地扭曲缠绕,形成神经瘤。神经损伤后在损伤部位的传导功能丧失其远端没有损伤的部分尚暂时保持正常的兴奋和传导功能,故在神经损伤的早期,常用的电生理学检查难以作出准确的诊断。在神经再生的早期由于轴索与髓鞘的功能均不正常,其兴奋性和传导性均差,运动传导速度较慢,运动单位电位的振幅较低。失神经支配的肌纤维也可能受到正常的或其他再生的神经纤维侧芽支配。

(二)电诊断学诊断仪器

肌电图检查仪的主要组成部分包括:电极、放大器、扬声器、显示器、记录器,以及辅助处理计算机。

1. 电极　有表面电极和针电极两大类别,可分别用于记录和刺激之用。表面电极一般采用双极镀银电极,直径为 0.5~1 cm。常用的针电极有同芯针电极、单极针电极、单纤维针电极和多极针电极。各种电极特性与用途各不相同,适用范围亦异。

2. 放大器　由前置放大器和放大器两部分组成,对监控到的生物电信号进行放大。

3. 示波器　用于显示电信号,以便检查者肉眼观察电位的形态,并测量其波幅和时限。

4. 扬声器　可以声音的形式显示所检测的生物电信号。在肌电检查中,正常的运动单位电位及各种异常电位均呈现为特征性的声音,因而易于鉴别。

5. 刺激器　用于产生各种刺激,作用于人体的不同部位,使之产生相应的反应和电活动。在肌电图与神经传导研究中,通常使用的是电刺激,而在 EP 检查时,还可分别使用磁刺激、声音刺激和视觉刺激。

6. 资料存储器　以往采用磁带记录和贮存,现已普遍为计算机所替代。

(三)肌电图检查的操作技术

使用皮肤电极时先用乙醇对皮肤进行清洁脱脂,减少皮肤阻抗,然后利用特制的电极膏把皮肤电极紧贴于所检测的肌肉的皮肤表面。利用针电极时,应先对针电极进行消毒,同时用碘酒、乙醇对皮肤进行消毒,才插入针电极进行探索。

对一块肌肉进行探查时,分别观察肌肉在松弛时出现的征象,如插入电位和有无异常的自发电活动,以及肌肉在收缩时,观察分析运动单位动作电位的波形,测量电位的波幅和时限,以及在大力收缩时引出的募集电位。

常规测试在目前电脑化的情况下,可预先设置各种检测项目的参数要求,如在检查运动传导速度或感觉传导速度时的放大倍数及扫描速度。一般扫描速度可在 2~20 ms/cm 之间选择,灵敏度 50 μV/cm~5.0 mV/cm 进行选择。一般在分析运动单位电位时不要切除波峰。频带一般用最低 10 Hz,最高 10 kHz。

进行肌肉探测时,如果要观察全貌需进行 5 个方向,4 个深度,20 个点的检测,但一般有经验的肌电图医生只需 4~5 个点即可判断探测结果,即用最少的测定而获得最多的有用资料。

(四)肌电图的基本参数

在临床上肌电图的图形变异较大,为了便于辨认,介绍其基本图形(图 3-12)及相关参数。

1. 相数

(1)相与峰:相是指电位的波形偏离基线再回到基线的轨迹,一个偏离与回归的过程为

1相,图中的波为3相。峰是指电位超过20 μV的转向偏移,不论是否过零线,图中波有4峰(图3-12)。

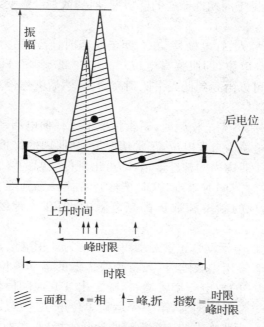

图3-12 肌电图的基本波形及参数

(2) 多相运动单位电位:正常运动单位电位为1～3相,其中必有一相为负。4相以上为多相,正常人可以有20%以下的多相电位,其发生率因肌肉、年龄等而异,多相电位>20%为异常。

(3) 多峰电位:超过5峰为多峰电位,多峰电位与多相电位意义相同,均表示运动单位的时间分散。这可能是因为轴索的各分支传导速度或肌纤维的兴奋传导速度不一致。

2. 时限 指运动单位电位从第一相偏离基线开始到最后一相回到基线所持续的时间,一般为5～15 ms。正常运动单位电位时限因肌肉和年龄等因素而异。

3. 波幅 运动单位电位的波幅一般取峰—峰电压值计算,即最大负峰和最大正峰之间的电位差,单位为mV或μV。运动单位电位的波幅变异较大,主要与电极放置部位与运动单位的距离和参与运动的肌肉纤维数量等因素有关。

(五) 正常肌电图

肌电图检查分为四个步骤:①插入电位:观察插入时的电活动;②肌肉静息状态:观察放松时的有无自发性电活动;③轻微肌肉收缩活动,测定MUAP:观察轻收缩时的运动单位电位特征;④最大肌肉收缩活动,引出募集电位:观察中度与重度用力时的运动单位募集情况。

1. 插入电位 指当针插入肌肉或在肌肉内快速提插时诱发的一阵短促的电活动。但在电极停止移动时,电活动应立即消失。插入电活动正常的持续时间短于300 ms。插入电位于正常肌肉经常出现,但失神经支配的肌肉和某些病态的肌肉,如肌强直、多发性肌炎,容易激惹和增加,即插入电活动活跃和延长。插入电位的消失提示肌肉功能丧失。

(1) 插入电位延长：正常插入电位延续不到0.3秒，插入电位延长常见于肌肉失神经支配或肌强直病。

(2) 插入电位缩短：见于周期性瘫痪的麻痹期、肌病或神经病变致肌肉被结缔组织或脂肪代替时。

(3) 肌强直电位：针插入、针电极移动时、叩击肌肉时、轻度用力时，均可诱发成串密集的波形规则的单纤维活动电位，即肌强直电位。频率在20～150 Hz之间，由高到低渐变；波幅10～100 μV不等，可以由高到低或由低到高渐变，然后突然停止。见于肌强直性肌营养不良、先天性肌强直等。

2. 肌肉静息状态　肌肉完全松弛时，正常情况下无任何电活动，称为电静息。正常情况下肌肉放松时出现的电位为自发电位，正常情况下，从肌肉的终板区可录取"终板电位"。这是针尖在终板区刺激了肌肉内的神经末梢，即可出现低波幅的终板噪音或高波幅的终板棘波，这两种表现可以单独或同时出现，这时被检查者往往感到疼痛，轻轻退针，疼痛即会消失。这种终板电位出现的频率和数量都是有限的，但在失神经支配的肌肉中则明显增加。

3. 轻用力收缩时的肌电活动　正常运动单位电位为3相电位，多相电位不超过20%，时限与电压正常。让患者轻用力收缩时，兴奋阈值最低的运动单位将首先被激活，随着用力程度升高，这些运动单位的放电频率将增快，随之出现其他阈值较高些的运动单位参与收缩。在第二个运动单位参与收缩前，第一个运动单位电位连续放电的间隔期，即称为募集间期(RI)，此RI实际上为肌无力的一个敏感的诊断学指标，在神经源性疾病时，RI缩短，而在肌源性疾病时，RI延长。运动单位电位常见以下几种类型：长时限运动单位电位、短时限运动单位电位、高电压运动单位电位和低电压运动单位电位。

4. 最大用力收缩肌电活动　嘱患者以最大力量收缩受检肌肉，观察其肌电活动，此时可将针退至较表浅处，以减轻疼痛，确保患者能最大限度地用力。此期应观察肌电募集形式及波幅。正常应为干扰型，即图中电位变化连续不断，几乎看不到基线。最大用力出现干扰不充分或轻用力出现干扰过度(病理干扰)都属异常。

(六) 异常肌电图

1. 肌肉松弛时肌电图的表现　健康的肌肉松弛时应该是电静息，但在神经肌肉疾病时，可以出现异常自发电位，主要有以下几种。

(1) 纤颤电位：纤颤电位为针电极在肌细胞外时记录到的单根肌纤维的自发电活动。始为正相，主相为负，时限1～5毫秒，振幅20～200 μV，发放频率为2～20 Hz。在终板外的纤颤电位见于神经源性和肌源性疾病所致的肌纤维失神经支配(图3-13a)。如果能在肌肉的非终板区找到两个以上，其诊断价值是非常重要的。在下运动神经元疾病，可以利用这异常自发电位来帮助作定位诊断，判断受损是在脊髓、神经根、神经丛还是周围神经。一般病损发生2～3周后，才可以检出纤颤电位。

(2) 正锋波或正锐波：是一个正相的电位，为针尖移动且处于肌纤维去极化区内时记录到的单根肌纤维的除极化电活动(图3-13b)。若与纤颤电位相伴出现，且两者发放节律与频率一致时，为异常。若仅在终板区可见，且频率和节律与终板电位相似，则为正常所见。

(3) 束颤电位：束颤电位是运动单位自发的非自主放电，其特征为发放频率慢(<5 Hz)且无规律，波形和大小变异范围大(图3-13c)。可为双相、3相，亦可为多相。这是由于组

成单个运动单位的肌纤维兴奋所致。束颤本身不能确定为异常,只有同时发生纤颤电位和正锐波才有病理意义。

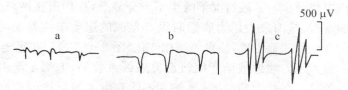

图 3-13　异常的自发电活动
a. 纤颤电位　b. 正相尖波　c. 束颤电位　b. 时标 10 ms　扫速 200 cm/s

2. 随意收缩时肌电图的表现

(1) 运动单位动作电位的变化:运动单位动作电位的相位超过四相以上,叫做多相电位。健康肌肉在随意收缩时也可出现多相电位,平均占 3%。然而多相电位常于病理情况下出现,如神经变性或再生和肌肉病变时,而且多相电位显著增多。根据不同的疾病,运动单位动作电位的形状和大小有很大的变异,分述如下:

1) 神经再生电位:在周围神经病损而神经变性时,常出现再生的神经纤维运动轴索不规则的节段性传导阻滞,一部分肌纤维获得再生的轴索分支支配,而另一部分尚未获得神经支配,因此不能同步进行放电,所以运动单位动作电位变成时限延长的多相电位,这种电位叫做神经再生电位(图 3-14 b),是高波幅、长时限的多相电位,亦称为群多相位。神经再生电位的波幅可由于再生的早期而呈现较低平,再生的中期较高而后期则趋于正常范围。

2) 巨大运动单位电位:在脊髓前角细胞病损时,一部分前角细胞可能完整无损,而其他前角细胞遭受变性或死亡。这时幸存的前角细胞的轴索会发出分支去支配已经失去神经供应的肌纤维。这样,肌肉内的运动单位数量虽然减少,但幸存的运动单位却扩大了,这些扩大的运动单位,其一致性、同步性好,又不受相邻的亚运动单位的影响和干扰,所以相位单纯,但持续时间却延长(图 3-14 c)。时限超过 10 ms 以上,波幅高达 2 000 μV 以上,甚至可以高达 10 000 μV,相位多呈二相。这种相位单纯的高波幅,长时限的电位,叫做"巨大运动单位电位"。

3) 肌病电位:在肌肉疾病时,运动神经元是不减少的,但是组成运动单位的许多肌纤维却遭受变性,因此运动单位内包含的肌纤维数目减少和肌纤维的生理状态不正常。当激发肌纤维收缩时,动作电位的平均时限缩短,电位的波幅也明显下降,并呈现多相电位(图 3-14 d)。这种短时限、低波幅的多相电位,叫做肌病电位,又称为棘状波多相电位。

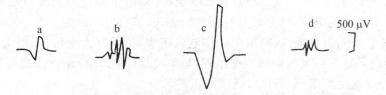

图 3-14　正常和异常运动单位电位
a. 正常运动单位电位　b. 神经再生电位　c. 巨大运动单位电位
d. 肌病电位,时标 10 ms,扫速 200 cm/s

(2) 干扰相的变化:健康肌肉在最大用力随意收缩时,肌电图表现为干扰相。但由于任何原因影响肌肉的神经供应时,肌肉最大用力收缩没有足够的健全的运动单位参与活动,因此运动单位动作电位减少。一般情况下减少不十分显著,称作干扰波减少(图 3-15 b)。在脊髓前角细胞病变时,肌肉最大用力收缩时没有足够的运动单位参加,其运动单位动作电位呈现巨大电位变化稀疏地出现,呈现单纯相变化(图 3-15 c)。在完全失神经支配的肌肉,企图随意收缩,最大用力收缩或给予阻抗激发肌纤维收缩,但都不能引出动作电位,这种现象叫做病理电静息。在肌肉病变时,虽然有不同程度的肌纤维的变性缺失,但神经元没有变性,存在良好的支配,当最大用力收缩时,尚有足够的运动单位参与活动,一般仍呈干扰相,但这种干扰相波幅低平,与正常干扰相不同,称为病理干扰相(图 3-15 d)。

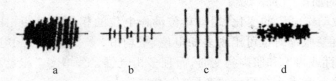

图 3-15 干扰相的变化
a. 正常干扰相 b. 周围神经病 c. 脊髓前角病变 d. 肌病
d. 时标 10 ms 扫速 200 cm/s

(七) 临床肌电图

神经肌电图在临床医学中是一项极为重要的功能检测项目,它检测一系列重要的生命客观指标,这一评定技术在定位、定性、定量的客观性是非常明确的,可以为制定和指导康复治疗计划提供依据,并可用以进行阶段性评定和评估预后。神经肌电图从脊髓至肌纤维,即沿着运动单位的各个解剖位置上发生病理改变时,都可以从肌电图检测上发现异常表现。

1. 神经源性疾病

(1) 脊髓前角细胞病变:脊髓前角中主要是运动神经细胞,即下运动神经元,前角细胞病变时呈现下运动神经元瘫痪的表现,如肌无力、肌萎缩及肌纤维震颤、运动功能障碍,这一组肌病包括脊髓灰质炎、进行性脊髓性肌萎缩症、进行性延髓麻痹、原发性侧索硬化症、肌萎缩性侧索硬化症、进行性脊肌萎缩症等。另外还包括脊髓压迫、脊髓空洞症,各种外伤导致脊髓损伤而伤及前角细胞者。这一组病变在肌电图上的表现同周围神经病变不同,有特殊的特征性变化。

1) 肌肉松弛时表现:可以出现异常自发电位(纤颤电位和正相尖波),常可检出束颤电位和检出巨大运动单位电位,这是最具特征性的表现,是自发出现的。

2) 肌肉随意收缩时表现:运动单位动作电位疏少,出现巨大电位,当最大用力收缩时,它的特征性表现是这些巨大电位稀疏地出现,呈单纯相,同步电位测试出现同步现象。

3) 神经传导速度测定:一般正常或接近正常。

(2) 前根病变:任何引起神经根受压的原因均可能引起神经根压迫综合征,如肿瘤、血管异常、囊肿、脊椎骨折、脊髓周围脓肿、骨刺形成等,但以椎间盘突出为最常见病因。神经受压肌电图特征,主要是前根受压时,它所支配的骨骼肌在松弛状态检出异常自发电位(纤颤电位和正相尖波)。肌肉随意收缩时运动单位可能会减少。按照不同肌肉的神经节段支配去判断受压的部位,根据检测结果可做出神经根受压诊断和定位意见。椎间盘突出患者均可依靠肌电图的检测,其定性、定位准确性可高达90%以上,如果椎间盘的突出移位或脊椎骨质增生直接压迫脊髓,引起脊髓前角细胞损害变性,则呈现前角细胞病变的肌电图表现。

在前根病变时,神经传导速度测定通常没有异常,这是因为周围神经一般接受几个神经根的运动纤维,因此即使单个神经根完全被破坏,但从别的神经根来的运动纤维仍有效地传递神经冲动。神经根病变是很常见的临床病症,而且也经常影响到感觉纤维,故主诉十分多样。需要鉴别诊断的只是局限在近端的神经病,所以任何一病例,在进行电生理检测时,最好包括肌电图的检测、神经传导速度,F波传导速度。有条件时选择同时进行体感诱发电位和运动诱发电位的检测,这样对受限的范围、节段、部位以及损害的程度的判断更为准确。

(3) 周围神经病:按照病变发生于不同的部位,周围神经病可分为神经根炎、神经丛炎、神经干炎以及神经炎等。检测肌电图和传导速度对周围神经病的确诊有很大帮助,还可以鉴别脱髓鞘和轴索损害两种病理生理类型。其肌电图检测的特点是:

1) 肌肉松弛时表现:可以出现异常自发电位(纤颤电位和正相尖波),在急性发病的病例发病头2~3周内,异常自发电位一般不能检出,以后可以大量出现,随着病情好转,这些异常自发电位也逐渐减少乃至消失。另外插入电活动比较活跃和终板噪音会增多。

2) 肌肉随意收缩时表现:随意大力收缩时,运动单位动作电位减少,不出现干扰相,其减少程度取决于病变的严重程度。多相电位增加,运动单位的时限正常或稍增加,电位的波幅正常或轻度低平。

3) 神经传导速度测定:运动和感觉神经传导速度均减慢,视病变的病因不同,运动和感觉神经传导速度减慢的程度会有敏感性的差异或程度上的差异。F波传导速度在以脱髓鞘为主的周围神经病变,以及近端为主的病情下,表现得更为敏感和突出。神经传导速度的减慢,是脊髓前角病变、肌肉疾病的鉴别诊断的指标。

(4) 周围神经损伤:周围神经损伤可分为三型:神经失用症、轴索断伤和神经离断。

1) 神经失用症的肌电图表现:肌肉在松弛时呈正常的电静息。随意收缩时运动单位动作电位减少,但由于没有轴索变性,大约过几天或几周之后,迅速恢复正常。

2) 轴索损伤的肌电图表现:根据神经纤维变性程度轻重,其肌电图的表现也不完全一样。如轴索部分变性,相应损伤神经支配的肌肉在松弛时会出现异常自发电位,随意收缩时,运动单位动作电位减少。轴索完全变性时,肌肉松弛时更容易检出异常自发电位;随意收缩时,不出现运动单位动作电位,呈病理电静息,神经传导速度可检出但减慢。

3) 神经离断的肌电图表现:损伤神经相应支配的肌肉在松弛状态时,很容易检出异常自发电位。肌肉随意收缩时,不出现运动单位动作电位。神经传导速度测定记录不到激发电位。

在神经损伤再生恢复过程中,肌电图上恢复证据的出现,比临床上恢复的征象要早8周左右。神经再生过程中肌纤维获得神经支配的肌电图征象是神经再生电位的出现,在神经再生的不同阶段,它的形态也是有差异的,最初阶段是低平的多相电位;中期则出现时限延长的多相电位,同时伴有二相或三相的增长运动单位电位;在后期会出现时限长、波幅高的多相电位,最大用力收缩可恢复干扰相。当再生的神经纤维轴索到达肌纤维的表面并穿过运动终板时,异常自发电位便会消失。

2. **神经肌肉接头病变** 其发病机制比较明确,一般认为本病主要累及神经肌肉接头处(运动终板),导致冲动传递障碍。肌电图反映了临床特点,其典型特征是当病变肌肉重复一系列同样动作时,运动单位动作电位出现衰减现象。目前大多数肌电图检测仪均设置有重复电刺激的分析程序,其准确度高。

3. **肌肉疾病** 肌肉疾病没有中枢及周围神经系统的病理改变,因此电生理检测时,运动单位一般不减少,但由于肌纤维的变性缺失,使运动单位的结构改变,所以肌病时运动单位动作电位有异常特征性改变,由于肌纤维变性缺失不能同步收缩和收缩时张力及持续时间减少而且收缩不完全,呈现出短时限、低波幅的多相电位,这就是肌病电位,最大用力收缩虽呈干扰相,但波幅低平,称为病理干扰相。在肌肉松弛状态时,某些病例可以检出异常自发电位。

4. **肌强直症** 肌强直是指先天性肌强直症、萎缩性肌强直症及先天性副肌强直症,其机制是在终板和肌纤维的肌膜上的异常,但中枢神经系统的病损也可呈现四肢的强制性瘫痪。脑干运动神经核的病变也可导致相应肌群的强直状态,产生各种临床神经肌肉综合征。一般肌强直的肌电图表现是:一经刺激如插入针电极、弹拨针电极或施以冷刺激,均可引出电位的重复发放,伴有频率和波幅的明显变化,呈持续收缩状态,松弛迟缓或不能完全松弛,诱导不出松弛状态的电静息。

三、周围神经传导检查

所谓周围神经传导检查(PNCS)是指通过刺激周围神经并对其所产生的动作电位进行记录和分析,从而客观地评定周围神经肌肉系统功能状况的一种电生理学方法。其与诱发电位的区别,在它只记录和分析周围神经系统的反应,而诱发电位检查则对周围和中枢神经系统的反应均进行记录和分析。

(一)神经传导检查的分析参数

1. **潜伏期** 是从刺激开始处至反应出现时所经过的时间。
2. **波幅** 可为峰—峰值,亦可仅测量负波的波幅,其反映了被兴奋的神经纤维的数量及其传导的同步性。波幅的变异范围较大,不如潜伏期可靠。
3. **波宽** 也反映产生动作电位的神经纤维的数量和传导的同步性,当同步性较差时,将会出现波幅下降和波宽增大,且有波形失真。
4. **传导速度** 是所测量的神经节段的长度除以潜伏期所得到的计算值。

通过对所获取电位的上述参数的测量与计算,结合对电位形状的观察,即可了解所测神经的传导功能状况。

(二)神经传导检查的临床应用

神经传导研究在临床上可用于:

1. **诊断弥漫性多神经病** 本病表现为对称性、弥漫性的多条神经的传导障碍。同时,根据神经传导速度减慢的程度,有时尚可推知病变是脱髓鞘所致,还是轴索变性所致。在脱髓鞘时,常有严重的神经传导减慢,而轻度减慢常不具特异性。而波幅的下降则通常为轴索病变所致,但也可发生于髓鞘变性时。

2. **准确定位局灶性神经损伤(即嵌压)** 这类损伤多以局部的脱髓鞘病变为主,因而受损段的神经传导检查可显示出明显的电位形态、波幅和传导潜伏期与速度的变化。而其近端段传导可完全正常,其远端段则视损伤的严重程度表现为传导正常或异常。

3. 确定神经损伤的程度并追踪病变进展情况,指导治疗和判断预后。当神经传导检查提示神经损伤为完全性时,则需考虑行手术探查和修复。

(三) 神经传导检查的内容

1. 感觉神经传导 由于许多周围性神经疾患以感觉异常为首发症状,或是以感觉异常表现为著,故感觉神经传导检查常具有重要的诊断价值。感觉神经传导检查与运动神经传导检查的不同之处在于其不涉及神经-肌肉接头和肌肉。因而只需在神经的某一点给予刺激,而在另一点进行记录即可。采用顺向或逆向法进行测量均可,前者是在指或趾端或皮肤进行刺激,在相应的神经干记录;后者则相反。研究表明,顺向与逆向感觉传导速度无显著差异,因此两者所测值相似。

2. 运动神经传导 运动神经传导检查是通过在运动神经干给予刺激,在其支配的相应的肌肉上记录而进行的,此时记录的 CMAPs 称为 M 波。由于冲动在传导的过程中要经由神经-肌肉接头和肌纤维才能到达记录电极,所以仅以一点刺激获得的潜伏期来计算运动神经传导速度是不恰当的,而应在神经干的两点进行刺激,获得两个潜伏期,再量出这两点的距离并除以两个潜伏期的差值,即可计算得出两个刺激点间的这一段运动神经的传导速度。

对 M 波的测量分析参数有潜伏期、波幅、波宽和波形以及运动传导速度。

3. F 波 运动神经纤维在受到刺激产生兴奋时,其冲动会向近、远端双向传导。冲动沿神经顺向传至肌肉,直接使之兴奋产生动作电位,是为 M 波;冲动逆向传至脊髓前角运动神经元使之兴奋,该兴奋性冲动再顺向传导至肌肉,使之再次兴奋而产生一个所谓的迟发性反应,此即 F 波(图 3-16)。

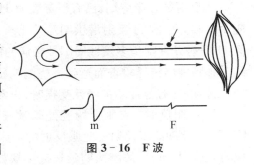

图 3-16 F 波

对 F 波的分析指标主要有以下几个:

(1) 潜伏期:包括最短潜伏期、最长潜伏期和平均潜伏期。最短潜伏期反映最快速传导纤维的传导情况,其与最长潜伏期的差值称为时间离散度。平均潜伏期为测量的 10 个或更多的 F 波潜伏期的平均值。潜伏期延长表明有传导阻滞。

(2) 波幅:正常时为 M 波波幅的 1%~5%,其临床意义尚不肯定。

(3) F 波出现率:通常为 90%~100%,出现率下降可以是神经病变的早期征象。

F 波的检查可作为常规神经传导检查的一个补充,用于评估近端运动神经的传导功能。在神经根、神经丛及周围神经近端病变的诊断中具有重要的临床价值。近来亦有人用于对上运动神经元损伤的患者进行评定,但临床意义尚有待进一步确定。

4. H 反射 H 反射是一种单突触性节段性反射,最先由 Hoffman 于 1918 年描述。它是在以低于 M 波的阈值的强度刺激混合神经干时,在该神经支配的肌肉上引出的一个迟发性 CMAPs。H 波在引出后,其振幅将随刺激强度的上升而上升,在刺激强度接近 M 波阈强度时,波幅达最大,然后,随着刺激强度的增大和 M 波振幅的上升而下降(图 3-17)。

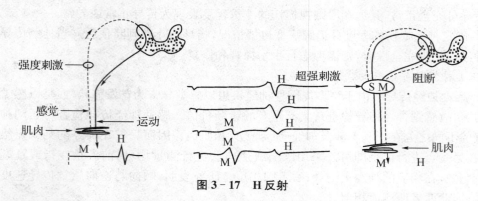

图 3-17 H 反射

虽然 H 反射的潜伏期与 F 波相似,但两者却有着本质的区别。下述各点有助于两者的鉴别:①H 反射的阈刺激强度<M 波,而 F 波则需>M 波阈刺激的强度方可引出;②刺激强度不变时,H 反射的潜伏期与波形保持恒定,而 F 波则相反;③在低强度刺激时,H 波波幅通常>F 波,其平均波幅为 M 波波幅的 64% 以下。F 波波幅仅为 M 波波幅的 1%~5%;④在正常成人中,若不采用易化方法,H 反射仅可在比目鱼肌和桡侧腕屈肌中引出,而 F 波则可在全身肌肉中引出。

H 反射的临床应用:已有研究表明 H 反射潜伏期是最可靠的指标,因而目前在临床上应用最多。单侧 H 反射潜伏期延长或消失见于单侧坐骨神经、胫神经或 S_1 神经根受损;两侧 H 反射异常则是多发性周围神经病的敏感指征,但需与双侧 S_1 神经根病变相鉴别,这可结合腓肠神经传导检查而达到。桡侧腕屈肌 H 反射的延迟或缺如见于 C_6 和 C_7 神经根病变。另外,在有上运动神经元受损时,正常情况下引不出 H 反射的肌肉中可出现 H 反射。

5. 眨眼反射　在眶上切迹处刺激三叉神经眶上支时,在双侧的眼轮匝肌上可记录到 CMAPs,此即眨眼反射。眨眼反射的临床用途:①诊断三叉神经损伤,在刺激病变侧时,表现为双侧 R_1 和 R_2 波潜伏期延长甚至缺如;②面神经受损,表现为患侧 R_1、R_2 波潜伏期延长或缺如,由于其全面反映面神经近端和远端的传导情况,因而比面神经干的直接刺激检查要敏感些;③筛查可疑性脑桥小脑角肿瘤,由于肿瘤可累及该反射的传入与传出弧,因此可使其产生异常。

四、诱发电位

广义的诱发电位指一切刺激激发的电位,此前所描述的传导和反射研究中记录的电位都可以称为诱发电位。而狭义的诱发电位是指通过电、声、光或其他因子刺激作用于特定的感觉通路,而在神经的相应通路上和头皮的相应区域记录的特殊电位。这些电位是刺激所诱发的,可分别来源于周围神经、视网膜、耳蜗,可来源于脊髓或中枢传导结构;也可来源于皮质和皮质下结构。常见的诱发电位有体感诱发电位、视觉诱发电位、听觉诱发电位。通过刺激大脑皮质,在相应的靶肌肉记录的电位称运动诱发电位。

(一)躯体感觉诱发电位

躯体感觉诱发电位或称为体感诱发电位(somatosensory evoked potential,SEP)是指电刺激躯体神经时在其神经通路中或中枢记录的神经电位,通常是指从头顶记录到的 SEP,

也包括从脊髓记录的 SEP。

1. 检查程序　检查时要求患者合适的体位，多采用卧位让肌肉放松，减少肌电活动的伪迹。对于儿童和认知障碍的患者，可使用镇静剂。皮肤脱脂处理后固定好记录电极，将所有记录电极、刺激电极和地电极均接入相应的输入端。一般用表面电极刺激，部位通常为腕部的尺神经或正中神经、踝部的胫神经或腓神经，为了特殊目的也可用其他部位的上述神经或其他神经。

2. 躯体感觉诱发电位异常的临床意义

(1) 证实周围神经损害：表现为腕刺激的 N9 或 P11，潜伏期延长，踝刺激的 P17 或 P24 潜伏期延长。

(2) 证实中枢局限性损害：表现为峰间潜伏期延长，或者波幅明显降低。

(3) 作为手术监测的指标：脊髓手术中波幅下降 50% 以上或潜伏期延长 2 ms 以上，则提示有神经损害，应及时停止手术并采取补救措施，以避免造成永久性损害。

(4) 药物毒副作用的监测。

(5) 作为康复过程中好转或恶化的指标。

(二) 视觉诱发电位

视觉诱发电位（visual evoked potential，YEP）是用多次重复的光刺激视觉，在枕部记录的皮质电位。最常用的记录部位是 Oz，参考电极是 Cz。

1. 检查方法　通常用显示屏上的黑白或彩色棋盘格翻转作为刺激，刺激照度必须很亮，在暗室内进行。可以是双眼刺激，也可以是单眼刺激或 1/2 视野刺激。

2. VEP 检查的临床意义　VEP 的传导径为视网膜→视神经→外侧膝状体→枕叶视皮质。潜伏期延长主要反映传导径的脱髓鞘变化。波幅的下降主要反映视感觉输入下降或视觉传导径的变性。

伴有轻度或亚临床视觉障碍时，VEP 可作为神经眼科学检查的补充。影响中心视网膜或黄斑功能的疾病可以改变 VEP 的波幅和波形，而不影响其潜伏期，周边视网膜疾病对 VEP 无显著影响，皮质盲引不出 VEP。VEP 异常大致分为两类：一类为视神经炎和多发性硬化等脱髓鞘疾病，其主要特征是 P100，潜伏期延长达 35～45 ms 或更多；另一类为轴索变性，VEP 的主要表现是波幅下降以至消失。轴索变性的原因多为颅内肿瘤等占位病变、视交叉的病变，通常是占位性病变，一般影响双侧的 VEP。

视觉诱发电位检查不仅可以进行上述定性诊断，还可以作为视路附近手术和低温手术的监护手段。早期发现视觉诱发电位异常后，采取停止手术等措施可以避免视力的持久损害，也可以监测某些药物的毒性反应。

(三) 脑干听觉诱发电位

脑干听觉诱发电位（brainstem auditory evoked potential，BAEP）是多次重复的声刺激作用于听觉器官，在头颅表面记录的平均叠加电位，是一群短潜伏期的反应在 10 ms 以内的电位，主要是脑干结构的听反应。此外，还有中潜伏期和长潜伏期的诱发电位，使用的频度较低。

(四) 认知诱发电位

认知诱发电位又称事件相关电位（event related potential，ERP），是在对象认识到一种变化插入到进行性刺激模式中来时,产生的顶部皮质正性电活动。但是 ERP 的刺激是非特异的,无关真正的刺激是什么,是所谓的内源性诱发电位,不需要特别的感受器,但要求对象参与。细心注意一系列的刺激,以获得最大的反应。

当脑作决定时发生一种特别的变化,产生认知诱发电位,又称所谓的决定电位,更普通的术语是 P_{300}。P_{300} 潜伏期能够反映个体智力损害的程度,可以作为智力康复过程的指标。其最大优点是不必受试者主观配合,客观性较好。

（五）运动诱发电位

运动诱发电位(motor evoked potential,MEP)指应用电或磁刺激皮层运动区或脊髓,产生兴奋,通过下行传导路径,使脊髓前角细胞或周围神经运动纤维兴奋,在相应肌肉表面记录到的电位,是近年来发展最为迅速的一种电诊断技术。运动诱发电位对实验性脊髓损伤较体感诱发电位敏感,与运动功能一致,运动诱发电位的恢复先于运动功能的恢复。头颅诱发电位与脊髓运动诱发电位结合,可较准确地评定中枢的运动传导功能。运动诱发电位检查可用于确定运动神经系统的功能状态,从而与体感诱发电位、视觉诱发电位、听觉诱发电位等方法共同构成传入、传出全面检查,成为完整的功能评定系统。

（周宏图　陈　伟）

第八节　感觉功能的评定

躯体感觉是人体进行有效功能活动的基本保证。躯体感觉缺失,正常的运动功能价值也就十分有限。因此,感觉检查是康复过程中非常重要的评定内容。通过感觉检查,治疗师可以准确地了解感觉缺失的部位和程度,从而制定感觉再教育方案和作出预防继发性损伤的治疗计划提供依据。

一、基础知识

感觉分为躯体感觉和内脏感觉两大类,其中躯体感觉是康复评价中最重要的部分。躯体感觉是由脊髓神经及某些颅神经的皮肤、肌肉分支所传导的浅层感觉和深部感觉。根据感受器对于刺激的反应或感受器所在的部位不同,躯体感觉又分为浅感觉、深感觉和复合感觉。

（一）浅感觉

浅感觉包括皮肤及黏膜的痛觉、温度觉、触觉和压觉,此类感觉是因受到外在的理化刺激而产生。浅感觉的感受器大多表浅,位于皮肤内。

（二）深感觉

深感觉是深部组织的感觉,包括运动觉、震动觉、位置觉和深部触觉,又名本体感觉。此类感觉是由于体内肌肉的收缩刺激了位于肌肉、肌腱、关节和骨膜等处的神经末梢,即本体感受器(肌梭、腱梭等)而产生的感觉。

（三）复合感觉

复合感觉包括皮肤定位觉、两点辨别觉、体表图形觉、实体觉、重量觉等。这些感觉是大脑综合、分析、判断的结果,也称皮质感觉。

二、感觉功能评定

感觉功能评定的内容主要包括确定感觉障碍的类型、部位和范围,作出神经损伤的定位诊断;确定感觉损伤对运动功能和日常生活活动能力的影响;针对感觉障碍的特点,制定相应的治疗计划;为确保患者安全,预防出现继发性损害如压疮、烫伤等;评估疗效,尤其是周围神经损伤者,需要通过连续追踪检查,评估其恢复的情况等。

通过感觉功能评定可以了解感觉缺失的程度,评估感觉恢复的情况,辅助临床诊断以确定损伤和功能受限的方面和程度,为制订康复治疗方案提供客观依据和方向;在康复治疗过程中,通过随时检查感觉恢复情况以决定开始感觉再教育的时间以及在康复治疗过程中是否需要给予预防受伤的训练。

检查感觉功能时,患者必须意识清楚,检查前要向患者说明检查的目的和检查的方法,使患者充分合作。检查者必须耐心细致,既有重点又要注意左右侧和远近端部分的对比,一般从感觉缺失部位查至正常部位,或从四肢远端向近端检查。检查时忌用暗示性提问,必要时多次复查。感觉检查由两部分组成,即给予刺激和观察患者对于刺激的反应。如感觉有障碍,应注意感觉障碍的类型、部位和范围、程度及患者的主观感觉。

(一)浅感觉检查

浅感觉检查部位见图 3-18。

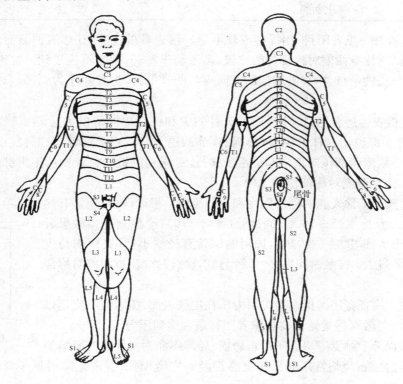

图 3-18

脊髓节段性感觉支配及其体表检查部位见表3-15。

表3-15 脊髓节段性感觉支配及其体表检查部位

节段性感觉支配	检查部位	节段性感觉支配	检查部位
C2	枕骨粗隆	T8	第八肋间
C3	锁骨上窝	T9	第九肋间
C4	肩锁关节的顶部	T10	第十肋间
C5	肘前窝的外侧面	T11	第十一肋间
C6	拇指	T12	腹股沟韧带中部
C7	中指	L1	T12与L2之间上1/3处
C8	小指	L2	大腿前中部
T1	肘前窝的尺侧	L3	股骨内上髁
T2	腋窝	L4	内踝
T3	第三肋间	L5	足背第三跖趾关节
T4	第四肋间(乳线)	S1	足跟外侧
T5	第五肋间	S2	腘窝中点
T6	第六肋间	S3	坐骨结节
T7	第七肋间	S4-5	肛门周围

1. 触觉检查 患者闭目,用棉签或软毛笔轻触患者的皮肤,让患者回答有无一种轻痒的感觉。测试时注意两侧对称部位的比较,刺激动作要轻,刺激不应过频。检查四肢时,刺激的走向应与长轴平行,检查胸腹部的方向应与肋骨平行,检查顺序为面部、颈部、上肢、躯干、下肢。

2. 痛觉检查 患者闭目,分别用大头针的尖和钝端以同等的力量随机轻刺患者的皮肤,要求患者立即说出具体的感受(疼痛、疼痛减退/消失、感觉过敏)及部位。对痛觉减退的患者检查要从障碍部位向正常部位逐步移行,对痛觉过敏的患者要从正常部位向障碍部位逐渐移行,注意两侧对称部位的比较。

3. 温度觉 正常人能明确辨别冷和热的感觉。患者闭目,用盛有热水(40~45℃)及冷水(5~10℃)的试管(图3-19),冷热交替接触患者的皮肤。让患者回答"冷"或"热",选用的试管直径要小,管底面积与皮肤接触面不要过大,接触时间以2~3秒为宜,检查时应注意两侧对称部位的比较。

4. 压觉 检查者用拇指或指尖用力压在皮肤表面,压力大小应足以使皮肤下陷以刺激深感受器。要求患者回答是否感到压力。

5. 临床意义 触觉障碍见于后索病损;局部疼痛为炎性病变影响到该部末梢神经之故;烧灼性疼痛见于交感神经不完全损伤;温度觉障碍见于脊髓丘脑侧束损伤。

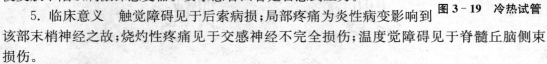

图3-19 冷热试管

浅感觉障碍的类型分为：①感觉异常：最常见患者在无外界刺激情况下，自发地感觉身体某一部位有异常，如麻木感、蚁走感、针刺感、寒冷感、温热感、触电感等。②感觉倒错：如对触觉刺激感到疼痛，对温热刺激感到寒冷等。③感觉迟钝：表现为刺激必须达到较强程度才能被感受到，或刺激从开始到被感知之间有一段潜伏期，随后可向周围扩散，刺激停止后仍持续有后作用。④感觉过敏：患者对刺激的反应超过正常，轻微的刺激即可引起剧痛。⑤感觉减退：刺激阈增高，反应反而减弱。给予强刺激才能引起一般感觉。⑥感觉缺失：在清醒状况下，对刺激全无感觉，如同一部位各种感觉都消失，称为完全性感觉缺失，如只有某种感觉缺失，而其他感觉尚保存，则称为分离性感觉障碍。

许多神经疾病都有痛、温、触觉的丧失或减退，如脑卒中、脊髓损伤等。糖尿病性神经病、神经炎、带状疱疹后神经痛、雷诺氏病、束性脊髓病等常出现感觉异常或感觉迟钝。

（二）深感觉检查

1. 关节觉　关节觉是指对关节所处的角度和运动方向的感觉。其中包括关节对被动运动的运动觉和位置觉，一般两者结合起来检查。

（1）位置觉：患者闭目，检查者将其肢体放置在某种位置上，让患者说出肢体所处的位置，或让另一侧肢体模仿出相同的动作。

（2）运动觉：患者闭目，检查者被动活动患者四肢，让患者说出肢体运动的方向。如检查者用食指或拇指轻持患者的手指或足趾两侧做被动伸或屈的动作（约5°），让患者闭目回答"向上"或"向下"。如感觉不清楚可加大活动幅度或再试较大的关节。

患肢做4～5次位置的变化，记录准确回答的次数，将检查的次数作为分母，将准确地回答或模仿出关节位置的次数作为分子记录（如上肢关节觉4/5）。

2. 震动觉　用每秒震动128～256次（Hz）的音叉柄端置于患者的骨隆起处，检查时常选择的骨隆起部位有胸骨、锁骨、肩峰、鹰嘴、尺桡骨茎突、棘突、髂前上棘、股骨粗隆、腓骨小头及内外踝等。询问患者有无震动感，并注意震动感持续的时间，两侧对比。正常人有共鸣性震动感。

3. 临床意义　关节觉障碍见于脊髓后索病损，震动觉障碍见于脊髓后索损害。本体感觉障碍主要表现为协调障碍，即运动失调。由本体感觉障碍引起的运动失调以脊髓痨、多发性神经炎等多见。

（三）复合感觉检查

由于复合感觉是大脑皮质（顶叶）对各种感觉刺激整合的结果，因此必须在深、浅感觉均正常时，复合检查才有意义。

1. 皮肤定位觉　患者闭目，用手轻触患者的皮肤，让患者用手指出被触及的部位。

2. 两点辨别觉　患者闭目，用触觉测量器沿所检查区域长轴刺激两点皮肤，两点的压力要一致，若患者有两点感觉，再缩小两点的距离，直到患者感觉为点时停止，测出此时两点间的距离。要求患者回答感觉到"1点"或"2点"。

3. 图形觉　患者闭目，用铅笔或火柴棒在其皮肤上写数字或画图形。让患者说出所画内容。

4. 实体觉　患者闭目，将日常生活中熟悉的物品放置于患者手中，检查时应先测患侧。让患者抚摸后说出该物的名称、大小及形状。

5. 重量觉　检查分辨重量的能力。将形状、大小相同但重量逐渐增加的物品逐一放在患者手上或双手同时分别放置不同重量的上述检查物品,要求患者将手中重量与前一重量比较或双手进行比较后说出谁重谁轻。

6. 材质识辨觉　检查区别不同材质的能力,将棉花、羊毛、丝绸等一一放在患者手中,让其触摸,要求患者回答材料的名称(如羊毛)或质地(粗糙、光滑)。

7. 双侧同时刺激　检查同时感受身体两侧、肢体或身体远近端的触觉刺激的能力。检查者同时触压:①患者身体两侧相同部位;②身体两侧远、近端;③身体同侧远、近端。要求患者说出感受到几个刺激。消失现象指患者仅能感受到近端刺激而不能感受到远端刺激。

8. 临床意义　触觉正常而两点辨别觉障碍见于额叶疾患;图形觉功能障碍见于脑皮质病变;实体觉功能障碍提示丘脑水平以上病变。脑卒中偏瘫和神经炎患者常有复合感觉障碍。

(四) 检查注意事项

1. 患者必须意识清晰,认知状况良好。
2. 应在安静、温度适宜的室内进行,患者应保持放松、舒适的体位,检查部位应充分暴露。
3. 以随机、无规律的时间间隔给予感觉刺激,刺激的部位应位于每一被检查区域的中心点。
4. 皮肤增厚、瘢痕、老茧部位的感觉将有所下降,检查中应注意区别。
5. 患者在回答问题时,检查者忌用暗示性提问。
6. 注意左、右侧和远、近端部分的对比。若发现感觉障碍,从感觉消失或减退区查至正常区,若有过敏区则从正常区移向过敏区。
7. 注意感觉障碍的类型(性质)、部位、范围和界线,其界线可用笔在皮肤上画出,最后将结果准确地描绘在感觉记录图上。
8. 检查者必须熟练掌握脊髓节段性神经支配及周围神经感觉支配区域,按其分布的范围有的放矢地进行检查,以获得准确的结果。
9. 应根据各种疾病或创伤的感觉障碍特点选择感觉检查方法。
10. 鉴于感觉障碍将影响运动功能,感觉评定应先于主动运动功能(MMT、AROM、功能性活动)的评定。
11. 感觉的首次评定和再次评定由同一检查者完成。

三、疼痛的评定

痛觉是感觉生理学的重要问题之一,也是病理学、药理学和临床医学领域的一个重要课题,疼痛的发生具有两重性。一方面,它是机体的一种保护性的适应机制,以一种症状的形式出现,警告机体及时采取行动来避免伤害、寻找病因、减轻病痛;另一方面它又可以形成病理性的慢性疼痛综合征,给患者带来比疾病本身更严重的痛苦,其中顽固性疼痛可影响患者的进食、睡眠、活动等日常生活,造成焦虑、抑郁的情绪,使其受尽折磨,产生对药物的依赖甚至痛不欲生。根据国际疼痛研究会(IASP)1986年给疼痛下的定义,疼痛是与现存或潜在的组织损伤有关或可用损伤来描述的一种不愉快的感觉和情绪体验。

这一定义具有两个要点：①疼痛与损伤的关系具有高度的可变性和不可预测性。疼痛通常是由明显的外界伤害性刺激或体内潜在的病损引起，但有时没有器质性病变或组织损伤也可以自发地出现，有时还可以被轻触、轻压等温和刺激所诱发；而且有时在身体广大面积遭受严重创伤时，却可以没有疼痛出现；有的损伤痊愈之后慢性疼痛仍可以持续存在，严重者甚至成为残疾的原因；一些疼痛的强度与损伤的严重程度也不成比例。②疼痛不是一个单一的简单感觉。它是一种复杂的多维度的病理生理状态，涉及机体的感觉识别、情绪感受、认知评价、运动与自主反应等多个方面，并常常伴有一系列生理反应、心理活动和行为学改变；它比其他感觉更容易受情绪环境和过去经验的影响。

(一) 疼痛的分类

临床上可以根据疼痛的病因、发病机制、病程、疼痛的程度和部位等进行不同的分类。

按刺激源的性质分为：机械性、温度性及化学性疼痛。

按病因分为：原发的和继发的；炎症的和非炎症的；恶性肿瘤痛和非恶性肿瘤痛。

按发病机制分为：生理病理性和精神心理性疼痛。

按病情分：急性和慢性疼痛。

按疼痛感觉分：快痛（刺痛、锐痛）、慢痛（延缓痛、钝痛）、顽固性痛等。

按疼痛程度分：轻痛（微痛、隐痛、触痛）、中度痛（切割痛、烧灼痛）、重度痛（疝痛、绞痛）、极度痛（剧痛、惨痛）。

按时间分：一过性、间断性、周期性、持续性等。

按机体部位分：躯体性痛、内脏痛。

按神经系统分：中枢神经、周围神经、自主神经痛。

按疼痛的表现形式分：原位痛、牵涉痛、反射痛、转移痛。

临床上可以根据不同的因素，做出各种疼痛的分类，但由于疼痛包含有许多复杂的因素，不是一种分类方式可以概括的，因此要结合具体病人，根据病因病情的主要特点进行分类。

(二) 疼痛的评定

1. 疼痛部位的评定　常用的方法为45区体表面积评分法。适用于疼痛范围相对较广的患者，如颈痛、腰痛及肌筋膜痛等。

45区体表面积图将人体表面分为45个区域（前22，后23），每一区域有该区号码（图3-20）。让患者用不同颜色或符号将相应的疼痛部位在图中标出。常用的颜色笔有无色、黄色、红色、黑色，常用的符号有"—""○""□""△"，可分别表示无痛、轻度疼痛、中度疼痛和重度疼痛。最后根据各疼痛区域占整个体表的百分比计算患者疼痛占体表面积的百分比。此法由患者自己填写。无绝对禁忌证，但不适宜用于评定精神病问题，不适用于头痛患者。

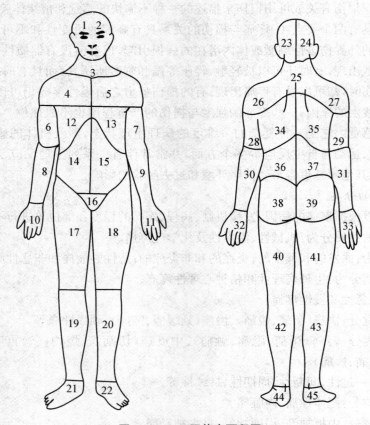

图 3-20 45 区体表面积图

2. 疼痛强度的评定　疼痛强度的评定适用于需要对疼痛的强度及强度变化进行评定的患者。方法包括目测类比量表法（VAS 法）、口述分级评分法（VRS 法）、数字评分法（NRS 法）、恒定疼痛强度的疼痛缓解目测类比评分法（VAP 法）。评定过程中提醒患者计量准确标记，避免随意标记。

3. 压力测痛法　适用于需要对疼痛的强度（如痛阈、耐痛阈）进行评定的患者，尤其是肌肉骨骼系统疼痛的评定。存在末梢神经炎的糖尿病患者、凝血系统疾病、有出血倾向者禁用。

评定仪器为压力测痛计。评定方法为使用压力测痛计在患者手指关节等处逐渐施加压力，并听取患者反应，然后记录诱发疼痛出现所需的压力强度（单位：N 或 kg/cm²），此值为痛阈（即刚出现疼痛所需的压力强度）。继续施加压力至患者不能耐受时，记录最高疼痛耐受限度所需的压力强度（单位：N 或 kg/cm²），此值为耐痛阈。

注意事项：测量记录应从压力测痛计加压开始；施加的压力在整个实验中应保持不变；测定内脏痛时结果不可靠。

4. 疼痛特性的评定　适用于需要对疼痛的特性进行评定的患者、合并存在心理问题者。常采用多因素疼痛调查问卷评分法。疼痛问卷表是根据疼痛的生理感觉、患者的情感因素和认识成分等多方面因素设计而成，因此能较准确评价疼痛的性质与强度。其中简化的 McGill 疼痛问卷法较为常用。

5. 疼痛发展过程的评定　适用于需要连续记录疼痛相关结果范围(如疼痛严重程度、疼痛发作频度、持续疼痛时间、药物用法和日常活动对疼痛的效应等)和了解患者行为与疼痛之间关系,疼痛与药物用量之间关系,尤为癌性疼痛患者镇痛治疗时。可采用以日或小时时间间隔的记录疼痛日记方法评定,即疼痛日记评分法,最好以小时为单位间歇评估,不宜过度频繁使用,避免患者发生过度焦虑和丧失自控能力。

6. 其他疼痛评定方法　在某些特殊情况下,可根据需要、设备、条件等有选择地进行其他疼痛评定方法。如疼痛与功能障碍的评定、疼痛行为的评定、小儿疼痛的评定等。

(周宏图　沈光宇)

第九节　言语及语言功能评定

一、概述

语言是人类必不可少的交际工具,言语行为是一种综合力很强、表现力很丰富、很集中的大脑现象。脑损伤部位不同,产生的病态语言亦不同。言语行为的临床评定是进行神经语言康复的最基本手段。

(一) 基本概念

1. 言语(speech)　是音声语言(口语)形成的机械过程。为使口语表达声音响亮、发音清晰,需要有与言语产生有关的神经和肌肉参与活动。

2. 语言(language)　是指人类社会中约定俗成的符号系统,人们通过应用这些符号达到交流的目的。

因此,尽管这两个名词经常混用,但却是两个既不同又有关联的概念。语言是言语的材料,言语是语言的一种外在表现,是表达语言最简便的形式。语言还可通过文字、手势、表情等来表达。言语-语言交流障碍是人类极为重要的功能缺陷,严重影响日常生活能力。

3. 言语接收器官　依靠眼、耳、完整的神经功能以及良好的大脑整合、分析能力。

4. 发音器官　包括呼吸器官如肺活量、声带功能和咽喉部的通道等。

5. 构音器官　即构成声音并发出各种不同音素的器官,包括口腔、鼻咽腔、舌和表情肌等,其中以舌尤为重要。

6. 语言形成中枢　主要在大脑半球(优势侧),经证实大部分位于左侧。也有人认为语言中枢相当散在,绝不是集中在某一局部,即使是右侧大脑半球(非优势侧)也有协同形成语言功能的作用。

(二) 语言交流的基本要素

1. 语言组成的四大要素　①发声;②构音;③语言(词汇、语法、逻辑组织);④流畅度。

2. 语言交流的两大要素　①接受、理解词汇的能力。这就需要听觉、视觉以及触觉等的综合能力,将信息传至中枢,进行综合、比较、整合和分析,以懂得词汇的内容。②表达词汇的能力。经过对词汇理解后所作出的反应。

3. 语言形成的三个步骤　①输入。将来自听觉、视觉和触觉的刺激转变为神经信息，经过综合处理成为一个有意义的信息输入中枢神经系统负责综合分析的区域。②综合。中枢神经系统高级部分对传入的信息进行综合比较、整合与分析。③输出。将处理后的信息通过发音器官以语言的形式输出。以上任一环节发生损伤或疾病，均可导致言语-语言障碍。

因此，接收器官、发音器官、构音器官和语言形成中枢的损伤均可导致言语-语言障碍。此外，精神因素也可导致言语-语言障碍。

（三）言语-语言障碍的种类

1. 声音异常　与喉炎、声带增厚、声带麻痹等有关。其表现又分：①音质异常：嘶哑声、鼻音过重等。②音量异常：多大或过小。③音调异常：过高、过低、突变。

2. 构音异常　常见于呐吃、构音器官结构异常。

3. 语言异常　如失语症。

4. 流畅度异常　如口吃。

按言语-语言障碍的原因又可分为先天性、后天获得性及器质性、功能性等。

经过检查后，对言语-语言障碍的性质、类型、原因可作出诊断，对其严重程度及恢复的可能性应作出正确的评估，以决定是否需要进行言语-语言治疗。

（四）言语功能评定的目的

1. 了解有无言语功能障碍并判断其性质、类型、程度及可能的原因。

2. 确定是否需要言语治疗及治疗方法。

3. 评定治疗效果。

4. 预测言语障碍的预后。

二、失语症评定

失语症：因脑损害引起的原已习得的语言功能丧失或损害所出现的种种症状，表现为对语言符号的理解、组织、表达等某一方面或几个方面的功能障碍。

（一）失语症的主要症状

1. 听觉理解障碍　对口语的理解能力降低或丧失，表现在字词、短句和文章不同水平的理解障碍。

（1）语音辨认障碍：较少见。听力正常，但不能辨认声音，给人一种似乎听不见的感觉，反问多，或让对方重复。属语音接受障碍，典型情况称为纯词聋。

（2）语义理解障碍：在失语症中最多见。患者能正确辨认语音，但存在音形与音义的中断，导致部分或完全不能理解词义。可有以下几种表现：重症时对日常生活的常用物品名称或简单的问候语不能理解；中等程度时对不常用的词有困难，或对名词无困难，但对动词不能理解；轻症患者在句子较长、内容和结构复杂时不能理解。

2. 口语表达障碍

（1）发音障碍：多由于言语失用所致，与构音障碍不同。可见到自动随意分离现象，即有意识地随意说话很困难，而说很熟悉的系列语言及下意识说话可改善。

（2）说话费力：常与发音障碍有关，表现为说话时费力、言语不流畅，患者常伴有叹气、面部表情和身体姿势费力的表现。

(3) 错语:有三种表现方式。①语音错语:是音素之间的置换,如将香蕉(jiao)说成香茅(mao)。②词义错语:是语义接近的词之间的置换,如将"桌子"说成"椅子"。③新语:用无意义的词或新创造的词代替说不出的词,如将"铅笔"说成"磨小"。

(4) 杂乱语:表达时大量错语混有新词,缺乏实质词,说出的话对方难以理解。

(5) 找词困难:不能用恰当的词表达,多见于名词、动词和形容词。谈话中因找词困难常出现停顿、沉默、重复结尾词、介词或其他功能词。当患者找不到恰当的词表明意思,而以描述说明等方式进行表达时,称为迂回现象。

(6) 刻板语言:常见于重症患者,可以是刻板的单音,也可以是单词。有时会出现无意义的声音。

(7) 言语的持续现象:在表达中持续重复同样的词或短语,特别是在找不到恰当的表达方式时出现,如看图描述时,已更换了图片,但仍不停地说前图的内容。

(8) 模仿语言:一种强制性的复述检查者的话。多数还伴有语言的补充现象。

(9) 语法障碍:表现为失语法和语法错乱。①失语法:表达时名词和动词罗列,缺乏语法结构,不能完整地表达意思,类似电报文体,又称电报式言语。②语法错乱:指句子中的实意词、虚词等存在,但用词错误,结构及关系紊乱。

(10) 言语的流畅性和非流畅性:根据患者谈话的特点将失语的口语分为流畅型和非流畅型。两者在诊断上有鉴别意义。

(11) 复述:患者重复检查者说的词、句时,不能准确地复述检查者说出的内容。

3. 阅读障碍　因大脑病变导致阅读能力受损,称为失读症。阅读包括朗读和文字的理解,这两者可以出现分离现象。

(1) 形音义失读:既不能正确朗读,也不能理解,表现为词与图的匹配错误,或完全不能将词与图或实物配对。

(2) 形音阅读障碍:不能正确朗读,却理解其意义,可将字词与图或实物配对。

(3) 形义失读:能正确朗读,却不理解文字的意义。

4. 书写障碍　包括以下几种表现:

(1) 书写不能:可简单写一、两划,构不成字形,也不能抄写。

(2) 构字障碍:有笔画错误,表现为笔画增添或缺少,或笔画全错。

(3) 镜像书写:见于右侧偏瘫用左手写字者,即笔画正确,但方向相反。

(4) 书写过多:书写中常混杂一些无关字、词或造字。

(5) 惰性书写:写一字词后,再写其他词时,仍不停地写前面的字词,与口语的持续现象相似。

(6) 象形书写:不能写字,而可用图表示。

(7) 错误语法:书写句子时出现语法错误,常与口语中的语法障碍相同。

(二) 失语症的类型和特点

目前尚无一种公认的非常完善的分类法,现介绍较常用的 Boston 分类法。

1. 外侧裂周失语症

(1) 运动性失语症(Broca 失语):呈非流畅性,口齿不清,或暂时性构音困难。表达障碍明显于理解障碍,词汇、语法、发音和书写能力均有障碍。

(2) 感觉性失语症(Wernicke 失语症):呈流畅性,理解障碍明显重于表达障碍。多量错语、新造词混合在一起使语言呈现出杂乱的语句。

(3) 传导性失语症(纯字词聋):言语流畅,理解力好,复述障碍为其特征,音素混乱。

2. 分水岭区失语症

(1) 经皮质运动性失语症。

(2) 经皮质感觉性失语症。

(3) 经皮质混合性失语症。

3. 完全性失语症 表达和接受能力均丧失,是失语症中最严重的一种,患者无法进行交流。

4. 命名性失语症 是以命名障碍为主的流畅性失语,主要表现为自发性找词困难,知道某一物品的用处,但说不出名称。

5. 皮质下失语症 包括丘脑性失语症及基底节性失语症。

(三) 失语症的评估

目前国际上比较常用的是西方失语症检查套表和波士顿失语检查法,国内常用的是汉语失语检查法。

1. 西方失语成套测验(Western Aphasia Battery,WAB) 是定量的失语症检查法,也是目前广泛应用的方法之一。其特点是除评定失语外还包含运用视觉空间功能、非言语性智能、结构能力、计算能力等内容,可作出失语症以外的神经心理学方面的评估,同时可测试大脑的非语言功能,并可从检查结果中计算出失语指数、操作性指数和大脑皮质指数。

2. 波士顿失语检查法(boston diagnostic aphasia examination,BDAE) 包括语言功能和非语言功能两部分。可定量分析语言交流水平,确定失语症的严重程度。此外,还设计了补充语言测验和补充非语言功能的评测。

3. 汉语失语成套测验(aphasia battery of Chinese,ABC) 主要参考 WAB 并结合我国国情和临床经验,由北京医科大学神经心理教研室提出并在我国广泛应用。

(1) 检查用具:

1) 实物:梳子、铅笔、钥匙、火柴、花、纽扣、牙刷、皮尺、别针、橡皮、皮带和发卡。

2) 图画:洗衣图及居室图各 1 张。梳子、铅笔、钥匙、火柴、花等 5 种物品的图 1 张;有圆、方形、五角形、螺旋形、五角星等 5 种图形的图 1 张;有红、黄、蓝、绿、黑等 5 种颜色的图 1 张。

3) 积木 4 块、图案 4 张。

(2) 检查内容、项目和评分方法:包括 5 大项:

1) 口语表达:从 3 个方面评定:谈话、复述和命名。

2) 听理解:包括是或(和)否题、听辨认和执行口头指令。

3) 阅读:包括视读、听词辨认、朗读词并配画、朗读指令并执行和选词填空。

4) 书写:包括写姓名地址、抄写、系列写数、听写、看图写和写短文。

5) 其他神经心理学检查:包括意识、注意力、定向力、记忆力、视空间功能、运用能力、计算和额叶运动功能。

6) 利手测定。

（四）失语症严重程度的评定

可采用波士顿诊断性失语检查法中的失语症严重程度分级（表3-16）。

表3-16 BDAE 失语症严重程度分级

0级：无有意义的言语或听觉理解能力
1级：言语交流中有不连续的言语表达，但大部分需要听者去推测、询问和猜测；可交流的信息范围有限，听者在言语交流中感到困难
2级：在听者的帮助下可进行熟悉话题的交谈，但对陌生话题常常不能表达出自己的思想，使患者与检查者都感到进行言语交流有困难
3级：仅需少量帮助或无帮助下讨论几乎所有的日常问题。但由于言语和（或）理解能力的减弱，使某些谈话出现困难
4级：言语流利，但可观察到有理解障碍，思想和言语表达尚无明显限制
5级：几乎无言语障碍，患者主观上可能感到有点儿困难，但听者不一定能明显觉察到

三、构音障碍评定

构音障碍是指由于神经系统损害导致与言语产生有关的肌肉的麻痹、肌力减弱和运动不协调所引起的言语障碍，通常听觉、理解和语法正常，但不能很好地控制重音、音量和音调。

（一）构音障碍的分类

构音障碍一般分为六种类型（表3-17）。

表3-17 构音障碍的分类及主要言语表现

名称、损伤部位、病因	运动障碍的性质	言语症状
痉挛型构音障碍（中枢性运动障碍）：脑血管病、假性球麻痹、脑瘫、脑外伤、脑肿瘤、多发性硬化	自主运动出现异常模式，伴有其他异常运动，肌张力增强，反射亢进，无肌萎缩或失用性萎缩，病理反射阳性	说话费力，音拖长，不自然的中断，音量、音调急剧变化，粗糙音、费力音、元音和辅音歪曲，鼻音过重
迟缓性构音障碍（周围性构音障碍）：脑神经麻痹、球麻痹、肌肉本身障碍、进行性肌营养不良、外伤、感染、循环障碍、代谢和变性疾病	肌肉运动障碍，肌力低下，肌张力降低，腱反射降低，肌萎缩	不适宜的停顿，气息音、辅音错误，鼻音减弱
失调型构音障碍（小脑系统障碍）：肿瘤、多发性硬化、乙醇中毒、外伤	运动不协调（力、范围、方向、时机），肌张力低下，运动速度减慢，震颤	元音辅音歪曲较轻，主要以韵律失常为主，声音的高低强弱呆板震颤，初始发音困难，声音大，重音和语调异常，发音中断明显

续表 3-17

名称、损伤部位、病因	运动障碍的性质	言语症状
运动过强型构音障碍(锥体外系障碍):舞蹈病、肌阵挛、手足徐动	异常的不随意运动	构音器官的不随意运动破坏了有目的的运动而造成元音和辅音的歪曲、失重音,不适宜的停顿,费力音,发音强弱急剧变化,鼻音过重
运动过弱型构音障碍(锥体外系障碍):帕金森病	运动范围和速度受限,僵硬	由于运动范围和速度受限,发音为单一音量,单一音调,重音减少,有呼吸音或失声现象
混合型构音障碍(运动系统多重障碍):威尔森病,多发性硬化、肌萎缩性侧索硬化症	多种运动障碍的混合或合并	各种症状的混合

(二) 评定

1. 评定目的　通过评定了解言语产生过程中某一构成部分的受损情况,确定治疗目标,制订治疗方案以及评价治疗效果。

2. 评定方法

(1) Frenchay 构音障碍评定法:分为8个部分,包括反射、呼吸、舌、唇、颌、软腭、喉、言语。每一细项按损伤严重程度分为a至e级,a级为正常,e级为严重损伤。

(2) 中国康复研究中心构音障碍评定法:包括构音器官评定和构音评定两部分。

1) 构音器官评定

目的:通过构音器官的形态及粗大运动检查来确定构音器官是否存在器质异常和运动障碍。

范围:肺(呼吸情况)、喉、面部、口部肌肉、硬腭、腭咽机制、舌、下颌、反射。

用具:压舌板,笔试手电筒,长棉棒,指套,秒表,叩诊锤,鼻息镜等。

方法:在观察安静状态下构音器官的同时,通过指示或模仿,做粗大运动,对障碍部位、构音器官形态、障碍程度、性质、运动速度、运动范围、运动力量、运动的精巧性、正确性、圆滑性进行评价。

2) 构音评定:构音检查是以普通话语音为标准音结合构音类似运动对患者的各个言语水平及其异常的运动障碍进行系统评价。

(3) 实验室检查:包括频谱分析、肌电图检查、光纤腭咽喉内窥镜检查、电视荧光放射照相术、气体动力学检查等。其中电视荧光放射照相术的临床应用日益受到重视。该方法通过放射学手段观察休息和发声状态时的口、腭、咽的结构变化,并可同时观察言语生理和声学特征。

四、言语失用的评定

(一) 定义及特点

1. 言语失用　是一种言语运动性疾病,但没有与发音器官有关的肌肉麻痹、肌张力异常、失调、不随意运动等症状,其特征是损害了把言语肌肉系统处于适当的位置并按顺序进行活动以便随意说话的能力。其构音错误包括语音的省略、替代、变音、增加和重复。

2. 特点 ①病人似乎总在摸索正确的发音位置及顺序;②病人通常认识自己的错误并试图加以纠正;③构音错误很不稳定,有时无意识说话反而正确,有意识说话反而不正确;④病灶位于 Broca 区附近,常伴 Broca 失语,也可以和构音障碍同时存在。

(二) 言语失用与构音障碍鉴别

见表 3-18。

表 3-18 言语失用与构音障碍言语特征的鉴别

	构音障碍	言语失用
病变部位	双侧皮质下损伤均可	多位于优势半球 Broca 区附近
发声、构音肌麻痹	有	无
构音错误的种类		
歪曲	有	无
省略	有	无
置换	无	有
添加	无	有
构音错误的稳定性	有	无
启动困难、延迟、反复	无	有
发音摸索动作	无	有
共鸣障碍	有	无

(三) 言语失用症的评定

元音顺序(1.2.3 要说五遍)

1. (a—u—i)　　2. (i—u—a)　　3. 词序(复述爸爸、妈妈、弟弟)
   正常顺序　　　　正常顺序　　　　正常顺序
   元音错误　　　　元音错误　　　　元音错误
   摸　索　　　　　摸　索　　　　　摸　索

4. 词复述(啪嗒、洗手、你们打球、不吐葡萄皮)
   正常顺序
   元音错误
   摸　索

(孙　丽)

第十节　感知、认知功能评定

中枢神经系统病变或损伤常合并感知和认知功能障碍,直接影响患者的康复治疗和功能恢复,因此,感知认知功能的评定至关重要。

一、概述

(一) 感知功能

感知功能包括感觉和知觉。

1. **感觉** 是指客观事物的个别属性在人脑中的直接反映。感觉是信息的输入过程,是知觉、记忆、思维和想象的基础。它包括外部感觉(视觉、听觉、嗅觉、触觉、痛觉、压觉等)和内部感觉(如运动觉、平衡觉、内脏觉等)。感觉在生理学上是指作用于各个感受器的各种形式的刺激在人脑中的直接反应,分为一般感觉和特殊感觉:①一般感觉包括浅感觉、深感觉、内脏觉和复合感觉。浅感觉来自皮肤、黏膜,包括痛觉、温觉和触觉。深感觉也称本体感觉,来自肌腱、肌肉、骨膜和关节,包括运动觉、位置觉和振动觉。内脏感觉起自内脏、浆膜、血管,有痛、胀、压、空等感觉。复合感觉又称皮质觉,是大脑顶叶皮质对深浅各种感觉进行分析、比较和综合而形成的,包括实体图形觉、两点辨别觉、定位觉、重量觉等。②特殊感觉包括视觉、听觉、前庭觉和味觉。在脑卒中及脊髓损伤患者常发生障碍,可以表现为感觉减退、感觉缺失、感觉过敏、感觉过度、感觉倒错、感觉异常、疼痛等。具体的感觉障碍的表现与评定见相关章节。

2. **知觉** 是人脑对直接作用于感官的客观事物的整体反映,是将多种感觉互相联系起来综合分析、理解,从而得到对外部客观事物和内部机体状态的整体反映。知觉具有整体性(知觉对象的整体反应)、恒定性(知觉映像保持相对不变)、选择性(当一组复合刺激时,首先感知某一个具有特性的对象)和理解性(凭借以往的知识和经验去认识对象)等基本特征。因此,人们往往会对大量的感觉信息根据对自我的意义、兴趣、任务、情绪来进行选择,知识越丰富,理解得越精确,越深刻。知觉包括对距离、时间、运动的知觉,以及错觉和幻觉等内容。知觉障碍主要表现为错觉和幻觉,错觉是对客观刺激的错误认识,而幻觉是在没有客观刺激时产生的感受。在康复过程中,距离、时间、运动的知觉障碍往往不易为人所察觉,因此对功能预后有着明显的影响。

3. **感觉和知觉的关系** 认识过程是从感觉开始,感觉、知觉、记忆、思维等都是认识过程的有机组成成分,反映了事物的性质和规律。这些感觉记忆包括一种视觉信息的映像记忆和一种听觉信息的回声记忆等。感觉记忆能储存大量的信息,但只保存短促的时期。经过对各种信息的接受、加工、分析、储存、提取、利用等认知过程,完成了人脑对客观事物的现象和本质的反映过程。因此感知和认知同属于认识过程。感觉反映客观存在,是知觉的基础,知觉是对感觉的认识和理解,通常是人直接反映客观事物的形式。感知过程包括了感觉、知觉、短暂记忆等过程,认知则包含了注意、记忆、思维、推理等过程。

临床上知觉检查一般与感觉检查同时进行,所以也常称感知觉功能评定。感知功能的评定包括精细运动、感觉分区、运动速度与耐力,双侧感官同时接受刺激时双侧触觉、听觉、视觉等方面的功能(感觉的评定见相关章节)。感知功能障碍是指感觉输入系统完整的情况下,大脑对感觉刺激的认识和鉴别障碍,在康复医学临床中常常表现为失认症和失用症,这也属于后天获得的认知障碍范畴。

(二) 认知功能

认知(cognition)是认识和知晓(理解)事物过程的总称。心理学上认知是指通过任何精神活动(如概念形成、感知觉、判断、想象、记忆)来获取知识。认知功能主要涉及记忆、注意、思维、推理、智力等,是人类高级神经活动中最为重要的过程。

认知障碍泛指各种原因导致的认知功能损害,包括各种程度的认知损害直至痴呆。轻度认知障碍(mild cognitive impairment,MCI)是一专有概念,特指正常老化和老年痴呆症之间的一种中间状态,损害尚未影响到日常生活能力。

在康复医学的临床中用认知测试来评定认知领域的主要内容有:定向和远时记忆、注意和警戒、反应时间、学习和记忆、视知觉、听知觉、躯体感知觉、推理和解题、结构性应用和语言功能等。当大脑受到损害出现认知缺陷时,可选择性地对这些功能进行测试并做出判断。

二、失认症评定

失认症(agnosia)是指不能通过知觉认识熟悉的事物,是由于大脑半球中某些部位的损害,使患者对来自感觉通路中的一些信息丧失正确的分析和鉴别的一种症状。患者的身体感觉功能正常,但对事物和人体的感知能力丧失。视觉失认者能感受到全部视觉刺激,如相似的面孔或某人的某一部分,但不能确切地认识他们。失认者能临摹绘画,读出和确认某个面孔,然而却不认识,说明视觉信息输入完好,但这种信息的记忆、综合、分析出现障碍。常见的失认症有半侧空间失认,又称单侧忽略,即患者大脑一侧损害后对对侧一半空间内的物体不能辨别。病灶常位于非优势半球顶叶下部(邻近缘上回)、丘脑,因此失认症以右半球病变为多。

1. 视觉失认 患者对所见物体、颜色、图画不能辨别其名称和作用,但对触摸或听到声音或嗅到的气味,则常能说出。其病灶部位一般在优势半球的枕叶。支配血管为大脑后动脉。

评定方法:

(1) 形态辨别测试:用于判定是否存在形态失认。

(2) 辨认和挑选物品测试:用于判定是否存在物品失认。

(3) 图片失认:用于判定是否存在图形失认。

(4) 涂颜色试验:用于判定是否存在颜色失认。

(5) 相片辨认试验:用于判定是否存在相貌失认。

2. 一侧空间失认 又称单侧忽略。患者对大脑病损对侧一般视野内物体的位置关系不能辨认,可能忽略大脑病损对侧的身体或对侧环境中的物体,即使视野完整。由于患者不会有意识地转动头部带动眼睛来加以补偿,所以并非偏盲。病灶部位常为右侧顶叶、丘脑。支配血管为大脑中动脉、后动脉。

评定方法:直线评分法 认图试验、画人试验、绘画试验、删字试验、画钟面试验、阅读试验、书写试验。

3. 双侧空间失认 患者无法辨别左右,不能辨认和命名自己和他人的个别手指,常因不能正确认识字码或词的正确序位,而不能正确地运算和书写,产生失算和失写。Gerstmann综合征包括左右失认、手指失认、失写、失算。其病灶部位在左侧顶叶后部与颞叶交界处。支配血管为大脑中动脉主干或其皮质分支。

评定方法:

(1) 身体部位命名测试:判定左右失认。

(2) 手指命名测试：判定手指失认。

(3) 书写练习：判定失写。

(4) 演算测试：判定是否存在失算。

4. 视觉定向力和地理记忆障碍　空间定向需要视觉、触觉和运动觉。视觉定向力丧失表现为病人不能指出地图上他所居住的城市。地理记忆障碍表现为不能说出从他家到工作地点所经过的路线。其病灶部位常位于右侧枕叶后部。支配血管为大脑后动脉。

评定方法：视觉定向障碍者回答地图，地理记忆障碍者画交通图。

5. 触觉失认　患者触觉、温痛觉、本体感觉等功能正常，但不能通过手触摸的方法辨认物体的形态。病灶位于顶叶，两侧半球均可发生。支配血管是大脑前动脉、中动脉、后动脉。

评定方法：挑选物品、挑选几何图形、闭目摸物。

6. 半侧身体失认　患者对自身的一半不能感知，属于体像失认的一种类型。对自己身体形象不能认知的情况称为负性体像失认；若感到自己多出了肢体属正性体像失认。其病灶多在顶叶，特别是右侧。支配血管为大脑中动脉全干支或其皮质分支。

评定方法：观察法（观察患者日常生活的动作）、交谈法（倾听患者的主诉）。

7. 疾病失认　患者根本不认为自己有病，对自己不关心、淡漠、反应迟钝。其病灶多在顶叶，好发于右侧。支配血管为大脑中动脉主干或其皮质分支。

评定方法：患者交谈法，矢口否认为阳性。

三、失用症评定

失用症（apraxia）：是在无运动瘫痪、感觉丧失和共济失调的情况下，患者不能完成以前所能完成的、有目的的技巧动作，又称运动不能。为后天获得的生活技能运用障碍，如患者手的运动、感觉、反射均无异常，但刷牙动作不能完成，晨起时却能自动地刷牙。较常见的有结构性失用、穿衣失用、意念运动性失用、意念性失用等类型，并常伴有失语等脑损害的其他表现。

1. 结构性失用　是以空间失认为基础的一种症状。患者不能描述或拼搭简单的图形，其病灶部位常在非优势侧顶、枕叶交界处。支配血管为大脑中动脉。

评定方法：

(1) 画空心十字试验：让患者画一个空心的十字图形，不能完成时为阳性。

(2) 火柴棒拼图试验：患者用火柴棒看图拼接各种几何图形，不能完成时为阳性。

(3) 砌积木试验：韦氏（Wechsler）智力量表中的分测验，看图将4块或6块积木拼成指定的图案，不能完成时为阳性。

2. 穿衣失用　是以视觉空间失认为基础的一种失认，患者表现为衣服各部位辨认不清，不能穿衣。病灶位于右顶叶，支配血管为大脑中动脉。

评定方法：给娃娃穿衣或自己穿衣试验，如不能则为阳性。

3. 意念运动性失用　意念中枢和运动中枢之间联系受损伤所致。由于两者之间联系受损，运动的意念不能传达到运动中枢，因此病人不能执行运动的口头指令，也不能模仿他人的动作。但由于运动中枢对过去学会的运动仍有记忆，有时能下意识地、自动地进行常规的运动。如给他牙刷时能自动地去刷牙，但口头指示他去刷牙时却不能完成刷牙动作。

因此常表现为有意识的运动不能,无意识的运动却能进行。病灶部位常在缘上回运动区和运动前区及胼胝体。支配血管为大脑中动脉。

评定方法:

(1) 模仿动作试验:检查者做出举手、伸食指和中指、刷牙等动作,让患者模仿,不能完成者为阳性。

(2) 按口令动作试验:检查者发出口头命令,让患者执行,不能完成者为阳性。

4. 意念性失用 指无法正确使用日常惯用的物品。正常有目的的运动需要经历认识-意念-运动的过程。意念中枢受损时,不能产生运动的意念,此时即使肌力、肌张力、感觉、协调能力正常也不能产生运动,称为意念性失用。其特点是对复杂精细的动作失去应有的正确观念,以致各种基本动作的逻辑次序紊乱,患者只能完成一套动作中的一些分解动作,但不能将各个组成部分合乎逻辑地连贯结合为一套完整的动作。如让患者用火柴点烟,再把香烟放在嘴上,患者可能会用香烟去擦火柴盒,把火柴放到嘴里当作香烟。意念性失用有两种类型:单一物品使用困难和系列动作完成障碍。病灶位于左顶下回、缘上回。

评定方法:日常用具使用试验(如:把牙膏、牙刷放在桌上,让患者打开牙膏盖,将牙膏挤在牙刷上,然后去刷牙。如果患者动作的顺序错乱则为阳性)、活动逻辑试验。

5. 运动性失用 常见于上肢和舌。发生在上肢时,表现为不能洗脸、刷牙、梳头、划火柴、倒茶、用钥匙开门及与人打招呼等,有时并非完全不能,而是动作的笨拙。发生在舌肌失用时,患者会张口但不能伸舌。病灶位于非优势侧顶、枕叶交界处,支配血管为大脑中动脉。

评定方法:扣纽扣、系鞋带、穿引针线等精细动作。

6. 步行失用 患者不能发动迈步动作,但能越过障碍或上楼梯。如在患者前方设置一障碍物(如砖头),他就会迈出第一步,并向前走,不易拐弯。病灶位于运动皮质下的下肢区。支配血管为大脑前动脉。

评定方法:设置障碍试验。

四、认知功能评定

认知功能主要涉及记忆、注意、思维、推理、智力等,是人类高级神经活动中最为重要的过程。常用的评定方法有:

1. 记忆功能评定 记忆是人对过去的体验、经验和事物的反映,是复杂的心理过程,可分为长时记忆、短时记忆和瞬时记忆三种。记忆包括识记、保持、再生和再认四个基本环节。识记是识别和记住事物,积累知识和经验的过程;保持是巩固已获得的知识经验的过程;再生就是对已经历过的事物恢复过去经验的过程;再认指在某种刺激下重新回想起已经历过的事物或体验的过程。记忆过程的四个基本环节相互联系和制约。

常用的记忆功能评定方法有:修订韦氏成人智力测验中一般知识分测验、韦氏记忆测试、Rey 听觉词汇学习测验、Halstead-Reitan 神经心理成套测验中的触摸操作分测验以及 Rivermead 行为记忆测验。

2. 注意评定 注意是心理活动对一定事物的指向和集中。注意是心理活动的一种积极的状态,反映心理活动具有明确的指向性。由于这种指向与集中,人们才能够清晰地反映周围现实中某一特定的对象,而避开不相干的事物。注意本身不是一个独立的心理过程,它是伴随着感知、记忆、思维、形象等心理活动的一种心理状态。注意分为无意注意和有意注意。根据参与器官的不同又分为听觉注意和视觉注意。

注意评定的方法:
(1) 视觉注意测试:视跟踪、形态辨认、删字母等。
(2) 听觉注意测试:听认字母、重复数字、词辨认、声辨认等。
(3) 韦氏记忆测验中的数字长度分测验。
(4) 韦氏智力测验中的算术测验、数字广度测验、数字符号测验。

3. 思维评定　思维是心理活动最复杂的形式,是认知过程的最高阶段。思维、感觉和知觉是人脑对客观现实反应,而思维是对客观事物的概括和间接的反应,所反映的是客观事物共同的、本质的特征和内在联系。按思维探索答案的方式,思维分为集中(求同)思维、分散(求异);按思维活动所依赖的一些活动基础,可分为动作思维(以实际动作为支柱,不借助言语和表象的思维)、形象思维(用表象进行分析、综合、抽象和概括的思维)和抽象思维(用概念、判断、推理的形式来反映事物本质和规律的思维)。思维的主要形式是概念、判断和推理。思维的过程极为复杂,包括分析、综合、比较、抽象与概括、系统化、具体化等,其中分析与综合最基本。

思维障碍可分为:过程障碍、内容障碍。思维过程障碍又分为抽象概括障碍、思维动力性障碍、思维动机成分障碍。思维内容障碍主要表现为妄想、超价观念和强迫观念。

常用的评定方法:修订韦氏成人智力测验中的图片排列测验和卡片分类测验、Loewenstein认知功能评定(LGCA)、神经行为认知状态测验、Rivermead知觉评定成套测验。

4. 言语功能评定(见相关章节)

【附】介绍根据我国背景设计修订的认知功能测量表(表3-19)。

根据残疾患者的认知缺陷设计的实用认知量表运用于临床,既对患者的认知功能作等级量化分析,又能直接为治疗提供依据和指导。

表3-19　认知功能测量表

	记分	项目	得分
记忆力	5	(1) 姓名、年龄、住址	
	5	(2) 物件记忆(10件)	
	5	(3) 视觉保持	
	5	(4) 背数(顺、倒背8~9位)	
注意力	5	(5) 100~7,依次减5次	
	5	(6) 视觉扫描跟踪	
	5	(7) 1~20,顺、倒读	
定向力	5	(8) 时间(年、月、日、季度、星期、早晚)	
	5	(9) 地点(省、市县、区、院、楼、号)	
语言能力	5	(10) 讲出物件(5件)	
	5	(11) 执行命令	
	5	(12) 朗读	

续表3-19

	记分	项目	得分
	5	(13) 执行书面指令	
	5	(14) 书写姓名、物名(图片)	
复杂作业	5	(15) 用右手将8根火柴摆成金鱼状	
	5	(16) 用左手将8根火柴摆成金鱼状	
	5	(17) 积木图案(5种)	
	5	(18) 图片排列(5种)	
	5	(19) 画一间房子和一个钟	
总分	95		

测量方法如下：

(1) 物件记忆：由Fuld物件记忆测验改编。将10件常用的物品放入袋中。令其逐一摸后说出全部物品，每件0.5分。

(2) 姓名、年龄、地址：说出本人姓名、年龄、地址。能说出姓名得1分，说出年龄得2分，说出住址得2分。

(3) 视觉保持：由Benton视觉保持测验改编。出示5张由几何图形组成的图片。每张呈现5秒后令患者默画，完成1张得1分。部分有遗漏或增加、变形、持续、位置偏离、错位和大小错误等问题，一处扣0.5分。

(4) 背数：参照Wechsler记忆量表。从4位数到8~9位数止，能背出9位或8位得5分，7位得4分，6位得3分，5位得2分，4位得1分。顺背和倒背各占50%。

(5) 100~7：依次减5次，减对1次得1分。

(6) 视觉扫描跟踪：选自纽约康复医院研究所。嘱患者看每行31个字母或数字组成的读物，找出目标字母并计数，时限10秒，共10行。正确者每行0.5分。

(7) 顺、倒默读顺序1~20。参照Wechsler记忆量表。顺读时限20秒，倒读时限30秒，正确者各得2.5分。

(8) 时间：说出当时的具体年、月、日、星期、早或晚等，正确的各得1分。

(9) 地点：说出所在地的省、市/县/区/院/楼、房号，正确的各得1分。

(10) 讲出物名：出示5件常用物品，让患者一一说出其名称，正确的各得1分。

(11) 执行命令：用语言发出包括3个连贯动作的命令，让患者执行，正确者得5分。少一个动作扣2分，至0分止。

(12) 朗读：让患者朗读一段长句，顺序完成者得5分。

(13) 执行书面指令：用文字发出指令，让患者执行。评分同(11)项。

(14) 书写姓名、常用物品：让患者写出自己的姓名，得3分；写出给予的常用物品名称，得2分。

(15) 用右手将8根火柴摆成金鱼状：能独立摆出金鱼图案者得5分；经语言提示完成者扣1分；看示例图后摆出者扣2分；按图模仿者扣3分；仅能摆出部分者得1分。

(16) 用左手将8根火柴摆成金鱼状：方法与评分同(15)。

(17) 积木图案：参照WAIS。按示范图完成有4块或9块红白两色积木组成的图案。

用 4 块积木的限时 60 秒,共 2 组,每组 1 分;用 9 块积木的限时 120 秒,共 3 组,每组 1 分。

(18) 图片排列:参照 WAIS,选 5 套图片。每套由 3 张情节相连的图片组成。要求按内容排出正确的顺序。每套得 1 分。

(19) 画房子和时钟面盘:在纸上分别绘出简单的房子和时钟并标出时间刻度。正确者各得 2.5 分。

以上测验,除(15)、(16)项外,在患者不能完成时给予各种提示,所得结果扣 50%,整个测量各得 2.5 分。

(陈伟观)

第十一节 心 理 测 验

心理测验(psychological test)又称心理评估(psychological assessment),是依据心理学原理和技术,以客观的标准化的程序对人的心理现象和行为进行数量化的测量和确定的一种技术。

康复评估中的心理测验是针对病、伤、残者的心理特征、心理状态和心理障碍的性质、程度作出科学的诊断,为制定康复治疗计划和评定康复效果提供心理学参考依据。心理评估可通过直接观察形式或心理测量技术,来获得病人的状态,也可根据病人及其家庭的生活经历来进行推断。但应注意的是,心理测验仅是一种行为取样方法,也是个性行为的一个片断,不能期望精确地解释过去、将来所有的心理、行为特征和预测病人未来的心理行为。

康复医学中常用的心理测验包括智力测验、人格测验、神经心理测验、精神症状评定等。

一、智力测验

智力测验是通过测验的方式衡量个体智力水平高低的一种科学方法。智力测验在临床上用途很广,可用于儿童智力发展水平的评估,或作为诊断脑器质性损害及退行性病变的参考指标,如中风、脑外伤、缺氧性脑损害、脑性瘫痪、中毒性脑病及老年变性脑病等脑部疾患的智力评估。根据测验结果指导病人进行康复训练,指导学习困难儿童的训练。

智力测验的结果通常用智商(intelligence question,IQ)表示,常用计算公式为 $IQ = MA/CA \times 100$,其中 MA 为智龄,指智力所达到的年龄水平,CA 指实际年龄。按智商的高低可将智力水平分为若干等级(表 3-20)。

表 3-20 智商与智力等级关系分布表

智商范围	智力等级
130 以上	极优秀
120~129	优秀
110~119	中上(聪明)
90~109	中等
80~89	中下(迟钝)

续表 3-20

智商范围	智力等级
70~79	边缘(临界)
50~69	轻度智力低下
35~49	中度智力低下
20~34	重度智力低下
20以下	极重度智力低下

常用的智力测验量表有比奈西蒙量表,斯丹福-比奈智力量表,韦克斯勒智力量表(韦氏智力量表)等。

1. 韦氏智力量表 是目前国际上使用最广泛的智力测验量表。有3套,即《韦氏成人智力量表》(WAIS),《韦氏儿童智力量表》(WISC)和《韦氏学前和学龄初期儿童智力量表》(WPPSI)。龚耀先修订了《中国韦氏成人智力量表》(WAIS-RC)和《中国韦氏幼儿智力量表》(C-WYCSI)。林传鼎和张厚粲教授修订了《韦氏儿童智力量表》(WISC-CR)。中国韦氏成人智力量表包括语言量表和操作量表两部分,共11项分测验(表2-1)。检测结果查相应年龄组的"总量表分的等值IQ表"可得到受试者的言语智商(VIQ)、操作智商(PIQ)和总智商(FIQ)。韦氏采用离差智商(IQ)概念,是根据同龄人智力按常态分布而以年龄组为准计算出来的,即以均值的差距(标准误或标准差)来说明受试者在同年龄组中的智力等级。韦氏量表的智力分值及相应智力等级见表3-21。

表3-21 中国韦氏成人智力量表(WAIS-RC)

测验方法和名称	测试题目和评分	所测能力
Ⅰ言语测验		
1. 知识	29个题目,包括历史、地理、天文、文学、自然等知识 答对1题得1分,最高分为29分	常识的广度,长时记忆
2. 领悟	14个题目,涉及社会风俗、价值观、成语等。根据回答的概括水平和质量每题记2、1或0分,最高分为28分	事物的观察、理解和判断
3. 算术	14个心算题,计时,在时限内答对1题计1分,后面4题提前完成且正确者另加分,最高分为18分	数的概念和应用,问题解决,注意集中和记忆
4. 相似性	看13对词,念给受试者听,要求说出每对词的相对性,根据回答的概括水平每题记2、1或0分,最高分为26分	理解、联想、综合和概括
5. 数字广度	给受试者听一组组的数字,要求顺背3~12位数、倒背2~10位数。以背出的最高位数为记分数。最高顺背为12分,倒背为10分	瞬时记忆,注意集中
6. 词汇	40个词汇,如"疲劳""丰收""准绳""笑柄"等,念给受试者听,要求在词汇表上指出并说明其含义。在时限内回答的根据质量每词记2、1或0分,最高分为80分	词汇的理解和表达,早年的文化环境和教育

续表 3-21

测验方法和名称	测试题目和评分	所测能力
Ⅱ 操作测验		
7. 数字符号	阿拉伯数字 1~9 各配一符号,要求受试者给测验表上 90 个无顺序的阿拉伯数字配上相应的符号,限时 90 秒,每一正确符号记 1 分,符号倒转记 0.5 分,最高分为 90 分	学习的联想,视觉-运动
8. 图画填充	21 个图画,都缺失一个重要部分,要求说出缺失什么并指出缺失部位。限时,正确回答 1 题记 1 分,最高分为 21 分	视觉组织,立体视觉
9. 木块图案	要求受试者用 9 块红白两色的立方体木块,按照木块测验图卡组合成图案。共 7 个图案,限时内完成 1 个记 4 分,提前完成另加分,最高分为 48 分	空间知觉,抽象思维
10. 图片排列	把说明一个故事一组图片打乱顺序后给受试者看,要求摆成应有的顺序。共 8 组图片,限时内完成一组记 2 分,后面 3 组提前完成另加分,最高分为 38 分	逻辑联想,思维的灵活性
11. 图形拼凑	把人体、头像等图形的碎片呈现给受试者,要求拼成完整的图形。共 4 个图形,限时内完成按各图形标准记	寻找线索和形成假说,坚韧性和灵活性分,提前完成另加分,最高分为 44 分

2. 成人简易智力测验 对脑卒中、颅脑外伤后有智能障碍的病人难以完成韦氏成人智力测验可用成人简易智力测验。如卡恩-戈德法布试验和上海修订简明精神状态检查量表(MMSE)(表 3-22)。

表 3-22 MMSE 量表(上海修订)

项目	分	数
1. 今年是哪个年份?	1	0
2. 现在是什么季节?	1	0
3. 今天是几号?	1	0
4. 今天是星期几?	1	0
5. 现在是几月份?	1	0
6. 你现在哪一省?	1	0
7. 你现在哪一县?	1	0
8. 你现在哪一乡(镇、街道)?	1	0
9. 你现在哪一层楼上?	1	0
10. 这里是什么地方?	1	0
11. 复述:皮球	1	0
12. 复述:国旗	1	0
13. 复述:树木	1	0
14. 计算:100—7	1	0
15. 辨认:铅笔	1	0
16. 复述:四十四只石狮子	1	0

续表 3-22

项　目	分　数	
17. 闭眼睛（按卡片上的指令动作）	1	0
18. 用右手拿纸	1	0
19. 将纸对折	1	0
20. 手放在大腿上	1	0
21. 说一句完整句子	1	0
22. 计算：93-7	1	0
23. 计算：86-7	1	0
24. 计算：79-7	1	0
25. 计算：72-7	1	0
26. 回忆：皮球	1	0
27. 回忆：树木	1	0
28. 回忆：国旗	1	0
29. 辨认：手表	1	0
30. 按样做图	1	0

3. **其他的智力测验量表**　贝利婴儿量表是美国常用的婴儿智力量表，适合于1个月至30个月年龄组孩子，包括运动量表、心智量表和社会行为量表。斯坦福、比奈量表测验对象以2~12岁的儿童和青少年为主，在学龄前儿童中使用比较准确。丹佛发展筛选测验（DDST），适用于从出生到6岁儿童的智能快速筛查。此外，还有格塞尔发展量表、绘人测验、图片词汇测验和新生儿行为量表等。

二、神经心理测验

主要用于预测和了解脑功能性或器质性障碍的性质和程度，帮助临床诊断及对治疗后康复程度的预后能力的评价。神经心理测验大致可分为单项测验和成套测验。单项测验重点突出、简捷。成套测验由多个分测验组成，形式多样化，测查范围广泛，可全面反映脑功能状态。

1. **记忆测验**　韦氏记忆量（WMS）是应用较广的成套记忆测验，适用于7岁以上儿童及成人。内容包括个人的和当前的常识、定向、精神控制能力、逻辑记忆、数字广度、视觉记忆和成对联想学习7个项目。龚耀先等对其进行了修订，增加了记图、再认和触摸三个项目。此外，由许淑莲等根据国外单项测验编制的成套记忆量表，用于成人（20~90岁）。包括5个项目：有指向记忆、联想学习、图像自由回忆、无意义图形再认和人像特点。

2. **Halstead-Reitan 成套神经心理测验**　是涉及全部认识功能的一套行为测定方法，以实验为基础，完成需要5~8小时。检查费用虽然较高且费时，但很有效，是同类检查中最理想的以实验为根据的测验方法。龚耀先等对该测试作了修订，包括从简单的感觉运动测验到复杂的抽象思维测验，能比较全面地检测许多方面的心理能力，对大脑损伤的定位诊断较为敏感可靠，已成为目前比较广泛使用的神经心理学测验量表。

三、人格测验

人格测验（personality test）是根据人格理论编制的评估个性心理特征的一类技术。通常包括气质或性格类型的特点、情绪状态、人际关系、动机、兴趣和态度等内容。用于评定人格的技术和方法很多,常用的大致可分为两类:问卷法和投射法。问卷法有明尼苏达多项人格测验调查表,艾森克人格问卷和卡特尔人格问卷等;投射法有洛夏墨迹测验等。临床上常用的人格测验是艾森克人格测验(EPQ)(表3-24),这是一种自陈式人格问卷,包括4个分量表(表3-23)。我国修订的问卷都是88个问题,有较好的信度和效度(表3-24)。

表3-23　EPQ 4个分量表

量表名称	说　　明
E量表——内向与外向和冒险 introversion-extroversion	高分:外向性格,爱交际,易兴奋,喜欢活动
	低分:内向性格,安静离群,不喜冒险少进攻
N量表——神经质 Neuroticism	高分:焦虑,紧张,也常抑郁,有强烈情绪反应
	低分:情绪反应慢、弱、平静,有节制,不紧张
P量表——精神质 Psychoticism	高分:倾向于独身,不关心他人,难以适应环境,对人有敌意
	低分:友善,合作,适应环境
L量表——测谎分值 Lie	高分:善掩饰或较老练成熟
	低分:掩饰倾向低,有纯朴性

表3-24　艾森克人格问卷(EPQ)(成人)

说明:请回答下列问题。回答"是"时就在"是"上打"√";回答"否"时就在"否"上打"√"。每个答案无所谓正确与错误。这里没有对你不利的题目。请尽快回答,不要在每道题目上太多思索。回答时不要考虑应该怎样,只回答你平时是怎样的。每题都要回答。

1. 你是否有广泛的业余爱好?　　　　　　　　　　　　　　是　否
2. 在做任何事情之前,你是否都要仔细考虑一番?　　　　是　否
3. 你的情绪时常波动吗?　　　　　　　　　　　　　　　　是　否
4. 你曾有明知是别人的功劳而去接受奖励的事吗?　　　　是　否
5. 欠债会使你不安吗?　　　　　　　　　　　　　　　　　是　否
6. 你是一个健谈的人吗?　　　　　　　　　　　　　　　　是　否
7. 你曾经无缘无故地觉得自己"可怜"吗?　　　　　　　　是　否
8. 你曾经贪图过分外之物吗?　　　　　　　　　　　　　　是　否
9. 晚上你是否小心地把门锁好?　　　　　　　　　　　　　是　否
10. 你认为自己比较活泼吗?　　　　　　　　　　　　　　是　否
11. 当你看到小孩(或动物)受折磨时是否感到难受?　　　是　否
12. 你是否时常担心你会说出(或做出)不应该说(或做)的事?　是　否
13. 你喜欢跳降落伞吗?　　　　　　　　　　　　　　　　是　否
14. 在愉快的聚会中,你是否通常能尽情地享受?　　　　　是　否
15. 你是一位易激动的人吗?　　　　　　　　　　　　　　是　否
16. 你是否有过将自己过错推给别人?　　　　　　　　　　是　否
17. 你喜欢会见陌生人吗?　　　　　　　　　　　　　　　是　否
18. 你是否相信参加储蓄是一种好办法?　　　　　　　　　是　否
19. 你的感情是否容易受到伤害?　　　　　　　　　　　　是　否
20. 你所有的习惯都是好的吗?　　　　　　　　　　　　　是　否

续表 3-24

21. 社交场合你是否总是不愿出头露面？	是 否
22. 你会服用有奇特效果或是有危险性的药物吗？	是 否
23. 你常有"厌倦"之感吗？	是 否
24. 你曾拿过别人的东西(哪怕是一针一线)吗？	是 否
25. 你喜欢外出(旅行)吗？	是 否
26. 你以伤害你喜欢的人而感到乐趣吗？	是 否
27. 你是否常因感到有罪而烦恼？	是 否
28. 你是否有时候不懂装懂？	是 否
29. 你是否宁愿看些书，而不想去会见别人？	是 否
30. 有人确实想要伤害你吗？	是 否
31. 你认为自己"神经过敏"吗？	是 否
32. 当你对别人失礼时经常会表示道歉吗？	是 否
33. 你的朋友多吗？	是 否
34. 有时你喜欢讲一些会伤害人的笑话吗？	是 否
35. 你是个忧虑重重的人吗？	是 否
36. 你在儿童时代是否立即听从大人的吩咐而毫无怨言？	是 否
37. 你是一个无忧无虑、逍遥自在的人吗？	是 否
38. 有礼貌、爱整洁对你很重要吗？	是 否
39. 你是否总担心将会发生可怕的事情？	是 否
40. 你曾损害或丢失别人的东西吗？	是 否
41. 在结识新朋友时，通常是你主动吗？	是 否
42. 当别人向你诉苦时，你是否容易理解他们的苦衷？	是 否
43. 你觉得自己紧张得像"拉紧的弦"一样吗？	是 否
44. 没有废纸篓时，你会把废纸扔在地板上吗？	是 否
45. 和别人在一起的时候，你是否不常说话？	是 否
46. 你是否认为结婚制度已经过时，应该废除？	是 否
47. 你有时会感到自己"可怜"吗？	是 否
48. 你有时有点自夸吗？	是 否
49. 你能使一个沉闷的集会活跃起来吗？	是 否
50. 你讨厌那种小心翼翼开车的人吗？	是 否
51. 你为自己的健康担忧吗？	是 否
52. 你曾讲过别人的坏话吗？	是 否
53. 你是否喜欢说笑话和有趣的故事？	是 否
54. 你小时候曾对父母粗暴无礼吗？	是 否
55. 你喜欢和别人打成一片吗？	是 否
56. 知道自己工作中有失误你会感到难过吗？	是 否
57. 你失眠吗？	是 否
58. 你饭前必定洗手吗？	是 否
59. 你经常无缘无故感到疲倦和无精打采吗？	是 否
60. 在游戏和打牌时你曾经作弊吗？	是 否
61. 你喜欢紧张的工作吗？	是 否

续表 3-24

62. 你母亲是个善良的人吗?	是 否
63. 你时常觉得自己的生活很单调吗?	是 否
64. 你曾经为了自己而利用过别人吗?	是 否
65. 你是否参加的活动太多,超过自己可能分配的时间?	是 否
66. 是否有那么几个人时常躲着你?	是 否
67. 你为自己的容貌而苦恼吗?	是 否
68. 你是否认为人们为保障自己的将来而储蓄和保险所费的金钱太多?	是 否
69. 你是否曾经想过去死?	是 否
70. 在确知不会被发现时,你会逃税吗?	是 否
71. 你能使一个联欢会顺利进行吗?	是 否
72. 你能克制自己不对别人无理吗?	是 否
73. 遇到一次令你难堪的事情之后,你是否会烦恼好久?	是 否
74. 你是否"神经过敏"?	是 否
75. 你曾经故意说一些话来伤害别人的感情吗?	是 否
76. 尽管不是你的过错,但你与别人的友谊容易破裂吗?	是 否
77. 你常感到寂寞吗?	是 否
78. 有人对你或你的工作吹毛求疵时,是否容易伤害你的积极性?	是 否
79. 你去赴约会或上班时,曾否迟到?	是 否
80. 你是否喜欢在你的周围有许多热闹和高兴的事?	是 否
81. 你愿意让别人怕你吗?	是 否
82. 你是否有时兴致勃勃,有时却很懒散不想动弹?	是 否
83. 你有时会把今天应做的事拖到明天吗?	是 否
84. 别人是否认为你是生气勃勃的?	是 否
85. 别人是否对你说过许多谎话?	是 否
86. 你是否对有些事情易生气?	是 否
87. 你犯了错误,是否都愿意承认?	是 否
88. 你会为一动物落入圈套被捉拿而感到难过吗?	是 否

四、情绪测验

情绪是人对客观事物是否符合人的需要而产生的一种反映。情绪状态有积极和消极之分。临床上常见的消极情绪状态有焦虑和抑郁两种。有关测试方法也较多,常用的有抑郁自评量表和焦虑自评量表。

1. 抑郁自评量表(self-rating depression scale SDS)由 Zung 于 1965 年编制,使用简便,应用较广(表 3-25)。

表 3-25　Zung 抑郁自评量表（SDS）

下面有 20 条文字，请仔细阅读每一条，把意思弄明白。然后根据您最近一星期的实际情况，在适当的方格里划一个"√"。

评定项目	很少有	有时有	大部分时间有	绝大部分时间有
1. 我觉得闷闷不乐，情绪低沉	☐	☐	☐	☐
2. 我觉得一天之中早晨最好	☐	☐	☐	☐
3. 我一阵阵哭出来或觉得想哭	☐	☐	☐	☐
4. 我晚上睡眠不好	☐	☐	☐	☐
5. 我吃得跟平常一样多	☐	☐	☐	☐
6. 我与异性密切接触时和以往一样感到愉快	☐	☐	☐	☐
7. 我发觉我的体重在下降	☐	☐	☐	☐
8. 我有便秘的苦恼	☐	☐	☐	☐
9. 我的心跳比平时快	☐	☐	☐	☐
10. 我无缘无故地感到疲乏	☐	☐	☐	☐
11. 我的头脑跟平常一样清楚	☐	☐	☐	☐
12. 我觉得经常做的事情并没有困难	☐	☐	☐	☐
13. 我觉得不安而平静不下来	☐	☐	☐	☐
14. 我对将来抱有希望	☐	☐	☐	☐
15. 我比平常容易生气激动	☐	☐	☐	☐
16. 我觉得作出决定是容易的	☐	☐	☐	☐
17. 我觉得自己是个有用的人，有人需要我	☐	☐	☐	☐
18. 我的生活过得很有意思	☐	☐	☐	☐
19. 我认为我死了别人会生活得好些	☐	☐	☐	☐
20. 平常感兴趣的事我仍然照样感兴趣	☐	☐	☐	☐

2. 焦虑自评量表（self-rating anxiety scale SAS）由 Zung 于 1971 年编制，用于评定焦虑患者的主观感受（表 3-26）。

表 3-26　Zung 焦虑自评量表（SAS）

下面有 20 条文字，请仔细阅读每一条，把意思弄明白，然后根据您最近一星期的实际情况，在适当的方格里划一个"√"。

评定项目	很少有	有时有	大部分时间有	绝大部分时间有
1. 我感到比往常更加神经过敏和焦虑	☐	☐	☐	☐
2. 我无缘无故感到担心	☐	☐	☐	☐
3. 我容易心烦意乱或感到恐慌	☐	☐	☐	☐
4. 我觉得我可能将要发疯	☐	☐	☐	☐
5. 我感到事事都很顺利，不会有倒霉的事情发生	☐	☐	☐	☐
6. 我的四肢抖动或震颤	☐	☐	☐	☐
7. 我因头痛、颈痛和背痛而烦恼	☐	☐	☐	☐
8. 我感到无力且容易疲劳	☐	☐	☐	☐

续表 3-26

评定项目	很少有	有时有	大部分时间有	绝大部分时间有
9. 我感到很平静,能安静坐下来	☐	☐	☐	☐
10. 我感到我的心跳较快	☐	☐	☐	☐
11. 我因阵阵的眩晕而不舒服	☐	☐	☐	☐
12. 我有阵阵要昏倒的感觉	☐	☐	☐	☐
13. 我呼吸时进气和出气都不费力	☐	☐	☐	☐
14. 我的手指和脚趾感到麻木和刺痛	☐	☐	☐	☐
15. 我因胃痛和消化不良而苦恼	☐	☐	☐	☐
16. 我时常要小便	☐	☐	☐	☐
17. 我的手总是温暖而干燥	☐	☐	☐	☐
18. 我觉得脸发烧发红	☐	☐	☐	☐
19. 我容易入睡,晚上休息很好	☐	☐	☐	☐
20. 我做噩梦	☐	☐	☐	☐

五、其他量表

康复医疗过程常用的心理测验量表还有症状评定量表如 90 项症状清单(symptom checklist 90 SCL-90),又名症状自评量表,由 Oerogatis 于 1973 年编制,在我国引入较早,应用广泛(表 3-27)。此外还有生活事件量表,社会支持评定量表等应激和应对有关的评定量表,有 A 型行为类型评定量表(表 3-28)等也较常用。

表 3-27 症状自评量表(SCL-90)

注意:以下表格中列出了有些人可能会有的问题,请仔细地阅读每一条,然后根据最近一星期以内下述情况影响您的实际感觉,在五个方格中选择一格,划一个"√"。

评定项目	没有	很轻	中等	偏重	严重
1. 头痛	☐	☐	☐	☐	☐
2. 神经过敏,心中不踏实	☐	☐	☐	☐	☐
3. 头脑中有不必要的想法或字句盘旋	☐	☐	☐	☐	☐
4. 头昏或昏倒	☐	☐	☐	☐	☐
5. 对异性的兴趣减退	☐	☐	☐	☐	☐
6. 对别人责备求全	☐	☐	☐	☐	☐
7. 感到别人能控制您的思想	☐	☐	☐	☐	☐
8. 责怪别人制造麻烦	☐	☐	☐	☐	☐
9. 忘性大	☐	☐	☐	☐	☐
10. 担心自己的衣饰整齐及仪态端正	☐	☐	☐	☐	☐
11. 容易烦恼和激动	☐	☐	☐	☐	☐
12. 胸痛	☐	☐	☐	☐	☐
13. 害怕空旷的场所或街道	☐	☐	☐	☐	☐
14. 感到自己的精力下降,活动减慢	☐	☐	☐	☐	☐

续表 3-27

评定项目	没有	很轻	中等	偏重	严重
15. 想结束自己的生命	☐	☐	☐	☐	☐
16. 听到旁人听不到的声音	☐	☐	☐	☐	☐
17. 发抖	☐	☐	☐	☐	☐
18. 感到大多数人都不可信任	☐	☐	☐	☐	☐
19. 胃口不好	☐	☐	☐	☐	☐
20. 容易哭泣	☐	☐	☐	☐	☐
21. 同异性相处时感到害羞不自在	☐	☐	☐	☐	☐
22. 感到受骗、中了圈套或有人想抓住你	☐	☐	☐	☐	☐
23. 无缘无故地突然感到害怕	☐	☐	☐	☐	☐
24. 自己不能控制地大发脾气	☐	☐	☐	☐	☐
25. 怕单独出门	☐	☐	☐	☐	☐
26. 经常责怪自己	☐	☐	☐	☐	☐
27. 腰痛	☐	☐	☐	☐	☐
28. 感到难以完成任务	☐	☐	☐	☐	☐
29. 感到孤独	☐	☐	☐	☐	☐
30. 感到苦闷	☐	☐	☐	☐	☐
31. 过分担忧	☐	☐	☐	☐	☐
32. 感到害怕	☐	☐	☐	☐	☐
33. 对事物不感兴趣	☐	☐	☐	☐	☐
34. 感情容易受到伤害	☐	☐	☐	☐	☐
35. 感到别人能知道您的私下想法	☐	☐	☐	☐	☐
36. 感到别人不理解您、不同情您	☐	☐	☐	☐	☐
37. 感到人们对您不友好,不喜欢您	☐	☐	☐	☐	☐
38. 做事必须做得很慢以保证做得正确	☐	☐	☐	☐	☐
39. 心跳得厉害	☐	☐	☐	☐	☐
40. 恶心或胃部不舒服	☐	☐	☐	☐	☐
41. 肌肉酸痛	☐	☐	☐	☐	☐
42. 感到有人在监视您、谈论您	☐	☐	☐	☐	☐
43. 感到比不上他人	☐	☐	☐	☐	☐
44. 难以入睡	☐	☐	☐	☐	☐
45. 做事必须反复检查	☐	☐	☐	☐	☐
46. 难以作出决定	☐	☐	☐	☐	☐
47. 怕乘电车、公共汽车、地铁或火车	☐	☐	☐	☐	☐
48. 呼吸有困难	☐	☐	☐	☐	☐
49. 一阵阵发冷或发热	☐	☐	☐	☐	☐
50. 因为感到害怕而避开某些东西、场合或活动	☐	☐	☐	☐	☐
51. 脑子变空了	☐	☐	☐	☐	☐
52. 身体发麻或刺痛	☐	☐	☐	☐	☐

续表 3-27

评定项目	没有	很轻	中等	偏重	严重
53. 喉咙有梗塞感	☐	☐	☐	☐	☐
54. 感到前途没有希望	☐	☐	☐	☐	☐
55. 不能集中注意	☐	☐	☐	☐	☐
56. 感到身体的某一部分软弱无力	☐	☐	☐	☐	☐
57. 感到紧张或容易紧张	☐	☐	☐	☐	☐
58. 感到手或脚发重	☐	☐	☐	☐	☐
59. 想到死亡的事	☐	☐	☐	☐	☐
60. 吃得太多	☐	☐	☐	☐	☐
61. 当别人看着您或谈论您时感到不自在	☐	☐	☐	☐	☐
62. 有一些不属于您自己的想法	☐	☐	☐	☐	☐
63. 有想打人或伤害他人的冲动	☐	☐	☐	☐	☐
64. 醒得太早	☐	☐	☐	☐	☐
65. 必须反复洗手、点数目或触摸某些东西	☐	☐	☐	☐	☐
66. 睡得不稳不深	☐	☐	☐	☐	☐
67. 有想摔坏或破坏东西的冲动	☐	☐	☐	☐	☐
68. 有一些别人没有的想法或念头	☐	☐	☐	☐	☐
69. 感到对别人神经过敏	☐	☐	☐	☐	☐
70. 在商店或电影院等人多的地方感到不自在	☐	☐	☐	☐	☐
71. 感到做任何事情都很困难	☐	☐	☐	☐	☐
72. 一阵阵恐惧或惊恐	☐	☐	☐	☐	☐
73. 感到在公共场合吃东西很不舒服	☐	☐	☐	☐	☐
74. 经常与人争论	☐	☐	☐	☐	☐
75. 单独一人时神经很紧张	☐	☐	☐	☐	☐
76. 别人对您的成绩没有作出恰当的评价	☐	☐	☐	☐	☐
77. 即使和别人在一起也感到孤单	☐	☐	☐	☐	☐
78. 感到坐立不安心神不定	☐	☐	☐	☐	☐
79. 感到自己没有什么价值	☐	☐	☐	☐	☐
80. 感到熟悉的东西变得陌生或不像是真的	☐	☐	☐	☐	☐
81. 大叫或摔东西	☐	☐	☐	☐	☐
82. 害怕会在公共场合昏倒	☐	☐	☐	☐	☐
83. 感到别人想占您的便宜	☐	☐	☐	☐	☐
84. 为一些有关"性"的想法而苦恼	☐	☐	☐	☐	☐
85. 您认为应该因为自己的过错而受到惩罚	☐	☐	☐	☐	☐
86. 感到要赶快把事情做完	☐	☐	☐	☐	☐
87. 感到自己的身体有严重问题	☐	☐	☐	☐	☐
88. 从未感到和其他人很亲近	☐	☐	☐	☐	☐
89. 感到自己有罪	☐	☐	☐	☐	☐
90. 感到自己的脑子有毛病	☐	☐	☐	☐	☐

表3-28　A型行为问卷

请回答下列问题。凡是符合您的情况的就在"是"字上打个"√";凡是不符合您的情况的就在"否"字上打个"√"。每个问题必须回答,答案无所谓对与不对、好与不好。请尽快回答,不要在每道题目上太多思索。回答时不要考虑"应该怎样",只回答您平时"是怎样的"就行了。

1. 我常常力图说服别人同意我的观点	是　否
2. 即使没有什么要紧事,我走路也很快	是　否
3. 我经常感到应该做的事情很多,有压力	是　否
4. 即使是已经决定了的事,别人也很容易使我改变主意	是　否
5. 我常常因为一些事大发脾气或和人争吵	是　否
6. 遇到买东西排长队时,我宁愿不买	是　否
7. 有些工作我根本安排不过来,只是临时挤时间去做	是　否
8. 我上班或赴约会时,从来不迟到	是　否
9. 当我正在做事时,谁要是打扰我,不管有意无意,我都非常恼火	是　否
10. 我总看不惯那些慢条斯理、不紧不慢的人	是　否
11. 有时我简直忙得透不过气来,因为该做的事情太多了	是　否
12. 即使跟别人合作,我也总想单独完成一些更重要的部分	是　否
13. 有时我真想骂人	是　否
14. 我做事喜欢慢慢来,而且总是思前想后	是　否
15. 排队买东西,要是有人加塞,我就忍不住指责他或出来干涉	是　否
16. 我觉得自己是一个无忧无虑、逍遥自在的人	是　否
17. 有时连我自己都觉得,我所操心的事远远超过我应该操心的范围	是　否
18. 无论做什么事,即使比别人差,我也无所谓	是　否
19. 我总不能像有些人那样,做事不紧不慢	是　否
20. 我从来没有想过要按照自己的想法办事	是　否
21. 每天的事情都使我的神经高度紧张	是　否
22. 在公园里赏花、观鱼等,我总是先看完,等着同来的人	是　否
23. 听到别人发表不正确见解,我总想立即就去纠正他	是　否
24. 在我所认识的人里,个个我都喜欢	是　否
25. 无论做什么事,我都比别人快一些	是　否
26. 对别人的缺点和毛病,我常常不能宽容	是　否
27. 当别人对我无礼时,我会立即以牙还牙	是　否
28. 我觉得我有能力把一切事情办好	是　否
29. 聊天时,我总是急于说出自己的想法,甚至打断别人的话	是　否
30. 人们认为我是一个相当安静、沉着的人	是　否
31. 我觉得世界上值得我信任的人实在不多	是　否
32. 对未来我有许多想法,并总想一下子都能实现	是　否
33. 有时我也会说人家的闲话	是　否
34. 尽管时间很宽裕,我吃饭也快	是　否
35. 听人讲话或报告时我常替讲话人着急,我想还不如我来讲哩	是　否
36. 即使有人冤枉了我,我也能够忍受	是　否
37. 我有时会把今天该做的事拖到明天去做	是　否
38. 人们认为我是一个干脆、利落、高效率的人	是　否

续表 3-28

39. 有人对我或我的工作吹毛求疵时,很容易挫伤我的积极性	是	否
40. 我常常感到时间晚了,可一看表还早呢	是	否
41. 我觉得我是一个非常敏感的人	是	否
42. 我做事总是匆匆忙忙的,力图用最少的时间办尽量多的事情	是	否
43. 如果犯有错误,我每次都愿意承认	是	否
44. 坐公共汽车时,我总觉得司机开车太慢	是	否
45. 无论做什么事,即使看到别人做不好我也不想拿来替他做	是	否
46. 我常常为工作没做完,一天又过去了而感到忧虑	是	否
47. 很多事情如果由我来负责,情况要比现在好得多	是	否
48. 有时我会想到一些坏得说不出口的事	是	否
49. 即使受工作能力和水平很差的人领导,我也无所谓	是	否
50. 必须等待什么的时候,我总是心急如焚,像"热锅上的蚂蚁"	是	否
51. 事情不顺利时我就想放弃,因为我觉得自己能力不够	是	否
52. 假如我可以不买票白看电影,而且不会被发觉,我可能会这样做	是	否
53. 别人托我办的事,只要答应了,我从不拖延	是	否
54. 人们认为我做事很有耐性,干什么都不会着急	是	否
55. 约会或乘车、船,我从不迟到,如果对方耽误了,我就恼火	是	否
56. 我每天看电影,不然心里就不舒服	是	否
57. 许多事本来可以大家分担,可我喜欢一个人去干	是	否
58. 我觉得别人对我的话理解太慢,甚至理解不了我的意思似的	是	否
59. 人家说我是个厉害的暴性子的人	是	否
60. 我常常比较容易看到别人的缺点而不容易看到别人的优点	是	否

总之,心理测验的方法很多,要注意准确选用,就必须有专业的心理学知识并经过心理测验理论和技术的专门培训。

(沈光宇)

第十二节 心肺功能评定

心肺功能是人体吐故纳新、新陈代谢的基础,是人体运动耐力的基础。心血管和呼吸系统虽然分属于两个生理系统,但功能上密切相关,其功能障碍的临床表现接近,康复治疗互相关联,因此在功能评定时可以归纳为心肺运动试验(cardiopulmonary stress testing)。

在实施肺康复计划前和康复训练完成后,均应进行运动耐力测试,以评估康复治疗计划对于运动耐力的有效性。测定方式有徒手六分钟步行实验以及运动平板、功率自行车等耐力测试等。为准确评估疗效,便于比较,应注意评估测试的标准准确。测试应尽量在一天的相同时间段、相同治疗药物和相同方案下进行。

如果患者在第二次运动耐力测试时持续时间更长或负荷量更大,各阶段血压及心率水平较前更低,恢复过程心率恢复正常的时间更早,出现室性或复杂性心律失常频率更低,测试中心肌缺血出现更晚,我们可以认为该训练方案有效。

本节主要介绍六分钟步行测试和运动平板实验。

一、概述

（一）氧运输功能

氧运输功能是心血管系统的核心功能。

1. **循环功能**　循环系统的主要功能是运输，血液通过血管将气体（氧气和二氧化碳）、能量物质（糖、脂肪、蛋白质）、激素、电解质等运输到全身组织进行新陈代谢，同时也流经肺、肾、皮肤等脏器和组织，将代谢的最终产物排泄。循环功能取决于循环驱动力、心血管结构的完整性、柔顺性和弹性等。血管功能障碍导致物质运输困难，产生缺氧缺血症状。

2. **心脏功能**　心脏的主要功能是产生循环系统内的血液驱动力，即心脏射血能力。影响射血能力的主要因素包括：心脏收缩功能、心脏舒张功能和外周血管阻力。心脏功能减退将导致循环功能障碍。

（二）气体交换功能

气体交换能力是呼吸功能的核心，不仅包括肺通气功能，还包括换气功能。在形式上呼吸可以分为内呼吸和外呼吸两个基本过程。

1. **内呼吸**　指体内细胞的气体交换过程，即氧气进入细胞，参加有氧代谢，产生能量、二氧化碳和水，再将二氧化碳排出细胞的过程。内呼吸取决于细胞能量需求和代谢状态、全身循环状态、组织微循环状态和血液气体状态。

2. **外呼吸**　指气体在肺泡进行交换，并通过气道与外界空气进行交换的过程，取决于气道功能、肺泡功能、呼吸肌功能和肺循环功能。通气功能指通过呼吸使空气进入肺泡，然后再排出体外；换气功能指通过肺泡壁的毛细血管二氧化碳弥散进入肺泡，然后随呼气排出，同时将氧气吸收进入血管，与血红蛋白结合，运输到组织进行代谢。

（三）心肺功能与运动耐力

运动耐力是指机体持续活动的能力，取决于心肺功能和骨骼肌代谢。长期制动或缺乏运动导致骨骼肌代谢能力降低，同时也可以导致心肺功能减退，影响运动能力。因此不仅心血管和呼吸系统疾病患者表现为运动耐力减退，任何疾病或老龄导致的机体运动减少最终都将表现在心肺功能和运动耐力减退。

（四）代谢当量

代谢当量（Metabolic Equivalent，METs），音译为梅脱，是以安静、坐位时的能量消耗为基础，表达各种活动时相对能量代谢水平的常用指标，是评估心肺功能的重要指标。1MET相当于耗氧量 3.5 ml/(kg·min)。代谢当量与热卡有对应关系，其换算公式为：

$$热卡 = METs \times 3.5 \times 体重(kg) \div 200$$

（五）应激试验和运动试验

1. **应激**（stress）　指人体对外界环境刺激所产生的反应过程。

2. **应激试验**（stress testing）　泛指施加各种因素引起人体生理反应加剧的实验方式。运动反应就是身体对运动刺激所产生的调节过程。

3. **运动试验**（exercise testing）　心肺评定所采用的应激试验主要指运动试验。

4. **运动试验的基本原理**　人体心肺功能具有强大的储备力，因此，轻度和中度功能障碍往往在安静时没有异常表现。运动应激时促使机体功能进入最大或失代偿状态,诱发相应的生理和病理生理现象,从而有助于临床诊断和功能评估、确定机体的最大功能储备,帮助制定运动训练方案时留出足够的安全空间,保证训练的安全性等。各种运动试验中心电运动试验最具有代表性。

二、心肺评定:徒手六分钟步行测试

(一)步行测试前

1. 场地准备　步行跑道应连续性、平坦,无障碍物。跑道最短步行距离为 25 m,并刻有距离记号。

如果没有长于 25 m 的跑道,确保每次测试时使用相同的跑道。跑道距离缩短,可能会导致患者在六分钟步行里需要经常减速和转弯而导致步行距离缩短,在评估时应予以考虑。

2. 备有抢救车、抢救物品　氧气、阿司匹林、硝酸甘油和除颤仪等。测试者应熟练掌握心肺复苏技术。

3. 操作物品　包括秒表、血压计、脉氧仪、椅子(轮椅)、心率表、心电图机、硬质夹板和工作记录表。

4. 确保详细了解患者病史,并评估患者有无不适合运动的禁忌证或其他注意事项。禁忌证同运动平板试验。

5. 建议患者穿着舒适的衣服、合适的鞋和(尽可能)避免在测试 2 小时以前进食。

6. 患者不能停用日常服用药物。任何气管扩张处方药物需要在测试 1 小时内使用,或者在患者到达时使用。

7. 在六分钟步行测试进行前,患者需要休息最少 15 分钟。测试前无需热身运动。

8. 测试者应记录患者测试前血压、心率、血氧饱和度。让患者站立,评估基础状态下气短指数,并填写工作表。气短评分建议用 Borg 评分量表。

(二)步行测试中

1. 告知并指引患者　"您将会做一个步行测试,目的是要测您六分钟最快的速度能走多远距离。这六分钟内您要尽全力,但不可以奔跑或慢跑。如果有需要时,您可以减慢速度。如果觉得筋疲力尽或喘不过气,您可减慢速度,甚至停止。一旦体力恢复,应尽快步行。我会定时告诉您剩余的时间,鼓励您尽力继续。您的目标是在六分钟内步行最远的距离。测试时,一般不要说话。但如果您有问题或感觉不舒服,随时告诉我。六分钟时间到的时候,我会请您停止步行并停留在原地。"

2. 测试时,测试者应注意力集中,不能和他人交谈以免数错患者的折返次数。

3. 如果患者在六分钟内停止步行,记录停止时间,但保持计时器继续记时,询问患者原因。记录血氧饱和度、血压和心率。如果客观指标无明显异常,患者感觉可以,鼓励尽快继续步行。但应密切监测患者是否出现异常症状。

4. 出现以下情况终止试验　胸痛;不能耐受的气短;步态不稳;精神错乱或缺乏协调能力;头晕;大汗;面色苍白;腿部痉挛或极端腿部肌肉疲劳;血氧饱和度持续<85%。

5. 同一患者应在每天相同时间点进行测试,减小差异。

（三）步行测试结束时

1. 在已步行的距离放下记号计，测量并计算准确的步行距离。
2. 立刻记录血氧饱和度、血压、心率和气短指数。
3. 在测试后，患者留在测试地点至少15分钟，观察有无不适反应。

三、心肺评定：心电运动试验

心电运动试验（ECG exercise testing）是指通过逐步增加运动负荷，以心电图为主要检测手段，并通过试验前、中、后心电图、症状以及体征的反应来判断心肺功能的试验方式。

（一）应用范畴

1. 辅助临床诊断

（1）冠心病诊断：试验的灵敏性为60%～80%，特异性为71%～97%。试验中发生心肌缺血的运动负荷越低、心肌耗氧水平越低、ST段下移程度越大，患冠心病的危险性就越高、诊断冠心病的可靠程度越大。

（2）鉴定心律失常：运动中诱发或加剧的心律失常提示器质性心脏病，应该注意休息、避免运动，康复治疗时应暂时停止运动或调整运动量。而心律失常在运动中减轻甚至消失多属于"良性"，平时不一定要限制或停止运动。

（3）器质性疾病应在运动试验中诱发呼吸困难，并与相应的心血管异常一致。

2. 评定功能状态

（1）判定冠状动脉病变严重程度及预后：运动中发生心肌缺血的运动负荷越低、心肌耗氧水平越低、ST段下移的程度越大，冠状动脉病变就越严重，预后也越差。运动试验阳性的无症状患者发生冠心病的危险性增大。

（2）判定心功能、体力活动能力和残疾程度：运动能力过低可作为残疾评判依据。

（3）评定康复治疗效果：运动试验时的心率、血压、运动时间、运动量、吸氧量、心肌耗氧量、心肌缺血时的心电图表现和症状均可以作为康复治疗效果定量评判的依据。

3. 指导康复治疗

（1）确定患者运动的安全性：运动试验中诱发的各种异常均提示患者运动危险性增大，例如低水平运动（低运动负荷或低心肌耗氧量）时出现心肌缺血、运动诱发严重心律失常、运动诱发循环不良症状或心力衰竭症状、运动能力过低等。

（2）为制定运动处方提供定量依据：运动试验可以确定患者心肌缺血阈或最大运动能力、运动安全系数或靶运动强度（target exercise intensity），也有助于揭示运动中可能诱发的心律失常，有助于提高运动训练效果和安全性。

（3）协助患者选择必要的临床治疗，如手术。

（4）使患者感受实际活动能力，去除顾虑，增强参加日常活动的信心。

（二）适应证和禁忌证

1. 适应证　病情稳定，无明显步态和骨关节异常，无感染及活动性疾病，患者精神正常以及主观上愿意接受检查，并能主动配合者均为适应证。如果有下肢关节或肌肉异常，可以采用上肢运动来进行试验。

2. 禁忌证　病情不稳定者均属于禁忌证。临床上稳定与不稳定是相对的，取决于医师和技师的经验和水平，以及实验室的设备和设施条件。一般认为可以把禁忌证分为绝对禁忌证和相对禁忌证。

(1) 绝对禁忌证：未控制的心力衰竭或急性心力衰竭,严重的左心功能障碍、血流动力学不稳的严重心律失常[室性或室上性心动过速、多源性室性期前收缩(室早)、快速型房颤、Ⅲ度房室传导阻滞等],不稳定型心绞痛,增剧型心绞痛,近期心肌梗死后非稳定期,急性心包炎,心肌炎,心内膜炎,严重的未控制的高血压,急性肺动脉栓塞或梗死,全身急性炎症,传染病和下肢功能障碍,确诊或怀疑主动脉瘤,严重主动脉瓣狭窄,血栓性脉管炎或心脏血栓,精神疾病发作期间或严重神经症。

(2) 相对禁忌证：严重高血压≥[26.6/16 kPa(200/120 mmHg)],肺动脉高压,中度瓣膜病变和心肌病,明显心动过速或过缓,中至重度主动脉瓣狭窄或严重阻塞型心肌病,心脏明显扩大,高度房室传导阻滞及高度窦房阻滞,严重冠状动脉左主干狭窄或类似病变,严重肝肾疾病,严重贫血及未能控制的糖尿病、甲亢、骨关节病等,血电解质紊乱,慢性感染性疾病,运动导致恶化的神经肌肉疾病,骨骼肌肉疾病或风湿性疾病,晚期妊娠或妊娠有并发症者,病情稳定的心力衰竭患者,重症贫血,明显骨关节功能障碍,运动受限或可能由于运动而使病变恶化者。

3. 安全性　心电运动试验诱发的死亡率平均为 1/10 000 次试验,诱发心肌梗死率为 4/10 000 次试验,必须住院治疗者(包括心肌梗死)的发生率为 5/10 000 次试验,一般心血管异常者为 1/1 000 次试验。心血管意外主要与病例选择不当有关,与运动试验本身一般无明显关联。因此严格掌握病例选择的适应证和禁忌证极为重要。

(三) 检查方法

1. 运动方式

(1) 活动平板(treadmill)：是装有电动传送带的运动装置,患者在其上进行步行或跑步,速度和坡度可调节。优点为接近日常活动生理,可以逐步增加负荷量。各种坡度、速度时的心血管反应可以直接用于指导患者的步行锻炼。

(2) 踏车运动(bicycle ergometry)：采用固定式功率自行车,可以采用电磁刹车或机械刹车的方式以定量增加踏车阻力,调整运动负荷。运动时无噪音,运动中心电图记录较好,血压测量比较容易,受检者心理负担较轻,可以在卧位进行。但对于体力较好者,往往不能达到最大心脏负荷。此外,运动时受试者易因意志而中止运动,一些老年人或不会骑车者比较难以完成。

(3) 手摇车运动(arm ergometer)：试验原理与踏车运动相似,只是将下肢踏车改为上肢摇车。

(4) 等长收缩运动(isometric exercise)：常用的方法有握力运动(handgrip)和自由重量(free weight)运动。诊断敏感性和特异性不够理想,但可用于运动生理或功能评估研究。

2. 试验分类　根据试验终点可以分为三类：

(1) 极量运动试验(maximal exercise testing)：指运动到筋疲力尽或主观最大运动强度的试验。一般用于正常人和运动员最大运动能力的研究。

(2) 症状限制性运动试验(symptom limited exercise testing)：是主观和客观指标结合的最大运动量试验,以运动诱发呼吸或循环不良的症状和体征、心电图异常及心血管运动反应异常作为运动终点,用于诊断冠心病、评估心功能和体力活动能力、制定运动处方等。

(3) 低水平运动试验(low level exercise testing)：以特定较低水平的运动负荷、心率、血压，适用于急性心肌梗死或病情较重者。

3. 试验方案

(1) 活动平板试验：Bruce 方案(表 3-29)应用最广泛，同时增加速度和坡度来增加运动强度。Naughton 方案运动起始负荷低，每级负荷增量均为安静代谢量的一倍。

表 3-29 活动平板试验改良 Bruce 方案

分级	速度(km/h)	坡度(%)	时间(min)	METs
0	2.7	0	3	2.0
1/2	2.7	5	3	3.5
1	2.7	10	3	5.0
2	4.0	12	3	7
3	5.5	14	3	10
4	6.8	16	3	13
5	8.0	18	3	16
6	8.9	20	3	19
7	9.7	22	3	22

注：坡度 1°＝1.75%。

(2) 踏车试验：运动负荷：男性 300 kg·m/min 起始，每 3 分钟增加 300 kg·m/min；女性 200 kg·m/min 起始，每 3 分钟增加 200 kg·m/min。

(3) 手摇车试验：用于下肢功能障碍者。运动起始负荷 150～200 kg·m/min，每级负荷增量 100～150 kg·m/min，时间 3～6 分钟。

(4) 等长收缩试验：一般采用握力试验。常用最大收缩力的 30%～50% 作为运动强度，持续收缩 2～3 分钟；还可采用定滑车重量法，即通过一个滑轮将重力(重锤)引向受试者的手或腿，受试者进行抗阻屈肘或伸膝，并始终保持关节角度不变。受试的重力可以从 2.5 kg 开始，每级持续 2～3 分钟，负荷增加 2.5 kg，直至受试者不能继续保持关节角度为止。

(5) 简易运动试验：

1) 定时运动法：用于体能无法进行活动平板或踏车的患者，患者尽力行走 6 分钟，计算所走的距离。行走的距离越长，说明体力活动能力越好。12 分钟走和 12 分钟跑具有类似的目的。心力衰竭患者还可采用 2 分钟步行。这类试验的目的只是为了判断体力活动能力的变化，对诊断没有帮助。

2) 定距离运动法：确定固定的步行距离，计算完成该距离步行的时间。200 m 步行一般是心肌梗死患者出院前的标准试验，以判断患者回家后日常生活的安全性。脑卒中患者可以采用 10 m 或 20 m 步行试验，以判断患者的步态和步行能力。

4. 检查程序

(1) 电极安放：常规十二导联心电图，导联电极全部移至躯干，相应位置是：两上肢电极分别移至锁骨下胸大肌与三角肌交界处或锁骨上,两下肢电极移至两季肋部或两髂前上棘内侧。胸导联的位置不变。监护导联:CM_5 正极位于 V_5,负极为胸骨柄;CC_5 正极位于 V_5,负极为 V_5R,即右胸相当于 V_5 的位置。

(2) 皮肤处理:贴电极前用乙醇或细砂纸擦皮肤到微红,以尽可能降低电阻,减少干扰。

(3) 测定安静血压。

(4) 过度通气试验:大口喘气1分钟后立即描记监护导联心电图,如果出现 ST 段下移为阳性。阳性结果没有病理意义,但提示运动中诱发的 ST 段改变不一定是心肌缺血的结果。过度通气导致 ST 段下移的原因不明确,一般认为与呼吸性碱中毒或者肺牵张反射有关。

(5) 按运动方案运动:运动中连续以心电图监护,每级运动末30秒记录心电图,同时测量血压。多数试验方案均为连续运动,各级之间不休息。心力衰竭患者在进行运动安全性试验时可以采用低负荷或间断性试验。

(6) 运动后记录:达到运动终点或出现中止试验的指征而中止运动后,于坐位或立位描记即刻和2、4、6分钟的心电图,同时测量血压。如有特殊情况可将观察的时间延长到8～10分钟,直至受试者的症状或异常表现消失为止。

5. 操作注意事项

(1) 试验者在试验前必须用最通俗和扼要的方式向患者介绍心电运动试验的方法,取得患者的合作。

(2) 试验前2小时禁止吸烟、饮酒。适当休息(半小时)。不可饱餐或空腹。

(3) 试验前1天内不参加重体力活动。停用影响试验结果的药物,包括:洋地黄制剂、硝酸酯类、β受体阻滞剂、钙拮抗剂、血管紧张素转换酶抑制剂、酚噻嗪类、双嘧达莫(潘生丁)、咖啡因、麻黄素、普鲁卡因酰胺、奎尼丁等。

(4) 感冒或其他病毒、细菌性感染者一周内不宜参加试验。

6. 主观用力分级(rate of perceived exertion,RPE) 是根据运动者自我感觉用力程度衡量相对运动水平的半定量指标(表3-30)。一般症状限制性运动试验要求达到5～17分。分值乘以10约相当于运动时的正常心率反应。

7. 运动试验终点 症状限制性运动试验的运动终点是出现心肌缺血或循环不良的症状、心电图异常、血压异常、运动诱发严重心律失常等。此外,患者主动要求终止测试,或者出现异常步姿,心率过快,运动时心率不能随之上升(安置了定率的心脏起搏器除外),出现仪器故障均应该作为试验的终止指标。试验室内应备有急救药品和设备,并对出现的严重并发症进行及时处理。

表3-30 主观用力程度分级

分 值	7	9	11	13	15	17	19
受试者感觉	轻微用力	稍用力	轻度用力	中度用力	明显用力	非常用力	极度用力

(四) 结果解释

1. 心率 正常人运动负荷每增加1 MET,心率应该增加8～12次/分钟。心率的异常运动反应有过快和过慢两类。心率过慢见于窦房结功能减退、严重左心室功能不全和严重多支血管病变的冠心病患者。心率过快分为窦性心动过速和异位心动过速。运动中窦性心率增加过快,提示体力活动能力较差。异位心动过速主要为室上性或房性心动过速,少数为室性心动过速。出现异位心动过速时应该立即停止运动,提示患者应该限制体力活动。

2. 血压　正常运动时的收缩压应该随运动负荷的增加而逐步升高,舒张压一般没有显著变化,甚至可以明显下降,说明血管舒张功能良好。运动负荷每增加 1 MET,收缩压相应增高 5～12 mmHg。收缩压一般可以达到 180～220 mmHg。运动时收缩压达到 250 mmHg,舒张压 120 mmHg 为高限。异常反应:运动中收缩期血压不升或升高不超过 130 mmHg,或血压下降,甚至低于安静水平,提示心脏收缩功能储备力很小。运动中收缩压越高,发生心源性猝死的几率反而越低。运动中最高收缩压 140 mmHg 者,年死亡率为 97‰;140～199 mmHg 者,年死亡率为 25.3‰;高于 200 mmHg 者,年死亡率为 6.6‰。运动中舒张期血压明显升高,比安静水平高 15 mmHg 以上,甚至可超过 120 mmHg,说明总外周阻力明显升高,提示冠状血管储备力接近或达到极限,机体只有通过提高舒张压来增加心脏舒张期的冠脉灌注压,从而部分补偿冠状动脉供血,常见于严重冠心病。可以诱发血压下降的其他疾病包括:心肌病、心律失常、血管反应、左心流出道阻塞、抗高血压药物应用、贫血、长时间剧烈运动等。

3. 每搏量和心输出量　运动时每搏量(SV)逐步增加,心输出量(CO)也逐渐增大,最高可达安静时的 2 倍左右。但到 40%～50% VO_{2max} 时,SV 不再增加,此后 CO 增加主要依靠心率加快。CO 最大值可达安静时的 4～5 倍。但是运动肌的血流需求量高于 CO 增加,因此需要进行血流再分配,以确保运动组织和重要脏器的血液供应。

4. 两项乘积(RPP)　指心率和收缩压的乘积,代表心肌耗氧相对水平,其数值一般用 10^{-2} 表达。发生心肌缺血时的 RPP 可作为心肌缺血阈(ischemic, theshold)。运动中 RPP 越高,说明冠状血管储备越好,而较低的 RPP 提示病情严重。康复训练后 RPP 提高,提示冠状血管侧支循环生成增加,导致冠状血管的储备力提高。训练后额定 RPP 条件下运动时间或强度增高,说明心血管及运动系统的工作效率提高,相对减轻了心血管负担,因此患者可以耐受更大的运动负荷。

5. ST 段　正常 ST 段应该始终保持在基线。运动中 ST 段出现明显偏移为异常反应,包括 ST 段下移和上移。ST 段下移包括上斜型、水平型、下垂型和盆型,提示心肌缺血。其中以水平型与下垂型诊断价值较大。如果 ST 段在运动中和运动后 2 分钟均无偏移,而在 2 分钟之后才出现下移,称之为孤立性 ST 段改变,病理意义不大。ST 段上抬:有 Q 波的 ST 段上抬提示室壁瘤/室壁运动障碍,可见于 50% 的前壁心梗和 15% 的下壁心梗患者;无 Q 波的 ST 段上抬提示严重近端冠脉的病变或痉挛和严重的穿壁性心肌缺血。病理性 ST 段上抬要和过早复极综合征鉴别。ST 段"正常化"是指安静时有 ST 段下移,在运动中反而下移程度减轻,甚至消失。这种情况见于严重冠心病或正常人。引起 ST 段改变的其他心脏情况包括:心肌病、左心肥厚、二尖瓣脱垂、洋地黄作用、室内传导阻滞、预激综合征、室上性心动过速;非心脏情况包括:严重主动脉狭窄、严重高血压、贫血、低钾血症、葡萄糖负荷、过度通气、严重容量负荷过重等。

6. 心脏传导障碍　窦性停搏:偶见于运动后即刻,多为严重缺血性心脏疾病。预激综合征:如果运动中消失,预后较好(约占 50%)。束支传导阻滞:运动可诱发频率依赖性左、右束支传导阻滞以及双支传导阻滞,如在心率低于 125 次/分钟时发生可与冠心病有关,而在心率高于125次/分钟发生的病理意义不大。安静时右束支传导阻滞可掩盖ST段下移；而左束支传导阻滞本身可以造成运动时ST段下移，往往难以与缺血性改变鉴别。心室内传导阻滞可见于运动前，运动中可加重，亦可能消失。

7. 运动性心律失常　运动性心律失常的原因与交感神经兴奋性增高和心肌需氧量增加有关。利尿剂和洋地黄制剂可促使运动中发生心律失常，近期饮酒和服咖啡因可加重运动诱发的心律失常，冠心病患者心肌缺血也可诱发心律失常。室性期前收缩是运动中最常见的心律失常，其次是室上性心律失常和并行心律。有猝死家族史的室性期前收缩应该加以重视，也应重视持续性室性心动过速的患者。运动中和运动后一过性窦性心律失常和良性游走心律也较常见。正常的或有病变的心脏都可发生房性期前收缩和房性联律。运动诱发短阵房颤和房扑低于1%，可见于健康人或者风湿性心脏病、甲状腺功能亢进、预激综合征、心肌病患者。阵发性房室交界心动过速极少发生。单独出现的运动诱发性室上性心律失常与冠心病无关，而往往与肺部疾病、近期内饮酒或服用咖啡因过量有关。

8. 症状　正常人在亚极量运动试验中应无症状。极量运动试验时可有疲劳、下肢无力、气急，并可伴有轻度眩晕、恶心和皮肤湿冷。这些症状如发生在亚极量运动时应作为异常。胸痛、发绀、极度呼吸困难发生在任何时期均属于异常。运动中发生的胸痛如果符合典型心绞痛，可以作为诊断冠心病的重要指征。在发生心绞痛的同时不一定伴有ST段下移。ST段的改变可以在心绞痛前、后或同时发生。对于运动诱发不典型心绞痛的患者，可以选择另一方案重复运动试验，观察患者是否在同等RPP的情况下诱发症状。由于冠心病患者的心肌缺血阈一般比较恒定，所以如果症状确实是心肌缺血所致，就应该在同等RPP时出现症状。

9. 药物影响　许多药物对心电运动试验的结果有影响，解释试验结果时应加以充分考虑。

10. 阳性评定标准　符合下列条件之一可以评为阳性。

(1) 运动诱发典型心绞痛。

(2) 运动中及运动后(2分钟内出现)以R波为主的导联出现下垂型、水平型、缓慢上斜型(J点后0.08秒)ST段下移≥0.1 mV，并持续2分钟以上。如果运动前有ST段下移，则在此基础上再增加上述数值。

(3) 运动中收缩期血压下降(低于安静水平)。

以上标准不能简单地套用。可以作为临床诊断的参考，而不等于临床诊断。

四、肺功能与运动气体代谢测定

肺功能主要包括通气和换气两个基本部分。通常临床上的肺功能评定主要是指通气功能评定。而换气功能评定主要是指有氧代谢能力评定。本节主要介绍肺换气功能评定。

(一) 应用范畴

气体代谢测定的应用指标有：

1. 最大吸氧量(VO_{2max})　VO_{2max}是机体在运动时所能摄取的最大氧量，是综合反映心肺功能状态和体力活动能力的最好生理指标。其数值大小主要取决于心排血量、动静脉氧差、氧弥散能力和肺通气量。在康复医学中用于评估患者的运动耐力、制定运动处方和评估疗效。最大吸氧量、最大耗氧量、最大摄氧量在临床角度是同义语。20岁以上的成年人，VO_{2max}随年龄的增长每年以0.7%~1.0%的速率减低，与肌肉组织代谢及心肺功能的衰退有关。适当的康复锻炼可以减轻衰退的程度。测定VO_{2max}可以通过极量运动试验直接测定,也可用亚极量负荷时获得的心率、负荷量等参数间接推测。后者可有20%~30%的误差。

2. 峰值吸氧量（VO_{2peak}） 严重心肺疾病的患者如果不能进行极量运动,则可以测定其运动终点时的吸氧量,称为峰值吸氧量（VO_{2peak}）,可以作为疗效评定和运动处方制定的指标。

3. 无氧阈（AT） 指体内无氧代谢率突然增高（拐点）的临界状态,或血乳酸和乳酸/丙酮酸比值在运动达到拐点时的峰值吸氧量。达到AT时,机体产生一系列相应的生理反应,包括血乳酸含量、通气量、二氧化碳排出量和通气当量均急剧升高。在测定时可依据指标分为通气无氧阈和乳酸无氧阈。一般认为,心血管患者的运动训练可以控制在AT水平或AT水平以下,以避免心血管意外。而AT的高低对判断受试者的耐力运动能力有重要价值。AT较高者具有较强的耐力运动能力。

4. 无氧能力 指在无氧状态下机体运动的持续能力,其水平与无氧阈之间并无决定性关系。在运动员选材时需要以此作为确定受试者的无氧耐力。在康复医学中单独应用无氧耐力较少,必要时可以作为综合评估无氧运动能力的参考指标。

5. 代谢当量 是以安静、坐位时的能量消耗为基础,表达各种活动时相对能量代谢水平的常用指标（见概述）。

6. 代谢当量的应用

(1) 判断体力活动能力和预后:关键的最高METs值为:

<5 METs,65岁以下的患者预后不良;

5 METs,日常生活受限,相当于急性心肌梗死恢复期的功能储备;

10 METs,正常健康水平,药物治疗预后与其他手术或介入治疗效果相当;

13 METs,即使运动试验异常,预后仍然良好;

18 METs,有氧运动员水平;

22 METs,高水平运动员。

(2) 判断心功能及相应的活动水平（表3-31）。

表3-31 代谢当量与体力活动能力分级的关系

METs	1	2	3	4	5	6	7	8	9	10	11	12	13	14	15	16
疾病发作期	━━━━━━━━━━━━━━━															
疾病恢复期		━━━━━━━━━━━━━━━														
文职健康者				━━━━━━━━━━━━━━━												
劳工					━━━━━━━━━━━━━━━											
心功能分级	Ⅳ级		Ⅲ级		Ⅱ级			Ⅰ级或正常								

(3) 制订运动处方:运动强度过去较多采用靶心率的方法,但由于运动时测定有一定困难,以及心血管活性药物广泛使用,心率反应已经难以直接反映运动的情况,因此常用METs表示运动强度。此外,METs与能量消耗直接相关,所以在需要控制能量摄取与消耗比例的情况下（例如糖尿病和肥胖症的康复）,采用METs是最佳选择。热卡是指能量消耗的绝对值,METs是能量消耗水平的相对值,两者之间有明确的线性关系。在计算上可以先确定每周的能耗总量（运动总量）以及运动训练次数或天数,将每周总量分解为每天总

量,然后确定运动强度,查表选择适当的活动方式,将全天的 METs 总量分解到各项活动中,形成运动处方。

(4) 区分残疾程度:一般将最大 METs<5 作为残疾标准。

(5) 指导日常生活活动与职业活动:心血管患者可以在确定安全运动强度之后,根据 METs 表选择合适的活动(表 3-32)。职业活动(每天 8 小时)的平均能量消耗水平不应超过患者峰值 METs 的 40%,峰值强度不可超过峰值 METs 的 70%~80%(表 3-33)。

表 3-32 日常生活、娱乐及工作活动的 METs

活动	METs	活动	METs
生活活动			
修面	1.0	步行 1.6 km/h	1.5~2.0
自己进食	1.4	步行 2.4 km/h	2.0~2.5
床上用便盆	4.0	散步 4.0 km/h	3.0
坐厕	3.6	步行 5.0 km/h	3.4
穿衣	2.0	步行 6.5 km/h	5.6
站立	1.0	步行 8.0 km/h	6.7
洗手	2.0	下楼	5.2
淋浴	3.5	上楼	9.0
坐床	1.2	骑车(慢速)	3.5
坐床边	2.0	骑车(中速)	5.7
坐椅	1.2	慢跑 9.7 km/h	10.2
自我料理			
坐位自己吃饭	1.5	备饭	3.0
上下床	1.65	铺床	3.9
穿脱衣	2.5~3.5	扫地	4.5
站立热水淋浴	3.5	擦地(跪姿)	5.3
挂衣	2.4	擦窗	3.4
园艺工作	5.6	拖地	7.7
劈木	6.7		
职业活动			
秘书(坐)	1.6	焊接工	3.4
机器组装	3.4	轻的木工活	4.5
砖瓦工	3.4	油漆	4.5
挖坑	7.8	开车	2.8
织毛线	1.5~2.0	缝纫(坐)	1.6
写作(坐)	2.0		
娱乐活动			
打牌	1.5~2.0	桌球	2.3
手风琴	2.3	弹钢琴	2.5
小提琴	2.6	长笛	2.0
交谊舞(慢)	2.9	击鼓	3.8
交谊舞(快)	5.5	排球(非竞赛性)	2.9
有氧舞蹈	6.0	羽毛球	5.5
跳绳	12.0	游泳(慢)	4.5
网球	6.0	游泳(快)	7.0
乒乓球	4.5		

表 3-33 代谢当量与工作能力

最高运动能力	工作强度	平均 METs	峰值 METs
≥7METs	重体力劳动	2.8~3.2	5.6~6.4
≥5MET	重中度体力劳动	<2.0	<4.0
3~4METs	轻体力劳动	1.2~1.6	2.4~3.2
2~3METs	坐位工作,不能跑、跪、爬,站立或走动时间不能超过10%工作时间		

(二)适应证和禁忌证

与心电运动试验相似。

(三)检查方法

1. 原理 人体气体代谢的测定方法主要有两类。

(1) 血气分析:测定动脉血液的气体分压和含量,以此推算全身气体代谢和酸碱平衡状况。只反映采血时瞬间的情况,有创伤性,不能做运动试验及长时间观察,因此在康复功能评定中受到限制。

(2) 呼吸气分析:测定通气量及呼出气中氧和二氧化碳的含量,以此推算吸氧量、二氧化碳排出量等各项气体代谢的参数,无创伤、无痛苦,可以在各种活动中进行反复或长时间动态观察,在康复功能评定中具有较大的实用价值。

2. 运动方案 运动方式多采用平板运动,也有采用功率车、手臂摇轮运动、台阶试验等。由于活动肌数量和机械效率的差异,不同的运动方式所测得的 VO_{2max} 有所不同。参与运动的肌群越多,所测得的 VO_{2max} 越高。运动方式与心电运动试验类似,但比较强调增加负荷递增的次数,减小递增的级差。通常以平板运动测定结果为基准(表3-34)。

表 3-34 不同运动方式所获得 VO_{2max} 的差异

运动方式	VO_{2max}	运动方式	VO_{2max}
活动平板(坡度≥3%)	100%	手臂摇轮运动	65%~70%
活动平板(坡度<3%)	95%~98%	手臂与腿联合运动	100%
直立踏车	93%~96%	游泳	85%
卧位踏车	82%~85%	台阶试验	97%
单腿直立运动	65%~70%		

(倪 隽)

第十三节 个体活动能力评定

一、日常生活活动能力评定

日常生活活动(activities of daily living,ADL)是指人们为了维持生存以及适应生存环境而每天必须进行的、最基础的活动,反映了人们在家庭、工作环境和社区中管理自己的最基本的能力,除了最基本的生活自理能力以外,还包括了与其他人交往的能力,直接会影响患者的心理以及与其整个家庭及与社会的联系,因此是康复医学中最基本的也是很重要的领域。

(一) ADL 的定义

ADL 是指人们在每天的生活中,为了照料自己的衣、食、住、行,保持个人卫生整洁和进行独立的社区活动所必需的一系列的基本活动。是人们为了维持生存及适应环境而每天必须反复进行的、最基本的、具有共性的活动。

ADL 包括两大类。

1. 基本的或躯体的 ADL(basic or physical ADL, BADL or PADL) 指日常生活中最基本的活动,如:穿衣、进食、保持个人卫生等自理活动和坐、站、走等身体活动。一般反映比较粗大的、无需利用工具的运动功能。

2. 复杂性或工具性 ADL(instrumental ADL, IADL) 指为了在家庭和社区中独立生活所需的关键的、较高级的技能,如:家务劳动、骑车或驾车、处理个人事务等。一般反映需要借助工具的、较精细的运动功能。

(二) ADL 的范围

ADL 包括运动、自理、交流、家务活动和娱乐活动等。

1. 运动方面 包括床上活动、各种体位转移、轮椅上活动、借助或不借助辅助具的室内外行走、各种交通工具的使用。

2. 自理方面 包括更衣、进食、如厕、洗漱、修饰(梳头、刮脸、化妆、修剪指甲等)。

3. 交流方面 打电话、阅读、书写、使用计算器、录音机和电脑、识别环境标记等。

4. 家务劳动方面 上街购物、备餐、洗衣、照顾孩子、使用家用器具和环境控制器(电源开关、水龙头和钥匙等)、收支预算等。

5. 娱乐活动方面 打牌、下棋、旅游、社交活动等。

(三) 评定的目的

1. 确定个体在日常生活活动方面是否能够独立及独立的程度,分析不能独立的原因。

2. 根据评定的结果分析,结合患者和家属的需求,拟定合适的治疗目标,确定适当的治疗方案。

3. 治疗一段时间后,评价治疗效果,决定是修正治疗方案或另订治疗方案。

4. 比较治疗方案的优劣,促进训练成果的交流。

5. 判断患者的功能预后。

6. 增强患者和治疗师的信心。

(四) ADL 评定方法

常用的 PADL 标准化评定量表有:Barthel 指数、Katz 指数、修订的 Kenny 自理评定和 PULSES 等。常用的 IADL 标准化评定量表有:功能活动问卷(the functional activities questionary, FAQ)、快速残疾评定量表(rapid disability rating scale, RDRS)等。

1. 标准化 PADL 评定量表

(1) Barthel 指数(Barthel index, BI):该方法产生于 20 世纪 50 年代中期,由美国 Florence Mahoney 和 Dorothy Barthel 设计并应用于临床,是国际康复医学界常用的方法。Barthel 指数包括 10 项内容,根据是否需要帮助及其程度分为 0、5、10、15 分四个功能等级,总分为100分(表3-35)。得分越高,独立性越强,依赖性越小。若达到100分,也并不意味着能完全独立生活,可能不能烹饪、料理家务和与他人接触,但不需要照顾,日常生活可以自理。Barthel指数评定简单,可信度高,灵敏性也高,是临床应用最广、研究最多的一种ADL评定方法,不仅可以用来评定治疗前后的功能状况,而且可以预测治疗效果、住院时间及预后。

表3-35 Barthel指数评定表

项 目	评分标准	月 日
大便控制	0分=失禁;或无失禁,但有昏迷 5分=偶尔失禁(每24小时≤1次,每周>1次) 10分=能控制	
小便控制	0分=失禁或昏迷或需由他人导尿 5分=偶尔失禁(每24小时≤1次,每周>1次) 10分=能控制	
修饰	0分=需要帮助 5分=提供器具的情况下,独立洗脸、梳头、刷牙、剃须	
用厕	0分=依赖 5分=需部分帮助:指在穿脱衣裤,使用卫生纸擦净会阴,保持平衡或便后清洁时需要帮助 10分=自理:指能独立地进出厕所,使用厕所或便盆,并能穿脱衣裤,使用卫生纸,擦净会阴和冲洗排泄物,或倒掉并清洗便盆	
转移	0分=依赖:不能坐起,需两人以上帮助,或用提升机 5分=需大量帮助:能做,需两个人或一个强壮且动作娴熟的人帮助 10分=需小量帮助:为保安全,需一人搀扶或语言指导、监督 15分=自理:指能独立地从床上转移到椅子上并返回。独立地从轮椅到床,再从床回到轮椅,包括从床上坐起,刹住轮椅,抬起脚踏板	
步行	0分=依赖:不能步行 5分=需大量帮助:如果不能行走,能使用轮椅行走45 m,并能向各方向移动以及进出厕所 10分=需小量帮助:指在一人帮助下行走45 m以上,帮助可以是体力或语言指导、监督。如坐轮椅,必须是无需帮助,能使用轮椅行走45 m以上,并能拐弯。任何帮助都应由未经特殊训练者提供 15分=自理:只能在家中或病房周围水平路面上独自行走45 m以上,可以用辅助装置,但不包括带轮的助行器	
穿着	0分=依赖 5分=需要帮助:指在适当的时间内至少做完一半的工作 10分=自理:指在无人指导的情况下能独立穿脱适合自己身体的各类衣裤,包括穿鞋、系鞋带、扣解纽扣、开关拉链、穿脱矫形器和各类护具等	
上楼梯	0分=依赖:不能上下楼 5分=需要帮助:在体力帮助或语言指导监督下上、下一层楼 10分=自理(包括使用辅助具):指能独立地上、下一层楼,可以使用扶手或用手杖、腋杖等辅助用具	
进食	0分=依赖他人	

续表 3-35

项目	评分标准	月 日
	5 分=需部分辅助：指能吃任何正常食物，但在切割、搅拌食物或夹菜、盛饭时需要帮助，或较长时间才能完成	
	10 分=自理：指能使用任何必要的装置，在适当的时间内独立地完成包括夹菜、盛饭在内的进食过程	
洗澡（池浴、盆浴或淋浴）	0 分=依赖他人或需要帮助	
	5 分=自理：指无需指导和他人帮助能安全进出浴池，并完成洗澡全过程	

60～40 分：生活需要帮助。
40～20 分：生活需要很大帮助，依赖明显。
20 分以下：生活完全依赖。
Barthel 指数 40 分以上者康复治疗效益最大。

1993 年，国外学者提出了修订版的改良 Barthel 指数评定表（modified Barthel index，MBI）更加细化，详见表 3-36。

表 3-36 改良 Barthel 指数（MBI）评定内容和评分

项 目	评分级				
	独立	较少依赖	中等依赖	大量依赖	完全依赖
进食	10	8	5	2	0
洗澡	5	4	3	1	0
修饰	5	4	3	1	0
穿着	10	8	5	2	0
上厕所	10	8	5	2	0
床椅转移	15	12	8	3	0
行走	15	12	8	3	0
上下楼梯	10	8	5	2	0
大便（肛门控制）	10	8	5	2	0
小便（膀胱控制）	10	8	5	2	0

（2）Katz 指数评定（Katz index）：20 世纪 60 年代 Katz 等人研究发现，ADL 能力的下降或丧失通常是按照一定的顺序发生，复杂的功能最先受到影响。Katz 评定方法将 ADL 由难到易分为六项：洗澡、穿着、上厕所、转移、大小便控制和进食，并将功能状况分为 A、B、C、D、E、F、G 七个等级，A 级完全自理，G 级完全依赖。Katz 指数评定记录见表 3-37，Katz 指数评定分级标准详见表 3-38。

表 3-37　Katz 指数评定记录表

评定次数	1	2	3	4
评定日期				
洗澡				
穿着				
上厕所				
转移				
大小便控制				
进食				
合计				

评定标准:按表中标准对 6 项内容进行评定(在相应栏目之下方框内打"√"),统计出无需帮助(即能独立完成)的项目数,然后按下述标准评级。

A 级:全部项目均能独立完成。
B 级:只有一项依赖。
C 级:只有洗澡和其余五项之一依赖。
D 级:洗澡、穿着和其余四项之一依赖。
E 级:洗澡、穿着、上厕所和其余三项之一依赖。
F 级:洗澡、穿着、上厕所、转移和其余二项之一依赖。
G 级:所有项目均依赖。

表 3-38　Katz 指数评分标准

	完全独立	需要帮助	依赖
洗澡:包括海绵擦浴、盆浴、淋浴	无需帮助,能自己进出澡盆或浴室洗澡	只需帮助洗身体的一个部位或进出澡盆时需要帮助	需要帮助洗身体的一个以上的部位,或不能洗澡
穿着:从衣柜或抽屉取内、外衣,扣纽扣	取、穿衣无需帮助	除系鞋带需要帮助外,取衣服和穿衣服不需帮助	取衣服或穿衣服需要帮助,或只能穿部分衣服,或完全不能穿衣
上厕所:包括进厕所,解大小便,便后自我清洁,整理衣裤	所有动作,无需帮助,夜里可以用便盆或便桶,早上倒干净	进厕所,或便后清洁,或整理衣裤,或夜里用便盆、便桶时需要帮助	不能走进厕所解大小便或不能便后自我清洁,或不能整理衣裤,或夜间用便盆、便桶时需要帮助
转移:包括上下床和进出轮椅	上下床和进出轮椅无需帮助	上下床及进出轮椅时需要帮助	不能下床
控制大小便	大小便完全自控	大小便偶有失禁	大小便完全失禁,需要监护,或使用导尿管、灌肠及有规律地使用尿壶或便盆来管理大小便
进食	自我进食,无需帮助	能自我进食,但夹菜、盛饭切肉,给面包涂黄油等准备性活动需要帮助	需帮助进食,部分地或完全地依赖鼻饲或静脉输液补充营养

（3）PULSES 评定量表：该法产生于1957年，由 Moskowitz 和 Mclann 参考美国和加拿大征兵体检方法修订而成，是一种总体的功能评定量表。有六项内容：①身体状况（physical condition, P）；②上肢功能（upper extremity, U）；③下肢功能（lower extremity, L）；④感觉功能（sensory component, S）；⑤排泄功能（excretory, E）；⑥精神和情感状况（psychosocial, S），简称 PULSES，1975 年 Granger 对原评定表进行了修订。

每一项又分四个功能等级：1级为正常，无功能障碍，计1分；2级为轻度功能障碍，计2分；3级为中度功能障碍，计3分；4级为重度功能障碍，计4分。总分为6分（即六项均为1级）者功能最佳，24分（即六项均为4级）者功能最差。此表主要用于评定慢性疾病、老年人和住院患者的 ADL 能力（表3-39）。

表3-39　PULSES 评分标准

P:躯体情况:包括内科疾病,如心血管、呼吸、消化、泌尿、内分泌和神经系统疾病
　　1分:内科情况稳定,只需每隔3个月复查一次
　　2分:内科情况尚稳定,只需每隔2～10星期复查一次
　　3分:内科情况不大稳定,最低限度每星期需复查一次
　　4分:内科情况不稳定,每日要严密进行医疗监督
U:上肢功能及日常生活自理情况:进食、穿衣、穿戴假肢或矫形器、梳洗等
　　1分:生活自理,上肢无缺损
　　2分:生活自理,但上肢有一定缺损
　　3分:生活不能自理,需别人辅助或指导,上肢有/无缺损
　　4分:生活完全不能自理,上肢有明显缺损
L:下肢功能及行动:步行、上楼梯、使用轮椅、床椅转移、用厕情况
　　1分:独自步行移动,下肢无残损
　　2分:基本独自行动,下肢有一定残损,需使用步行辅助器、矫形器、假肢和轮椅
　　3分:在辅助或指导下才能行动,下肢有/无残损,利用轮椅能作部分活动
　　4分:完全不能独自行动,下肢有严重残损
S:感官与语言交流功能:
　　1分:能独自进行语言交流,视力无残损
　　2分:基本上能进行语言交流,视力基本无残损,但感官及语言交流有一定缺陷,如:轻度构音障碍、
　　　　轻度失语、要戴眼镜或助听器,或经常要用药物治疗
　　3分:在别人帮助或指导下进行语言交流,视力严重障碍
　　4分:聋、盲、哑,不能进行语言交流,视力完全丧失
E:排泄功能:大小便自理和控制程度
　　1分:大小便完全自控
　　2分:基本上能控制膀胱括约肌和肛门括约肌,虽然有尿急或急于排便,但尚能控制,因此可参加社
　　　　交活动或工作;虽然需插导尿管,但能自理
　　3分:在别人帮助下,能处理好大小便排泄问题,偶有尿床或溢粪
　　4分:大小便失禁,常有尿床或溢粪
S:整体情况(智能与情绪情况)
　　1分:能完成日常任务,并能尽家庭及社会职责
　　2分:基本上适应,但需在环境上、工作性质和要求上稍作调整和改变
　　3分:适应程度差,需在别人指导、帮助和鼓励下,才能适应家庭和社会环境,进行极小量力所能
　　　　及的家务或工作
　　4分:完全不适应家庭和社会环境,需长期住院治疗或休养

按表中各项评出分数后相加,得出总分。6 分为功能最佳;>12 分表示独立自理生活严重受限;>16 分表示有严重残疾。其记录表见表 3-40。

表 3-40 改良 PULES 评定记录表

评定次数	1	2	3	4
评定日期				
P(躯体状况)				
U(上肢功能)				
L(下肢功能)				
S(感官功能)				
E(排泄功能)				
S(精神、情感)				
合计				

(4) 修订的 Kenny 自理评定(the Kenny self-care evaluation):由 Schoening 和 Kenny 护理研究所人员提出,后经过修订。Kenny 自理评定是经过标准化的躯体功能评定方法(表 3-41)。该法将 ADL 分为床上活动、体位转移、穿着、个人卫生、进食六个方面,每个方面又分为若干项,共 17 项。每个方面内容分为 5 个功能级,记分标准 0~4 分,六项总分为 0~24 分,0 分表示完全依赖,24 分表示完全独立。

表 3-41 修订的 Kenny 自理评定表

评定次数		1	2	3	4
评定日期					
床上活动	床上移动				
	床上坐起				
体位转移	坐位				
	站位				
	进厕所				
	进浴盆				
运动	行走				
	上下楼梯				
	驱动轮椅				
穿着	衣				
	裤				
	鞋袜				
个人卫生	洗脸、头发、手臂				
	洗躯干、会阴				
	洗下肢				

续表 3-41

评定次数		1	2	3	4
评定日期					
二便	大便控制				
	小便控制				
	照料导尿管				
进食					
合计					

评分标准：
0分：各项均不能独立完成。
1分：只有1项能独立完成，或在帮助、监督下完成1～2项，其他各项均不能独立完成。
2分：能独立完成2项，或在监督、帮助下完成3项，其他各项均不能独立完成。
3分：只有1～2项需要监督或帮助。
4分：各项均能独立完成。

2. IADL评定量表

(1) 功能活动问卷(functional activities questionnaire, FAQ)：原用于研究社区老年人独立性和轻症老年性痴呆，后经修订，内容见表3-42。

表 3-42 功能活动问卷表

项目	评分标准			
	正常或从未做过，但能做(0分)	困难，但可单独完成或从未做(1分)	需帮助(2分)	完全依赖他人(3分)
Ⅰ. 每月平衡收支的能力，算账的能力				
Ⅱ. 患者的工作能力				
Ⅲ. 能否到商店买衣服、杂货或家庭用品				
Ⅳ. 有无爱好，会不会下棋和打扑克				
Ⅴ. 能否做简单的事，如点炉子、泡茶等				
Ⅵ. 能否准备饭菜				
Ⅶ. 能否了解近期发生的事件（时事）				
Ⅷ. 能否参加讨论和了解电视、书和杂志的内容				
Ⅸ. 能否记住约会时间、家庭节日和吃药				
Ⅹ. 能否拜访邻居，自己乘公共汽车				

FAQ评定分值越高表明障碍程度越重，正常标准为小于5分，大于或等于5分为异常。

FAQ 是目前 IADL 量表中效度最高的,而且项目较全面,建议首先使用。

(2) 快速残疾评定量表(RDRS):由 Linn 于 1967 年提出,后经过修订。此表用于住院和在社区中生活的患者,对老年患者尤为合适。

RDRS 项目包括以下三大项内容:

1) 日常生活需要帮助程度。包括:进食、行走、活动、洗澡、穿衣、用厕、整洁修饰、适应性项目(财产处理、用电话等)。

2) 残疾程度。包括:言语交流、听力、视力、饮食不正常、大小便失禁、白天卧床、用药。

3) 特殊问题程度。包括:精神错乱、不合作(对医疗持敌视态度)、抑郁。

RDRS 共有细项目 18 项,每项最高 3 分,最高分值为 54 分。分值越高表示残疾程度越重,完全正常为 0 分。

(五) ADL 评定的注意事项

1. 评定前应与患者交谈,讲明评定的目的和过程,以取得患者的理解与合作。

2. 评定前应了解患者的基本情况,如肌力、肌张力、关节活动范围、平衡性等,以及是否需要专门的设备。

3. 给予的指令应详细、具体。除非评定表中有说明,否则使用支具或采取替代,均认为是独立完成活动,但应注明。

4. 如不能顺利完成某一项活动,可给予一定的帮助,然后继续评定下一个项目。评定期间不要让患者失败,也不要提供太多的帮助。如果某项活动是挣扎着完成,则可暂停,或换下一项活动。

5. 评定可分期进行。但应首选较简单和安全的项目进行,然后是较困难和复杂的项目。

6. 评定可在实际生活环境中进行,也可在 ADL 专项评定中进行。不便和不易完成的动作,可通过询问患者本人或其家属的方式取得结果。

二、功能独立性评定

功能独立性评定(functional in dependence measure,FIM),是 1983 年美国物理医学与康复学会和美国康复医学会提出的医学康复统一数据系统中的重要内容,它不仅评定了躯体功能,而且还评定了言语、认知和社会功能,适用于所有残疾者。因此是一种更为客观全面地反映日常生活包括社交能力的指标,也是目前国际上普遍采用的功能评估量表。

(一) FIM 的内容

FIM 包括六个方面的内容,18 项,即自我照料、括约肌控制、转移、行走、交流和社会认知六项内容,其中躯体功能 13 项,言语功能 2 项,社会功能 1 项,认知功能 2 项,共 18 项。采用 7 分制,积分 18~126 分(表 3-43)。得分的高低是根据患者的独立程度、他人帮助及其程度、辅助设备的需求程度为依据。这些项目是判断是否具备独立生活能力的重要指标。

表 3-43 FIM 评测表

项目	评 分	
	月 日	月 日
Ⅰ．自我照料		
进食		
梳洗修饰		
沐浴		
穿上身衣物		
穿下身衣物		
上厕所		
Ⅱ．括约肌控制		
膀胱管理		
大肠管理		
Ⅲ．转移床、椅（轮椅）		
坐厕		
浴盆、淋浴室		
Ⅳ．行走		
步行/轮椅		
上下楼梯		
运动类评分(1～4)合计		
Ⅴ．交流		
理解		
表达		
Ⅵ．社会认知		
社会交往		
解决问题		
记忆		
认知类评分(Ⅴ～Ⅵ)合计		
总计		

(二) FIM 的评分标准、方法和意义

FIM 的评分标准：

1. FIM 采用 7 分制，功能等级和评分标准见表 3-44。

表 3-44 FIM 的功能等级和评定标准

1. 独立：活动中不需他人给予辅助（无需帮助者）	(1) 完全独立：构成活动的所有作业均能规范地、完全地完成，不需修改，不用辅助设备或用品，并在合理的时间内完成	7 分
	(2) 有条件的独立：具有下述一个或多个情况：活动中需要辅助设备或用品；活动时间超过正常；有安全方面的顾虑	6 分

续表 3-44

2. 依赖:活动时需由另一个人给予监护或身体上的帮助(有帮助者)	(1) 有条件的依赖:患者自己付出 50% 或更多的努力,他所需的辅助水平如下:	①监护或准备:需有人在旁边监护、提示或规劝,或帮助准备必需的用品,或帮忙佩戴矫形器具。两人间没有身体的接触	5 分
		②少量帮助:需要他人接触身体帮助下活动。但在完成活动中,自己能起 75% 以上的作用	4 分
		③中等量帮助:需要他人接触身体的更多帮助下进行活动。在完成活动中,自己仅能起 50%~75% 的作用	3 分
	(2) 完全依赖:患者付出的努力少于 25%,需要最大量的和完全的辅助,所需辅助水平如下:	①最大量辅助:需要他人接触身体大量帮助才能完成活动。在完成活动中自己仅起 25%~50% 的作用	2 分
		②完全辅助:只有在他人接触身体帮助下才能完成活动。自己能起的作用在 25% 以下	1 分

2. **FIM 的分级** 根据 FIM 的评定情况,作以下分级:

126 分:完全独立。

108~125 分:基本上独立。

90~107 分:极轻微依赖或有条件的独立。

72~89 分:轻度依赖。

54~71 分:中度依赖。

36~53 分:重度依赖。

19~35 分:极重度依赖。

18 分:完全依赖。

前 2 级可列为独立,最后 3 级可列为完全依赖,中间 3 级可列为有条件的依赖。

(二) FIM 的评定方法和意义

FIM 评定的具体方法:

1. **自我料理** ①进食:在食物已准备好的条件下,使用合适的器具将食物送进嘴里、咀嚼并咽下。②梳洗修饰:包括刷牙、梳理头发、洗头、洗手、洗脸、刮胡须或化妆。该项目至少应包括 4~5 个活动,每个动作占 20%。③沐浴:包括洗澡的全过程,洗颈部以下部位(背部以下除外)并擦干。盆浴、淋浴或擦浴均可。④穿上衣:包括穿脱上衣和穿脱支具,由一个到几个活动组成。根据是否能穿一件或几件衣服(胸罩、短衫、运动衫)进行评定。⑤穿下衣:包括穿脱下衣及穿脱支具,由一个到几个活动组成。根据是否能穿一件或几件衣服(内裤、袜、鞋)进行评定。⑥排便处理:包括会阴清洁卫生和排便前后的衣服整理。如果大、小便时需要帮助的水平有不同,则应记录最低分(导尿管和便盆的处理,不属于此项范围)。

2. **括约肌控制** 包括膀胱控制和直肠控制。评分应从需要帮助的程度和发生尿(或大便)失禁的频率两个方面考虑。①膀胱控制:根据患者能否独立排尿,是否需要借助导尿管或药物解决排尿及需要帮助的程度来评定。无尿失禁:6~7 分;尿失禁每月少于 1 次:5 分;尿失禁每周少于 1 次:4 分;经常尿失禁但每天少于 1 次:3 分;每天一次以上尿失禁:2~1。

②直肠控制：包括能否完全随意地控制排便和顺利使用控制排便的器具或药物。评分原则基本同膀胱控制。

3. 转移能力　①床—椅—轮椅间转移：能行走者，需包括能否独立坐下和站立的全过程；用轮椅者包括能否独立完成床—椅转移、锁住车闸、抬起脚蹬板、移去和是否需要使用适合的辅助具或辅助设施。②转移至厕所及浴室（淋浴）：对行走者能否独立往返卫生间、自己坐厕、进浴，无需任何帮助。用轮椅者，能否独立往返卫生间，并能自己控制从轮椅至坐厕、进浴的转移。

4. 运动能力　①步行或轮椅：根据患者的活动方式进行评定。对走者观察其能否独立行走 50 m 距离，需要帮助的程度，是否借助拐杖、支具、步行器等辅助装置完成行走。对用轮椅者观察其能否独立操作轮椅（手动或电动）移动 50 m 距离（包括拐弯、爬 3% 的坡度及过门槛），是否需要安装辅助支具或在电动轮椅的开关上装有辅助再操作轮椅移动及需要帮助的程度。②上下楼梯：能独立上下一层楼（一层包括 12~14 级台阶）及需要帮助的程度，是否需拐杖和一些辅助装置

5. 交流　①理解：能否理解口语、书面语或理解复杂、抽象内容的对话，理解本民族的语言、文字及需要帮助提词的多少；是否需要听、视辅助器及其他辅助设备。②表达：包括能否用口语或非口语语言（包括符号、文字）清楚地表达复杂、抽象的意思，表达的流利性和易懂性，其意思、语法是否恰当、准确，一天中有多少时间需旁观者提词。

6. 社交　①社会关系：能否与人友好相处，能否恰当地控制情绪、接受批评，认识自己的所作所为对他人的影响，需要他人监督指导所花费的时间。②问题解决：主要指解决日常问题的能力，能否合理、安全、适时地解决日常生活事务、家庭杂事、工作琐事、个人财务、社会事务中的问题，并积极开始实施、结束和自我修正，需要他人指导所花费的时间。③记忆：是指对所完成的日常活动能够有一个意识，包括保留、回忆信息，特别是口头和视觉内容的记忆，能否认识常见的人或物，记得每天工作的常规，执行他人的指令不需要重复，一天中需要多少时间由他人提供帮助。

（鞠晶昀）

第十四节　环境的评定

患者（残疾者）出院回归家庭后生活能否真正独立，能否参与社会生活，除了身体因素之外，环境也是重要的影响因素。居住环境、工作环境及社区环境，包括建筑物的结构设计、可利用空间、服务与公共交通以及安全问题等都可能成为阻碍患者实施日常作业活动的消极因素。为此，在计划出院前，治疗师需要根据残疾者的具体情况与要求，对其生活和工作环境进行实地考察、分析，找出影响其日常生活活动的因素，并提出修改方案，最大限度地提高其独立性。通过评定各种环境，可达到以下目的：①了解病人在家中、社区及工作环境中的安全、功能水平及舒适程度；②对病人、病人家庭、就业者和（或）政府机构、费用支付者提供适当的建议；③评定病人需要增加的适当设备；④帮助准备出院的病人及其家属，确定是否得到较好的服务，如院外门诊治疗、家庭健康服务等。环境评定一般由作业治疗师负责。

一、家居环境的评定

家居环境的评定对于每一个有残疾并期望在一定程度上保持功能独立的人来说十分必要。家居环境的评价通常在开始计划出院时进行。评定的依据是调查问卷和与患者及其家属交谈,必要时进行家访,家访时患者及家属应在现场。观察的主要内容包括两大部分,即住宅的外部结构和内部结构,主要考察入口、楼梯、地面、家用电器的安全性、浴室安全性、电源插座的位置、电话及紧急出口等。评定的顺序也可按照患者的日常生活规律顺序进行,如住宅内部环境的评价从床边、卧室开始,然后是洗手间等。评定过程中应记录哪些活动不能完成,为什么不能完成。住宅内外环境的评定内容主要包括12个方面的内容(表3-45)。治疗师可依据评价表所列项目对患者的住宅内外环境进行详细、全面的评价并记录。在评定中,治疗师在口中对所选答案打"√",并在横线上填空。评定完成以后,绘制一张包括室内、外环境的平面图并记录道路与住所的位置关系。

表 3-45 住宅评定表

一、住宅类型
1. 公寓楼房□:患者住在哪一层?＿＿＿＿＿＿＿＿
  有电梯吗?＿＿＿＿＿＿＿＿
2. 独宅□:有几层?＿＿＿＿＿,患者住在几层?＿＿＿＿＿
3. 平房□

二、入口
1. 台阶—患者能够上下户外的台阶吗? 能□ 否□
  (1) 台阶的宽度＿＿＿＿＿
  (2) 台阶级数＿＿＿＿＿
  (3) 上台阶时扶手在:□左边,□右边,□双侧
  (4) 有无轮椅用斜坡?＿＿＿＿＿长度＿＿＿＿＿高度＿＿＿＿＿
2. 门
  (1) 患者是否能够:□开锁、□开门、□关门、□锁门?
  (2) 是否有门槛?＿＿＿＿门槛的高度＿＿＿＿,门槛的材料＿＿＿＿
  (3) 门的宽度＿＿＿＿＿
  (4) 患者能够进＿＿＿＿出＿＿＿＿门吗?
3. 走廊
  (1) 宽度＿＿＿＿＿
  (2) 有任何障碍物阻碍通过吗? 有□ 无□

三、进入住宅的通道
1. 走廊
  (1) 宽度＿＿＿＿＿
  (2) 障碍
2. 楼梯
  (1) 患者能上下楼梯吗? 能□ 否□
  (2) 楼梯的宽度＿＿＿＿＿
  (3) 楼梯的级数＿＿＿＿＿

续表 3-45

(4) 楼梯的高度_____
(5) 上楼梯时扶手在：□左边、□右边、□双侧
(6) 有无轮椅用斜坡？_____,长度_____,高度_____
3. 门
(1) 患者是否能够：□开锁、□开门、□关门、□锁门？
(2) 能够使用球形门把手？_____,长柄门把手？_____
(3) 是否有门槛？_____,门槛的高度_____,门槛的材料_____
(4) 门的宽度_____,轮椅能否出入？_____
(5) 患者能够进_____出_____门吗？
4. 电梯
(1) 有电梯吗？有□ 无□
(2) 电梯开门时是否与地面同高？是□ 否□
(3) 电梯门宽_____
(4) 电梯控制按钮的高度_____
(5) 患者能自己独立乘电梯吗？能□ 否□

四、户内
记录走廊和门口的宽度_____
记录有无门槛_____,如有则记录高度_____
记录是否需要上楼梯或台阶才能进入房间_____
1. 患者能否任意到达家中各处？如：
□走廊 □卧室 □厨房 □盥洗室 □客厅 □户内其他地方
2. 在家里从一房间到另一房间需使用：
□拐杖 □助行器 □矫形器 □假肢 □手动/电动轮椅 □电动车 □其他
3. 患者能否在以下几种情况下安全地活动？
□在地毯上行走 □不平的地面 □打蜡的地板 □家具边角锐利 □家中有宠物
4. 对患者而言,潜在的不安全区域或因素是什么？_____

五、卧室
1. 电灯:能开关吗？能□ 否□
2. 窗户:能开关吗？能□ 否□
3. 床
(1) 高度_____,宽度_____
(2) 两边均可上下吗？_____,有无床头板？_____,床尾板？_____
(3) 床有轮子吗？_____,如有,床稳定吗？_____
(4) 患者可否从床转移到轮椅上？_____,或从轮椅转移到床？_____
4. 床头柜
(1) 床头柜是否位于患者可及的位置？_____
(2) 床头柜上有电话吗？_____
5. 衣服
(1) 患者的衣服放在卧室吗？_____
(2) 患者从何处取衣服:□箱子、□柜子、□抽屉、□其他处

6. 在卧室中活动所遇到的最大问题是什么？＿＿＿＿＿＿＿

六、盥洗室

1. 在盥洗室里,患者使用：□轮椅　□步行器
2. 盥洗室空间的大小允许轮椅＿＿＿＿＿或步行器＿＿＿＿＿进入其中吗？
3. 患者能够触到开关吗？能□　否□
4. 使用厕所
   (1) 类型：□坐式厕所　□蹲式厕所
   (2) 患者能否独立进行轮椅与便器之间的转移吗？□能　□否
   (3) 坐便器的高度＿＿＿＿＿＿
   (4) 坐便器附近有无扶手？有□　无□
   (5) 有无安装扶手的位置？有□　无□
   (6) 能否取卫生纸和使用卫生纸？能□　否□
5. 使用水池
   (1) 水池的高度＿＿＿＿＿＿
   (2) 能开关水龙头吗？能□　否□
   (3) 水池下方有无放腿的位置？有□　无□
   (4) 患者能否拿到所需用品？能□　否□
6. 洗澡
   (1) 患者洗 □盆浴　□淋浴
   (2) 盆浴时,患者能否在没有帮助的情况下安全地转移？能□　否□
   (3) 浴盆旁有无扶手？有□　无□
   (4) 是否需要辅助用品,如座椅、防滑垫、扶手、其他＿＿＿＿＿＿等？
   (5) 患者能否开关水龙头和使用塞子？能□　否□
   (6) 盆边到地面的高度＿＿＿＿＿＿
   (7) 浴盆的内径宽度＿＿＿＿＿＿
   (8) 淋浴时,患者能否独立转移和拧水龙头？能□　否□
7. 洗澡所遇到的最大问题是什么？＿＿＿＿＿＿＿＿＿＿＿＿

七、客厅

1. 能开关电灯吗？能□　否□
2. 能开关窗户吗？能□　否□
3. 为了使轮椅能够通过,可否重新摆放家具？能□　否□
4. 能否从轮椅转移到座椅,或从座椅转移到轮椅？＿＿＿＿＿＿,座椅的高度＿＿＿＿＿＿
5. 能否从 □座椅、□沙发上站起或坐下？
6. 能否使用 □电视、□收音机、□空调或□其他电器？
7. 客厅活动所遇到的最大问题是什么？＿＿＿＿＿＿＿＿＿＿

八、餐厅

1. 能开关电灯吗？能□　否□
2. 能在餐桌上吃饭吗？＿＿＿＿＿,桌子高度＿＿＿＿＿,轮椅能否推到桌子下方？＿＿＿＿＿

九、厨房

1. 患者能打开冰箱取食品吗？能□　否□
2. 患者能打开冰柜取食品吗？能□　否□

续表 3-45

3. 水池
(1) 患者能否坐在水池前？ 能□ 否□
(2) 患者能否触及水龙头？ 能□ 否□，能否开关水龙头？ 能□ 否□
4. 橱柜
(1) 患者能否开关柜门？ 能□ 否□
(2) 患者能否拿到餐具、水壶、食品？ 能□ 否□
5. 移动
患者能否携带器皿在厨房里从一处到另一处？ 能□ 否□
6. 炉灶
(1) 患者能否到达炉灶前并使用炉灶？ 能□ 否□
(2) 能否使用烤箱？ 能□ 否□
7. 其他电器
(1) 患者能否使用电源插座？ 能□ 否□
(2) 患者能否拿到并使用其他电器？ 能□ 否□
8. 操作空间
(1) 操作台前有足够的操作空间吗？ _____
(2) 绘制示意图，指示炉灶、冰箱、水池、操作台等的位置。
9. 使用厨房对患者来说十分重要吗？ _____
10. 厨房活动所遇到的最大问题是什么？ _____

十、洗衣
1. 患者有无洗衣机？ 有□ 无□
2. 能否到达洗衣机处？ 能□ 否□
(1) 能否放入？ _____、取出？ _____
(2) 能否控制开关或按钮？ 能□ 否□
3. 如果没有洗衣机，如何洗衣服？ _____
4. 患者能晒衣服吗？ 能□ 否□
5. 患者能否熨衣服？ 能□ 否□
6. 洗衣所遇到的最大问题是什么？ _____

十一、打扫卫生
1. 患者能否拿到拖把、扫帚或吸尘器？ 能□ 否□
2. 能使用哪种工具？ _____

十二、应付紧急情况
1. 电话在室内的位置 _____
2. 患者单独在家时，能否迅速从安全□或后门撤离？ 能□ 否□
3. 患者有邻居、警察、火警及医生的电话号码吗？ 有□ 无□

二、工作环境的评定

对工作环境进行考察是环境评定的重要组成部分，评定患者工作环境的最有效方法是进行实地考察。在工作环境中评价一个人的功能水平时，节省能量和符合人体工程学是治疗师考察时所遵循的主要原则。人体工程学亦称工效学，它根据人体解剖学、生理学、心理学等特点,通过研究人体与工作模式的关系来研究人的作业能力状况,其目的是寻找和建立最佳的工作方法、工作环境及人体姿势,使工作模式与人体相适应,进而最终实现工作高效、安全及舒适的目的。因此,人体工程学技术通常被用来判断某种累积性创伤病症是否由于某一种特定的工作活动所引起。腕管综合征的一个常见原因就是长期从事打字工作使手指和腕关节一直处于伸展位所致。在作业疗法临床实践中,治疗师进行人体工程学分析的目的是要判断以下问题:该残疾者是否还能够回到其从前的工作岗位,或需要另寻新的工种;预防损伤等。

实地评价工作环境应包括:①工作分析。工种特点决定了完成该工作所参与的功能活动种类和所需要的功能水平,因此需要对残疾者从前或今后可能从事的具体工作进行解析,即解析该项工作的基本组成和特征,以及完成该项工作所处的环境特点。②人体工程学分析。通过在工作现场进行工作模式与人体姿势或体位之间关系的评价,找出已经存在或潜在的、可引起患者肌肉、韧带、骨骼损伤的危险因素。③提出和制定减少或消除危险因素、优化和提高功能水平的计划。治疗师根据现有工作环境特点,提供改进建议,如建议患者在工作时使用适应性辅助具或运用生物力学原理采取正确的姿势和体位,从而减少损伤的发生,提高功能水平。评价的基本步骤如下:

(一)外环境评定

1. 停车场与办公地点之间的距离。
2. 停车场有无残疾人专用停车位及其标志。
3. 残疾人停车位面积是否足以进行轮椅转移。
4. 残疾人停车位是否便于停放和进出。
5. 残疾人专用停车位数量。
6. 停车场与路沿之间有无斜坡以便于过渡。
7. 建筑物入口有无供轮椅使用者专用的无障碍通道以及入口引导标志。

(二)工作所需的躯体功能水平评定

在了解被评定者的工作及特点的基础上,治疗师应分析完成该项工作需具备的各种功能及水平,如肌力(躯干、上下肢)、姿势、耐力、手指灵活性、手眼协调性、视力、听力以及交流能力等。

(三)工作区评定

检查被评定者的工作区,包括照明、温度、座椅种类、工作面的种类、高度和面积;被评定者坐在轮椅中的活动空间以及双上肢的水平和垂直活动范围等。

(四)公共设施与场所的评定

公共设施的评定也是工作环境评价的一部分。残疾者除了在自己的工作区活动,还要去工作区以外的地方活动,如上下电梯、去洗手间、使用公用电话等,这些地方是否无障碍,同样是制约残疾者返回工作岗位的重要因素。表3-46列出了需要评价的细节。

表 3-46　建筑物调查评定表

电梯
　　1. 有电梯吗?
　　2. 电梯到达所有楼层吗?
　　3. 电梯控侧按钮距地面的高度?
　　4. 控制按钮容易操作吗?
　　5. 有无紧急用电话?
公用电话
　　1. 残疾人能够使用电话吗?
　　2. 电话是触键式? 拨号式?(在选择上画圈)
　　3. 电话距地面的高度?
地面
　　1. 地面滑吗?
　　2. 如果有地毯,地毯用胶固定在地面上吗?
洗手间
　　1. 残疾人能够进入吗?
　　2. 厕所的入口宽度?
　　3. 厕所内有无扶手?
　　4. 坐便器高度?
　　5. 容易拿到卫生纸吗?
　　6. 洗手间内公共活动面积?
　　7. 洗手池下面有无放膝关节的空间?
　　8. 能使用水龙头把手吗?

三、社区环境的评定

社区环境包括各种社区资源和社区服务。对于期望回归和参与社区生活的残疾者来说,社区环境的评价十分必要。通过评定,治疗师、患者以及家属可以利用哪些社区资源和社区服务,为提出改进意见提供依据。在社区环境评定中,残疾者能否利用交通工具以及各种社区服务是两个关注重点。有无适用于不同肢体残疾的交通工具便于残疾者出行:如公共汽车有无残疾者进出专用门;汽车上有无液压升降装置可直接将四肢瘫或高位截瘫患者与轮椅转运入车厢内等。工作环境评定的许多要点同样适用于社区各种服务设施,无论在商店、剧院、餐馆、会议厅、学校、体育场馆等都需要考虑入口有否无障碍通道、走廊的宽度、残疾人是否能进入并使用洗手间、能否使用公用电话等等。

康复的一个主要目标是使患者重返社会并按照以往的生活方式生活和工作。环境评定的结果对于患者完成从康复医院到回归家庭和社区的转变过程具有积极的促进作用,极大地方便了残疾人参与社会生活。通过评定不但能够发现在特定的实际生活环境中患者的功能水平、回归程度以及安全性,更重要的是为康复治疗、环境改造以及正确选择使用适宜的辅助具提供依据。

第十五节　社会参与能力的评定

康复医学的目的,就是使患者能够最大限度地恢复功能,重返社会,而能否重返社会,除了躯体功能良好状态外,患者的社会功能的完好也是必不可少的,因此,有必要了解患者这方面的功能情况。本章重点介绍社会生活能力评定、就业能力评定和生活质量的评定方法。

一、社会生活能力评定

社会生活能力包括个人角色的实现和社会交往活动能力两个方面,具体表现为生活技巧、交往能力、环境适应能力和社会意识。世界卫生组织WHO提供的《社会功能缺陷筛选表》是社会生活能力评定常用的量表,该量表共有10项检测内容,记分为0、1、2分,积分越高,社会生活能力越差。0分为无异常或无功能缺陷;1分为确有功能缺陷,如逃避责任、缺乏兴趣、认知能力差、引起别人抱怨;2分为严重功能缺陷,如在家中争吵、不愿参加任何活动、不听劝阻、对一切不闻不问、不考虑未来。详见表3-47。

表3-47 社会功能缺陷筛选表

项 目	检测内容	评分
1. 职业工作情况	近一个月内是否按惯例行事,按时上班或参加劳动,完成任务情况,在本职工作或劳动岗位上与他人合作和一般表现良好	
2. 婚姻与夫妻关系	近一个月内夫妻相互交往,交换意见,共同处理家务,对配偶负责,显露爱和温情,给对方支持和鼓励	
3. 父母职能	近一个月内照顾和喂养子女,带孩子玩,关心学习成绩,关心子女健康和发育	
4. 社会性退缩	近一个月内是否主动回避与人们见面交谈,避免跟别人在一起,不和家人或朋友出外参加社会活动	
5. 社会活动	近一个月内与其他家庭的接触,参与社区内的社会活动,或文体活动	
6. 家中活动过少	近一个月内什么事也没干,睁眼躺在床上或呆坐着,不愿与别人谈话	
7. 家庭职能	近一个月在日常活动中,起通常应起的作用,一起吃饭,分担家务,参加家庭娱乐(看电视或听广播等),参加家庭讨论和做出决定	
8. 自我照顾	近一个月内个人卫生、衣服、头发、两便习惯、进食、餐桌上的礼貌、保持住处清洁等的表现和能力	
9. 对外界兴趣和关心	近一个月内是否留意并跟得上电视、广播或报纸上的消息,了解当地和全国的重要新闻	
10. 责任和将来计划	近一个月内对自己和家庭成员的成长进步是否关心,能不能热心地去完成工作任务和发展新的兴趣或设计	

二、就业能力评定

就业能力是衡量患者社会功能的一个重要部分。就业能力评定是测定残疾人的作业水平和适应就业的潜在性以及了解妨碍残疾人就业的因素。通过就业能力评定,可以起到以下几方面的作用:①决定康复的可能性,即现有的康复医疗服务是否能使受损的功能得到改善;②确定残疾人的康复潜力,即了解残疾人有哪些条件是可能利用的,利用这些条件时应注意哪些问题;③发现阻碍康复的因素;④预测就业方向;⑤制定职业康复计划。

(一) 就业能力评定的方法

1. 面谈法 通过与残疾人面对面交谈的形式了解残疾人本人及家庭的情况,以及残疾人本人的愿望和要求等。

2. 心理学测定法　从心理学角度测定残疾人的职业兴趣、职业价值观、性格等。

3. 模拟试工法　布置和实际工作环境一样的场面，在这样的条件下测定残疾人的就业能力。

4. 职务试行法　请残疾人担当某种职务进行相关的测定。

5. 工厂内测定　请残疾人在工厂的实际环境中进行操作测定。

6. 作业标本法　通过一些实际操作来测定残疾就业能力的方法。

7. 情报收集与分析法　通过对与残疾人有关的医学情报、心理学情报、就业情报、社会情报等资料进行综合分析的方法。

（二）Micro-Tower 法的应用

由国际残疾人中心开发的 Micro-Tower 法就是一种作业标本法，美国、日本等国家应用较广，它是通过残疾人完成反映职业特性的任务来测定残疾人的就业能力，该方法有13项检测内容，分别测定五个方面职业特性的任务：①运动神经协调能力；②事务处理能力；③空间判断能力；④计算能力；⑤语言能力。详见表3-48。

表3-48　Micro-Tower 法的检测内容

项目	职业特性的任务
1. 运动神经系统协调能力：正确操作的能力	给瓶子加盖并装进箱中，"插塞"组装，电线连接
2. 事务处理能力：正确处理文字、数字资料的能力	查邮政编码，库存物品的整理与核对，分拣邮件，查放卡片
3. 空间判断能力：正确理解和判断图的能力	图面理解，描图
4. 计算能力：正确处理数字及数字运算的能力	数钱，算钱
5. 语言能力：读、写、理解文字及语言的能力	对招聘广告的理解，传话留言的处理

通过 Micro-Tower 法的检测，将测得的分数与已就业残疾人的能力测定分数比较，观察到受检者在具体操作中的行动的适应能力和不足，帮助残疾人了解自己感兴趣的领域和自己的能力水平，为进一步的功能训练和合理的职业选择提供依据。

三、生活质量评定

（一）生活质量的概念

生活质量（quality of life，QOL）不仅是指消除疾病和改善物质生活方面的质与量，更包括精神生活方面的质量状况，即"对人生和生活的个人满意度"。因此，生活质量是一个多维度的概念。生活质量由生活者自身的质量和生活者周围环境质量两大方面构成。

WHO 对 QOL（1997）所下的定义是：在不同的文化背景及价值体系中，生活的个体对他们的目标、愿望、标准以及与自身相关的事物的生存状况的认识体验。也就是主观性幸福的程度是由个人 QOL 所决定的。对有价值的生活，人们有不同的回答。因此，QOL 的评定具有一定难度。许多学者都将个人生活、工作的安定感、满足感或幸福感与生活质量高低相联系。

生活质量分为主观的（subjective quality of live，SQOL）和客观的（objective quality of life，OQOL）两种。

1. 主观的生活质量　是指患者对其整个生活满意的程度及其评价。

2. 客观的生活质量　是从疾病、病损、失能和残障等几个方面对患者的生活的满意程度的影响进行客观的评定。

（二）生活质量评定的方法和量表

生活质量评定是康复医学评定的重要指标之一。应用标准化量表进行 QOL 测评常用以下几种方法：①访谈法(interview)：通过与患者的广泛交谈来了解对方的心理特点、行为方式、健康状况、生活水平等，今儿对其生活质量进行评价；②主观报告法(self-report)：由患者根据自己的健康情况和对生活质量的理解，自己报告一个对其生活质量的评价（分数或等级数），从而判断其综合的生活质量；③观察法(observation)：是在一定时间内由研究者对特定的个体的心理行为表现或活动、疾病症状及副反应等进行观察，从而判断其综合的生活质量。观察法比较适合一些特殊患者的生活质量评价，比如精神病患者、植物人、老年痴呆、危重患者等。

目前已报道的 QOL 评定量表很多，其适应的对象、范围、特点也各不相同，现介绍比较常用的方法。

1. 主观生活质量的评定　常用的评定方法为生活满意指数 A(life satisfaction index A, LSLA)，见表 3-49。

表 3-49　生活满意指数 A(LSLA)

项目	同意	不同意	其他
1. 当我年纪变大时，事情似乎会比我想象的要好些	2	0	1
2. 在生活中，和大多数我熟悉的人相比，我已得到较多的休息时间	2	0	1
3. 这是我生活中最使人意气消沉的时间	0	2	1
4. 我现在和我年轻的时候一样快活	2	0	1
5. 我以后的生活将比现在更快活	2	0	1
6. 这是我生活中最佳的几年	2	0	1
7. 我做的大多数事情都是恼人和单调的	0	2	1
8. 我希望将来发生一件使我感兴趣和愉快的事情	2	0	1
9. 我所做的事情和以往的一样使我感兴趣	2	0	1
10. 我觉得衰老和有些疲倦	0	2	1
11. 我感到我年纪已大，但它不会使我麻烦	2	0	1
12. 当我回首往事时，我相当满意	2	0	1
13. 即使我能够，我也不会改变我过去的生活	2	0	1
14. 和与我年龄相当的人相比，在我生活中我已做了许多愚蠢的决定	0	2	1
15. 和其他与我同年龄的人相比，我的外表很好	2	0	1
16. 我已作出从现在起一个月或一年以后将要做的事的计划	2	0	1
17. 当我回首人生往事时，我没有获得大多数我所想要的重要东西	0	2	1
18. 和他人相比，我常常沮丧	0	2	1
19. 我已得到很多从生活中我所希望的愉快事情	2	0	1
20. 不管人怎么说，大多数普通人都变得越来越坏而不是好些	0	2	1

评定时,让患者仔细阅读 20 个项目,然后在每项右方的"同意"、"不同意"和其他栏中,按符合自己意见的分数上作出标记,如对第一题表示同意则在其右方"同意栏"下的"2 分"处作一记号,其余类同。

正常者为 12.4 ± 4.4 分,评分越高者,生活质量越佳。

2. 相对客观的生活质量的评定　相对客观的生活质量评定,相当一部分资料是由医务人员进行评估的,由于很难做到完全客观,所以只能称为相对客观的评定。这种评定的代表性量表是生活质量指数(quality of life index, QOLI)的评定,其内容见表 3-50

表 3-50　生活质量指数

项目	记分
Ⅰ．活动	
1. 不论退休与否,全天或接近全天地在通常的职业中工作或学习;或处理家务;或参加无报酬的或志愿的活动	2 分
2. 在通常的职业中工作或学习,或处理自己的家务,或参加无报酬的或志愿的活动,但需要较多的帮助,或显著地缩短工作时间,或请病假	1 分
3. 能在任何岗位上工作或学习,并且不能处理自己的家务	0 分
Ⅱ．日常生活	
1. 自己能独立地进食、沐浴、如厕和穿衣、利用公共交通工具或驾驶自己的车子	2 分
2. 在日常生活和交通转移中需要帮助(需要有另一人或特殊的仪器),但可进行轻的作业	1 分
3. 既不能照料自己也不能进行轻的作业,或根本不能离开自己的家或医疗机构	0 分
Ⅲ．健康	
1. 感觉良好,或大多数时间都感觉良好	2 分
2. 缺乏力量,或除偶然以外,并不感到能完全达到一般人的水平	1 分
3. 感到十分不适或糟糕,大多数时间感到软弱和失去精力,或者意识丧失	0 分
Ⅳ．支持	
1. 患者与他人有良好的相互关系,并且至少从一个家庭成员或朋友中得到有力的支持	2 分
2. 从家人和朋友中得到的支持有限	1 分
3. 从家人和朋友中得到的支持不经常,或只在绝对需要时或患者昏迷时才能得到	0 分
Ⅴ．前景	
1. 表现出宁静和自信的前景,能够接受和控制个人的环境和周围的事物	2 分
2. 由于不能充分控制个人的环境,而有时变得烦恼,或一些时期有明显的焦虑和抑郁	1 分
3. 严重地错乱或非常害怕,或者持续地焦虑和抑郁,或意识不清	0 分

注:正常为 9 分,分数越高生活质量越佳。

(三)生活质量评定在康复医学中的应用及发展前景

QOL 评定在医学领域应用于人群状况的评估、资源利用的效益分析评价、临床疗法及干预措施的比较、治疗方法的选择与抉择。在康复医学评定中,QOL 更具有重要的地位和作用,QOL 评定涉及的不是患者某一方面的功能情况,而是关于一个患者总体结局的综合性指标,全面反映疾病和由此导致的躯体、心理和社会功能受损以及进行康复干预等作用于患者而产生的总体后果,而且更多的是着眼于患者的主观感受。QOL 已广泛应用于脊髓损伤、脑卒中、糖尿病、高血压、肿瘤、截肢等病损患者,同时又研制出适用于不同疾病的 QOL 表。通过不同康复治疗中 QOL 的评测,可对临床康复治疗的方法作出结论性的评价。

目前,QOL 的研究已达到较高水平,应用很广,几乎涉及人类生活的各个方面。但是,对QOL的概念和构成,国内外尚有不同的意见。QOL评定仍是一个薄弱的环节。如何在众多的量表中选择性使用,使QOL量表专项化;如何使量表适合中国国情和文化特色,使QOL量表本土化和民族化;如何在QOL评定与残疾分类之间建立概念上的相容性等,都需要进一步深入研究。

复习思考题

1. 简述康复评定在康复医学中的意义。
2. 简述通用量角器与方盘全角器检查的优缺点。
3. 主动关节活动度与被动活动度关系如何?
4. 怎样进行徒手肌力评定?
5. 简述MMT评定标准是什么?
6. 简述肌力评定的意义和注意事项。
7. 什么是肌张力?肌张力可分为哪几级?
8. 简述Ashworth痉挛评定量表的评定标准。
9. 试述平衡功能评定的目的和方法。
10. 简述常用的协调功能评定方法。
11. 步行周期如何分期?特点如何?
12. 目测分析法和定量分析法各自的优缺点是什么?
13. 什么是偏瘫步态?
14. 简述电诊断学定义、组成。
15. 简述运动、感觉神经传导检查的意义。
16. 何谓M波、F波、H反射?
17. 试述诱发电位的种类及临床意义。
18. 如何进行感觉功能评定?
19. 试述疼痛有哪些评定方法?
20. 什么是失语症?类型及其特征是什么?
21. 什么是构音障碍?其类型及特征是什么?
22. 什么是认知功能?
23. 试述认知功能评定在康复医学中的意义。
24. 试述常见失用症的种类及相应的评估手段。
25. 试述单侧空间失认的定义及评估方法。
26. 康复心理评估主要有哪些?
27. IQ是什么?如何计算?
28. 心电运动试验的常用方法是什么?
29. 试述心电运动试验的临床应用。
30. 运动气体代谢的测验方法如何?
31. 试述ADL的定义及常用的评定方法。
32. 何谓功能独立评定?
33. 社会生活能力的定义及评定方法是什么?
34. 简述生活质量概念及评定的方法。

(朱振杰)

第四章 康复治疗技术

> 1. 掌握运动疗法的治疗作用和基本原则、神经生理学疗法的共同点及各自的特点;各种理疗方法的定义、治疗作用;作业疗法的定义、种类、作用、实施流程和临床应用原则;言语治疗的定义、原则和目的;病伤残者的心理适应过程和心理治疗的主要方法;矫形器的基本作用、助行器的分类。
> 2. 熟悉运动治疗常用设备和治疗处方、平衡和协调训练的要点、运动再学习疗法的概念;理疗的生物学作用基础和治疗技术;作业疗法分析和选择的原则;失语症和构音障碍的主要治疗方法;假肢的基本类型、轮椅的分类与临床应用。
> 3. 了解运动疗法的临床分类和应用、肌力训练和维持与改善关节活动度的训练方法;各种理疗方法的临床应用、高压氧治疗概念;提高患者日常生活活动能力的常用作业疗法及实施步骤;康复医学工程的基本内容;中国传统康复疗法的基本内容和治疗原则。

康复治疗是康复医学的重要内容之一,是使病、伤、残者康复的重要手段,常与药物治疗、手术疗法等临床治疗综合进行。康复治疗前应先对病、伤、残者进行康复功能评定,然后制定一个康复治疗方案,由以康复医师为中心的,康复治疗师和临床医学相关人员共同组成的康复治疗小组去实施,并在实施过程中不断总结、评定、调整,直至治疗结束。

康复治疗的内容很多(包括医学的、教育的、职业的、社会的等多种治疗、训练服务),本章重点介绍康复医学传统范畴的物理疗法、作业疗法、言语疗法、心理疗法、康复工程和中国传统医学疗法。

第一节 物理疗法之一——运动疗法

物理疗法(physical therapy,PT)是应用力、电、光、声、水、磁和温度等物理因子治疗病、伤、残者的方法。其中,物理疗法中利用电、光、声、水、磁、温度等各种物理学因素治疗疾病,促进患者康复的方法,通常被称为理疗;而利用物理学中的力学因素,以徒手及应用器械进行运动训练来治疗病、伤、残患者,恢复或改善功能障碍的方法通常被称为运动疗法或医疗体育(简称体疗)。若根据治疗过程中病人的主动或被动状态,又可分类为以体疗为主的主动性物理治疗和以理疗为主的被动性物理治疗。本节主要叙述的是运动疗法。

一、概述

运动疗法(kinesiotherapy)，又称为治疗性运动(therapeutic exercises)，是以预防残疾和提高功能障碍者日常生活活动的能力为目的，根据病残的功能状况，利用力学和人体力学原理，应用各种治疗器械和(或)治疗师的手法操作，以及病人自身的参与，通过主动和(或)被动运动的方式，最大限度地提高或改善病人的局部或整体功能，使之满足日常生活需求，回归家庭和社会的一种治疗方法。运动疗法是康复医学的基本治疗方法之一。

（一）分类

运动疗法内容很丰富，分类方法颇多。如习惯分为传统性运动疗法和神经生理运动疗法；根据治疗时是否使用器械分为徒手运动疗法和器械运动疗法；针对功能障碍的治疗分为关节运动疗法、肌肉运动疗法、平衡运动疗法等；根据组织形式分为个人运动治疗和小组运动治疗等。

（二）治疗作用

运动疗法主要通过神经反射、神经体液因素和生物力学作用等途径，对人体全身和局部产生影响和作用。主要的治疗作用有以下几个方面：

1. 维持和改善运动器官的形态和功能，运动疗法可以促进血液循环，维持和改善关节活动范围，提高和增强肌肉的力量和耐力。

2. 促进代偿功能的形成和发展，以补偿丧失的功能。

3. 促进器官的新陈代谢，增强心肺功能。

4. 提高中枢神经系统和自主神经系统的调节能力，通过运动训练可保持和改善神经系统的兴奋性、灵活性和协调性。

5. 增强内分泌系统的代谢功能，如促进糖代谢，增加骨组织对矿物质的吸收等。

（三）基本原则

1. 因人而异　按照各个患者功能障碍的特点、疾病情况、康复需求等制定康复治疗目标和方案，并根据治疗进度和功能及时调整方案。

2. 循序渐进　由于应激适应性需要逐步建立，训练效应属于量变到质变的积累过程，参加康复训练是技能学习过程，神经－肌肉功能重建也是系统再学习的过程，因此运动强度应该由小到大，运动时间由短到长，动作复杂性由易到难，休息次数和时间由多到少、由长到短，训练的重复次数由少到多，动作组合由简到繁。

3. 持之以恒　训练需要持续一定的时间才能获得显著效应，停止训练后训练效应将逐步消退。因此，康复训练需要长期持续，甚至维持终生。

4. 主动参与　强调患者主动参与康复训练。只有主动参与，才能获得最佳的治疗效果。运动功能不可能通过被动治疗而得到最大限度的恢复。

5. 全面锻炼　人体的功能障碍是多组织、多器官、多系统功能障碍的综合，康复的目标应包括心理、职业、教育、娱乐等多方面，最终目标是重返社会。因此康复治疗应该全面审视，全面锻炼。

（四）临床应用

运动疗法的适应范围较广，临床疗效比较满意的有：

1. 神经系统疾病　如脑血管意外、脑外伤、小儿脑瘫、脊髓损伤、周围神经损伤等。

2. 运动器官疾病 如四肢骨折和脱位、脊柱骨折、截肢与假肢、颈肩腰腿痛、关节炎、全髋、膝人工关节置换术后、烧伤后瘢痕形成、骨质疏松症等。

3. 内脏器官疾病 如冠心病、高血压、慢性支气管炎、肺气肿、内脏下垂、消化性溃疡等代谢障碍性疾病，如糖尿病、高血脂等。

4. 运动疗法的实施时间 应争取在疾病的早期介入，即在生命体征稳定后48小时就可实施，即使是昏迷病人也可以做些小范围的局部的肢体被动运动，但要掌握好治疗的项目和强度。

二、运动疗法常用设备和治疗处方

（一）器械

运动疗法除徒手治疗外大部分离不开器械，且种类颇多。有单一功能的简单器械，又有多功能的综合性的器械，近年来随着计算机技术的应用，许多多功能的计算机控制的运动治疗设备在康复医学领域得以应用。

常用的简单运动疗法器械有肩关节练习器、肩梯、滑轮吊环、肋木、墙壁拉力器、肩关节旋转运动器、前臂旋转屈伸练习器、悬吊牵引架、电动站立床、站立架、股四头肌练习器、平行杠、功率自行车、体操棒、助行器、平衡板、踝关节矫正板等。

多功能电脑控制的运动疗法设备如平衡功能训练检测系统、带电脑跑台的减重步态训练器、电脑颈腰椎牵引仪、多功能运动训练组合系统等。

（二）运动处方

接受运动治疗的病人在康复医师对其进行功能评定后，由康复医师和PT师为其选择治疗项目、设计运动量、运动时间等称之为运动治疗处方（exercise prescription）。运动治疗处方应包括运动治疗项目、运动强度、运动持续时间、运动频率和运动治疗的注意事项。

1. 运动治疗项目（exercise program） 根据治疗所要达到的目的而定。一般健身或改善心血管系统功能及代谢功能，预防冠心病、肥胖病等，可进行有氧耐力训练项目，如步行、慢跑、骑自行车、游泳、爬山、原地跑步、上下楼梯等；改善情绪，消除身体疲劳，防治高血压和神经衰弱等，可选择运动量较小的放松训练，如太极拳、散步、保健按摩等；针对某些疾病进行专门的治疗，必须选择有关疾病的医疗体操，如慢性阻塞性肺疾病可选择专门的呼吸体操，内脏下垂者应做腹肌锻炼，脊柱畸形、扁平足者应做矫正体操等。

2. 运动强度（exercise intensity） 运动强度是运动处方的核心，对运动效果和安全有直接的影响，掌握适宜的运动强度是制定和执行运动处方的主要内容之一。运动强度是指单位时间内的运动量，即：运动强度＝运动量/运动时间。反映运动强度的生理指标有运动时的心率、运动时吸氧量占最大吸氧量的百分比、代谢当量、自我感知运动强度分级等。其中，代谢当量（metabolic equivalence）是指单位时间内单位体重的耗氧量，以 ml/(kg·min) 表示，1MET＝3.5 ml/(kg·min)，1MET的活动强度相当于健康成人坐位安静代谢的水平。这些指标间有着密切的关系。

3. 运动持续时间（exercise duration） 运动持续时间指每次持续运动的时间，应结合运动强度、患者健康状况及体力适应情况而定。运动强度与运动持续时间的积为运动量，如果运动强度较高，运动可持续较短时间，反之运动强度低，可进行稍长时间的运动活动，这样才能产生效果。一般认为，有氧耐力训练的基本训练部分即达到靶强度的运动时间需要持续 10~20 分钟以上。

4. 运动频率(exercise frequency) 每日或每周运动的次数,取决于运动量的大小。

5. 运动治疗的注意事项 首先要掌握好适应证,不同疾病选择不同的运动治疗方法才能保证疗效;其次是注意循序渐进,内容由少到多,程度从易到难,运动量由小到大;三是持之以恒,运动疗法大部分项目需要经过一段时间后才能显效,只有坚持治疗才能积累治疗效果;四是运动治疗实施过程中要定时评定,及时调整治疗方案,然后继续实施,再评定、再实施,直至方案结束,达到预定目标为止。

三、维持和改善关节活动度训练技术

维持和改善关节活动度的训练技术根据是否借助外力分为主动运动、主动助力运动和被动运动三种。

(一) 主动运动(active exercises)

常用的是各种徒手体操。根据病人关节活动受限的方向和程度,设计一些有针对性的动作。主动运动可以促进血液循环,具有温和的牵拉作用,能松解粘连组织,牵拉挛缩组织,有助于保持和增加关节活动范围。

(二) 主动助力运动(active assistant exercises)

亦称辅助主动运动,是在外力的辅助下,患者主动收缩肌肉来完成的运动或动作。助力可由治疗师、患者健肢、器械、引力或水的浮力提供。这种运动常是由被动运动向主动运动过渡的形式。其目的是逐步增强肌力,建立协调动作模式。训练时,要求患者完成所需的关节活动,必要时,治疗师手置于患者需要辅助或指导的部位;助力提供平滑的运动,主要用于肌力 1~2 级水平,不能自主关节活动或活动范围达不到正常值的病人。

1. 悬吊练习 是利用绳索(可调长短)、搭扣或"S"钩和吊带组合起来,将拟训练活动的肢体悬吊起来,使其在除去肢体重力的前提下主动进行钟摆样的训练活动。如训练肘关节屈伸动作的方法,训练肩关节内收、外展的方法,训练髋关节内收、外展或前屈、后伸的方法等(图 4-1)。

2. 自我辅助练习 是以健侧肢体帮助对侧肢体活动的训练方法,适用于因疼痛引起关节活动受限的病人,常用滑轮和绳索等用具。如图可进行滑轮在肩关节后方、侧方和正前方的训练。

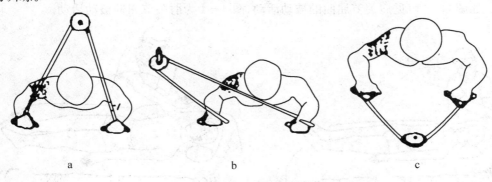

图 4-1 滑车牵引

3. 器械练习 是利用杠杆原理,以器械为助力,带动受限的关节进行训练活动。如肩

关节练习器、肘关节练习器、踝关节练习器以及体操棒等等(图4-2)。

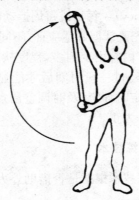

图4-2 利用体操棒

在进行主动助力运动时应注意必须向病人讲解动作要领及方向,助力的方向要与被训练肌肉的收缩方向一致,避免出现代偿动作等。

(三)被动运动(passive exercises)

适用于肌力在3级以下患者。被动运动是以维持正常或现存关节活动范围和防止挛缩、变形为目的,无需肌肉主动收缩参与运动,而借助他人、器械或自我肢体辅助来完成的训练方法。被动训练的目的是增强瘫痪肢体本体感觉、刺激屈伸反射、放松痉挛肌肉、促发主动运动;同时牵张挛缩或粘连的肌腱和韧带,维持或恢复关节活动范围,为进行主动运动做准备。通常用于全身或局部肌肉瘫痪或肌肉无力的病人,如截瘫、偏瘫等。根据力的来源可分为两种:一种是关节可动范围内的运动和关节松动技术,是由治疗师或经过专门培训的人员完成的被动运动;一种是借助外力由病人自己完成的被动运动,如关节牵引、持续性被动活动等。

1. 关节活动范围的被动运动　治疗师根据运动学原理完成关节各方向的活动。通过适当的被动运动,可保持肌肉的生理长度和张力,保持关节的活动范围。被动运动对恢复关节正常活动范围有较大的帮助,是维持关节正常形态和功能不可缺少的方法之一,特别是对有轻度关节粘连或肌痉挛的患者,做关节的被动活动训练非常有利。对于肌肉瘫痪的患者,在神经功能恢复前应尽早进行关节的被动运动,可以达到维持关节正常活动范围的目的。如图4-3可见肩关节屈曲的被动活动,图4-4为肘关节屈伸被动活动。

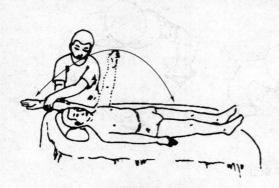

图4-3 肩关节屈曲的被动活动

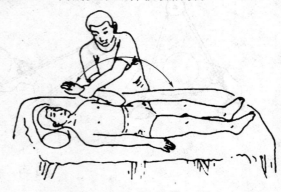

图4-4 肘关节屈伸被动活动

2. 关节松动技术（joint mobilization） 是治疗师在关节活动允许范围内完成一种针对性很强的手法操作技术，属于被动运动范畴，在应用时常选择关节的生理运动和附属运动作为治疗手段。主要治疗作用为维持或改善关节活动范围，缓解疼痛。类似于我国传统医学的手法治疗，但在理论体系、手法操作及临床应用中均有较大的区别，常用的手法包括关节的牵引、滑动、滚动、挤压、旋转等。

3. 持续被动活动（continuous passive motion，CPM） 是利用机械或电动活动装置，使肢体进行持续的无疼痛范围内的被动活动。它可以缓解疼痛，改善关节活动范围，防止粘连和关节僵硬，消除手术和制动带来的并发症。常用的有各关节专用持续被动活动器。

被动运动的注意事项：

（1）因伤病而暂时不能活动的关节，要尽早在不引起病情、疼痛加重的情况下进行关节的被动活动，活动范围应尽可能接近正常最大限度的活动。

（2）关节活动范围的维持训练应包括身体的各个关节；每个关节必须进行全方位范围的关节活动。

（3）固定关节的近端，被动活动远端；运动时动作要缓慢、均匀；每次各方向活动进行3～5遍。

（4）每次活动只针对一个关节，固定的位置应尽量接近关节的中心部位。

（5）对于跨越两个关节的肌群，应在完成逐个关节的活动后，再对该肌群进行牵张。

（6）对于活动受限或长期处于内收、屈曲位的关节，应多做被动牵拉运动。如跟腱牵拉。

（7）被动运动某一关节时，要给予该关节一定的牵拉力，这样可减轻关节面之间的摩擦力，使训练操作容易进行，并能保护关节，防止关节面挤压。

（8）被动活动之前，对患者做好解释工作，以得到患者的合作。

（9）患者体位应舒适，被固定的部位要稳定、牢固等。

四、增强肌力的训练技术

（一）基本概念

肌力（muscular strength）是肌肉在收缩时所能产生的最大力量，以肌肉最大兴奋时所能负荷的重量来表示。

肌肉耐力（muscular endurance）指有关肌肉持续进行某项特定任务（作业）的能力，其大小可以用开始收缩直到出现疲劳时已收缩了的总次数或所经历的时间来衡量。

（二）肌力训练在康复医学中的应用

1. 防治失用性肌萎缩，特别是肢体制动后的肌萎缩。

2. 防治因肢体创伤、炎症时疼痛所致反射性地抑制脊髓前角细胞造成的肌萎缩。

3. 促进神经系统损害后的肌力恢复。

4. 帮助维持疾病时肌肉的收缩功能。

5. 通过选择性增强肌肉、调整肌力平衡，对脊柱侧弯、平足等骨关节畸形起矫治作用。

6. 增强躯干肌肉和调整腹背肌力平衡，以改善脊柱排列及应力分布，增加脊柱的稳定性，以防治颈椎病及各种腰痛疾病。

7. 增强肌力和改善原动肌与拮抗肌之间的平衡，加强关节的动态稳定性，以防止负重关节的退行性改变。

8. 增强腹肌和盆底肌训练对防治内脏下垂、改善呼吸及消化功能有一定意义。

(三) 肌力训练的机制和基本原则

1. 机制　通过肌力训练使肌肉产生适应性变化,如使肌肉的形态结构变得更加发达、完善,肌肉功能也同时获得改善。经系统的肌力训练后肌肉适应的表现为肌肉体积增大,肌纤维增粗,收缩蛋白、肌红蛋白、酶蛋白增加,ATP、热能含量和糖原储备增加,毛细血管密度增加,结缔组织量也增多。

2. 训练原则

(1) 阻力原则:阻力的施加是增强肌力的重要原则。阻力主要来自于肌肉本身的重量,肌肉在移动过程中所受到的障碍的大小,纯粹的外加阻力等。在无阻力情况下进行训练,则达不到增强肌力训练的目的。

(2) 超量负荷原则:即训练时运动必须超过一定的负荷量和保证超过一定的时间,也称超负荷原理。这是与训练强度有关的原则。这一原则认为,在训练中,除非使肌肉的负荷量超过日常的活动,否则就不能改善肌力,也即超长负荷可能引起超长恢复机制。增强肌力需要肌肉在一定的负荷下做功,所给的负荷应略高于现有的肌力水平或至少相当于使肌肉产生最大强度收缩所需负荷的 60%,并持续训练 6 周,才能取得明显的效果。训练者要满足一定的运动强度、训练的持续时间、运动的频率、一定的运动周期和根据肌肉收缩的形式选择相对应的训练方法等 5 个基本条件,才能达到肌力增强训练的目的。

(3) 肌肉收缩的疲劳度原则:即训练时应使肌肉感到疲劳但不应过度疲劳的原则,也是控制超常负荷不至于过度的一个主观限制指标。这一原则认为,如果训练时间足够又出于患者自愿,训练应持续到感到疲劳为止,在训练的中间最好不要休息,这样,训练后的效果更好。训练中一定要注意不要出现过度的疲劳,因过度的疲劳对较弱的肌肉是有害的,因此训练中应严密观察,一旦出现过度疲劳就应停止训练。

(四) 肌力训练基本方法的选择

在进行肌力增强训练前须先对患者进行徒手肌力评定,根据原有肌力水平来选择肌力训练方式。

1. 肌力为 0 时,只能进行电刺激以延缓肌萎缩的发生,也可进行传递神经冲动的训练,即作主观努力,试图引起瘫痪肌肉的主动收缩,此时大脑皮质运动区发放的神经冲动,通过脊髓前角细胞向周围传递,直至神经轴突再生达到瘫痪肌群。这种主观努力,可以活跃神经轴突流,增强神经营养作用,促进神经本身的再生。传递冲动训练与被动运动结合进行,则效果更好。

2. 肌力为 1~2 级时,仍可采用肌肉电刺激疗法。因为此时肌肉已有随意的肌电活动,既可以进行肌电反馈训练,也可使用肌电反馈电刺激疗法训练。肌电反馈训练和肌肉电刺激相结合,有可能取得较好疗效。

此时可以开始主动-辅助训练,即在肌肉主动收缩的同时施加外力帮助,以便完成大幅度的关节运动。注意强调主观用力,仅给予最低限度的助力,避免以被动运动替代助力运动。

肌力达 2 级时,可进行免负荷运动,即减除重力负荷的主动训练。可用吊带悬挂肢体,或把肢体放在敷有滑石粉的光滑平板上,在水平面上运动(图 4-5),或在温水浴中运动(图 4-6),利用水的浮力消除部分肢体自身的重力,使训练易于完成。

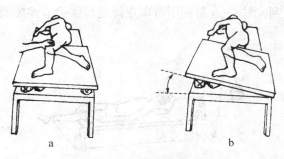

图4-5 利用滑板的辅助主动运动

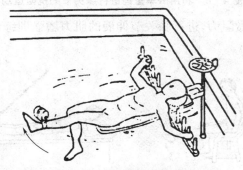

图4-6 利用水浮力的辅助主动运动

如训练股四头肌的肌力时,患者侧卧,患侧在上,可在膝关节垂直方向的上方置一挂钩,另一端用吊带在踝关节处固定(图4-7a),用绳索悬吊,使小腿悬空,让患者完成膝关节的全范围屈伸运动,此动作宜缓慢、充分,要避免下肢借助惯性做钟摆样动作。训练时治疗师要注意固定膝关节(图4-7b),以防止摇摆,降低训练效果。随着肌力的改善还可以调节挂钩的位置、改变运动面的倾斜度、用手指稍加阻力或用重锤做阻力,以增加训练难度。

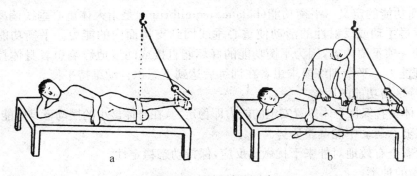

图4-7 悬吊辅助运动

3. 肌力为3~4级时,应由主动训练进展到抗阻训练。对抗较大阻力进行收缩,可增加运动单位募集率,从而提高训练效果。使肌肉对抗它所能承受的最大阻力而竭尽全力进行收缩训练者,称为最大收缩训练。以低于最大阻力(如80%、60%、40%最大阻力等)进行训练,称为次大收缩训练。最大收缩或近于最大收缩的训练,重复很少次数或持续很短时间即可引起肌肉疲劳,但这能募集Ⅱa型、Ⅱb型肌纤维,对增强肌力有较好效果。相反,较低强度的次大收缩训练可以重复较多次数或持续较长时间亦不易疲劳,但主要募集Ⅰ型纤维,对增强肌肉耐力有利。图4-8是利用滑车重锤进行膝关节伸展的抗阻运动。

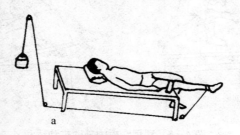

图4-8　利用滑车重锤进行膝关节的抗阻运动

图4-9是利用弹簧做阻力,进行膝关节伸展的肌力增强训练,a为坐位时的训练方法,b为俯卧位时的训练方法。

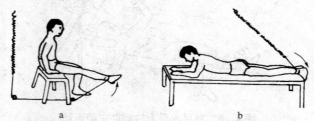

图4-9　利用弹簧阻力进行膝关节伸展的抗阻训练

临床常用的抗阻训练方法相对较多,从使用器械与否,可分为徒手抗阻训练和器械抗阻训练;从肌肉的收缩形式,可分为等张训练和等长训练。

五、恢复平衡能力的训练技术

（一）基本概念

1. 平衡功能的定义　平衡功能(balance,equilibrium)是指人体重心垂线偏离稳定的支持面时可通过主动或反射性的活动使重心垂线回到支持面内的能力。平衡功能训练是康复训练中的一项重要内容,因为平衡功能的好坏能直接或间接地影响患者身体控制和日后的生活自理能力。平衡训练要求患者在训练后达到下意识自动维持平衡。

2. 维持平衡功能的因素

（1）人体具有保持身体位置安定的能力即稳定力,在身体最小的摆动下身体能保持姿势。

（2）在随意运动中能调整姿势。

（3）能安全有效地对外来干扰做出反应,保持动态稳定性。

3. 平衡的种类

（1）静态平衡:人体在无外力的作用下,保持某一静态姿势,自身能控制及调整自己姿势的能力,主要依赖于肌肉的等长收缩及关节两侧肌肉的协同收缩来完成。

（2）动态平衡:在外力作用于人体或身体原有平衡被破坏后,人体需要不断调整自己的姿势来维持新的平衡的一种能力,主要依赖于肌肉的等张收缩来完成。动态平衡包括自动态平衡和他动态平衡。

（二）平衡能力训练的适应证和禁忌证

1. 适应证　因中枢性瘫痪(如脑损伤或病变、脊髓损伤或病变)或其他神经疾患(如外周神经损伤或病变）所致感觉、运动功能受损或前庭器官病变引起的平衡功能障碍；下肢骨折、软组织损伤或手术后有平衡功能障碍的患者。

2. 禁忌证　严重认知损害不能理解训练目的和技能者；骨折、关节脱位未愈者；严重疼痛或肌力、肌张力异常而不能维持特定级别平衡者。

（三）平衡训练的原则

1. 从最稳定的体位通过训练逐步过渡到最不稳定的体位。

2. 人体支撑面积由大变小。

3. 从静态平衡到动态平衡。

4. 身体重心逐步由低到高。

5. 从睁眼训练过渡到闭眼训练。

6. 要求患者注意力集中，主动参与。

（四）平衡训练的顺序

1. 系统地由顺序地进行　坐位平衡→爬行位平衡→双膝跪位平衡→立位平衡。

2. 从容易做的动作开始　最稳定体位→最不稳定体位；人体支撑面积由大→小；身体重心逐步由低→高；静态平衡训练→动态平衡训练；睁眼下训练→闭眼下训练；无头颈参与活动→有头颈参与活动。

（五）常用平衡训练方法

具体的平衡训练方法较多，在此主要介绍临床常用的一些方法。

1. 静态平衡训练法　即在任一体位采用加负载的方法刺激姿势反射。可先从比较稳定的体位开始，然后转至不稳定体位。大致顺序为：前臂支撑俯卧位、前臂支撑俯卧跪位、前倾跪位、跪坐位、半跪位、坐位、站立位（扶平衡杠站、独立站、单腿站）。

2. 动态平衡训练法　在支撑面由大到小、重心由低到高的各种体位下，逐步施加外力完成。具体可通过摇晃平衡板、圆棍（上铺塑料布）及大小不同的充气球进行。

3. 增加复杂性的平衡训练　可在上述两种训练方法的基础上，通过遮断视线的方法或训练中增加肢体和躯干的扭动进行。

4. 利用平衡训练仪的训练　利用视觉反馈系统，使患者发现静态或动态过程中失衡的情况，并通过这一反馈系统不断校正，以达到改善平衡的目的。

5. 应付姿势变化的训练对策　躯体感觉障碍者采用踝对策的训练；前庭功能缺失的患者采用髋对策。

6. 前庭功能训练　单侧或双侧前庭功能部分丧失者可通过专门的运动疗法取得治疗效果。

（六）注意事项

1. 平衡训练前，要求患者学会放松，减少紧张或恐惧心理；若存在肌肉痉挛问题，应先设法缓解。

2. 平衡训练应遵循从最稳定体位逐步进展到最不稳定体位、从静态平衡进展到动态平衡、从睁眼训练进展到闭眼训练的基本原则。站立位训练时，可用缩小支持面的方法使训练复杂化，如双足分立、双足并立、双足一线前后站立、单腿站立等。行走训练时，主要进行各种步行训练，如用脚尖、脚跟走路、向后走、横走、跨越障碍物、转圈走路等。

3. 平衡训练首先应保持头的稳定。

4. 动态平衡训练时,他人施加的外力不应过强,仅需诱发姿势反射即可。
5. 任何平衡训练均应注意保护,选择与患者平衡功能水平相当的训练,以确保安全。
6. 若训练中发生头晕、头痛或恶心症状时,应减少运动量。
7. 有认知损害的患者应对平衡训练方法进行改良。

六、协调性训练

(一) 概述

协调性(coordination)训练的基础是利用残存部分的感觉系统以及利用视觉、听觉和触觉来管理随意运动,其本质在于集中注意力,进行反复正确的训练。

适应证:深部感觉障碍;小脑性、前庭迷路性和大脑性运动失调、震颤性麻痹;因不随意运动所致的一系列协调运动障碍。

禁忌证:严重认知损害不能理解训练目的和技能者;骨折、脱位未愈者;严重疼痛或肌力、肌张力异常者。

(二) 操作要点

1. 种类　上肢、下肢、躯干在卧位、坐位、站立位、步行中和增加负荷的步行中训练。
2. 要点

(1) 无论症状轻重,患者均应从卧位训练开始,待熟练后再在坐位、站立位、步行中进行训练。

(2) 从简单的单侧动作开始,逐步过渡到比较复杂的动作;最初几天的简单运动为上肢、下肢和头部单一轴心方向的运动,然后逐渐过渡到多轴心方向;复杂的动作包括:双侧上肢(或下肢)同时动作、上下肢同时动作、上下肢交替动作、两侧肢体做互不相关的动作等。

(3) 可先做容易完成的大范围、快速的动作,熟练后再做小范围、缓慢动作的训练。

(4) 上肢和手的协调训练应从动作的正确性、反应速度快慢、动作节律性等方面进行;下肢协调训练主要采用下肢各方向的运动和各种正确的行走步态训练。

(5) 先睁眼训练后闭眼训练。

(6) 两侧轻重不等的残疾者,先从轻侧开始;两侧残疾程度相同者,原则上先从右侧开始。

(7) 每一动作重复3~4次。

3. 注意事项

(1) 训练完成后要用与训练相等的时间进行休息。

(2) 所有训练要在正常可动范围内进行,并应注意保护。

七、恢复步行能力的训练技术

(一) 概述

步行(walking)是一个立位动态平衡姿势的维持过程,它需要全身各个部位协调运动,从而达到由失去平衡到重获平衡的目的。

适应证:中枢性瘫痪者,如脑外伤或脑卒中引起的偏瘫、截瘫、小脑疾患、脑瘫等;运动系统病损影响步行的患者,如截肢后安装假肢、髋关节置换术后等。

禁忌证:站立平衡功能障碍;下肢骨折未愈合、各种原因所致的关节不稳等。

(二)训练原则

1. 平行杠内的训练　首先利用平行杠进行站立训练,然后练习重心转移,逐渐过渡到进行杠内步行训练。

2. 拐杖辅助步行训练　常用拐杖有腋拐、肘拐、手杖(四脚手杖、三脚手杖)等。使用拐杖的目的是支撑体重、增强肌力、获得平衡、帮助步行。利用拐杖进行步行训练时,患者要具有较好的平衡能力和上肢支撑能力,一般要经过平行杠内基本动作训练后方可进行。

(三)训练方法

1. 偏瘫患者的三点步行(图4-10)

(1) 手杖→患侧下肢→健侧下肢的顺序行走。

(2) 手杖→健侧下肢→患侧下肢的顺序行走。

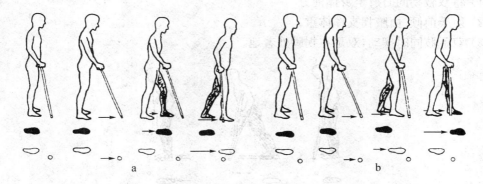

图4-10　偏瘫患者的三点步行

2. 偏瘫患者的二点步行(图4-11)

手杖和患侧下肢同时向前迈出一步,然后再迈出健侧下肢。

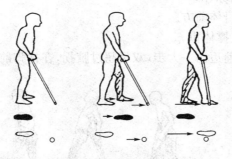

图4-11　偏瘫患者的二点步行

3. 截瘫患者的蹭步训练(图4-12)

(1) 将双腋拐放至身体前方。

(2) 躯干前倾,由腋拐支撑体重。

(3) 将双下肢同时向前拖动一步。

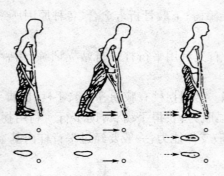

图 4-13 蹭步训练

4. 截瘫患者的摆至步训练（图 4-13）
(1) 将双腋拐同时放至身体前方。
(2) 躯干前倾，由腋拐支撑体重。
(3) 双下肢同时摆动，双足在拐脚处着地。

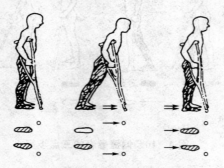

图 4-13 摆至步训练

5. 截瘫患者的摆过步训练（图 4-14）
(1) 将双腋拐同时放至身体前方。
(2) 躯干前倾，由腋拐支撑体重。
(3) 双下肢同时摆动向前迈出一大步，双足超过腋拐，在拐脚前方着地。

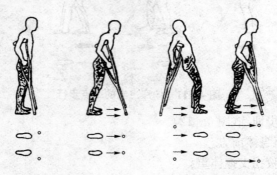

图 4-14 摆过步训练

6. 截瘫患者的四点步行训练(图 4-15)

按照以下顺序行走：一侧拐→对侧下肢→另一侧拐→另一侧下肢。

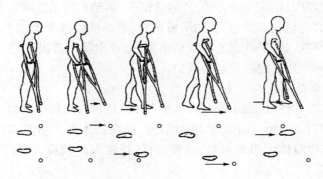

图 4-15 四点步行训练

7. 截瘫患者的两点步行训练(图 4-16)

(1) 将一侧拐和对侧下肢一起向前迈出一步。

(2) 再将另一侧拐和下肢向前迈出一步。

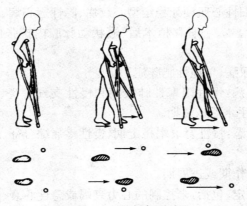

图 4-16 两点步行训练

八、心脏功能训练

运动对心血管系统可产生一定影响，其直接作用和间接作用均能增加心功能储备、降低心脏突发事件的发生率。运动可提高肌肉摄氧能力；运动中的循环调节包括通过增快心率或增加心搏出量或二者均增加来达到运动中心脏每分输出量的增加或维持，以保证肌肉、呼吸和全身脏器的需要；运动时心输出量增多和血管阻力因素可以引起相应的血压增高，但在运动中由于骨骼肌血管床的扩张，总外周血管阻力明显下降，这样有利于增加心输出量，并减少输送氧给做功肌的阻力；任何运动减少以及卧床休息超过 2~4 周以上，均不可避免地出现心血管系统的失健现象，具体表现为安静时心率增快，每搏量减少，心肌收缩做功效率降低，从而使在亚极量运动中，不是以增高每搏量而是以增快心率来保证运动中足够的每分输出量。这些失健现象是完全可逆的，只要坚持合理的运动康复治疗，不仅可以产生外周性效应(占 85%)，而且还可以产生相应的中心性效应(占 15% 左右)。

（一）心脏功能评定

心脏功能评定对于慢性心脏疾病患者的诊断、康复治疗及预后非常重要，主要评定方法包括：心功能评定（NYHA 心功能分级）、运动试验、运动心肺功能测定等。其中运动试验在心血管疾病康复方面已被广泛应用，如平板试验、踏车试验属于低水平运动试验，用于心血管疾病康复活动早期，如 AMI 或心脏术后康复；患者出院前或出院后不久可做亚极量运动试验；在出院后 6～8 周时做极量运动试验。

（二）心脏功能训练的基本方法

1. 有氧耐力训练　耐力（endurance）是指人体持续进行工作的能力，包括力量耐力、速度耐力、专门耐力和有氧耐力。有氧耐力训练旨在提高机体心肺功能，调节代谢，改善运动时有氧供能能力，是以身体大肌群参与、强度较低、持续时间较长、以规律的运动形式为主的训练方法。

耐力训练强度一般为中等强度，即 50%～80% 最大运动能力（最大摄氧量）或 60%～90% 最大心率，每次运动时间 15～60 分钟，每周训练 3 次以上，运动方式为大肌群、周期性的动力性运动。参与运动的肌群越多越大，训练效应就越明显。非周期性动力性运动（如各种球类运动）如果达到一定的强度和持续时间，也属于耐力运动。

适应证包括：

（1）心血管疾病：陈旧性心肌梗死稳定型心绞痛、隐性冠心病、轻度-中度原发性高血压病、轻症慢性充血性心力衰竭、心脏移植术后、冠状动脉腔内扩张成型术后、冠状动脉分流术后等。

（2）代谢性疾病：糖尿病、单纯性肥胖症。

（3）慢性呼吸系统疾病：慢性阻塞性肺疾病和慢性支气管炎、肺气肿、哮喘（非发作状态）、肺结核恢复期、胸腔手术后恢复期。

（4）其他慢性疾病状态：慢性肾衰竭稳定期、慢性疼痛综合征、慢性疲劳等。

禁忌证包括：

（1）各种疾病急性发作期或进展期。

（2）心血管功能不稳定，包括：未控制的心力衰竭或急性心衰、严重的左心功能障碍、血流动力学不稳的严重心律失常（室性或室上性心动过速、多源性室早、快速型房颤、Ⅲ°房室传导阻滞等）、不稳定型心绞痛、增剧型心绞痛、近期心肌梗死后非稳定期、急性心包炎、心肌炎、心内膜炎、严重而未控制的高血压、急性肺动脉栓塞或梗死、确诊或怀疑主动脉瘤、严重主动脉瓣狭窄、血栓性脉管炎或心脏血栓。

（3）严重骨质疏松，活动时有骨折的危险。

（4）肢体功能障碍而不能完成预定运动强度和运动量。

（5）主观不合作或不能理解运动，精神疾病发作期间或严重神经症。

（6）感知认知功能障碍。

2. 力量、抗阻和等长运动训练　抗阻运动并非心肺康复运动训练的禁忌。等长运动占的比例不宜大，适于临床稳定的患者。对于恢复较强工作和体育活动的人，康复运动训练除了需要改善心血管功能外，增强肌力和肌耐力也非常重要。训练过程中必须遵循一定的训练原则，选择合适的训练方法，避免引起不良反应。

3. 作业治疗和娱乐活动　治疗性作业活动可维持或改善心肺功能水平，作业治疗时的运动强度主要根据心肺功能评定情况而选择恰当的活动方式。各种娱乐活动可以提高患者积极性，从而提高训练效果，但应避免任何竞技类运动，以免产生较强的心血管应激，活动强度不应大于有氧训练的强度。

九、呼吸训练

呼吸训练（breathing training）是肺疾病患者整体肺功能康复方案的一个组成部分。通过指导患者学会呼吸控制并运用有效呼吸模式，使吸气时胸腔扩大，呼气时胸腔缩小，促进胸腔运动，改善通气功能的方法。呼吸训练的要点是建立膈肌呼吸，减少呼吸频率，协调呼吸，调节吸气与呼气的时间比例。

（一）呼吸训练的目的

1. 改善和增进横膈膜及胸廓运动，形成有效呼吸模式，改善通气功能，增加肺活量。
2. 改善呼吸协调控制，学会将呼吸与日常活动相协调。
3. 建立"控制呼吸"的自信心，有助于精神放松。
4. 帮助相关呼吸肌群放松，提高呼吸效率。
5. 增加咳嗽技巧的有效性。
6. 辅助呼吸道分泌物的清除。
7. 防止肺不张。

（二）呼吸训练的适应证

1. 急性/慢性肺疾病。
2. 因手术/外伤所造成的胸部或肺部疾病。
3. 支气管痉挛或分泌物滞留造成的继发性气道阻塞。
4. 中枢神经系统损伤后肌无力。
5. 严重骨骼畸形。

（三）呼吸肌练习

1. 作用　治疗各种急性或慢性肺疾病，主要针对吸气肌无力、萎缩或吸气肌无效率，特别是横膈及肋间外肌。
2. 方法　呼吸肌训练有3种形式：横膈肌阻力训练；吸气肌阻力训练；诱发呼吸训练。

（四）腹式呼吸（diaphragmatic breathing）

腹式呼吸的方法是让患者处于舒适放松姿势，斜躺坐姿位，治疗师将手放置于前肋骨下方的腹直肌上，让患者用鼻缓慢地深吸气，患者的肩部及胸廓保持平静，只有腹部鼓起，然后有控制地呼气，将空气缓慢地排出体外。重复上述动作3~4次后休息，不要过度换气。学会膈肌呼吸后，让患者用鼻吸气，以口呼气，并在各种体位下（坐、站）及活动下（行走、上楼梯）练习膈肌呼吸。

（五）局部呼吸（segmental breathing）

局部呼吸是通过延长呼吸道长度和直径，增加呼吸潮气量；帮助通畅气道，促进肺泡扩张。适用于因手术后疼痛及防卫性肺不张或肺炎等原因导致肺部特定区域的换气不足。包括单侧或双侧肋骨扩张和后侧底部扩张等方法。

（六）吹笛式呼吸（pursed-lip breathing）

1. 作用　可降低呼吸速率，增加潮气量及增强运动耐力。

2. 方法

（1）患者处于舒适放松姿位。

（2）呼气时必须被动放松，并且避免腹肌收缩。

（3）指导患者缓慢地深吸气。

（4）然后让患者轻松地做出吹笛姿势呼气。

（七）预防及解除呼吸急促

1. 作用　适用于患者正常的呼吸模式被干扰而产生的呼吸短促。

2. 方法

（1）患者放松，身体前倾。

（2）按医嘱使用支气管扩张剂。

（3）让患者吹笛式呼气，同时减少呼气速率，呼气时不要用力。

（4）每次吹笛式呼气后，以腹式吸气，不要使用辅助肌。

（5）让患者保持此姿势，并尽可能放松地继续吸气。

十、神经发育疗法

神经发育疗法（neurodevelopmental therapy，NDT）是一类改善脑组织病损后肢体运动功能障碍的治疗技术。它是依据神经系统正常生理机能及发育过程，即从头到脚、从近端到远端的发育过程，运用诱导或抑制的方法，使患者逐步学会如何以正常的运动方式去完成日常生活动作的训练方法，所以又称易化技术（facilitation technique）。在康复治疗中，常用的 NDT 技术有 Bobath 技术、Brunnstrom 技术、Rood 技术和 PNF 技术等。

神经发育疗法的共同点包括以下几个方面：

1. 治疗原则　都把神经发育学、神经生理学的基本原理和法则应用到脑损伤和周围神经损伤后运动障碍的康复治疗中。

2. 治疗对象　都以神经系统作为治疗的重点对象，按照个体发育的正常顺序，通过对外周（躯干和肢体）的良性刺激，抑制异常的病理反射和病理运动模式，引出并促进正常的反射和建立正常的运动模式。

3. 治疗目的　主张把治疗与功能活动特别是日常生活活动（ADL）结合起来，在治疗环境中学习动作，在实际环境中使用已经掌握的动作并进一步发展技巧性动作。

4. 治疗顺序　按照头-尾，近端-远端的顺序治疗，将治疗变成学习和控制动作的过程。在治疗中强调先做等长训练（如保持静态姿势），后做等张训练（如在某一姿势上做运动）；先训练离心性控制（如离开姿势的运动），再训练向心性控制（如向着姿势的运动）；先掌握对称性的运动模式，后掌握不对称性的运动模式。

5. 治疗方法　在治疗中应用多种感觉刺激，包括躯体、语言、视觉等，并认为重复强化训练对动作的掌握、运动的控制及协调具有十分重要的作用。

6. 工作方式　强调早期治疗、综合治疗以及各相关专业的全力配合如物理治疗（PT）、作业治疗（OT）、语言治疗（ST）、心理治疗以及社会工作者等的积极配合；重视患者及其家属的主动参与，这是治疗成功与否的关键因素。

（一）Bobath 疗法

1. 基本概念　Bobath 疗法是英国治疗师 Bexta Bobath 创立的主要用于治疗偏瘫病人和脑瘫患儿的一种训练方法。其基本观点是依据人体正常发育过程，诱导病人逐步学会正常运动的感觉及动作模式，学会如何控制姿势、维持平衡，训练翻正反应、平衡反应及其他保护性反应的出现。Bobath 的训练方法是对训练中出现的病理性反射及运动模式加以抑制，先从头、躯干的控制能力出发，之后再针对与躯干相连的近端关节（如肩关节、髋关节）进行训练。当近端关节具备了一定运动和控制能力之后，再做开展远端关节（如肘、腕、踝等关节）的训练。训练中要注意尽量地应用患侧，而不主张用健侧代偿；对痉挛采取抑制，对弛缓采取促进的原则；同时注意要和作业疗法和护理等相结合。

2. Bobath 疗法的主要技术有以下几个方面

（1）关键点的控制：人体关键点可影响身体其他部位的肌张力，治疗师可通过在关键点的手法操作来抑制异常的姿势反射和肢体的肌张力。关键点的控制（key point control）主要包括中心控制点：即胸骨柄中下段，主要控制躯干的张力；近端控制点：即头部、骨盆、肩部等，分别控制全身、骨盆和肩胛带部位的张力；远端控制点：即手指、足，分别控制上肢、手部、下肢和足等部位的张力。

（2）反射性抑制模式

1）手：病人双手掌心相对，十指交叉地握手，患侧拇指在健侧拇指的上方，此种形式的握手称为 Bobath 式握手（图 4-17），其作用是防止患臂旋前，使患指在掌指关节处伸展。因患侧拇指有较大的外展，从而对抗腕、指的屈曲，促进腕、指的伸展。手部常用的抗痉挛模式如下：将腕关节、手指伸展，拇指外展，并使之处于负重位，可牵拉手部的长屈肌群（图 4-18a）。在训练过程中，由于患者用力，可能会出现患侧手指的屈曲痉挛，治疗师应随时进行手指、腕关节的缓慢牵拉（图 4-18b）。将腕关节处于背伸位，再牵拉手指、拇指（图 4-18c），待痉挛缓解之后，再继续进行训练。

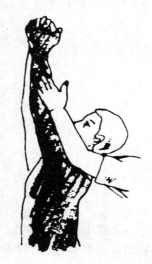

图 4-17　Bobath 式握手

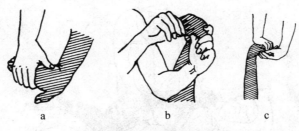

图 4-18　手部常见的抗痉挛模式

2）上肢：使患侧上肢处于外展、外旋位，肘关节伸展，前臂旋后，腕关节伸展，伸指，拇指外展，以对抗上肢的异常屈曲痉挛模式（图 4-19）。

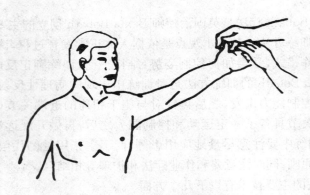

图 4-19　上肢的抗痉挛模式

3）下肢：使患侧下肢轻度屈髋、屈膝关节，内收、内旋下肢，背屈踝关节和伸足趾，可对抗下肢的伸肌痉挛模式（图 4-20）。

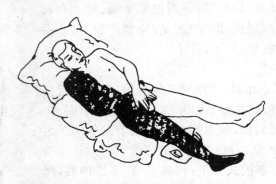

图 4-20　下肢的抗痉挛模式

4）躯干：牵拉患侧躯干使之伸展。方法是健侧卧位，治疗师站立于患者身后，一手扶其肩部，一手扶其髋部，双手做相反方向的牵拉动作，在最大的牵拉范围内停留数秒，可缓解患侧躯干肌的痉挛（图 4-21）。

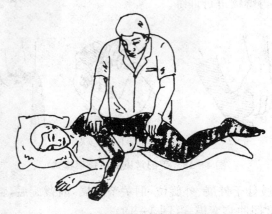

图 4-21　躯干的抗痉挛模式

5) 肩:使患侧肩部向前、向上方伸展,以缓解肩胛周围肌肉痉挛的目的。

(3) 促进正常姿势反应:包括翻正反应和平衡反应。对原始运动模式的真正抑制只能通过引出翻正反射与平衡反射才能获得。治疗中所应用的每种姿势和运动,都要能引出翻正反射和平衡反射(包括保护性伸展模式)。

(4) 床上良好体位保持和体位转换:防止因痉挛造成的关节受限,患者在卧床期间应保持良好体位,因此,急性期正确的姿势摆放非常重要。

(5) 推一拉技巧:包括压迫性轻推和轻微牵拉。

(6) 拍打:拍打痉挛肌的拮抗肌可促使拮抗肌肌肉收缩,缓解痉挛肌的张力。

(7) 辅助器具:如四点拐和偏瘫步行器在偏瘫患者的早期不强调使用,踝关节矫形器也应尽可能避免。如果治疗师利用远端关键点不能有效控制肢体的肌张力,那么就应利用踝关节矫形器进行矫正。

(8) 患侧肢体的负重:此技术可刺激本体感受器,加强患者对患肢的感觉能力和对患肢的控制能力。患侧上肢的负重训练如下:患者坐位,治疗师使患者上肢外展、外旋,肘伸展,前臂旋后,伸腕,手指伸展,拇指外展等,平放在身体一侧进行负重,即将身体的重量移到患侧上肢,同时治疗师可在患者的肩部,沿上肢长轴的方向施加向下的压力,以加强肢体的负重力量,待患者能主动进行控制后,可让患者在上肢负重的情况下轻微地屈曲、伸展肘关节(图4-22)。下肢的负重训练与上肢的基本相似。

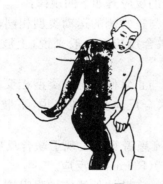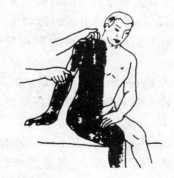

图4-22 患侧上肢的负重

(二) Brunnstrom 疗法

1. 基本概念　Brunnstrom 疗法是瑞典物理治疗师 Signe Brunnstrom 提出的主要用于偏瘫病人的治疗方法。其独特之处在于它认为病人在偏瘫后所出现的基本肢体协同动作、原始姿势反射及共同运动的出现,在运动发育早期是正常存在的。偏瘫病人在恢复其肢体运动功能的过程中,也必须经过这几个阶段。因此 Brunnstrom 主张在运动功能恢复的最初阶段,强调患侧肢体的可动性,也就是说,要诱导病人利用和控制这些异常的模式以获得一些运动反应。之后,随着时间的推移,运动功能恢复阶段的递增,共同运动的动作能够较随意和自由地进行后,再训练病人摆脱共同运动模式,逐步完成向分离运动动作过渡的过程。

Brunnstrom 把偏瘫运动功能的恢复过程分为6个阶段:

第Ⅰ阶段　急性期发作后,患肢失去控制,运动功能完全丧失,称为弛缓阶段。

第Ⅱ阶段 随着病情的控制,患肢开始出现运动,但伴随痉挛、联合反应和联带运动,称为痉挛阶段。

第Ⅲ阶段 痉挛进一步加重,患肢可以完成随意运动,但始终贯穿着联带运动,因痉挛达高峰,称为联带运动阶段。

第Ⅳ阶段 痉挛程度开始减轻,运动模式开始脱离联带运动的控制,出现了部分分离运动,称为部分分离运动阶段。

第Ⅴ阶段 运动逐渐失去联带运动的控制,出现难度较大的分离运动的组合,称为分离运动阶段。

第Ⅵ阶段 痉挛消失,各关节均可完成随意的运动,协调性与速度均接近正常,称为正常阶段。

根据以上理论,Brunnstrom疗法Ⅰ~Ⅲ阶段的训练原则是利用紧张反射、联合反应、本体刺激与外周刺激来增强患侧肢体的肌张力;Ⅳ、Ⅴ阶段,是诱导患侧肢体逐步过渡到较困难的动作。

2. 成人偏瘫患者的运动模式

(1) 联合反应:在某些环境下出现的一种非随意运动或反射性肌张力增高的表现。脑损伤病人在进行健侧肢体抗阻练习时,可以不同程度地增加患侧肢体的肌张力,或患侧肢体出现相应的动作。Brunnstrom研究发现,使患者处于仰卧位,先使头处于中立位,然后转向左,再转向右,在正常侧肢体施加阻抗时可发生的反应有如下的规律:

1) 上肢的联合反应:患侧所出现的运动反应与正常侧的运动类型相同,即屈曲倾向于引起屈曲,伸展趋向于引起伸展,称为对称性联合反应。一般来说,上肢较易引起屈曲反应。

2) 下肢的联合反应:患侧所出现的运动反应与正常侧的运动类型相反,即屈曲倾向于引起伸展,伸展趋向于引起屈曲,称为相反性联合反应。一般来说,下肢较易引起伸展反应。

3) 雷米斯特(Raimiste)反应:Raimiste在偏瘫患者身上发现了联合反应的新特点,即下肢的刺激与反应属于同一类型,这就是雷米斯特(Raimiste)反应。

外展现象:患者取仰卧位,正常侧下肢外展时,在肢体外侧施加强阻抗,可出现患侧下肢的外展运动。

内收现象:患者取仰卧位,正常侧下肢内收时,在肢体内侧施加强阻抗,可出现患侧下肢的内收运动。下肢联合反应的内收现象比外展现象更容易出现,这可能由于下肢的内收、内旋肌是伸肌成分,容易受到易化。

(2) 共同运动:又称联带运动,是脑损伤常见的肢体异常运动模式。当患者活动患侧上肢或下肢的某一个关节时,不能做单关节运动,邻近的关节甚至整个肢体都可以出现一种不可控制的共同活动,形成特有的活动模式,这种模式称为共同运动。其实质是高级中枢损伤后对低级中枢的控制抑制减弱,肢体伸肌与屈肌在功能上的交互抑制失去平衡,肌张力增高,甚至出现痉挛,不能随意地、有选择地控制运动所需的不同肌群,出现了异常的、固定而刻板的运动模式。上下肢都有屈曲模式和伸展模式,一般上肢以屈曲模式为主,下肢以伸展模式为主。

1) 上肢屈肌共同运动:偏瘫患者上肢屈肌共同运动可由对健侧肘的屈曲施加阻抗而引

起。非对称性紧张性颈反射(头转向健侧)对这种模式有易化作用。主要表现为：肩胛带上提、回缩,肩关节外展、外旋,肘关节屈曲,前臂旋后,腕关节屈曲,指关节屈曲内收。在这种模式中,肘屈曲是最强成分,出现早。

2) 上肢伸肌共同运动：偏瘫患者上肢伸肌共同运动可由对健侧肘的伸展施加阻抗而引起。主要表现为：肩胛带伸展、前突,肩关节内收、内旋,肘关节伸展,前臂旋前,腕关节伸展,指关节屈曲内收。在这种模式中,胸大肌是最强成分,出现早,使肩关节内收、内旋。

3) 下肢屈肌共同运动：偏瘫患者下肢屈肌共同运动可由对健侧踝的跖屈施加阻抗而引起。主要表现为：骨盆上提、后缩,髋关节屈曲、外展、外旋,膝关节屈曲,踝关节背屈、外翻,趾关节背屈。在这种模式中,髋屈曲是最强成分。

4) 下肢伸肌共同运动：偏瘫患者下肢屈肌共同运动可由对健侧踝的背屈施加阻抗而引起。主要表现为：髋关节伸展、内收、内旋,膝关节伸展,踝关节跖屈、内翻,趾关节跖屈。在这种模式中,膝伸展、髋内收、踝跖屈都是较强成分,其中以膝伸展为最强成分。

(3) 原始反射：新生儿出生后具备很多运动反射,随着婴儿神经的发育和不断完善,大部分的原始反射在1岁后逐渐消失。当脑部受到损伤后,这些反射又会再次出现,成为病理反射。

1) 紧张性颈反射

对称性紧张性颈反射：当头前屈使下颌靠胸时,出现双上肢屈曲与双下肢伸展反射；当头后伸时,出现双上肢伸展与双下肢屈曲。

非对称性紧张性颈反射：当头转向一侧时,出现同侧上下肢伸展和对侧上下肢屈曲反射。

2) 紧张性迷路反射：当头处于中间位,仰卧时可出现四肢伸展或伸肌肌张力增强,俯卧时出现四肢屈曲或屈肌肌张力增强(如伸肌痉挛严重,可仅表现出伸肌肌张力略为降低)。

3) 紧张性腰反射：指上部躯体对骨盆的位置发生变动时所出现的肢体肌张力变化。

4) 正负支持反射：正支持反射是指刺激患侧的足底前部,可引起下肢伸肌张力增高,踝关节跖屈,严重者可引起膝反张。

负支持反射是指牵拉伸趾肌时能有效引起伸趾、伸踝、屈膝以及髋的屈曲、外展、外旋。

(三) PNF 疗法

1. 基本概念 PNF(proprioceptive neuromumuscular facilitation, PNF)为本体感觉神经肌肉促进技术,是美国神经生理学家和内科医师 Herman Kabat 博士于20世纪40年代创立,并首先在脊髓灰质炎患者的康复治疗中使用。目前主要用于评定和治疗成年人偏瘫患者。

2. PNF 的理论依据 PNF 是通过"刺激本体感受器促进神经肌肉系统反应的方法",强调对本体感受器的刺激。PNF 是利用牵张、关节压缩和牵引、施加阻力等本体刺激,应用螺旋形对角线或运动模式来促进运动功能恢复的一种治疗方法。PNF 疗法除了依据人体正常运动发育过程之外,着重强调在运动模式中,身体各个关节的作用,即关节的可动性、稳定性、控制能力及完成复合动作的技巧性。PNF 理论认为人体动作的特征是无论头、躯干、四肢各关节的运动方向都有一相交叉的两个运动方向。

3. PNF 治疗的基本程序

(1) 评定－确定功能障碍。

(2) 确定治疗目标。
(4) 选用治疗技术。
(5) 按照一定促进程序进行治疗。
(6) 评定。

4. PNF 的基本技术

(1) 手法接触：向正确的方向施加抵抗，从而刺激肌肉、肌腱、关节内的感受器。

(2) 牵张：在关节活动范围的起始位上，治疗师对参与运动的主要肌群进行最大范围的牵拉。

(3) 牵引：对关节进行牵拉，增大关节间隙，激活关节感受器，刺激关节周围的肌肉。

(4) 挤压：对关节挤压，可减小关节间隙，同样可激活关节感受器，刺激关节周围肌肉同时收缩。

(5) 口令：治疗师在适当的时候发出口令，可刺激主动运动，提高动作完成的质量。

(6) 最大阻力：根据病人能力和需要分级给予，但不能阻碍病人完成全部关节活动。

(7) 时序：是指在协调运动中肌肉从远端到近端收缩的顺序。

5. PNF 的特殊技术

(1) 重复收缩：通过重复牵拉肌肉，增强等张收缩能力。

(2) 节律性活动：整个活动过程先由治疗师被动完成，再让病人主动辅助完成，最后达到主动完成。

(3) 慢逆转：对拮抗肌逆行最大限度紧张后，来促进较弱的主动肌进行等张收缩。

(4) 慢逆转—挺住：与慢逆转技术相似，只是在所需关节活动范围的一处进行肌肉的等长收缩。

(5) 节律性稳定：是在关节活动范围的任何一处交替地做主动肌和拮抗肌等长收缩，以提高肢体的控制能力。

(6) 快逆转：是对主动肌和拮抗肌双侧进行牵拉刺激，其目的在于通过刺激拮抗肌紧张收缩，来促进主动肌的紧张收缩，以提高肌肉反应能力和控制能力。

(四) Rood 疗法

Rood 疗法是以美国治疗师 Margaret Rood 命名的一种治疗方法，又称多种感觉刺激疗法。本技术的最大特点是强调有控制的感觉刺激，根据个体的发育顺序，利用运动来诱发有目的的反应。它是通过刺激传入神经末梢所支配的区域，诱导骨骼肌运动，使之能完成对某一动作或姿势的控制过程。

1. Rood 疗法的基础理论

(1) 利用适当的感觉刺激引起正常运动的产生和肌张力的正常化

感觉刺激一般是通过两种反射来进行：①与 γ 传出有关的皮肤－肌梭反射；②与 γ 传出神经无关的皮肤－肌肉反射。

(2) 利用个体运动发育顺序促进运动的控制能力

按个体发育的规律来说，从整体考虑是：仰卧位屈曲——转体——俯卧位伸展——颈肌协同收缩——俯卧位屈肘——膝手位支撑——站立——行走；从局部考虑是：先屈曲后伸展，先内收后外展，先尺侧偏斜后桡侧偏斜，最后是旋转(图 4-23)。

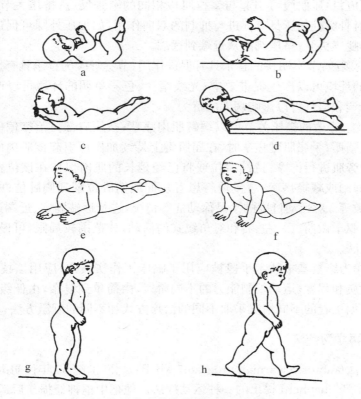

图 4-23 个体发育的 8 个运动模式

(3) 利用运动控制发育的 4 个阶段

1) 关节重复运动:由主动肌收缩与拮抗肌抑制完成,如新生儿四肢的活动。

2) 关节周围肌肉的协同收缩:固定近端关节,发展远端关节技能,是改善远端关节活动的基本条件。

3) 远端关节固定,近端活动:婴儿在学会爬行之前,先手脚触地,躯干做前后摆动。

4) 技巧运动:近端固定,远端活动,例如爬行、行走、手的使用等,是运动的高级形式。

2. Rood 疗法的具体治疗方法

(1) 促进方法:

1) 快速刷擦:用一装有软毛的小型电动刷子,刺激肌肉表面的皮肤或毛发 3~5 秒,如 3~5 秒仍无反应,可重复刺激 3~5 次,亦可在相应的节段皮肤上刺激 5 秒效应在刺激后 30~40 分钟出现高峰,快速刷擦主要是兴奋了高阈的 c 感觉纤维,促进 γ 运动神经元兴奋,刷擦顺序是从远端到近端。

2) 轻触摸:轻触摸手指或脚趾间的背侧皮肤、手掌或足底部,引出受刺激肢体的回缩反应,反复刺激则可引起交叉性反射性伸肌反应,主要是兴奋了低阈值的 a 纤维。

3) 温度刺激:冰刺激局部 3~5 秒,可促进肌收缩,也是兴奋了 c 纤维的结果,效应同快速刷擦,但冰刺激后的 30 秒左右常引起反跳现象,即由兴奋转为抑制,用冰快速刺激手掌与足底或手指与足趾之间背侧皮肤,引起与轻触摸相同的效应。

4) 本体感觉刺激:快速、轻微地牵拉肌肉,可引起肌肉收缩;轻叩肌腱或肌腹产生与快速牵拉相同的效应;挤压肌腹可引起与牵拉肌梭相同的牵张反应;挤压关节可引起关节周围的肌肉收缩;对骨突处加压具有促进与抑制的双向作用,如加压外踝可促进踝背伸肌,加压内踝可促进小腿三头肌;挤压刺激从近端到远端。

5) 特殊感觉刺激:节奏明快的音乐具有促进作用;节奏舒缓的音乐具有抑制作用;光线明亮、色彩鲜艳的环境可以产生促进效应;光线暗淡、色彩单调的环境可以产生抑制效应;治疗者说话的音调和语气可以影响病人的行为。

(2) 抑制方法:轻微的挤压关节可以缓解肌肉痉挛;挤压肩部可治疗偏瘫疼痛肩;轻压背部可治疗儿童脑瘫;手屈肌腱痉挛时,在屈肌腱上持续加压可引起该肌肉的放松;用有效的轻的压力对脊旁肌进行推摩;持续牵拉或将已经延长的肌肉保持在该位置数分钟、数天甚至数周,可以抑制或减轻痉挛;缓慢地将患者从仰或俯卧位翻到侧卧位;中温刺激,不感温局部浴,热湿敷等;对运动过度的手足徐动症等情况,进行远端固定、近端运动的方法,采取手、膝位不动,躯干做前、后、左、右和对角线式的活动,如范围较局限,可慢慢地抚摸或擦拭肌肉表面的皮肤。

Rood技术作为康复基本技术手段被应用于临床工作实践中,应用该技术时要根据患者运动障碍的性质和程度,运动控制能力的不同阶段,由简单到复杂,由低级到高级逐渐进行,循序渐进,根据患者的不同情况采取不同的治疗方式和不同的刺激方法,灵活应用。

十一、运动再学习疗法

运动再学习法(motor relearning program,MRP)是20世纪80年代初由澳大利亚学者J.H.Carr和R.B.Shepherd提出的一种运动疗法。他把中枢神经损伤后运动功能恢复训练视为一种再学习或再训练的过程。主要以神经生理学、运动科学、生物力学、行为科学等为理论依据,以作业或功能活动为导向,在强调病人主观参与和认知重要性的前提下,按照科学的运动学习方法对病人进行再教育,以恢复其运动功能的一种方法。MRP认为实现功能重组的主要条件是需要进行针对性的练习活动,练习得越多,功能重组就越有效,特别是早期练习有关的运动。而缺少练习可能会产生继发性神经萎缩或不能形成正常的神经突触。主张通过多种反馈,如视、听、皮肤、体位、手的引导等来强化训练效果,充分利用反馈在运动控制中的作用。

Carr等认为脑卒中患者大多存在运动问题,需要基本的运动。因此围绕这些基本的运动设计一个训练计划,将对患者有益,并可做疗效分析。MRP由7个部分组成,包含了日常生活中的基本运动功能,分别为上肢功能、口面部功能、仰卧到床边坐起、坐位平衡、站立与坐下、站立平衡和步行等。治疗时根据病人的功能障碍选择最适合的部分开始训练。每一部分的训练分4个步骤:①了解正常的活动成分并通过观察病人的动作来分析缺失的基本成分;②针对缺失的运动成分,通过简洁的解释和指令,反复练习,并配合语言、视觉反馈及手法指导,逐渐恢复已丧失的运动功能;③把所掌握的运动成分同正常的运动结合起来,不断纠正,使其逐渐正常化;④在真实的生活环境中训练已掌握的运动功能,使其不断熟练。

运动疗法中还有些训练技术,如恢复心肺功能的训练、功能性移乘动作的训练等都列入各种病残的康复治疗中分别叙述。

(蔡俊燕)

第二节 物理疗法之二——理疗

一、电疗法（Electrotherapy）

应用各种电流或电磁场预防和治疗疾病称电疗法。电疗法包括直流电及直流电离子导入疗法、低频电疗法、中频电疗法及高频电疗法等。

（一）直流电疗法（Galvanization）与直流电离子导入疗法（Iontophoresis）

1. 概述　直流电疗法是使用低电压的平稳直流电通过人体一定部位以治疗疾病的方法，是最早应用的电疗之一。目前，单纯应用直流电疗法较少。但它是离子导入疗法和低频电疗法的基础。使用直流电将药物离子通过皮肤、黏膜或伤口导入体内进行治疗的方法，称为直流电药物导入疗法。

2. 治疗作用与机理

（1）直流电疗法的治疗作用：在直流电场作用下，人体组织内各种离子发生极向迁移、离子的动态平衡和恒定比例关系的变化而产生以下效应：①膜电位改变：阴极下钠、钾离子相对较多，膜电位下降，易于除极化，神经肌肉兴奋性增高；阳极下钙、镁离子相对较多，膜电位上升，超极化，神经肌肉兴奋性降低，有镇痛作用。②细胞膜通透性改变：由于水分向阴极迁移（电渗），阴极下组织水分较多，蛋白质密度下降，发生膨胀，细胞膜疏松，通透性升高，可促使炎症消散，组织松软；由于蛋白质向阳极迁移（电泳），阳极下组织水分较少，蛋白质密度增高，易于凝结，细胞膜致密，通透性下降，在利于水肿与渗出液消散。③小血管扩张：由于阴极下产碱（NaOH），阳极下产酸（HCL），可使蛋白质变性、分解，释放组胺、血管活性肽等物质，使血管扩张，并由于组织内离子浓度改变，刺激神经末梢而致局部小血管扩张。小血管扩张有利于炎症渗出浸润吸收和组织再生。④静脉血栓退缩：直流电可促使静脉血栓机化、退缩，离开阳极，退向阴极而使血管重新开放。⑤促进骨生长：直流电阴极插入骨折处，通以 $10\,\mu A$ 的微弱直流电，有促进骨生成、加速骨折愈合的作用。⑥反射作用：直流电作用于神经节或反射节段，可调节相应节段区器官、组织的功能变化。

（2）直流电药物离子导入疗法的治疗作用：直流电药物离子导入疗法既具有直流电的治疗作用，又具有药物的治疗作用。电解质药物溶于水中时发生阴、阳离子电离的现象。药液置于直流电极下，接通直流电后，由于电学"同性相斥"的原理，药物离子被同名电极排斥而导入人体内。药物离子进入人体的途径是皮肤的汗腺管口、皮脂腺管口、毛孔或黏膜、伤口的细胞间隙。汗腺导管内径 $15\sim80\,\mu m$，所以蛋白质（$1\sim100\,\mu m$）等大分子物质的离子也能经过汗孔导入体内。导入人体的药物离子量不多（<5%），大分子药物离子导入更少，一般在皮下 1 cm 以内的深度形成"离子堆"，局部浓度较高，可存留数小时至数天，以后通过渗透作用逐渐进入淋巴和血液。进入血液循环后，有的药物选择性地停留在某器官组织内，如碘主要停留在甲状腺；磷蓄积在中枢神经系统和骨骼中等。故主要作用于局部组织，但作用表浅而缓慢。导入的药物也可通过刺激神经末梢或穴位经络产生治疗作用。

3. 治疗方法

（1）衬垫法

1）与作用电极面积相同的滤纸或纱布用药液浸湿后，放在治疗部位的皮肤上，其上面再放衬垫和铅片;非作用电极下的滤纸或纱布用普通温水浸湿即可。导入的极性要正确。

2) 尽量减少作用电极上的寄生离子。药物溶剂一般用蒸馏水、乙醇或葡萄糖溶液;每个衬垫(包括纱布)最好只供一种药物使用。

3) 有的药物为防止被电解产物所破坏,需采用非极化电极,即在用药液浸湿的纱布上面依次放置衬垫、缓冲液浸湿的滤纸、衬垫和铝片。青霉素导入前要做皮肤过敏试验。

(2) 水浴直流电药物导入法:治疗眼部疾病可采用眼杯法。眼杯固定于眼部,盛满药液,插入白金电极,非作用极用衬垫电极 60 cm² 置于杯部,电流强度每只眼 1~2 mA。

(3) 体腔法:将药浸湿的棉花塞入(耳道、鼻腔等)或将特制的体腔插入治疗部位(阴道、直肠等),向电极内灌注药液,非作用电极置邻近部位的皮肤上。

(4) 创面离子导入法:创面离子导入法可使药物在伤口内的浓度增高,并或达到较深层组织,且有直流电的协同作用,疗效比其他投药法好。治疗时,先将创面分泌物除去,然后用抗生素或其他药物浸湿的无菌纱布敷于创面或填入窦道内,再放置电极。非作用极置于创口对侧。例如用庆大霉素治疗铜绿假单胞菌感染的创面。用锌离子导入法治疗营养不良性溃疡等。

4. 主要适应证和禁忌证

适应证

(1) 神经炎、神经痛、神经根炎、神经损伤,自主神经功能紊乱,头痛、偏头痛、神经衰弱,蛛网膜炎。

(2) 软组织特异性感染、窦道、缺血性溃疡,慢性静脉炎、淋巴管炎。

(3) 放射线治疗反应,过敏性紫癜,荨麻疹。

(4) 角膜浑浊、虹膜睫状体炎、中心性视网膜脉络炎、角膜炎。

(5) 高血压病、冠状动脉供血不足、胃十二指肠溃疡、慢性胃炎。

(6) 慢性前列腺炎,功能性子宫出血。

禁忌证:急性湿疹,对直流电过敏,心力衰竭,出血倾向疾病等。

5. 离子导入用药的选择 用于离子导入的药物应是:①易溶于水,易于电离、电解;②明确其可导入的有效成分与极性;③成分纯,不得同时应用几种药物,也不得应用单味、多味中草药煎剂,或阴、阳极交替导入;④局部应用有效。离子导入常用的药物见表4-1。

表4-1 直流电药物离子导入疗法常用药物

药物名称	浓度(%)	导入药液	极性	主要治疗作用	主要适应证
氯化钙	2~10	钙	+	保持神经肌肉的正常兴奋性,提高自主神经张力,降低细胞膜通透性,脱敏,消炎	神经炎、神经根炎、神经痛、过敏性疾病、神经功能性疾病、功能性子宫出血、结核病
硫酸镁	2~5	镁	+	缓解平滑肌痉挛,舒张血管,降低血压,利胆	高血压、冠心病、肝胆炎症
硫酸锌	0.25~2	锌	+	降低交感神经兴奋性、收敛、杀菌、促进肉芽组织及上皮生长	慢性炎症、慢性溃疡、瘘管、溃疡病

续表 4-1

药物名称	浓度(%)	导入药液	极性	主要治疗作用	主要适应证
碘化钾	1~10	碘	-	促进慢性炎症清散,软化瘢痕,松解粘连	慢性炎症、神经炎、神经根炎、术后浸润、术后粘连、瘢痕增生、动脉硬化
氯化钠	2~10	氯	-	促进慢性炎症消散,软化瘢痕,松解粘连	慢性炎症、关节炎、神经炎、瘢痕增生、术后粘连、动脉硬化
溴化钾	3~10	溴	-	增强大脑皮层抑制过程	神经症、失眠、高血压
盐酸普鲁卡因	1~5	普鲁卡因	+	镇痛	各种疼痛、溃疡病、局部麻醉
盐酸利多卡因	1~2	利多卡因	+	镇痛	各种疼痛、局部麻醉
维生素 C	2~5	维生素 C	-	促进伤口愈合,增强抵抗力	慢性溃疡、角膜炎
维生素 B_1	1~2	维生素 B_1	+	保持神经系统与消化系统功能	多发性神经炎、周围神经损伤
透明质酸酶(以 pH5.2 醋酸缓冲液作溶剂)	5~10 u/ml	透明质酸酶	+	提高组织通透性,促进渗出物吸收	瘢痕增生、硬皮病、创伤后肿胀
硫酸黄连素	0.5~1	黄连素	+	抑制革兰阳性菌及某些革兰阴性菌	浅部组织感染,化脓性伤口
草乌总生物碱	0.1~0.3	草乌	+	镇痛,消炎	关节痛,神经痛

注:碱性药物、生物碱药物的有效药物离子一般带正电荷;酸性药物、黄酮类药物的有效药物离子一般带负电荷。

(二)低频脉冲电疗法(Low frequency impulse electrotherapy)

应用频率 1 000 Hz 以下的脉冲电流治疗疾病的方法,称为低频脉冲电疗法。其特点是:①均为低压、低频,而且可调;②无明显的电解作用;③对感觉、运动神经都有强的刺激作用;④有止痛但无热的作用。目前常用的低频脉冲电疗法有:感应电疗法、间动电疗法、电睡眠疗法、超刺激电疗法、经皮神经电刺激疗法、电兴奋疗法等。

1. 低频脉冲电流的种类、特征和参数

(1)感应电流和新感应电:主要用于感应电疗法、电兴奋、电体操和电诊断等。

(2)方波:波形呈矩形或正方形。常用于电诊断、电睡眠、超刺激和电兴奋等。

(3)指数曲线波(又称三角波):是一种按数学上指数规律上升与下降的脉冲电流。常用于电体操、电诊断等。

(4)调制波:使一种频率较高的电流的幅度和频率随着一种频率较低的电流的幅度变化而改变,称为调制。其受控制(即频率较高)的电流称被调波;控制电流(即频率较低)则称调制波。

2. 生理作用和治疗作用

(1)兴奋神经肌肉组织:能兴奋神经肌肉组织是这种电流是重要特征。因为电刺激可以破坏膜极化状态,因而有可能引起神经肌肉的兴奋。而哺乳动物运动神经的绝对不应期多在 1 ms 左右,因此频率在 1 000 Hz 以下的低频脉冲电每个脉冲都可能引起一次运动反应。

(2) 促进局部血液循环:这也是低频脉冲电流的主要生理和治疗作用之一,其作用机制参阅中频电疗法。

(3) 镇痛:镇痛也是低频脉冲电流的重要作用之一,其机制请参阅中频电疗法一章。

(三) 感应电疗法(Faradization)

感应电流又称法拉第(Faraday)电流,应用这种电流治疗疾病的方法,称为感应电疗法。

1. 物理特性 感应电流是用电磁感应原理产生的一种双相、不对称的低频脉冲电流,在一个周期内有两个方向(一个负波、一个正波)。

2. 生理作用和治疗作用

(1) 感应电流的生理作用

1) 电解作用不明显:因感应电流是双相的,通电时,电场中组织内的离子呈两个方向来回移动,因此感应电引起的电解远不如直流电明显。

2) 有兴奋正常神经和肌肉的能力:为了兴奋正常运动神经和肌肉,除需要一定的电流强度外,尚需要一定的通电时间。

在人体当脉冲电流频率大于 20 Hz 时,即可能使肌肉发生不完全强直性收缩,当频率上升到 50~60 Hz 以上,肌肉即发生完全的强直性收缩,感应电流的频率在 60~80 Hz 之间,所以当感应电流连续作用于正常肌肉时,可引起完全强直性收缩。由于强直收缩的力量可以达到单收缩的四倍,所以这种收缩对肌肉锻炼是有益的。

(2) 感应电的治疗作用

1) 防治肌萎缩:可应用感应电流刺激暂时丧失运动的肌肉,使之发生被动收缩,从而防治肌萎缩。

2) 防止粘连和促进肢体血液和淋巴循环:感应电刺激可加强肌肉活动,增加组织间的相对运动,可使轻度的粘连松解。电刺激肌肉产生有节律的收缩,可改善血液和淋巴循环,促进静脉和淋巴的回流。

3) 止痛:感应电刺激穴位或病变部位,可降低神经兴奋性,产生镇痛效果。

3. 治疗方法

(1) 感应电治疗的操作方法和注意事项与直流电疗法基本相似,唯衬垫可稍薄些。感应电流的治疗剂量不易精确计算,一般分强、中、弱三种,强量可见肌肉出现强直收缩;中等量可见肌肉微弱收缩;弱量则无肌肉收缩,但患者有感觉。

(2) 常用治疗方法

1) 固定法:两个等大的电极(点状、小片状或大片状电极)并置于病变的两侧或两端(并置法)或在治疗部位对置(对置法)或主电极置神经肌肉运动点,副电极置有关肌肉节段区。

2) 移动法:手柄电极或滚动电极在运动点,穴位或病变区移动刺激(也可固定作断续刺激);另一片状电极(约 100 cm²)置相应部位固定。

3) 电兴奋法:两个圆形电极(直径 3 cm)在穴位、运动点或病变区来回移动或暂时固定某点作断续刺激。

4. 主要适应证和禁忌证 感应电疗法常用于失用性肌萎缩、肌张力低下、软组织粘连、血循环障碍、声嘶、便秘、癔症性麻痹等。有出血倾向、化脓过程、痉挛性麻痹或感觉过敏者禁用。

（四）经皮神经电刺激疗法（transcutaneous electrical nerve stimulation，TENS）

经皮的神经电刺激疗法（周围神经粗纤维电刺激疗法）是通过皮肤将特定的低频脉冲电流输入人体以治疗疼痛的电疗方法。

1. 物理特性　TENS疗法与传统的神经刺激疗法的区别在于：传统的电刺激，主要是刺激运动纤维；而TENS则是刺激感觉纤维而设计的。为此TENS仪器必须具备以下条件：

(1) 频率较高：多在2～160 Hz之间，属低频范围。

(2) 脉冲短：一般脉冲宽度多在9～350 μs之间。脉冲太宽，传递疼痛的纤维便被激活，而且极板下离子化增加。但脂肪组织较多者，脉冲可宽一些。

(3) 强度适宜：采用使病人有一种舒适感，不出现肌肉收缩的阈下强度。这样TENS便可选择性地激发感觉的，传入神经纤维的反应，而不触动运动的，传出神经纤维的反应。

(4) 电流形态不统一，目前常用有以下几种波形：①对称的双向方波；②被单向方波调制的中或高频电流；③有对称的双向脉冲；④单向方波；⑤另一种不对称的双向脉冲。

2. 治疗方法

(1) 电极放置方法

1) 放于特殊点：即触发点，有关穴位和运动点。因为这些特殊点的皮肤电阻低，对中枢神经系统有高密度输入。这些点是放置电极的有效部位。

2) 放在病灶同节段上：因为电刺激可引起同节段的内啡肽释放而镇痛。

3) 放于颈上神经节（乳突下C_2横突两侧）或使电流通过颅部，均可达到较好的镇痛效果。

(2) 频率选择多依病人感到能缓解症状为准：慢性痛宜用14～60 Hz；术后痛宜用50～150 Hz；疱疹性痛宜用15～180 Hz；周围神经损伤后痛用30～120 Hz等。一般主张由病人自己选择认为恰当的频率。大多数患者适宜采用刺激频率100 Hz，$t_{宽}$ 0.1～0.3 ms。

(3) 电流强度：以引起明显的震颤感而不致痛为宜。一般15～30 mA，依病耐受而定。

(4) 治疗时间：治疗灼性神经痛2～3分钟。一般为20分钟，亦可长达1小时或数小时。

3. 主要适应证和禁忌证

适应证：头痛、偏头痛、神经痛、灼性神经痛、幻肢痛、关节痛、腹痛、术后痛、产痛、癌痛等。

禁忌证：带有心脏起搏器的病人，特别是按需型起搏器更应注意，因为TENS的电流容易干扰起搏器的步调。刺激颈动脉窦。早孕妇女的腰和下腹部。局部感觉缺失和对电过敏患者。

（五）神经肌肉电刺激疗法（neuromuscular electrical stimulation，NMES）

以低频脉冲电流刺激神经或肌肉以促进功能恢复的方法称为神经肌肉电刺激疗法，又称电体操疗法（electrogymnastic therapy）。

1. 治疗作用

(1) 刺激运动神经可引起较大的募集活动，激活较多的肌纤维，肌肉发生收缩，增强肌力。

(2) 刺激失神经支配肌肉，可激活运动单位的活性，促使募集活动的恢复，从而加速神经传导和保持肌肉性能与质量,有利于运动功能的恢复。

(3) 电刺激后肌肉发生节律性收缩,肌肉收缩的泵效应可增强肌肉的血液循环,减轻水肿,改善营养,防止、延缓或减轻肌萎缩的发生,防止纤维化、硬化和挛缩。

(4) 刺激中枢性瘫痪的肌肉时,肌肉的收缩可向中枢输入皮肤感觉、运动觉、本体感觉的信息冲动,促进中枢运动控制功能的恢复和正常运动模式的重建。

(5) 刺激平滑肌可提高平滑肌的张力。

2. 治疗技术　进行失神经肌肉电刺激疗法时采用能输出三角波或方波的低频脉冲诊疗仪。治疗前应先进行强度-时间曲线检查,确定失神经支配的程度以及治疗所应采用的脉冲前沿宽度和刺激强度。没有条件进行强度-时间曲线检查时可参考表4-2选择脉冲电流的参数。

表4-2　失神经肌肉电刺激时可参考使用的脉冲电流参数

失神经程度	$t_{宽}$(ms)	$t_{升}$(ms)	$t_{降}$(ms)	$t_{止}$(ms)
神经失用而肌肉无失神经	1	1	0	20
轻度失神经	10～50	10～50	1	50～150
中度失神经	50～150	50～150	30～100	500～1 000
重度失神经	150～300	150～300	100～200	1 000～3 000
极重度失神经	400～600	400～600	200～300	1 000～5 000

注:$t_{宽}+t_{升}+t_{降}+t_{止}=1$ 个脉冲周期,1/脉冲周期=脉冲频率

治疗时一般以阴极为刺激电极。将点状刺激电极置于患肌或患肌的运动点上,另一个较大的辅极置于肢体近端或躯干,电极下均应放置衬垫。刺激电流的强度以能引起肌肉明显可见收缩而无疼痛为度,避免波及邻近肌肉或引起过强的收缩。肌肉收缩的次数以不引起过度疲劳为度。对大肌肉或病情严重的肌肉,应减少每分钟收缩的次数,刺激数分钟后休息数分钟,反复刺激和休息,达到每次治疗共收缩40～60次,随着病情的好转,逐渐增加每次治疗收缩的次数,缩短休息时间,达到每次治疗至少总共收缩80～120次。本疗法每日或隔日治疗1次。

3. 临床应用

适应证:下运动神经元伤后肌肉失神经支配、失用性肌萎缩、习惯性便秘、宫缩无力等。

禁忌证:痉挛性瘫痪(可另用插入框介绍的痉挛肌电刺激疗法)。其余禁忌证与直流电疗法、经皮电神经刺激疗法相同。

(六) 功能性电刺激疗法(functional electrical stimulation,FES)

用低频脉冲电流刺激已丧失功能的器官或肢体,以所产生的即时效应来代替或纠正器官或肢体功能的康复治疗方法称为功能性电刺激疗法。

1. 治疗作用　上运动神经元发生病损时,下运动神经元完好,通路存在,并有应激功能,但因失去来自上运动神经元的正常运动信号,不能产生正常的随意的肌肉收缩。此时进行适当的功能性电刺激可以使相应的肌肉收缩,以补偿所丧失的肢体运动功能,同时也刺激了传入神经,冲动经脊髓投射到高级中枢,促使肢体功能的重建以及心理状态的恢复。

2. 治疗技术　采用能输出低频脉冲电流的电刺激器。脉冲电流的波形为方波或其他波形，波宽0.1～1毫秒，脉冲波组宽度1.8 s，频率20～100 Hz。刺激器有1～8个通道，各刺激电极分别置于治疗所需动作的各有关肌肉、肌群的表面或植入其中。刺激器由微机控制，可以预先设置各通道的刺激程序和刺激电流参数。治疗时各通道的刺激电极按预置的程序进行刺激，使各肌肉先后产生收缩活动，形成接近正常的动作。治疗初期每次刺激10分钟，每日数次，随着功能的恢复，逐步延长刺激时间，调节电流参数，最后过渡到自主活动。

3. 临床应用

适应证：脑卒中、脊髓损伤与脑瘫后的足下垂、站立步行障碍、手抓握障碍、马尾或脊髓损伤后的排尿功能障碍，中枢性呼吸肌麻痹，脊柱侧弯等。

禁忌证：植有心脏起搏器者禁用其他部位的功能性电刺激。意识不清、肢体挛缩畸形、骨折未愈合、下运动神经元受损、神经应激性不正常者也不宜应用本疗法。

（七）中频电疗法概述（Medium frequency electrotherapy）

应用频率为1 000～100 000 Hz的脉冲电流治疗疾病的方法，称为中频电疗法。目前临床常用的有干扰电疗法、调制中频电疗和等幅正弦中频（音频）电疗法三种。

1. 中频电流的特点

（1）无电解作用：中频电流是一种正弦交流电。由于是交流电，作用时无正负极之分。亦不产生电解作用，所以使用时操作简单，电极一般（铅板和一层绒布）。

（2）降低组织阻抗，增加作用深度：机体组织相当于一个小电容器，对交流电显示的容抗，可用 $XC=1/2\pi fc$ 表示，从式中可知，f 越高则 XC 越小。因此，中频电流可以克服机体组织电阻，而达到较大的作用深度。

（3）对机体组织有兴奋作用：中频电流单一周期不能引起一次兴奋，由于哺乳动物运动神经每次兴奋后有一个绝对不应期，持续时间1毫秒左右，因此为使每个刺激都能引起一次兴奋，频率不能大于1 kHz，为此将1 000 Hz以下的频率定为低频电流。而中频电流频率在1～100 kHz之间，已不能每次刺激都引起一次兴奋，需综合多个刺激的连续作用才能引起一次兴奋，这即所谓中频电刺激的综合效应。

（4）中频电流对神经肌肉刺激的特点：中频电流对皮肤感觉神经刺激引起的是一种舒适的振动感（大强度时有不适的束缚感），这种刺激不会引起痛纤维的兴奋。因此中频电流作用时可以使用较大的电流强度来引起深部肌肉强烈地收缩，但不致引起电极下的烧灼刺痛感。

（5）由低频调制的中频电流的生理学特点：幅度恒定的中频电流虽有上述优点，但它由于幅度无变化易为人体所适应，目前临床上已用低频（0～150 Hz）电流调制中频电流，使中频电流的幅度随低频电流的频率发生变化。因此，这种电流兼有低、中频电流的特点，且由于其波形、波幅、频率、调幅度的不断变化，人体不易适应。

2. 生理作用和治疗作用

（1）镇痛作用：中频电疗作用的局部，皮肤痛阈明显增高，临床上有良好的镇痛作用。尤其是低频调制的中频电作用最明显。其镇痛作用分为即时止痛及后续止痛作用。

（2）后续止痛（间接止痛）作用：目前认为中频电流治疗后的止痛作用主要与这种电流作用后，改变了局部的血液循环，使组织间、神经纤维间水肿减轻，组织内张力下降，使因缺血所致的肌肉痉挛缓解，缺氧状态改善，促进钾离子、激肽、胺类等病理致痛化学物质清除，以达到间接止痛效果。

(3) 促进血液循环：中频电流，特别是 50～100 Hz 的低频调制中频电流，有明显的促进局部血液和淋巴循环的作用，可使皮肤温度上升，小动脉和毛细血管扩张，开放的毛细血管数目增多等。

(4) 锻炼骨骼肌：低频调制的中频电流与低频电流的作用相仿，能使骨骼肌收缩，因此常用于锻炼骨骼肌，且较低频电流更为优越。

(5) 软化瘢痕和松解粘连的作用：等幅中频电流(音频电)有软化瘢痕和松解粘连的作用。

(八) 等幅中频电疗法(Undamped medium frequency electrotherapy)

应用频率为 1 000～20 000 Hz 等幅正弦电流治疗疾病的方法称为等幅正弦中频电疗法，通常称为等幅中频电疗法，习惯称为"音频电"疗法。

1. 治疗作用

(1) 使皮肤痛阈上升，产生镇痛效应。

(2) 局部血管扩张，血流加快，组织血液循环改善，从而达到镇痛、消炎、加速浸润吸收、促进神经血管功能恢复。

(3) 消散硬结，软化瘢痕，松解粘连。

2. 治疗技术　一般"音频电"疗仪输出 2 000 Hz 等幅正弦电流，有的电脑中频电疗仪可输出 4 000～8 000 Hz 等幅正弦电流。电极为铅片、铜片或导电橡胶片。衬垫由 2～3 层绒布制成。治疗时将电极与以温水浸湿的衬垫对置或并置于治疗部位，治疗电流密度为 0.1～0.3 mA/cm²，以电极下产生可耐受的麻、颤、刺、抽动感为度，也可酌情采用"感觉阈"上、下或"运动阈"上、下的电流强度。每次治疗 15～20 分钟，每日或隔日 1 次，15～20 次为一疗程，治疗瘢痕、粘连时疗程可延长至 30～50 次。

3. 临床应用

适应证：瘢痕、关节纤维性挛缩、术后粘连、炎症后浸润硬化、注射后硬结、血肿机化、狭窄性腱鞘炎、肌纤维织炎硬结、硬皮病、阴茎海绵体硬结、肩关节周围炎、血栓性静脉炎、慢性盆腔炎、肠粘连、慢性咽喉炎、声带肥厚、关节炎、肱骨外上髁炎、神经炎、神经痛、带状疱疹后神经痛、术后尿潴留、术后肠麻痹等。

禁忌证：恶性肿瘤、急性炎症、出血倾向、局部金属异物、植有心脏起搏器者、心区、孕妇下腹腰骶部、对电流不能耐受者。

(九) 调制中频电疗法(Modulated medium frequency electrotherapy)

1. 概述　中频电流被低频电流调制后，其幅度随着低频电流的频率和幅度的变化而变化，称为调制中频电流。应用这种电流治疗疾病的方法称为调制中频电疗法，又称脉冲中频电疗法。

调制中频电流因调制方式的不同可分为 4 类：

(1) 连续调制波：简称连调波，调幅波连续出现。

(2) 间歇调制波：简称间调波，调幅波与等幅波交替出现。

(3) 断续调制波：简称断调波，调幅波与断电交替出现，断续出现调幅波。

(4) 变频调制波：简称变调波，两种不同频率的调幅波交替出现。

各种调制电流可以全波、正半波或负半波的形式出现。

各种调制电流有不同的调幅度。调幅度为 0 时，中频电流没有调制，为等幅中频电流，没有低频成分,刺激作用不明显;调幅度逐渐增加时,调制中频电流的低频电成分逐渐增大,刺激作用逐渐增强。

2. 治疗作用　调制中频电流具有低频电与中频电两种电流的特点:作用较深,不产生电解产物,人体对这种多变化的电流容易接受,不易产生适应性,可以在多方面产生治疗作用。

（1）镇痛,即时止痛效果更好。

（2）促进血液循环和淋巴回流,有利于炎症消散。

（3）断调波有锻炼骨骼肌、提高平滑肌张力的作用。

（4）作用于神经节或神经节段时可产生区域作用、反射作用,调节自主神经功能。

3. 治疗技术　目前通用的电脑中频治疗仪应用微机与数控技术,内存多个由不同方式调制电流组合的多步程序电流处方,治疗时可按患者的疾病选用不同的电流处方,操作简便,但不能按患者疾病的具体情况自行调节各种参数。治疗采用导电橡胶电极,治疗电流强度为 $0.1\sim0.3$ mA/cm^2,以患者有可耐受的麻刺、震颤、抽动、肌肉收缩感为度。每个处方一般治疗 15～20 分钟,每日或隔日 1 次,15～20 次为一疗程。

4. 临床应用

适应证:颈椎病、肩关节周围炎、骨关节炎、关节炎、肱骨外上髁炎、肌纤维织炎、腱鞘炎、关节纤维性挛缩、瘢痕、粘连、血肿机化、注射后硬结、坐骨神经痛、面神经炎、周围神经伤病、失用性肌萎缩、溃疡病、胃肠张力低下、尿路结石、慢性盆腔炎、弛缓性便秘、术后肠麻痹、尿潴留等。

禁忌证:与等幅中频电疗法相同。

（十）干扰电疗法

1. 概述　两路频率分别为 4 000 Hz 与 4 000±100 Hz 的正弦交流电通过两组电极交叉输入人体,在电力线交叉处形成干扰场,如图,产生差频为 0～100 Hz 的低频调制中频电流。以这种干扰电流治疗疾病的方法称为干扰电疗法(interferential electrotherapy)。这两路电流被三角波调制,交叉作用于人体时称为动态干扰电疗法(dynamic interferential electrotherapy)。三路 5 000 Hz 交流电交叉作用于人体时,干扰电流受第三电场调制,称为立体动态干扰电疗法(stereo-dynamic interferential electrotherapy)。

2. 治疗作用　干扰电流兼具低频电与中频电的特点,最大的电场强度发生于体内电流交叉处,作用较深,范围较大。不同差频的干扰电流的治疗作用有所不同。90～100 Hz 差频电流可抑制感觉神经,使皮肤痛阈升高,有较好的镇痛作用。50～100 Hz 差频电流可使毛细血管与小动脉持续扩张,改善血液循环,促使渗出物吸收。10～50 Hz 差频电流可引起骨骼肌强直收缩,改善肌肉血液循环,锻炼骨骼肌;也可以提高平滑肌张力,增强血液循环,改善内脏功能。作用于颈或腰交感神经节,可调节上肢或下肢的神经血管功能。此外,还有加速骨折愈合作用。

动态干扰电流有节律性幅度变化,人体不易产生适应性。立体动态干扰电流可产生立体的多部位动态效应,作用更均匀。

3. 治疗技术

（1）传统干扰电疗法与动态干扰电疗法治疗时使用两对(4 个)电极和 2～3 层绒布制成的薄衬垫,或以海绵为衬垫。治疗时务必使病变部位处于两路电流交叉的中心,按病情需要选用 1～3 种差频(表 4-3)。每种差频治疗 5～15 分钟,总共治疗 20～30 分钟。电流强度以引起麻颤感或肌肉收缩活动为度。有的治疗仪带有负压装置,电极装在吸盘内,治疗时负压电极吸附于治疗部位上,可产生有规律的抽吸按摩感。每日治疗1次,15~20次为一疗程。

表4-3 差频的选择

差频(Hz)	治疗作用
100	抑制交感神经,止痛
90~100	止痛
50~100	止痛,促进局部血液循环
50	促进局部血液循环
25~50	引起正常肌肉强直性收缩
20~40	兴奋迷走神经,扩张局部动脉
1~10	兴奋交感神经,使平滑肌收缩,使失神经肌肉收缩(1~2 Hz)
0~100	作用广泛,兼具上述各种作用,但特异性差

(2) 立体动态干扰电疗法治疗时使用两个星状电极,每个星状电极内有排列成三角形的三个小电极,这三对小电极连接三路电流。对置法治疗时两个星状电极在治疗部位上下或两侧反方向放置,并置法时则同方向放置。每次治疗15~20分钟,每日或隔日1次,15~20次为一疗程。

4. 临床应用

适应证:颈椎病、肩关节周围炎、关节炎、扭挫伤、肌纤维织炎、坐骨神经痛、术后肠粘连、肠麻痹、胃下垂、弛缓性便秘、尿潴留、压迫性张力性尿失禁、失用性肌萎缩、雷诺病、骨折延迟愈合等。

禁忌证:急性化脓性炎症、出血倾向、恶性肿瘤、血栓性静脉炎、严重心脏病。

(十一) 高频电疗法概述

1. 定义 频率大于100 kHz(100 000 Hz)的交流电称为高频电流。它以电磁波形式向四周传播。应用高频电作用人体达到防治疾病目的的方法称高频电疗法。

2. 高频电的特征

(1) 不产生电解:由于它是一种交流电,是一种正负交替变化的电流,在正半周内,离子向一个方向移动;负半周内,离子又向反方向移动,所以,不会产生电解作用。

(2) 作用神经肌肉时不产生兴奋作用:根据电生理测定,如果需引起神经或肌肉兴奋,刺激的持续时间应分别达到0.3和1 ms。但当频率大于100 000 Hz时,每个周期的时间小于0.01 ms,因此,不引起神经肌肉兴奋而产生收缩反应。

(3) 高频电通过人体时能在组织内产生热效应和非热效应:在低中频电流中,由于通过组织电流较小,不能产生足够热量。但在高频电时,由于频率上升,容抗X_C急剧下降,组织电阻可明显下降到数百、数十甚至数个欧姆,因此,通过人体的电流可急剧增加,所以高频电组织内可产生热效应。此外,高频电在以不引起体温升高的电场强度作用人体时,也可改变组织的理化特性和生理反应,称为非热效应。

(4) 高频电治疗时,电极可以离开皮肤,其原因是电极离开皮肤时,皮肤与电极及两者间的空气隙形成了一个电容,皮肤和电极相当于电容器的两个导体,空气则相当于介质。

3. 高频电疗的分类

(1) 按波长分类:目前医疗上所用的短波、超短波、分米波、微波的波长划分。

(2) 按电流作用人体的方式分类

1) 直接接触法：电极直接与人体皮肤或黏膜接触，这多用在频率较低的高频电流，因它不易通过电极与皮肤形成的电容。如中波电疗法即属于此类。

2) 电容是场法：电极与人体相距一定的距离，整个人体和电极与人体间的空气（或棉毛织品）作为一种介质放在两个电极之间，形成一个电容，人体在此电容中接受电场作用，故称电容电场疗法。由于这种电容量小，容抗较大，因此只有频率较高的高频电流才能通过，如短波和超短波疗法。

3) 电缆电磁场疗法（线圈电磁场法）：用一根电缆将人体或肢体围绕数圈，通过高频电流，由于电磁感应，在电缆圈内产生磁场，随之引起人体内产生涡电流，引起各种生理治疗作用，如短波电缆疗法。

4) 辐射电磁场法：当高频电流的频率很高时，其波长接近光波，很多物理特征与光相似。在其发射电磁波的天线周围装一个类似灯罩状的辐射器，使电磁波像光一样经辐射器作用到人体，如分米波和微波疗法。

4. 高频电对人体的生物物理学效应

(1) 热效应：由于高频电流引起人体组织内微粒的运动，在组织内就可产生热效应，微粒相互冲撞摩擦引起欧姆耗损而产生热能；在组织及体液中，电介质的分子或原子如氨基酸型偶极子（C）发生急剧旋转，神经鞘磷脂型极性分子（D）发生高速摆动（原位移动）即形成位移电流，微粒之间互相摩擦或与周围媒质发生冲撞，引起介质耗损而产生热能。

(2) 非热效应：当以上变化的强度小到不足以产生体温升高的情况，高频电流仍可使离子、带电胶体、偶极子发生振动和转动，亦有可能改变组织内的生长、生物物理学特性，即电磁场振荡效应。如由于共振吸收产生的选择性点状产热；乳脂、红细胞等带电颗粒沿电力线分布排列成串珠状；体内三种导磁性能物质受到高频电场作用而产生不同程度的磁化改变。以及细胞内染色质、线粒体等细胞器在电场作用下的活动共振现象和分子水平的改变等，由此而产生的生物学效应称为非热效应。

(十二) 短波疗法与超短波疗法（Shortwave therapy、Ultrashortwave therapy）

1. 概述　短波波长 100～10 m，频率 3～30 MHz。应用短波治疗疾病的方法称为短波疗法。超短波波长 10～1 m，频率 30～300 MHz。应用超短波治疗疾病的方法称为超短波疗法。短波与超短波都属于高频电磁波，短波疗法又称射频疗法，超短波疗法又称超高频电场疗法。超短波疗法在国内应用广泛。

2. 治疗作用　短波、超短波作用于人体时可产生明显的温热效应，故常被称为透热疗法（diathermy）。但其作用深度不同，短波可达肌层，超短波可达深部肌层与骨。小剂量或脉冲式短波、超短波治疗时无可察觉的温热效应，但也可引起生理功能或病理过程的变化，产生非热效应。

(1) 使毛细血管、小动脉扩张，改善血液循环，加强组织血供，加速炎症产物和代谢产物的清除，减轻水肿。

(2) 中等剂量治疗时温热效应通过降低感觉神经兴奋性，升高痛阈而达到镇痛。此外，血液循环改善使组织缺血缺氧减轻，病理产物、致痛物质的清除加快，水肿减轻使组织张力降低，肌肉痉挛缓解，均可使疼痛减轻。

(3) 中小剂量治疗时免疫功能增强，使吞噬细胞数量增多，吞噬能力增强，血供改善使抗体、补体、凝集素、调理素增多,使水肿消散、炎症产物排除,均有利于炎症的控制、消散。

(4) 中小剂量治疗时血液循环改善,组织营养增强,成纤维细胞增殖,肉芽组织、结缔组织生长加快,可促使组织修复愈合。

(5) 中等剂量治疗时的温热效应可降低神经兴奋性,使骨骼肌、平滑肌的痉挛缓解,张力下降。

(6) 中小剂量作用于神经节、神经节段与反射区可调节相应区域神经、血管和器官的功能。

(7) 强热剂量治疗可使肿瘤选择性加热,一般 42.5 ℃ 以上的温度可抑制肿瘤细胞的生长、分裂、增殖。这种高热疗法(或称高温疗法,hyperthermia)与放疗、化疗综合应用时可产生相加、互补和协同作用,提高治疗肿瘤的效果。

3. 治疗技术

(1) 短波疗法采用能输出波长 22.12 m、频率 13.56 MHz 或波长 11.06 m、频率 27.12 MHz、功率 250～300 W 的短波治疗仪,附有电缆电极、涡流电极、矩形或圆形电容电极。超短波疗法采用能输出波长 7.37 m、频率 40.68 MHz 或波长 6 m、频率 50 MHz 的超短波治疗仪。用于较大、较深部位的治疗仪功率 250～300 W,附有矩形或圆形电容电极。用于五官或较小、较表浅部位的治疗仪功率 50～80 W,附有圆形电容电极。有的短波、超短波治疗仪可输出脉冲波,多用于需要进行非热效应治疗时,目前国内应用较少。治疗肿瘤的短波、超短波热疗仪功率可达 500～1 000 W。

(2) 短波与超短波的治疗方式目前在国内多采用电容场法。治疗时将两个电容电极对置或并置于治疗部位,以高频电容场作用于人体,对置法时作用较深,脂肪层产热较多。短波的电缆电极与涡流电极以高频交变磁场作用于人体(电感场法),作用较浅,浅层肌肉中产热较多,目前国内应用不多。

(3) 短波与超短波疗法的治疗剂量按患者治疗时的温热感觉程度来划分。

短波与超短波疗法的治疗剂量分为四级:无热量(Ⅰ级剂量):无温热感,适用于急性炎症早期、水肿显著、血液循环障碍部位。微热量(Ⅱ级剂量):有刚能感觉到的温感,适用于亚急性、慢性疾病。温热量(Ⅲ级剂量):有明显而舒适的温热感,适用于慢性疾病、急性肾衰竭。热量(Ⅳ级剂量):有刚能耐受的强烈热感,适用于恶性肿瘤。治疗时应按照治疗仪的输出功率与病灶部位的深度,在治疗仪的输出谐振(输出电流最大、测试氖光灯最亮)的情况下,调整电极与皮肤的间隙来达到患者治疗所需的剂量。电极与皮肤间隙的调节一般应是:大功率治疗仪治疗时电极间隙较大,小功率治疗时间隙较小;病灶较深时间隙宜适当加大,较浅时间隙较小;无热量治疗时间隙大于微热量、温热量治疗时。

(4) 电容场法治疗时将两个电容电极对置(作用较深)或并置(作用较浅)于病患部位。治疗急性伤病时采用无热量,5～10 分钟,每日 1～2 次,5～10 次为一疗程;治疗亚急性伤病时采用微热量,10～15 分钟,每日 1 次,10～20 分钟,每日 1 次,15～20 次为一疗程;治疗急性肾衰竭时采用温热量,30～60 分钟,每日 1～2 次,5～8 次为一疗程;治疗恶性肿瘤时采用热量,40～60 分钟,每周 1～2 次,6～15 次为一疗程,与放疗、化疗同步进行。

4. 临床应用

(1) 适应证:软组织、五官、内脏、骨关节的化脓性炎症感染,关节炎、扭挫伤、神经炎、神经痛、胃十二指肠溃疡、结肠炎、肾炎、骨折愈合迟缓、颈椎病、肩关节周围炎、腰椎间盘突出症、静脉血栓形成、急性肾衰竭等。

超短波疗法主要适用于炎症和伤病的急性期与亚急性期,也适用于慢性期。短波疗法主要适用于伤病的亚急性期与慢性期。脉冲式短波与超短波疗法适用于伤病的急性期。

超短波与抗结核药联合应用可以治疗胸膜与骨关节的结核病。

高热疗法与放疗、化疗联合治疗适用于皮肤癌、乳癌、淋巴结转移癌、恶性淋巴瘤、甲状腺癌、宫颈癌、膀胱癌、直肠癌、骨肿瘤、食管癌、胃癌、肺癌等。

(2)禁忌证:恶性肿瘤(高热与放疗、化疗综合治疗时例外)、活动性结核、出血倾向、局部金属异物、植有心脏起搏器、心肺肝肾功能不全、颅内压增高、青光眼、妊娠。

(3)注意事项:小儿骨骺、睾丸、眼以及皮肤感觉障碍、血液循环障碍明显的部位宜采用小剂量治疗。

(十三)分米波与厘米波疗法(Decimeterwave therapy Centimeterwave therapy)。

1. 概述　微波的波长 1 m~1 mm,频率 300~300 000 MHz,分为三个波段:分米波(波长 1 m~10 cm,频率 300~3 000 MHz)、厘米波(波长 10~1 cm,频率 3 000~30 000 MHz)、毫米波(波长 10~1 mm,频率 30 000~300 000 MHz,即 30~300 GHz)。

2. 治疗作用　分米波疗法、厘米波疗法的治疗作用与短波疗法相类似,其温热效应可改善组织血液循环、镇痛、消散亚急性与慢性炎症、加速组织再生修复、缓解骨骼肌与平滑肌痉挛、调节神经功能。高热可抑制或杀灭肿瘤细胞。分米波作用可达深层肌肉,厘米波作用只达皮下脂肪与浅层肌肉。

3. 治疗技术

(1)分米波疗法采用输出波长 33 cm、频率 915 MHz 或波长 69 cm、频率 434 MHz 的分米波治疗仪,功率 300 W。肿瘤治疗仪功率 700 W。治疗仪附有圆形、长形、凹槽形体表辐射器及阴道、直肠腔内辐射器。

厘米波疗法采用输出波长 12.24 cm、频率 2 450 MHz 的厘米波治疗仪(习惯上将波长 30 cm 以下的微波划为厘米波),功率 200 W,附有圆形、长形、马鞍形体表辐射器,阴道、直肠辐射器。有的治疗仪可输出脉冲波。

(2)体表治疗时一般将辐射器与皮肤保持 3~10 cm 距离,有冷却装置时可将辐射器直接接触皮肤进行治疗。体腔内治疗时将辐射器套以清洁乳胶套,外涂石蜡油后插入体腔内进行治疗。治疗剂量的分级法和疗程安排与短波、超短波疗法相同。

(3)治疗操作时需注意保护工作人员及患者眼部,避免微波直接辐射眼部或由金属物反射至眼部,或戴微波专用防护眼镜,以免引起白内障。

4. 临床应用

(1)适应证:一般治疗适用于软组织、内脏、骨关节的亚急性、慢性炎症感染,伤口愈合迟缓、慢性溃疡、坐骨神经痛、扭挫伤、冻伤、颈椎病、腰椎间盘突出症、肌纤维织炎、肩关节周围炎、网球肘、溃疡病等。高热与放疗、化疗的综合治疗适用于皮肤癌、乳癌、淋巴结转移癌、恶性淋巴瘤、甲状腺癌、宫颈癌、直肠癌、食管癌、胃癌、骨肿瘤等。

(2)禁忌证:与短波、超短波疗法相同。避免在眼、小儿骨骺、睾丸部位治疗。

二、光疗法

光疗法是利用日光或人工光线(红外线、紫外线、可见光线、激光)防治疾病和促进机体康复的方法。日光疗法已划入疗养学范畴,理疗学中的光疗法是利用人工光辐射能防治疾病的方法。

(一) 红外线疗法(Infrared radiation therapy)

1. 红外线的物理性质　在光谱中波长自 0.76 至 400 μm 的一段称为红外线,红外线是不可见光线。医用红外线分为:近红外线与远红外线。近红外线或称短波红外线,波长 0.76～1.5 μm,穿入人体组织较深,5～10 mm;远红外线或称长波红外线,波长 1.5～400 μm,多被表层皮肤吸收,穿透组织深度小于 2 mm。

2. 红外线的生理作用和治疗作用

(1) 人体对红外线的反射和吸收:红外线照射体表后,一部分被反射,另一部分被皮肤吸收。长波红外线(波长 1.5 μm 以上)照射时,绝大部分被反射和为浅层皮肤组织吸收。

(2) 红外线红斑:足够强度的红外线照射皮肤时,可出现红外线红斑,停止照射不久红斑即消失。大剂量红外线多次照射皮肤时,可产生褐色大理石样的色素沉着,这与热作用加强了血管壁基底细胞层中黑色素细胞的色素形成有关。

(3) 红外线的治疗作用:红外线治疗作用的基础是温热效应。在红外线照射下,组织温度升高,毛细血管扩张,血流加快,物质代谢增强,组织细胞活力及再生能力提高。红外线治疗慢性炎症时,改善血液循环,增加细胞的吞噬功能,消除肿胀,促进炎症消散。红外线可降低神经系统的兴奋性,有镇痛、解除横纹肌和平滑肌痉挛以及促进神经功能恢复等作用。在治疗慢性感染性伤口和慢性溃疡时,改善组织营养,消除肉芽水肿,促进肉芽生长,加快伤口愈合。红外线照射有减少烧伤创面渗出的作用。红外线还经常用于治疗扭挫伤,促进组织肿胀和血肿消散以及减轻术后粘连,促进瘢痕软化,减轻瘢痕挛缩等。

(4) 红外线对眼的作用:由于眼球含有较多的液体,对红外线吸收较强,因而一定强度的红外线直接照射眼睛时可引起白内障。白内障的产生与短波红外线的作用有关;波长大于 1.5 μm 的红外线不引起白内障。

3. 设备与治疗方法

(1) 红外线光源

1) 红外线辐射器:将电阻丝缠在瓷棒上,通电后电阻丝产热,使罩在电阻丝外的碳棒温度升高(一般不超过 500 ℃),发射长波红外线为主。

2) 白炽灯:在医疗中广泛应用各种不同功率的白炽灯泡作为红外线光源。灯泡内的钨丝通电后温度可达 2 000～2 500 ℃。

3) 光浴装置:可分局部或全身照射用两种。根据光浴箱的大小不同,在箱内安装 40～60 W 的灯泡 6～30 个不等。光浴箱呈半圆形,箱内固定灯泡的部位可加小的金属反射罩。全身光浴箱应附温度计,以便观察箱内温度,随时调节。

(2) 红外线治疗的操作方法

1) 患者取适当体位,裸露照射部位。

2) 检查照射部位对温热感是否正常。

3) 将灯移至照射部位的上方或侧方,距离一般如下:功率 500 W 以上,灯距应在 50～60 cm 以上;功率 250～300 W,灯距在 30～40 cm;功率 200 W 以下,灯距在 20 cm 左右。

4) 应用局部或全身光浴时,光浴箱的两端需用布单遮盖。通电后 3～5 分钟,应询问患者的温热感是否适宜;光浴箱内的温度应保持在 40～50 ℃。

5) 每次照射15～30分钟,每日1～2次,15～20次为一疗程。

6) 治疗结束时,将照射部位的汗液擦干,患者应在室内休息10～15分钟后方可外出。

4. 主要适应证和禁忌证

适应证:风湿性关节炎,慢性支气管炎,胸膜炎,慢性胃炎,慢性肠炎,神经根炎,神经炎,多发性末梢神经炎,痉挛性麻痹、弛缓性麻痹,周围神经外伤,软组织外伤,慢性伤口,冻伤,烧伤创面,压疮,慢性淋巴结炎,慢性静脉炎,注射后硬结,术后粘连,瘢痕挛缩,产后缺乳,乳头裂,外阴炎,慢性盆腔炎,湿疹,神经性皮炎,皮肤溃疡等。

禁忌证:有出血倾向,高热,活动性肺结核,重度动脉硬化,闭塞性脉管炎等。

(二) 紫外线疗法(Ultraviolet radiation therapy)

1. 紫外线光谱 紫外线的光谱范围为400～100 nm。紫外线在日光中虽只占1‰,但它是一种非常重要的自然界物理因子,是各种生物维持正常新陈代谢所不可缺少的。在医学上已广泛应用人工紫外线。紫外线光谱分为三个波段:

长波紫外线(UVA):波长400～320 nm,其生物学作用较弱,有明显的色素沉着作用,引起红斑反应的作用很弱,可引起一些物质(荧光素钠、四环素、硫酸奎宁、血卟啉、铜绿假单胞菌的绿脓素和某些真菌产生的物质等)产生荧光反应。还可引起光毒反应和光变态反应等。

中波紫外线(UVB):波长320～275 nm,是紫外线生物学效应最活跃部分。红斑反应的作用很强,能使维生素D原转化为维生素D,促进上皮细胞生长和黑色素产生以及抑制变态反应等作用。

短波紫外线(UVC):波长275～180 nm,红斑反应的作用明显,对细菌和病毒有明显杀灭和抑制作用。

2. 紫外线的生物学效应 紫外线的生物学作用很复杂,包括对酶系统、活性递质、原生质膜、细胞代谢、机体免疫功能和遗传物质等的直接和间接的作用。紫外线透入人体皮肤的深度不超过0.01～1 mm,大部分在皮肤角质层中吸收,使细胞分子受激呈激发态,形成化学性质极活泼的自由基,因而产生光化学反应如光分解效应、光化合效应,光聚合作用和光敏作用,当达到一定照射剂量时,可引起蛋白质发生光解或核酸变性,细胞损伤后影响溶酶体,产生组织胺、血管活性肽、前列腺素等体液因子,通过神经反射与神经-体液机制。经过一定时间,照射区皮肤出现红斑。它有严格的界限,是一种非特异性炎症反应。根据照射剂量大小,机体对紫外线的敏感性和季节、体持和肠道对钙磷的吸收,促进钙在骨基质中沉积,并与体内调节钙代谢的其他因子协同作用,使钙磷在体内保持正常水平。

3. 紫外线生物剂量 由于紫外线敏感性有明显个体差异,所以用生物剂量作为紫外线治疗照射的剂量单位。所谓一个生物剂量也就是最小红斑量(MED),即紫外线灯管在一定距离内(常用50 cm),垂直照射下引起最弱红斑反应(阈红斑反应)所需的照射时间。

由于紫外线剂量不同,可引起不同程度的红斑反应。紫外线红斑的分级及其指征如表4-4所示。

表 4-4 紫外线红斑分级

红斑等级	生物量	红斑颜色及持续时间	自觉症状	皮肤脱屑	色素沉着
亚红斑	1以下	无红斑反应	无	无	无
阈红斑	1	微红，12小时内消退	较大面积照射时可有轻微的灼热感	无	无
弱红斑（一级红斑量）	2～4	淡红，界限明显，12小时左右消退	灼热感、痒感、偶有微痛	轻微	无（数次照射后可有轻微色素沉着）
中红斑（二级红斑量）	5～6	鲜红，界限很明显，可出现皮肤微肿，2～3日内消退	刺疼明显的灼热感	轻度	轻度
强红斑（3级红斑量）	7～10	暗红，皮肤水肿，4～5天后逐渐消退	较重度的刺疼和灼热感，可有全身性反应	明显脱屑	明显
超强红斑（4级红斑量）	10以上	暗红，水肿并发水泡，持续5～7天后逐渐消退	重度刺疼及灼热感，可有全身性反应	表皮大片脱落	明显

4. 紫外线照射法的治疗作用和临床应用

（1）增强防卫功能：当机体受到超过生理水平的刺激时，就要动员防卫功能。红斑剂量的紫外线照射是一种较强的刺激，故可以起到动员机体防卫功能的作用。紫外线照射后产生组胺、类组胺等生物学高活性物质，经血液循环可作用到交感神经系统和垂体-肾上腺系统，因此，在一定程度上可加强全身性的适应和防卫功能。在红斑部位可加强皮肤的障壁功能，因而可提高对各种不良刺激的抵抗力。

（2）抗炎作用：红斑剂量紫外线照射首先可加强红斑部位的血液和淋巴循环，加强新陈代谢，使组织温度升高，进一步动员皮肤内巨噬细胞系统的功能，增加抗体的生成，提高组织细胞活性，加强巨噬细胞的吞噬机能，使白细胞数量增加，且吞噬机能加强。近年关于紫外线治疗肺炎作用机制的研究发现：紫外线照射可稳定巨噬细胞和淋巴细胞内溶酶体的膜，提高其抵抗力，可加强中性粒细胞、淋巴细胞和巨噬细胞中核酸的合成，从而提高吞噬成分和淋巴成分的抗炎性能。临床实践证明：红斑量紫外线照射对肌肉和神经的风湿性炎症，或较浅在的、急、慢性化脓性炎症有良好的疗效。心脏或中枢神经系统急性炎症时，活动性肺结核时，加剧病灶的反应对该器官和整个机体不利，故不宜进行大面积红斑量紫外线照射。

（3）加速组织再生：强红斑紫外线照射引起的细胞分解产物（如：氨基酸、嘌呤、核糖核酸、组胺等）可刺激成血管细胞和结缔组织细胞的成长，同时还可作为受损细胞的营养物质；弱红斑量紫外线照射可加强核酸的合成和加速细胞的分裂；中等红斑量紫外线照射后约3小时内DNA的合成和细胞分裂明显受到抑制，在数小时或1日内周复正常，随后出现DNA合成和细胞分裂的加速阶段，于2～3日内达高峰，以后逐渐恢复；由于紫外线红斑加强血液供给，提高血管壁的渗透性。故有利于血中营养物质进入损伤的组织内。改善细胞的再生条件。因此红斑量紫外线照射可加速组织再生，增强组织的反应性，加速伤口愈合。

（4）调节神经功能：紫外线红斑有明显的镇痛作用。有人以优势法则解释这一作用的原理,即在一定部位造成强红斑反应,通过反射机制在中枢神经系统形成新的优势灶,由于负诱导可减弱另一部位的疼痛性质的病理优势灶。

(5)治疗皮肤病:红斑量紫外线照射对一些皮肤病有明显治疗效果,其中特别对玫瑰糠疹、带状疱疹、花斑癣、毛囊炎和脓疱性皮炎等的疗效,尤为显著。对神经性皮炎、湿疹、体癣、银屑病、圆形脱发和白癜风等也有一定疗效。这是由于红斑量紫外线照射对皮肤组织有强烈的作用,引起皮肤组织一系列组织形态学和组织化学的变化。

(6)脱敏作用:如上所述,红斑量紫外线照射,有抑制第Ⅰ型和第Ⅱ型变态反应的作用,其作用波段主要为中波紫外线。临床上可用以治疗支气管哮喘、荨麻疹、皮肤瘙痒症、接触性皮炎等。

5.红斑量紫外线局部照射法的适应证及禁忌证

适应证:

(1)急性化脓性炎症较浅表的软组织炎症,如疖、痈、急性蜂窝织炎,急性乳腺炎,丹毒、急性淋巴结炎,淋巴管炎,急性静脉炎,以及某些非化脓性急性炎症,如肌炎、腱鞘炎、关节炎以及耳鼻喉科、口腔科化脓性炎症等。

(2)伤口及慢性溃疡。

(3)急性风湿性关节炎、肌炎、类风湿关节炎。

(4)各种神经痛、神经炎、神经根炎及胃肠分泌功能紊乱。

(5)哮喘性支气管炎、慢性支气管炎、迁延性肺炎等。

(6)皮肤病如玫瑰糠疹、脓疱性皮炎、白癜风、脱发等。

(7)皮下淤血斑。

禁忌证:大面积红斑量紫外线照射对活动性肺结核、血小板减少性紫癜、血友病、恶性肿瘤、急性肾炎或其他肾病伴有重度肾功能不全、重度肝功能障碍、急性心肌炎、对紫外线过敏的皮肤病(急性广泛性湿疹、光过敏症、红斑狼疮的活动期等)为禁忌。全身无红斑量照射对于小儿严重过敏性体质是禁忌。

(三)激光疗法(Laser therapy)

激光是由受激辐射光放大而产生的光,激光疗法是利用激光器发出的光进行治疗疾病的一种方法。

1.生物学效应

(1)光效应:组织吸收激光能量之后,可产生光化学反应、光学效应、电子跃迁、继发辐射、自由基等,可造成组织分解和电离,最终影响受照时组织的结构和功能,甚至导致损伤。

(2)热效应:激光照射生物组织后,光能转化为热能而使组织温度升高。产生热效应的波段主要在红外线波段。当功率足够大时,数毫秒内即可使组织温度升高到200～1 000 ℃,使蛋白变性、凝固,甚而炭化、气化,这是激光刀和切割的基础。

(3)压力效应:激光的能量密度极高,可产生很强的辐射压力,加之由热效应引起组织急剧地热膨胀产生"次生冲击波"的压力效应共同合成总压力可以使生物组织破坏,蛋白质分解和组织分离。

(4)电磁效应:激光是一种电磁波,因此必然产生磁场,一般强度的激光其电磁场效应不明显,只有当激光强度极强时,电磁场效应才较明显。电磁场效应可引起或改变生物组织分子及原子的量子化运动,产生高温、高压,使组织产生电离,细胞核分解和产生自由基等变化。

2. 治疗作用

(1) 生物刺激和调节作用:小功率的氦氖激光照射具有消炎、镇痛、脱敏、止痒、收敛、消肿,促进肉芽生长、加速伤口、溃疡、烧伤的愈合作用。小功率氦氖激光局部照射可改善全身状况,调节一些系统和器官的功能。用小功率氦氖激光照射咽峡黏膜和皮肤溃疡面、神经节段部位、交感神经节、穴位等不同部位,在局部症状改善的同时可出现全身症状的改善,如精神好转,全身乏力减轻,血沉恢复正常等。

(2) 激光手术:是用大能量激光束,经聚焦后,利用焦点的高能、高温、高压的电磁场作用和烧灼作用,对病变组织进行切割、黏合、气化。常用的是二氧化碳激光器,掺钕钇铝石榴石激光器和氩激光器。激光手术特点:出血少、不易感染、伤口愈合慢。

(3) 激光治疗肿瘤:主要基于其生物物理学方面的特殊作用,即激光的高热作用,使肿瘤组织破坏;激光的强光作用,可使肿瘤表面组织挥发,使肿瘤组织肿胀、撕裂、萎缩,亦可产生二次压力作用。

3. 适应证

(1) 小功率或中功率氦氖激光照射常用于治疗肿瘤患者放疗或化疗反应,白细胞减少症;面神经炎、三叉神经痛、遗尿症;慢性伤口、慢性溃疡、烧伤创面、过敏性鼻炎;带状疱疹、单纯疱疹、湿疹、口腔溃疡等。

(2) 二氧化碳激光适应证:①扩束照射(输出功率 10~30 W),常用于肌纤维织炎、肩周炎、慢性腹泻、慢性风湿性关节炎、神经性皮炎、附件炎等。②烧灼(输出功率 30~80 W)常用于治疗皮肤黏膜的肿痛、痣、疣、鸡眼、子宫糜烂等。③切割(输出功率 100~300 W)聚集后作为光刀"施行手术"。

三、超声疗法

(一) 概述

声波的机械振动能引起周围弹性介质的振动,沿着介质由近及远地传播,形成机械波——声波。超声波是一种超出人耳听觉界限(人耳能听到的声音频率为 16~20 000 Hz)的声波,物理治疗常用的超声波频率范围是 800~1 000 kHz,以超声波治疗疾病的方法称为超声波疗法(ultrasound therapy)。

超声波的物理特性:超声波的传播必须依赖介质,它不能在真空中传播,介质的弹性、密度、温度等与超声波的传播速度有关;它的频率越高,波长越短,发散角越小,所以高频超声在同一弹性介质中可近乎直线传播,但是如果介质发生变化,超声波会发生反射和折射,从而造成超声能的损失。

(二) 超声波的生物物理特性及作用机制

1. **超声波的机械作用** 超声波在介质中传播时,能对人体组织细胞产生微细按摩作用。引起细胞质运动、原颗粒浆旋转等,它能改变组织细胞的体积,减轻肿胀,改变膜的通透性,提高组织细胞的再生能力。

2. **超声波的热作用** 超声波在机体中传播时,由于对机体的机械作用,组织之间相互摩擦产热，机体吸收声能，将超声波的机械能转变为热能。热作用使组织局部血液循环加快，缺血缺氧状况得以改善，肌张力下降，疼痛缓解，结缔组织延展性改善。

3. 超声波的理化作用　超声波在液体介质中传播时产生声压，到一定程度时，液体内出现空化现象，并形成"微流"，可以改变膜两侧的钾、钙等离子分布；较低频率的超声波（22～175 kHz）易发生。而 800 kHz 以上很少发生，故在理疗应用中很少考虑空化作用。超声波具有弥散作用，能提高半透膜的渗透作用，可使药物更易进入机体，临床上利用这个原理进行药物离子透入。

（三）治疗作用

1. 镇痛解痉　超声波作用下神经及肌肉组织兴奋性下降，痛阈提高，同时组织的 pH 偏向碱性，改善了炎症组织的酸中毒现象。

2. 促进结缔组织分散　软化瘢痕，松解粘连。

3. 改善血液循环，改善组织营养，促进水肿消散，促进渗出吸收。

4. 促进组织再生、加速骨折修复　小剂量超声能促进骨痂生长，大剂量可延缓骨愈合。

5. 通过作用于神经、体液的反射途径或穴位经络作用，影响全身或调节相关的脏器功能。

6. 动物实验提示超声波有溶栓作用。

7. 治疗肿瘤作用　应用多个声头高强度聚焦，使肿瘤组织内产生高温以杀伤肿瘤细胞。

（四）治疗技术和方法

近年来多采用 1～3 MHz 高频超声进行治疗，根据超声波穿透与吸收的物理特性，在临床应用时，如果所需治疗部位比较表浅，选择 3 MHz 频率的超声波治疗；如果所需治疗部位比较深，则选择 800 kHz～1 MHz 频率的超声波治疗。超声波治疗仪有一个或数个声头，各声头的直径不同，或输出的频率不同。常用的治疗方法有：

1. 接触法　先在治疗部位上均匀涂布接触剂（声头耦合剂），接触剂的成分主要为石蜡油、甘油、凡士林、水等。进行超声透入疗法时可采用拟透入药物（如可的松等）的乳剂作为接触剂，或将药物加入接触剂中。再将声头置于治疗部位上，调节输出后操作者手持声头固定不动或缓慢作螺旋形或直线型反复移动，务必使声头紧压在皮肤上，不得留任何空隙。固定法时超声强度 0.1～0.5 W/cm²，治疗 3～5 分钟；移动法时 0.6～1.5 W/cm²，5～8 分钟，视部位而定。固定法较少使用，仅在对于病变部位较小或针对痛点治疗时才采用固定法。接触法适用于较平坦的部位。

2. 水下法　将治疗部位浸于盛有煮沸后冷却的温水容器中，绳头放入水下，距治疗部位 2 cm 左右，移动或固定强度与时间参照接触法。本法适用于手足的表面凹凸不平的部位。

3. 水囊法　将充盈煮沸后冷却的温水（不含气泡）的入胶囊或小塑料袋置于治疗部位，水囊接触声头及体表，水囊的两面均需涂上接触剂，治疗时声头、水囊、皮肤三者应保持紧密接触。治疗剂量参照接触法。多用于面积较小的体表不平部位处。

4. 其他治疗方法　有超声雾化吸入疗法、超声电疗法（超声间动电疗法、超声中频电疗法）。

注意事项:切忌声头在空载情况下开启输出,以免损坏晶体。声头与治疗部位之间不得有空隙,声头应密切接触治疗部位或进入水中方可调节输出,避免超声衰减,影响透入人体。在骨表面治疗时,因超声引起骨膜中振动,易致疼痛或热损伤,强度不宜过大。在治疗过程中应经常询问病人的感觉,如治疗部位有灼热或疼痛感,应停止治疗。

(五)临床应用

1. 适应证　脑血栓形成、脑梗死、脊髓损伤、面神经麻痹、肋间神经痛、带状疱疹后遗神经痛;软组织损伤、退行性骨关节病、类风湿关节炎、肩关节周围炎、颈椎病、肱骨外上髁炎、腱鞘炎、骨折后愈合不良、瘢痕增生、注射后硬结;颞下颌关节功能紊乱综合征等。

2. 禁忌证　恶性肿瘤、急性全身性感染、高热、活动性肺结核、出血倾向、孕妇腹部、儿童骨骺部、眼部、睾丸、感觉神经异常的部位。

四、磁场疗法

(一)概述

应用磁场治疗疾病的方法称磁疗法(magnetotherapy),或称磁场疗法。

(二)作用机制

1. 调节体内生物磁场　根据磁电关系,电流可以产生磁场。人体内的生物电流就产生了体内的生物磁场,正常生理情况和病理情况人体内的生物磁场是不同的,在病理状态下,运用外加的磁场进行调节,使体内生物磁场趋向正常,是磁场疗法的重要作用原理。

2. 产生感应微电流　根据磁电关系,磁场可以产生感应电流。磁场作用于人体时,其微电流可引起一系列相应的生物学效应。

3. 局部作用和神经体液的作用　在局部作用中,可以刺激感受器,感觉传入沿神经传导通路直达脊髓和脑,通过神经反射影响局部直至整个机体。磁场对体液的影响主要表现为使血管扩张、血流加速,使各种致痛物质迅速被稀释和排出,疼痛减轻或缓解。

4. 细胞膜的通透性改变　在磁场作用下,细胞膜的膜蛋白分子的取向出现重排现象,使细胞膜的通透性发生改变,引起生物学效应,达到治疗疾病的效果。

(三)治疗作用

1. 镇痛作用　磁疗有镇痛作用,这是由于磁场降低了感觉神经末梢对外界刺激的反应,减少了感觉冲动的传入;同时由于血液循环的加快,降低了各种致痛物质的浓度,并使内源性吗啡样物质分泌增多,磁场又能使平滑肌痉挛缓解,综合各因素,使疼痛得到缓解。

2. 消炎消肿作用　局部血液循环的改善,血管壁的通透性增高,有利于炎症渗出物的吸收和消散,加速了蛋白质的转移,降低组织间的胶体渗透压,对各种原因的肿胀均有很好的消肿作用。磁场又能增加氧供,提高局部组织的抗炎能力和修复能力,并能提高机体的免疫功能,对部分细菌有抑菌和杀菌作用。

3. 镇静降压作用　磁场能抑制中枢神经系统兴奋性,调节血管舒缩机制,调节自主神经功能,改善睡眠,使睡眠时间延长。并可以扩张外周血管,降低外周循环阻力,从而降低血压,改善微循环。

4. 促进骨折愈合作用　磁场能改善骨折部位的血液循环,改善局部营养和氧供,有利于骨组织细胞的新生,有利于骨折愈合;磁场产生的微电流对软骨细胞和骨细胞有直接促进生长的作用,加速骨折愈合。

(四)治疗技术和方法

1. 静磁场法　用恒定磁场治疗,磁场的强度和方向不随时间变化。

(1)直接贴敷法:将磁片、磁珠敷贴于患处或穴位。一般采用持续贴敷法,可为单磁片、双磁片。单磁片适用于病灶比较小且表浅的部位。双磁片适用于病变范围较大且较深的部位,有并置贴敷和对置贴敷法。

(2)间接贴敷法:将磁片缝制在衣服或布带等处,穿戴时将有磁片的部位对准穴位或需要治疗的患区。

2. 动磁场法　用交变磁场、脉动磁场和脉冲磁场治疗。

(1)旋转磁疗法:根据旋磁机机头上磁片安装的方法不同,分同名极(脉动磁场)旋磁法与异名极(交变磁场)旋磁法,优点是生效快、副作用小。

(2)电磁疗法:常用的有低频交变磁场疗法,治疗中同时由磁场、振动、热能 3 种效应。仪器内有电流通过线圈铁芯产生动磁场。

3. 磁处理水疗法　将饮用水通过医用磁化器处理后即为磁化水。可加热,不宜久煮。当天制成,当日饮用,最好晨起空腹饮用 500～1 000 ml。每天可饮用 2 000～3 000 ml,可应用于治疗尿结石、胆结石。

磁场疗法的剂量分级及选择:

小剂量或弱磁场:磁场强度 0.02～0.1 T,适用于年老、体弱、久病年幼病人,神经衰弱、血压高的患者,头、颈、前胸及浅表病灶。中剂量或中磁场:磁场强度 0.1～0.2 T,适用于慢性炎症和疼痛,背、腰、腹和四肢的病灶。大剂量或强磁场:磁场强度 0.2T 以上,适用于急性炎症和癌性疼痛,臀部和股部的病灶。

磁场疗法的副作用:发生率在 10% 以下,表现为心慌、心悸、头晕、恶心、嗜睡等,一般在发生年老的患者,强磁场的副作用高于中、弱磁场。副作用较轻的患者,不需处理;对少数副作用明显、持久和白细胞减少者,则应中断磁疗。

(五)临床应用

适应证:软组织损伤、皮下血肿、关节炎、腱鞘炎、肋软骨炎;神经炎、神经痛、神经衰弱;胃肠功能紊乱、高血压、盆腔炎、前列腺炎、婴儿腹泻、注射后硬结等。

禁忌证:禁用于佩戴心脏起搏器者,重危患者,如急性心肌梗死、急腹症、大出血等;恶病质,孕妇下腹部、磁疗副作用明显,不能耐受者。

五、经颅磁刺激治疗

(一)概述

经颅磁刺激(transcranial magnetic stimulation, TMS)是一种利用脉冲磁场作用于中枢神经系统,使之产生感应电流改变皮质神经细胞的动作电位,引起一系列生理生化反应,从而影响脑内代谢和神经电活动的磁刺激技术。重复经颅磁刺激(repetitive transcranial magnetic stimulate, rTMS)是在 TMS 基础上发展起来的神经电生理技术。

(二)作用机制

重复经颅磁刺激(rTMS)用于治疗主要是通过改变它的刺激频率而分别达到兴奋或抑

制局部大脑皮质功能的目的。

高频率、高强度 rTMS,可产生兴奋性突触后电位总和,导致刺激部位神经异常兴奋,低频刺激的作用则相反,通过双向调节大脑兴奋与抑制功能之间的平衡来治疗疾病。对 rTMS 刺激的局部神经通过神经网络之间的联系和互相作用对多部位功能产生影响;对于不同病人的大脑功能状况,需用不同的强度、频率、刺激部位、线圈方向来调整,才能取得良好的治疗效果。

(三) 治疗作用

电流通过线圈瞬间产生磁场,该磁场可穿过颅骨,并在脑内感应产生电流,改变神经细胞膜的电位,从而影响脑内代谢和神经电位活动的改变。对机体的影响有:

1. 影响脑内神经递质及其传递和受体水平。
2. 影响早期即刻基因的表达。
3. 影响脑血流、代谢和内分泌。
4. 刺激皮质部位产生运动诱发电位,测量中枢运动神经传导和评价运动皮质兴奋性。
5. 改变大脑局部皮质的兴奋度,调节神经突触的功能进而影响神经网络重建。
6. 瞬间对给定的皮质区产生可逆性损伤,关闭特定皮质区的活动。

(四) 临床应用

1. 改善精神心理疾病　①多数学者认为高频、低强度 rTMS 可明显改善抑郁症状;②rTMS 可治疗强迫症;③rTMS 刺激左颞顶叶可缓解精神分裂症患者的症状数周;④低频 rTMS 还可改善创伤后精神障碍的症状。

2. 抗癫痫　低频 rTMS 可抑制癫痫样放电,降低运动皮层的兴奋性,减少癫痫发作频率、皮层肌阵挛临床发作及痫样放电。

3. 高频 rTMS 改善脑器质性疾病引起的认知障碍、言语功能　这可能与不同频率刺激影响皮层代谢及脑血流,改善脑组织能量代谢障碍、减少细胞凋亡、减轻脑缺血后的胆碱能神经元损害有关。

4. 治疗脊髓损伤　高频 rTMS 可以改善不完全性脊髓损伤患者肌张力、提高运动功能、步行能力。调节皮层抑制功能可能是促进 SCI 运动功能恢复的机制之一。rTMS 刺激大脑皮层,产生的兴奋效应将促进参与的下行皮质脊髓通路,有助于运动功能恢复。

5. 治疗运动障碍疾病　①一定频率和强度的 rTMS 可以减轻帕金森病患者的运动不能和肌强直症状。②低频、低强度 rTMS 可以减轻局部肌张力障碍,治疗慢性疼痛综合征及多发性硬化造成的痉挛性截瘫。

6. 禁忌证　头颅内置有金属异物者禁用;戴有心脏起搏器者、有耳蜗置入物者、有颅内压增高者等禁止使用;有癫痫病史、癫痫家族史的患者禁止使用高频度刺激。

六、石蜡疗法

(一) 概述

利用加热后的石蜡作为导热体将热能传至机体达到治疗作用的方法称为石蜡疗法 (paraffin therapy)。

（二）石蜡的理化性质

石蜡是高分子碳氢化合物，不溶于水，医用石蜡在常温下为白色半透明固体，无臭无味，熔点50～60℃，热容量大，导热性小，加热后能吸收大量热，保温时间长、冷却凝固后缓慢放热，是良好的导热体。热蜡敷布于人体体表是能很好耐受。同时，石蜡具有良好的延展性、可塑性和黏滞性，这些理化特性奠定了石蜡在医学中应用的基础，此为传导热疗法中最常用的一种。

（三）作用机制和治疗作用

1. 温热作用　石蜡的热容量、蓄热能大，导热性小，由于石蜡不含水分及其他液体，不呈对流现象，能使皮肤耐受较高温度（60～70℃）。此外，由于涂在皮肤表层的薄蜡，能迅速冷却凝固结成一层薄膜，可阻止热量的迅速传递，因而可在其上部涂敷后层的高温石蜡，能保持长时间的温热作用，故有镇痛消炎、促进组织修复，缓解肌肉痉挛，降低纤维组织张力恢复组织弹性等作用。

2. 机械压迫作用　石蜡有良好的可塑性、黏滞性，能与皮肤紧密接触。这不仅能促进温热向深部组织传递，同时随着温度降低、冷却凝固、体积缩小，而对组织能呈现机械性压迫作用，可促进水肿吸收。

3. 其他作用　石蜡具有油性可润滑皮肤，软化瘢痕。如向石蜡中加入化学物质用于治疗时，能呈现化学作用，能刺激上皮组织生长，有利于皮肤表浅溃疡和创面的愈合。

（四）治疗技术和方法

选用白色无杂质的精炼石蜡，一般熔点为50～55℃，采用间接加热，可用电热熔蜡槽或双层套锅隔水加热，可避免蜡质破坏和防止火灾。治疗前仔细检查患者的皮肤状况，并向患者解释蜡疗中将出现的和可能出现的反应，治疗开始首先测定石蜡温度，治疗中随时注意观察患者反应。

1. 蜡饼法　将溶化的石蜡倒入特制的搪瓷蜡盘中，蜡液厚度为2 cm左右，待其自然冷却，外层凝固，内部呈半液体状。将蜡块取出，直接敷于治疗部位，用毛巾包裹保温，此法适用于躯干、四肢、面部等，治疗开始时，不要用力挤压蜡饼，以免内部蜡液溢出，发生烫伤。

2. 浸蜡法　又称蜡浴疗法。将手足浸入蜡液，然后迅速提出，待蜡液在治疗部位冷却凝固形成一层蜡膜后，再浸入蜡液中，如此反复多次，直至蜡膜厚0.5～1 cm，成为蜡套，此时再浸入蜡液中，不再提起。治疗时应注意：每次浸蜡的高度都应低于首次水平，以防烫伤皮肤。进行手部治疗时应将手指分开。

3. 刷蜡法　将石蜡溶化，待温度达55～60℃，用排笔样毛刷蘸少量蜡液，迅速刷于患部，蜡液冷却成薄膜后，再继续刷蜡，直至蜡膜后0.5～1 cm，用塑料布或毛巾包裹保温。

上述各种蜡疗法在瘢痕或血液循环不良、感觉障碍部位时，蜡温应稍低。各种方法每次治疗时间为30～40分钟，每日一次，20次为一疗程。

石蜡的清洁：石蜡使用一段时间后，会混入杂质，颜色变黄，会影响石蜡的性能，甚至会造成不良反应，对皮肤产生不良刺激。因此在使用1～3个月后，应进行清洁并加入15%～25%的新蜡。石蜡的清洁方法有：

（1）水洗法：将石蜡放入水中加热到80～90℃，搅拌静止10分钟后，杂质溶于水中，静止后下沉，再从蜡槽下放水口排出。

(2) 沉淀法：将石蜡放入水中加热到 100 ℃，30 分钟起到消毒作用，然后搅拌、静置，待石蜡冷却后从蜡槽中取出，弃去底部杂质。

石蜡经多次清洁后，蜡质已失去其黏滞性，颜色变黄，此时不应再使用，应更换新蜡。

（五）临床应用

适应证：手足的肌腱韧带炎，风湿性或类风湿关节炎、骨性关节炎、外伤性关节炎、软组织扭挫伤、关节功能障碍、局部瘢痕挛缩、冻伤、各种神经痛。

禁忌证：皮肤对蜡疗过敏者、感染和开放性伤口、严重皮肤病、传染性皮肤病、周围循环严重障碍、高热、活动性结核、出血性疾病、局部严重水肿、婴幼儿等。

七、冷疗法

（一）概述

利用低温治疗疾病的方法称为低温疗法（hypothermia）。按温度降低程度分为冷疗法（0 ℃以上）、冷冻疗法（−100 ℃～0 ℃）、深度冷冻疗法（低于−100 ℃）。冷疗法（cold therapy）的治疗温度在 0 ℃以上，但比体温低；这种低温作用机体后不引起组织损伤，但经过寒冷刺激引起机体发生一系列功能性改变而达到治疗目的，是康复医学临床常用的物理疗法之一。

（二）作用机制与治疗作用

1. 低温使组织温度下降、小血管收缩、血管通透性降低，可以止血、减少渗出、减轻水肿，但长时间冷作用可引起继发性血管扩张反应。

2. 低温可以使神经兴奋性降低，神经传导速度减慢，对感觉神经和运动神经有阻滞作用，可阻断或抑制疼痛冲动向中枢的传导，故有镇痛作用。

3. 冷疗可使肌肉的收缩期、舒张期的潜伏期延长，降低肌张力及肌肉收缩与松弛的速度，肌肉的兴奋性减弱，因而有缓解肌肉痉挛的作用。

4. 寒冷刺激引起的血管反应和代谢抑制，对急性期创伤性或炎症性水肿及血肿消退有良好作用。上消化道出血如胃出血时，可采用病灶局部相应部位冷敷止血。

（三）常用治疗方法介绍

1. 敷法

(1) 冰袋冷敷：捣碎冰块装入冷袋中，敷于患处，同一部位冷敷 15～20 分钟为宜。

(2) 冰水冷敷：用毛巾浸透有碎冰的冷水，拧出多余水分后敷于患处，每 2～3 分钟更换一次，治疗半小时，必要时延长。

(3) 冰块按摩：将冰块直接贴于患处，来回移动，一般治疗 5～10 分钟。

(4) 循环冷却法：采用循环冷却装置进行治疗，有体外法和体腔法两种。

2. 冷水浴

(1) 局部冰水浴：将病变部位直接浸入−5 ℃～5 ℃的冰水中数秒后，出水擦干患肢，进行主动或被动运动，再浸入冷水中，反复进行，浸入时间逐渐增至 20～30 秒，治疗 4 分钟左右。主要适用于指、腕、肘、踝关节病变，截瘫病人的手足痉挛性挛缩。

(2) 全身冷水浴：水温 4～13 ℃。将身体间歇浸入冷水中，开始 1 分钟逐渐增加至 5 分钟，以出现寒战等冷反应为准，治疗时间 10～15 分钟为宜。适用于痉挛性疾病，冷水浴后缓解痉挛,有利于功能障碍者进行运动训练。

(3) 喷射法:采用喷射式冷疗机。最常用氯乙烷喷射法,将冷冻制剂间歇喷射于患处,每次喷射3~5秒,间隔0.5~1分钟,1次治疗喷3次。此外,有液氮汽化法,即将冷气吹向患处,如骨关节疼痛处及烧伤创面伤口缝合处,可减轻疼痛及炎症反应。治疗时应注意掌握温度,观察皮肤反应。一般反应为皮肤变白,感觉迟钝、麻木;达冰点时,出现"凝冻"现象,表现皮肤发硬稍凸起。解冻时从周边向中央皮肤变红,重者中央出现水肿、水疱。注意防止过冷而发生冻伤、组织坏死;注意保护冷疗区周围的正常皮肤,头面部治疗应避免损伤眼、鼻、呼吸道;对冷过敏者应及时终止治疗,必要时保暖,喝热水。

(四) 临床应用

适应证:高热、中暑、急性软组织损伤、炎症早期、关节炎急性期、肌肉痉挛、鼻出血、上消化道出血、灼伤面积在20%以内Ⅰ度、Ⅱ度烫伤的急救处理。

禁忌证:对寒冷过敏者、雷诺病、系统性红斑狼疮、高血压、冠心病、动脉硬化、动脉栓塞、肢体麻痹及患部感觉障碍,老人、婴幼儿、恶病质等禁用。一般局部冷疗禁忌证不多,主要是局部循环障碍。

八、水疗法

(一) 概述

应用水的温度、静压、浮力和所含成分,以不同方式作用于人体以达到保健、预防、治疗和康复目的方法称水疗法(hydrotherapy)。水疗法是古老的物理疗法,近年来人们更进一步研究与发展了水疗在康复治疗中的良好作用。

(二) 水的物理特性

1. 相容接触性好 水在通常情况下为液体,它可以与身体各部分密切接触,是传递刺激最佳的一种物质。

2. 良好的可溶性 水是一种良好溶剂,可以溶解多种物质,因而可以遵照医疗上的需要,投入一定的天然或化学药剂,以增强水疗的化学刺激作用。

3. 热容量大,导热性强 水具有很强传导热能力,大约为空气的33倍。以相同温度水和相同温度空气对人体引起的感觉作比较,20 ℃空气几乎不会引起身体有寒冷感觉,但20 ℃水对人体则是一种寒冷刺激。

4. 机械力作用 水具有静态力学和流体力学作用,水的浮力、压力及水流的冲击,均属于机械力的刺激。

(三) 治疗作用

1. 温度作用 人体对温度刺激的反应受多种因素影响,水与人体作用面积和皮肤温度相差越大,刺激越突然,反应也越强烈。温水浴与热水浴可使血管扩张充血,促进血液循环和新陈代谢,使神经兴奋性降低,肌张力下降,疼痛减轻。热水浴有较明显的发汗作用。不感温浴有镇静作用。冷水浴与凉水浴可使血管收缩,神经兴奋性升高,肌张力提高。

2. 机械作用 水的静压可增强呼吸运动和气体代谢,可压迫体表静脉和淋巴管,促使血液和淋巴回流;水流冲击作用对于人体也是一种机械刺激,对皮肤有温和的按摩作用;水的浮力使人体在水中失去的重量等于体重的9/10,借助水的浮力进行水中体操活动,肌肉所消耗的力量较在空气中要小的多。

3. 化学作用　在水中加入某些药物、化学成分或气体，具有明显的化学刺激作用，致机体产生相应的反应。

（四）治疗技术

水疗的种类繁多：按温度分类有冷水浴、温水浴、热水浴；按压力分类有低压淋浴、中压淋浴、高压淋浴；按成分分类有汽水浴、药物浴；按作用部位分类有局部水疗、全身水疗；按作用方式分类有擦浴、冲洗浴、浸浴、淋浴等。这里介绍几种常用水疗法。

1. 药物浴

（1）盐水浴：用粗制盐配成1%～2%浓度的浴液，具有提高代谢和强壮作用，适用于风湿性和类风湿性关节炎。

（2）松脂浴：在温水中加入松脂粉剂，具有镇静作用，适用于高血压早期、多发性神经炎和肌病。

（3）碱水浴：在淡水中加入碳酸氢钠、氧化钙、氧化镁，具有软化皮肤角质层和脱脂作用，适用于多种皮肤病。

（4）中药浴：根据不同病症制定的方剂，煎后加入浴水中治疗相应疾病。

2. 哈伯特槽浴　应用哈伯特槽进行水疗的方法称为哈伯特槽浴（whirlpool bath）。哈伯特槽由8字形槽、升降担架、水过滤消毒装置组成。适于个体治疗，用水量少，治疗师不必浸在水中，升降设备使病人进出水池方便。治疗方式有涡流浴、气泡浴、局部喷射浴等。治疗时根据病情可进行被动ROM、按摩、抗阻或辅助运动等各种训练。适用于不方便在水中运动池内进行治疗的各种病人。

3. 涡流浴　现代的涡流浴槽，水的温度、涡流刺激作用的强弱和治疗时间均能自动控制调节。有三种类型，即上肢用涡流装置，上、下两肢用涡流浴装置，全身涡流浴装置。作用为改善血循环、镇痛，同时又综合了温度和机械刺激作用。

4. 气泡浴　在治疗过程中，浴水中混合有气泡。气泡对人体产生细微的按摩作用；此外，由于空气和水的导热性差异，气泡附着于人体表面，形成有冷有热的温度差，有助于训练血管舒缩功能。

5. 水中运动　水中运动与地面上的运动疗法相比不同之处在于水中有浮力作用于人体。因受到水中浮力的辅助，肢体沿水浮力方向运动变得容易；反之则变得较难，因逆着浮力的方向运动则相当于对抗浮力形成的阻力。因此利用水的浮力能进行辅助或抗阻训练，治疗脊髓不完全性损伤、脑血管意外后偏瘫、肩手综合征、共济失调、骨折后遗症、骨性关节炎、强直性脊柱炎、类风湿关节炎。

（1）辅助运动：利用水的浮力减轻肢体重量，使平时抬不起来或不易抬动的肢体，在水中可以活动；使肢体或躯干沿浮力方向运动。

（2）支托运动：肢体沿水平方向活动时，肢体受到浮力支撑，不必对抗重力。支托状态不仅有助于肢体活动，亦是评价关节运动和肌力的一个有用肢位。

（3）抗阻运动：肢体的运动方向与浮力的方向相反时，相当于抗阻运动，阻力就是水的浮力。通过增加运动速率或增大肢体的面积等增大阻力。治疗时根据病情选择不同的阻力，从而达到不同的抗阻运动目的。

注意事项：
1. 水疗室温度应保持在23℃左右，室内通风良好，整洁干净。
2. 治疗前应检查浴槽，起重装置是否完好。治疗后浴槽必须清洗消毒。
3. 水疗前应认真询问病史及体检，明确身体一般状况，疾病诊断，心肺功能，运动功能、感觉功能评价，如皮肤是否破损、是否大小便失禁，是否有传染病。
4. 水疗在餐后1～2小时进行。膀胱、直肠功能紊乱者，应排空大、小便方可入浴。
5. 治疗中应严密观察，有不适时应及时处理。

（五）临床应用

适应证：内科疾病：高血压、胃肠功能紊乱、风湿性或类风湿关节炎、多汗症等；神经科疾病：脊髓不全损伤致截瘫、脑血管意外致偏瘫、帕金森病、神经衰弱、神经痛、神经炎、周围神经麻痹、雷诺病等；外科疾病：骨折后遗症、骨性关节炎、强直性关节炎、大面积瘢痕挛缩、外伤后功能锻炼、慢性湿疹、牛皮癣等。

禁忌证：心肾功能不全、活动性肺结核、恶性肿瘤和恶病质、身体极度衰弱和各种出血倾向者。

九、高压氧疗法

（一）概述

国际水下及高气压医学会高压氧治疗专业委员会1999年年会汇编中这样描述：病人在高于一个大气压的环境里吸入100%的氧治疗疾病的过程叫高压氧治疗。高压氧疗法是将病人置于密闭的高于一个大气压的特殊环境中呼吸纯氧来治疗疾病的一种方法，俗称高压氧舱治疗。目前高压氧在临床上治疗的病种较多，适应证也较广泛。很多疾病通过高压氧治疗都取得了明显的效果。

（二）高压氧治疗原理

1. 迅速纠正机体缺氧状态　高压氧可增加血氧含量，提高血氧分压，增加血浆中物理溶解氧，可治疗：心血管疾病、脑血管意外、心肺复苏术后急性脑功能障碍、一氧化碳中毒等各种毒物中毒。
2. 有效改善微循环　提高血氧弥散能力，使氧的有效弥散半径加大，组织内氧含量和储氧量增加，可治疗伴有微循环障碍的疾病，如烧伤、冻伤、挤压伤、休克、植皮、植骨、断肢再植等。
3. 防治各类水肿　高压氧对血管有收缩作用（肝动脉与椎动脉除外），故可降低血管通透性，减少血管、组织渗出，改善各种水肿，如治疗脑水肿，降低颅内压30%～40%；治疗肢体肿胀、创面渗出，减少大面积烧伤病人的液体丢失。
4. 促使侧支循环的建立，增加血-脑屏障的通透性　促进有害气体的排出，可治疗因缺氧所导致的一系列疾病：心肌梗死、缺血性脑病、断肢再植、某些眼底病及皮瓣移植的成活。
5. 加速组织、血管、细胞的再生和修复，特别是缺血、缺氧组织。
6. 抑制厌氧菌生长、繁殖和产生毒素的能力　是气性坏疽特效疗法。
7. 抑制微生物生长繁殖　对许多需氧菌及其他微生物的生长繁殖都有抑制作用；增加

某些抗生素药效，协同治疗感染性疾病。

8. 增强放疗、化疗对恶性肿瘤的疗效。

（三）高压氧治疗的适应证和禁忌证

高压氧治疗在临床上疗效肯定的常用适应证：

1. 急性一氧化碳及其他有害气体中毒（包括继发症和后遗症）。
2. 空气栓塞症。
3. 各种原因窒息所致的脑缺氧。
4. 厌氧菌感染（包括院内混合感染）。
5. 颅脑外伤引起的脑水肿、脑缺氧（急性期、恢复期）。
6. 脑梗死及各种原因引起的脑缺血性疾病（急性期、恢复期），和脑出血恢复期。
7. 脊髓损伤和脊髓炎。
8. 周围神经损伤和周围神经炎。
9. 眩晕综合征（美尼尔综合征）。
10. 突发性耳聋（神经性耳聋）。
11. 骨折延迟愈合和无菌性骨坏死。
12. 糖尿病及并发症（视网膜和神经末梢病变）。
13. 溃疡（糖尿病、压疮的溃疡等）。
14. 挤压伤及挤压综合征。
15. 急性末梢循环障碍（包括断肢、指、趾再植，断耳、断鼻再植术后）。

绝对禁忌证主要有：

1. 未经处理的气胸、纵隔气肿。
2. 肺大泡。
3. 活动性内出血及出血性疾病。
4. 结核性空洞形成并咯血。

相对禁忌证：

1. 重症上呼吸道感染。
2. 重症肺气肿。
3. 支气管扩张症。
4. 重度鼻窦炎。
5. 心脏Ⅱ度以上房室传导阻滞。
6. 血压过高者（160/100 mmHg）。
7. 心动过缓＜50次/分。
8. 未做处理的恶性肿瘤。
9. 视网膜脱离。
10. 早期妊娠（三个月内）。

（四）高压氧治疗的副作用

常规的高压氧治疗，无明显副作用，如果工作人员操作不当，不按操作规程操作，擅自改变治疗方案，可产生严重后果。

1. 氧中毒　指高压或常压下,吸入高浓度的氧达一定时程后,氧对机体产生的功能性或器质性损害。氧中毒可分为中枢型、肺型、溶血型和眼型。无论发生哪一型氧中毒,整个机体均同时受害。临床上,在高于 0.3 MPa 压力下吸氧,常规治疗时随意延长吸氧时间,常压下长时间吸入浓度高于 50% 的氧是氧中毒的常见原因。氧中毒一发生,立即停止吸氧,一般可以缓解症状。维生素 E、维生素 C、维生素 K、镁离子制剂等可以预防氧中毒。

2. 气压伤　常见的有中耳气压伤、副鼻窦气压伤和肺气压伤。另外,减压中气胸病人未及时发现和处理,可使胸腔内气体过度膨胀,肺和心脏受压,纵隔摆动,可致病人突然死亡。

3. 减压病　减压速度过快,幅度过大,使气体在组织中的溶解度降低,在血液和组织中游离出形成气泡,造成血管气栓,组织受压的一种高危情况。所幸的是,这种情况多发生在潜水作业中,在一般的高压氧治疗中十分少见。

(五) 高压氧治疗设备

以加压介质分,医用高压氧舱有两种:

1. 纯氧舱　用纯氧加压,稳压后病人直接呼吸舱内的氧。优点:体积小,价格低,易于运输,很受中小医院的欢迎。缺点:加压介质为氧气,极易引起火灾,化纤织物绝对不能进舱,进舱人员必须着全棉衣物进舱,国内、外氧舱燃烧事故多发生在该种舱型;一次治疗多只允许一个病人进舱治疗,部分病人可出现幽闭恐惧症;医务人员一般不能进舱,一旦舱内有情况,难以及时处理,不利于危重和病情不稳定病人的救治。

2. 空气加压舱　用空气加压,稳压后根据病情,病人通过面罩、氧帐,直至人工呼吸吸氧。优点:安全;体积较大,一次可容纳多个病人进舱治疗,治疗环境比较轻松;允许医务人员进舱,利于危重病人和病情不稳定病人的救治;如有必要可在舱内实施手术。缺点:体积较大,运输不便,价格昂贵。

3. 高压氧治疗设备除了高压氧舱以外,还有空气压缩机(以产生压缩空气)、储气罐(以储备压缩空气)、空调系统、监视设备、对讲设备、控制台等。

(六) 高压氧治疗过程

高压氧治疗时,一般分三个阶段进行。

1. 加压　由常压加压上升至所需治疗压力的过程。单人纯氧舱直接用高压氧气加压,大、中、小型空气舱以压缩空气加压,一般治疗压力为 2~2.5 个大气压。

2. 稳压　当压力升至预定的治疗压力后,立即停止升压即稳压,也称为高压下停留。患者在停留时间内戴面罩呼吸,吸入纯氧,而单人纯氧舱内患者直接吸舱内氧气。高压下停留一般需 60~90 分钟。

3. 减压　高压氧治疗结束后,即按一定的速度排气降压至常压下即可出舱。时间为 20~30 分钟。一般治疗全程时间为 100~120 分钟,10 日为一疗程,但不同疾病的治疗时间不同。

(王　维　杨卫新)

第三节 作业疗法

作业疗法(occupational therapy,OT)是运用有目的、经过选择的生活、工作或生产劳动、休闲游戏、社会交往等活动形式,使用工具和(或)设备来进行作业训练,帮助因躯体、精神疾患或发育障碍造成的暂时性或永久性残疾者,最大限度地改善与提高生活自理、恢复工作学习和适应社会等方面的功能独立水平,提高其生活质量的一类康复治疗方法。

作业疗法包括针对功能障碍的功能性作业训练和技能性作业训练,内容丰富,形式多样,具有浓厚的趣味性。功能的进步,劳作的成果,又进一步激励病人训练的信心与热情。作业治疗环境的设施与气氛接近家庭、车间、办公室等社会环境,有现实性和生活气息,不但能提高病人的兴趣,也能提高治疗的效果。在家庭中进行作业治疗更有利于病人过渡到正常生活。

一、作业治疗的作用

(一)增加躯体感觉和运动功能

通过感觉和运动功能的作业训练,结合神经生理学方法、治疗性锻炼改善躯体的活动能力,如增加关节活动度,增强肌肉力量、耐力,改善身体协调性和平衡能力等。

(二)改善认知和感知功能

通过认知和感知作业的训练,提高脑的高级功能的能力,如定向力、注意力、认知力、记忆力和对顺序、定义、概念、归类等的认知,及获得解决问题、安全保护等的能力。

(三)提高生活活动自理能力

通过生活活动自理能力的训练及自助具的使用,提高患者自行活动能力、自我照料能力、适应环境及工具使用能力等。

(四)改善社会、心理功能

通过作业活动以改善患者进入社会和处理情感的能力,包括自我概念、价值、兴趣、介入社会、人际关系、自我表达、应对能力等,并且调动患者的情绪和积极性,增强战胜疾病的自信心。

二、作业治疗的适应证与禁忌证

(一)适应证

凡需要改善手的运动功能(特别是 ADL 和劳动能力)、身体感知觉功能、认知功能、改善情绪、调整心理状态、需要适应住宅、职业、社会生活条件的患者,都需要进行作业治疗。

1. 儿科　肢体残疾,如脑瘫、小儿麻痹症、肌营养不良、类风湿关节炎、其他创伤或感染引起的运动障碍。发育缺陷,如精神发育迟滞、先天性畸形。学习困难或残疾,包括诵读困难、学业落后、运动技能的学习困难。

2. 精神科　精神分裂症、焦虑症、抑郁症、情绪障碍。

3. 骨科　截肢后(尤其上肢截肢后)、骨关节损伤后遗症、手部损伤、颅脑损伤、脊髓损伤等。

4. 内科和老年科　脑血管意外、关节疾病、老年性认知功能减退、帕金森病等。

(二) 禁忌证

意识不清、病情危重、心肺肝肾严重功能不全、活动性出血等。

作业疗法已用于多种病、伤、残者的治疗。随着高新技术在康复医学领域的应用，作业疗法的水平也在不断提高。

三、作业疗法的目的和流程

(一) 目的

维持现有功能，最大限度地发挥残存功能；提高日常生活活动的自理能力；为病人设计及制作与日常生活活动相关的各种自助具，为病人提供职业前技能训练，增强病人的自信心，使其从运动功能上、生活技能上和心理上回归社会。

(二) 流程

1. 作业疗法的基本元素　是病人、作业治疗师、作业内容和环境。作业内容是指治疗师根据病人的功能状况及个人兴趣等选择相关的作业训练内容。环境则是实施作业活动的场所。

2. 作业疗法的流程　采取分析病人资料（或接受康复医师的处方）→初期作业活动的评定→制定治疗目标（康复评定会）→制定作业训练计划→实施治疗计划（作业训练）→中期评定会→作业修改（调整）治疗计划→实施治疗计划→后期评定会（决定今后的治疗方针）。

四、作业疗法的有关评定

作业活动主要包括三大类，即日常生活活动、生产性活动（也称贡献性活动）以及娱乐性活动（也称消遣性活动）。治疗师只有了解病人的活动能力及障碍状况、认真科学地评定，才能制定出切合实际的作业疗法方案。因此作业疗法评定包括作业活动评定、与作业活动有关的各种功能障碍的评定以及生活环境评定。

(一) 作业活动障碍的自我评估

1. 检查用量表　常采用作业活动测量表（表4-5），此表不仅能够帮助病人发现日常作业活动方面的困难所在，而且有助于在众多问题中突出主要矛盾，从而确立康复目标、制定治疗计划，还可测量作业疗法过程中作业活动的变化及改善情况，同时检验治疗方法的效果。

2. 检查方法　采用面谈方式进行，整个测量可分为5个步骤进行。

(1) 发现问题：作业疗法师按照作业活动内容，通过提问、提示、讨论，帮助病人发现需要做、想要做而目前又不能做的活动或事情，并将问题列出，记录在表中，如表中A。

(2) 问题重要性的评估：在列出存在的问题后，让病人就每一项问题对自己的重要性作出判断，分别在表中E、F、G中评分，从1分到10分，1分说明完全不重要，10分则表示非常重要。

(3) 现状和满意度的评分：让病人从E、F、G中挑出5个自认为最重要的动作和（或）活动障碍，并对完成这些动作的现状和满意度评分。从1分到10分，并将重要性(I)、现状(P)

和满意度(S)的评分,以及重要性和现状评分的乘积(I×P)、重要性和满意度评分的乘积(I×S)分别填于表中 H 栏的各项目下。

(4)治疗后再评估:经一段时间治疗后,要求病人对表中 H 所列出的问题重新评分。计算出新评分及其变化差值,如表中 I 栏。

(5)追踪:治疗师用一个新的表,重复上述过程以判断活动障碍是否依然存在,或出现新的问题,如表中 J 栏。目的在于制定出计划或继续治疗的计划。

表 4-5 作业活动测量表

姓名　　　　　　年龄　　　　　　编号　　　　　　回答问题者
治疗师　　　　　评价日期　　　　　　　　　　　部门(科室)
再评价日期　　　　　　　　　　　　　　　　　　单位(医院)

A. 步骤1:发现问题 如可通过提问的方式帮助病人发现其作业活动方面的问题,如: a. 你需要自己穿衣服吗? b. 你自己想穿衣服吗? c. 别人期望你穿衣服吗? d. 你自己能穿衣服吗? e. 你满意现在穿衣服的状况吗?	步骤 2:问题重要性的评分: 让病人自己使用评分卡就每一个活动的重要性进行评估(等级1~10),估量值填在相应的空格里		让病人自己从描述问题中选出5个最重要的问题,记录在下面,并要求对完成每一活动的现状和满意度进行打分,分数等级从1~10			
B. 步骤1a:自理活动个人护理(如穿脱衣、洗漱、进食、洗澡等)、功能活动(如各种转移、走动、室外走动等)、社区活动(如购物、理财、使用各种交通工具等)	E	□□□□□	H. 问题　　　I　P　S　I×P　I×S 室内外活动　□　□　□　□　□ 坐轮椅　　　□　□　□　□　□ 打电话　　　□　□　□　□　□ 持勺　　　　□　□　□　□　□ 翻阅　　　　□　□　□　□　□			
C. 步骤1b:生产性活动有报酬/无报酬工作(如找工作/保持工作、志愿服务等)、料理家务(如打扫卫生、洗衣、做饭、照管孩子等)、玩耍/上学(如技能游戏、家庭作业等)	F	□□□□□	I. 步骤4:再评价　间隔一段时间后就每个问题的现状和满意度再评估,计算新的评分和变化 　　　　　　I　P　S　I×P　I×S 室内外活动　□　□　□　□　□ 坐轮椅　　　□　□　□　□　□ 打电话　　　□　□　□　□　□ 持勺　　　　□　□　□　□　□ 翻阅　　　　□　□　□　□　□			
D. 步骤1c:休闲活动安静娱乐(如各种爱好、手工、阅读等)、活动性娱乐(如体育、郊游、旅行等)、社交活动(如打电话、串门、聚会等)	G	□□□□□	J. 步骤5:追踪 用相同的步骤发现新的或依然存在的作业活动问题 小结: 初次评价 再次评价			

3. 评分方法及结果分析

(1)单项分的计算方法:重要性(I)、现状(P)、满意度(S)评分后,(I×P),(I×S)的分值最高为100分,意味着不需要治疗,低于100分表示需要作业治疗。再评价时也同样计分后进行单项比较或总的疗效比较,以评估疗效与恢复程度。

(2) 总分计算方法:总现状分=(重要性总分×现状总分)/问题总数;总满意度分=(重要性总分×满意度总分)/问题总数。

(二) 作业活动能力的评定

作业活动涉及躯体功能与心理功能的各个方面,必须对病人进行全面详细的检查和评定,包括运动、感觉、知觉、认知、心理、日常生活活动、社会交往、功能独立性等诸多方面(各项评定详见评定和康复治疗的有关章节)。评定时还应详细了解病人的性格、习惯、兴趣、爱好以及使用助行器、矫形器、假肢、轮椅等康复辅助用具的情况,以便安排合适的作业训练项目。

(三) 作业活动环境的评定

环境评定是指按照残疾人自身的功能水平,对其即将回归的环境进行实地考察、分析,找出影响其日常生活活动的因素,并提出修改方案,最大限度地提高其独立性。

1. 评定的目的　评定患者在家中、社区和工作环境中的安全、功能水平及舒适程度;对患者、患者家庭、就业者和(或)政府机构、费用支付者提供适当的建议;评定患者需要添加的适当设备;帮助准备出院患者及其家属确定是否得到较好的服务,如院外门诊治疗、家庭健康服务等。

2. 环境评定的方式　环境评定可以通过现场评定的方式来完成,因为现场评定可以了解到患者活动所必须完成的实际环境,并能进行现场动作评定,所以现场评定更优越一些。现场评定可单独地影响着患者的功能,至于具体环境的改造处理,现场评定也将为治疗师提供一个良好的机会。

3. 家庭环境的评定　患者返回家庭后,家中必须进行适当的改造,才能方便他们的生活。改造的原则是要符合无障碍的要求。是否符合这一要求可按下述方面进行评定:

(1) 出入口:理想的通道是光滑、平坦的表面,易于走到家里。通道要有好的光线,便于恶劣天气下提供足够的照明。如有安装扶手的需要,一般情况下扶手应有 81.3 cm 高,至少一边的扶手应延长超过楼梯的底部和顶部 45.7 cm,扶手高度应因人而异,不宜太高和太矮。

为方便使用轮椅的患者,出入口应为斜坡形,倾斜角度为 5°左右,或斜坡长度与坡高比为 12:1,宽度在 1~1.4 m,表面不要太光滑,要安装扶手,斜坡两边地面上要有 5 cm 高的突起围栏,以防轮子滑出,坡表面要用防滑材料。

门锁的使用对患者来说是容易办到的,除锁的高度要评价外,还要评定旋转钥匙所需力量的大小。当然,随着科技的发达,一些特殊的锁系统(声音、磁卡、电控、红外线控制等)对一些患者来说是非常重要的。

门口的宽度应当测量,一般来讲,门的宽度应为 81.3~86.3 cm,可适合大多数轮椅使用者通过。房间的门不要太重,压力不应超过 3 632 g,以便某些患者能够自己把门打开。

(2) 楼梯设计:楼梯每级台阶高度不应大于 15 cm,深度为 30 cm,两侧均需有扶手,离地面的高度为 65~85 cm,楼梯面要用防滑材料,楼梯至少应有 1.2 m 的宽度。要注意台阶的边缘,台阶表面不能太光滑。

(3) 走廊:通过一个轮椅和一个行人的走廊宽度为 1.4 m,轮椅旋转 90°处所需空间应为 1.35 m×1.35 m,以车轮为中心旋转 180°时,一定要有 1.7 m×1.7 m 的空间。偏瘫患者用轮椅和电动轮椅360°旋转时,需有2.1 m×2.1 m空间。转90°需1.5 m×1.8 m的空间,供轮椅出入的门至少应有85 cm以上的有效宽度,通道应有1.2 m有效宽度。单拐步行时,通道所需宽度为70～90 cm,双拐步行时需90～120 cm,门的有效宽度至少为85 cm,通道宽度为1.2 m为宜。

(4) 室内安排:对使用手杖、腋杖和支架的人所需要的室内活动空间较正常人大,对轮椅使用者则更大。一般用于90°转弯的空间应为1.4 m×1.4 m,而做180°转弯时所需的空间应为1.4 m×1.8 m,而偏瘫患者使用轮椅和电动轮椅360°旋转时需有2.1 m×2.1 m的空间,转90°需1.5 m×1.8 m的空间。家具之间要有通道,必须能使患者由一个房间到达另一个房间。室内地板不应打蜡,地毯应尽量除去,对视力较差的患者,可在地板上贴一条明亮的彩带,来帮助他们在光线较差的地方移动。圆门的开关把手,应改造成向外延伸的横向把手以利开关。卧室内的床应是牢固不动的,可以把床靠墙或放在某一角落,来增加床的稳定性,另外,还可在每个床腿下放一橡皮大套子,同样起到稳定床的作用。床的高度调节,可通过使用规则的木块、其他材料或有弹性的盒状物垫高每一个床腿,也可将床提到一个适当的高度。要仔细评定床垫,其表面应是坚固、舒适的,必要时可在床垫下面垫一块床板,这样可改善睡眠状况。建议在床边放置一张桌子或一个柜子,并在其上面放一盏台灯、电话和必要的药品。如果需要的话(如独居的老人),可在床头旁边装一个传呼铃。卧室内桌前、柜前以及床的一边应有1.6 m的活动空间,以便轮椅可作360°旋转,以应付各种需要。如床头一侧放床头柜,此侧离床应有81 cm,以便使轮椅自由进入。

由于坐在轮椅上手能触及的最大高度一般为1.22 m,因此,木柜内挂衣架的横木不应高于1.22 m,衣柜深度不应大于60 cm。坐在轮椅上时向侧方探身的合适距离为1.37 m,因此,柜内隔板和墙上架板不应大于此高度。墙上电灯开关也应如此,而且为了方便,低于92 cm更好。侧方伸手下探时最低可达高度为23 cm或更小,因此,最底层的柜隔板、抽屉不应低于此高度;墙电插座以离地30 cm以上为宜。侧方水平或稍向下外探时,能达到合适距离为60～65 cm,合适高度为91.5 cm,最大高度为117 cm左右,设计落地台柜时要充分考虑。

室内外的照明要好,除视力清晰外还有心理因素。室内温度要有调节的可能,因脊髓损伤的患者,尤其是颈部损伤的患者体温调节有障碍。

(5) 卫生间安排:要考虑患者家中的厕所是单独的,还是与浴室在一起,房间的大小,通道、厕所在室内的位置(需考虑轮椅移动的方式),厕所马桶的高度,卫生卷纸固定架的位置,地面的铺设材料。厕所的门最好是拉门,以免开门时引起麻烦,如向外开的门,需患者后退才能开门,开门后需转过身来关门;向内开的门占据了室内空间,活动不便。厕所浴室门应有81.5 cm,最小的盆洗室(内有洗手池、马桶和小浴盆)应有2.21 m×1.52 m的使用面积,马桶和洗手池中轴线间距不应少于68.5 cm,与墙的距离不应少于45 cm,否则轮椅不能靠近。洗手池底部不应低于69 cm,以便乘轮椅患者的大腿都能进入池底,便于接近水池以洗手和脸。龙头采用长手柄式,以便操作。池深不应大于16 cm,排水口应低于患者够得着处。洗手池上方的镜子应倾斜向下,否则患者难以照到轮椅里的身体部分;镜子中心应在离地105～115 cm处,以便乘轮椅患者应用。

大便池一般采用坐式马桶,高40～45 cm,两侧安置扶手,两侧扶手相距80 cm左右,若要供左和右偏瘫患者应用,扶手也可采用可以移动的,移开一侧以便轮椅靠近。为了便于扶拐的男患者小便,最好有落地式小便池,两侧离地 90 cm 处有扶手,正面 120 cm 处也有横的支栏,以利于患者依靠和释出双手解开裤扣小便。单设坐式马桶仅需 2 m² 总面积,设一个两侧扶手可以移动的坐式马桶和一个落地式小便池时约需 2.8 m² 的总面积。

淋浴头应采用带蛇皮管的手持式,这样患者应用时方便。浴缸大小、形状多种,为了便于残疾人使用,多进行部分改进,如在浴缸上或浴缸内装上可调的座板、轮椅—浴缸转移板。盆浴时,盆沿离地面的高度应与轮椅座高一致,为 40~45 cm,盆周与盆沿同高处应有一些平台部分,以便患者转移和摆放一些浴用物品,地面和盆底应有一些防滑措施,水龙头用手柄式较好,盆周应有直径 4 cm 的不锈钢扶手。淋浴时用的手持沐浴头,喷头最大高度应该位于坐在淋浴专用轮椅上的患者能够得着处。同时具备浴盆、淋浴的浴室面积在 2 m× 2 m 左右。也可使用水平的或垂直的扶手(必须安全、牢固地固定在墙上),将有帮助于转移。还有专供脑瘫儿童洗澡的浴缸洗澡架。淋浴室应考虑的事项:淋浴头是单独安装或装在浴缸上,淋浴头及控制旋钮的位置,使用的淋浴椅或长凳,支持扶手的形式(如果患者站着淋浴,垂直性扶手有助于患者走近,而水平扶手则有助于患者的平衡)等。

此外,应放一个患者易于取放的浴巾架和洗澡用品。在水槽上方,装一面大镜子,有时也是很重要的。脸盆高度对于可自己移动者为 90 cm,轮椅使用者为 75 cm,脸盆下净高至少 66 cm,从墙至脸盆前面应有 50 cm 距离。地面和盆底应有防滑措施,盆沿应有直径 4 cm 的不锈钢扶手。任何一个可接近的热水管,都应该被遮起来,以免烫伤。

(6) 取暖设备:所有的取暖设备、热气排气管、热水管,都要被遮挡住以避免烫伤,特别是对感觉损害的患者尤为重要。逐渐让患者适当接近热控制,如在热控制装置上采用扩大的、延长的、实用的把手,使他们使用起来更方便。

(7) 厨房和用餐:一般性考虑包括通道、房间大小、台面的高度与深度、碗架的高度,能否开关水龙头,电灯开关的种类及高度。台板的高度对轮椅使用者应是合适的,胳臂休息台应能放在台面的下面,台面至少有 61 cm。台面应是光滑的,有利于重物从一个地方移到另一个地方。可建议使用一个带有脚轮的小推车,能够很容易地把一些物品从冰箱或其他地方移到台板上。桌子的高度也应能让轮椅使用者双膝放到桌下。当然,桌子的高度可以升降更好。要注意电炉、煤气灶的使用,避免引起火灾。靠近生火器的台面要防火,有利于烹调时对较热物品的转移。随着生活水平的提高,一个台式微波炉对某些患者来说是很重要的。要注意安全,一个家用灭火器是很有用途的。要考虑餐桌的高度,桌边使用的椅子,移向或移开餐桌的难易程度。

(8) 家具:坐椅高度应根据工作面高度决定坐椅高度,通常人的肘部与工作面之间有一个舒适距离,距离是 275±25 mm,当上半身有好的位置后,再注意下肢,舒服的坐位姿势,是大腿近乎水平及两脚被地面支持。坐椅深度要恰当,太深,坐者不能靠背,通常深度是 375~400 mm 为宜,不应超过 430 mm。宽度以宽为好,宽的坐椅允许坐者姿势可以改变,最小的椅子宽度是 400 mm,再加上 50 mm 的衣服和口袋装物的距离。对于有靠手的坐椅,两靠手之间的距离最小是 475 mm,不会妨碍手臂的运动。单个椅子是这样,如果是排成一排的椅子,还必须考虑肘与肘的宽度,如果穿着特殊的服装,应增加适当的间隙。

身体的稳定性使主要重量围绕坐骨结节的面积来承受。太软太高的坐垫造成身体不易平衡和稳定,反而不好。椅子表面的材料,应采用纤维材料,既可透气,又可减少身体下滑。不要采用塑料面,塑料面不透气,表面太滑,使人坐着感到不舒服。身体的稳定性可以靠手来帮助,可把手臂放在桌子上,手臂下可以放小的垫子。对于有扶手的坐椅,扶手高度自椅面以上 200 mm 为宜,应该是能使手臂自然垂下的高度,扶手太高是错误的设计。椅子的转轴可使椅子转动,适应人的姿势改变或转动。转椅也增加了坐者能伸手达到的范围,转椅还能使坐者接近或离开工作对象,而不需要前后移动椅子。坐椅的靠背具有弹簧作用,可以随人体的背部发生相应的变化,有的靠背能支持人的肩部及腰部,具有较高的高度和呈凹面形状,给整个背部较大面积的支撑。靠背厚度约 125 mm。

4. 社区人工环境(公共场所)的评定

(1) 人行道:为了便于轮椅使用者通过,其宽度不小于 120 cm,如果有坡,其高度应在 2.54～30.5 cm,路面应以坚固防滑水泥、柏油碎石铺成,如以砖石铺设,应平整、砖与砖之间紧密无缝。

(2) 路边镶边石:应呈斜坡状,以利轮椅通过。

(3) 斜坡:斜坡的高度以 2.54～30.5 cm,宽度以 90～120 cm 为宜,如斜坡长超过 10 m,斜坡改变方向或斜坡超过以上标准,则中间应有一休息用的平台。所有斜坡的路面应是防滑的,其两侧边缘应有 3.5 cm 的路阶,以防轮椅冲出斜坡边缘。

(4) 扶手:为了使斜坡适用于步行者和轮椅使用者,其两侧应装有栏杆,对步行者而言,其扶手高度以 90 cm 为宜,而对轮椅使用者则以 75 cm 为宜。

(5) 可移动的斜坡:如果一建筑物不是经常为残疾人所光顾,则可使用移动式的斜坡,其最大高度约三级台阶,材料可使用 0.3 cm 厚的铝片。

(6) 台阶:单级台阶可在附近的墙上装一垂直扶手,距台阶底部约 90 cm,多级台阶则应使用水平的扶手,应在台阶的底端和顶端各延伸至少 30 cm。应注意扶手直径应为 2.5～3.2 cm,扶手内侧缘与墙之间距离为 5 cm,不宜太远。

五、作业疗法中的活动分析

在选择一项适合的作业治疗活动之前,治疗师需对各种活动进行分析,目的在于通过分析一项活动的内在特性,即活动的基本成分以及从事这项活动所要求达到的功能水平,针对病人的具体情况及康复治疗目标,决定这项活动是否符合针对治疗活动的要求,以便通过训练达到治疗目的。

(一) 作业活动分析的方法和步骤

1. 列出这项活动的每一个步骤。
2. 分析完成这项活动需要具备的功能和能力。
3. 分析完成这项活动的外部因素(如使用何种工具或器皿、在何处进行、是否有社会意义)。
4. 将每一步骤分解成动作进行分析,分析动作的重复性、ROM、原动肌、重力影响、完成动作肌力(Ⅰ～Ⅴ级)、肌肉收缩类型(等长、等张)。
5. 分析病人进行活动必须稳定哪些关节,用什么方法进行稳定。
6. 分析这项活动适用于哪个年龄组。
7. 分析这项活动需要的代谢当量(MET)水平为多少。
8. 分析这项活动进行时的注意事项。

9. 分析这项活动可达到什么短期目标。

10. 将这项活动进行难度递增分级，包括肌力、主动 ROM、协调性/灵巧性、耐力。

（二）作业疗法处方

作业疗法处方应包括治疗的目标、项目、治疗（训练）量、治疗时间和频度，以及注意事项等内容。目标与项目应根据病人的综合情况选定，如改善手的精细功能、增强上肢肌力、床与轮椅间转移的训练。训练量可参照作业活动的相近代谢当量（MET）值（表 4-6）。作业强度、体位和姿势、材料和用具、是否用辅助具等应在处方中规定。治疗时间多为每天一次，每次 30 分钟左右，出现疲劳等不良反应时应减少频度或缩短时间。

表 4-6 作业活动的相近代谢当量值

MET 值	作业活动项目
1.5～2	桌上工作、电动打字、操作计算机、缝纫、玩扑克等
2～3	手动打字、修理收音机或电视机、轻的木工作业、推盘游戏等
3～4	装配机械、推独轮车、焊接、清洁玻璃窗、打羽毛球等
4～5	油漆、石工、木工、打乒乓球、跳舞、健美操等
5～6	园艺挖掘、轻的拉土、溪流钓鱼、溜冰、溜旱冰等
6～7	劈木头、剪草、打网球、参加羽毛球赛等
7～8	锯木头、打篮球等

处方内容还应根据治疗情况循序渐进，及时调整。同时注意作业疗法需与运动疗法、理疗、心理治疗、言语疗法、康复工程、药物治疗、中医传统疗法密切配合，以提高疗效。

六、作业疗法的功能训练

作业疗法中针对病人的功能障碍进行改善或恢复功能的功能训练，是为病人恢复正常生活、工作、社会活动创造主观的条件，是技能训练的基础。

（一）运动功能的作业训练

1. 维持和扩大关节活动度训练　在作业疗法中必须强调早期康复的重要性以及注意体位的变换和良好的肢体位置的保持，经常以被动活动帮助病人关节活动。根据作业疗法的特点，设计一些病人感兴趣的作业活动，在被动关节活动运动的同时，不断地扩大关节活动范围。加大关节活动范围的作业训练有：

（1）肩肘伸屈作业训练：锯木、刨木、打锤、擦拭桌面、在台面上推动滚筒、打篮球等。

（2）肩外展内收作业训练：粉刷、编织、绘图、拉琴、写大字等。

（3）肘伸屈作业训练：锤钉木板或钉制木盒、调和黏土等。

（4）前臂旋前旋后作业训练：锤钉、拧螺帽、拧龙头、拧铁丝等。

（5）腕伸屈、桡尺偏作业训练：粉刷、和泥、锤钉、和面、绘图、打乒乓球等。

（6）指精细活动作业训练：拾珠子或豆子、黏土塑形、和面、包饺子、木刻、编织、插钉、弹琴、写字、珠算、下棋、拼图、拧螺钉等。

（7）膝伸屈作业训练：上下楼梯、踏自行车等。

（8）踝伸屈作业训练：脚踏缝纫机、脚踏风琴、踏自行车等。

2. 增强肌力的作业训练　作业疗法中的肌力训练一般有以下原则:肌力 0,1 级时,只进行被动运动;肌力 2 级时,进行辅助主动运动或利用支具辅助运动;肌力 3 级以上时,进行主动运动;肌力 4,5 级时,可提供抗阻力运动。其主要训练方法有:

(1) 增强上肢肌力的作业训练:拉锯、刨木砂磨、调和黏土、推重物等。

(2) 增强手部肌力的作业训练:捏黏土或橡皮泥、和面包饺子、木刻等。

(3) 增强下肢肌力的作业训练:踏功率自行车等。

3. 改善协调平衡的作业训练　造成协调和平衡障碍的原因很多,这就要求对病人进行全面评价与治疗,又要根据情况具体对待。

(1) 眼手上肢协调作业训练:砂磨板、拉锯、编织、缝纫、嵌插、剪贴、木刻等。

(2) 下肢协调作业训练:脚踏板、脚踏缝纫机等。

(3) 上下肢协调作业训练:用脚踏缝纫机做缝纫、保龄球等。

(4) 平衡作业训练:套圈、推小车等。

4. 增强体力耐力的作业训练　原则为少负荷、多重复。根据病人的个体状况与兴趣,安排容易简单或较难复杂的作业活动,长期坚持进行训练,有助于增强体力和耐力。

(二) 感觉功能的作业训练

感觉障碍要认真地进行评价,区分深浅感觉障碍,有针对性地进行健侧和患侧的同步治疗,强化正确感觉的输入,训练要反复进行,以达到最好效果。感觉功能的作业训练重点在手部。

1. 保护觉的作业训练　以视觉代触觉识别物品,避免手指接触过热过冷、尖锐、沉重物。

2. 位置觉的作业训练　先后在直视和闭眼时以笔或橡皮头刺激手指,判断刺激的位置。

3. 动静态触觉的作业训练　先后在直视和闭眼时以木杆、笔或橡皮头在手指上滑动与按压,判断感觉。

4. 振动觉的作业训练　以 30 Hz 与 256 Hz 的音叉反复刺激手指,判断振动觉。

5. 两点辨别觉的作业训练　将两脚圆规的针尖距离由 10 mm 逐渐缩小到 2 mm,促使辨别觉的出现与加强。还可在直视与闭眼时用手触摸布袋内或盒内不同形状、大小、质地的物品,如小球、硬币、钥匙、木块、塑料块、布料、棉团等,加以描述、比较和识别。

除了手部感觉的作业训练外,还有视觉、听觉、本体感觉、感觉运动觉等的作业训练。

(三) 其他功能的作业训练

1. 知觉功能的作业训练　包括失认症和失用症的作用训练。

2. 认知功能的作业训练　包括注意力、记忆力、定向力、表达力、理解力、判断力、计算力、自知力的作业训练。

3. 改善心理状态的作业训练　包括转移注意力、镇静情绪、增强兴奋、宣泄情绪、减轻负罪感、增加自信的作业训练。

4. 增强社会交往的作业训练　包括集体劳动、集体文娱活动、集体体育活动等。

七、作业疗法的技能训练

对功能障碍病人在日常生活、职业、社会生活中所需要的技能训练包括了功能训练的内容,但不是某一项功能的训练,而是接近于现实活动的技能训练和指导。

(一)日常生活活动训练

1. 转移训练　脑卒中偏瘫与脊髓损伤截瘫病人的转移训练具体操作不同。

(1)偏瘫病人的转移训练:①从床到轮椅的转移:轮椅与床成 45°角,刹住车闸,向两侧旋开足把,病人用健手健腿站起,将健手扶在外侧扶手上,以健腿为轴转动躯干,使臀部正对椅子坐下。②从轮椅到床的转移:轮椅与床位置同上,健手支撑近床扶手,用健手、健足站起,然后健手支撑床面以健腿为轴转动躯干使臀对床坐下。③从轮椅到坐便器或浴盆的转移:轮椅与坐便器或浴盆成 30°~40°,向两侧旋开足托板,用健腿站起、弯腰、用健手抓住扶手或盆边沿,以健腿为轴转动身体坐下。

(2)截瘫病人的转移训练:①从床到轮椅的转移:分直角对床转移和与床成 30°转移两种。直角对床转移:轮椅靠床成直角,刹住车闸,病人背向轮椅,以双手反复撑起臀部后移至床边,再将双手扶于轮椅扶手上撑起上身,后移臀部坐于椅内。与床成 30°转移:轮椅靠床成 30°,刹住车闸,除去轮椅近床侧扶手,病人在床边端坐住,一手撑床,一手握轮椅外侧扶手,将上身撑起并斜移臀部至轮椅坐下。②轮椅至坐便器和浴盆的转移:轮椅尽可能斜靠坐便器或浴盆,刹住车闸,旋开足托,除去近坐便器或浴盆的轮椅扶手,一手撑住轮椅座面,另一手撑住坐便器远侧座圈或浴盆扶手,将身体移向坐便器或浴盆。

2. 进食训练　包括吞咽动作训练和摄食动作训练。

(1)吞咽动作训练:病人意识清楚,有吞咽困难但无误咽,应予以个别指导训练吞咽。

(2)摄食动作训练:①偏瘫病人进食训练:可使用特制的碟挡防止食物推出碟外,碟下加垫湿毛巾或胶皮防止碟子移动。②截瘫病人进食训练:借助"C"形夹等自助具完成进食,但病人必须具备肘关节的屈伸功能。颈 6、7 损伤者经训练可独立完成进食,而颈 5 损伤者不能完成,需要由他人帮助。

3. 梳洗训练　偏瘫病人可用健手进行或使用自助用具或辅助装置,如拧毛巾时可将毛巾绕在水龙头上拧干,使用长柄的梳子、刷子或带有吸盘的刷子,截瘫病人上肢功能均较好可独立完成梳洗,而四肢瘫者需他人帮助。

4. 更衣训练

(1)偏瘫病人的更衣训练:先穿患侧衣袖或裤腿,后穿健侧,脱法与穿法相反。

(2)改造穿着:如不穿套头衫,上衣不用扣子,改用拉链或尼龙搭扣,裤腰改用松紧带,不穿系带鞋,改穿船形鞋等。

(3)使用自助具:如用长柄的钩子拉拉链或提裤子、袜子,用长柄鞋拔提鞋等。

5. 家务劳动训练　对认知觉和上肢运动恢复较好者可以进行清洁卫生、烹饪炊事、选购物品、使用电器等家务劳动的训练。训练时注意安全,必要时使用自助具。

(二)职业技能训练

职业技能训练可以改善病人的躯体功能障碍和心理障碍,并为就业做好体力与技能的准备。职业技能的种类颇多,常用的训练方法有:

1. 木工和木刻作业训练　适用于上肢肌力较弱、上肢关节活动受限、手部肌力较弱、手指精细动作协调性差的病人,不能用于坐位平衡困难和认知及感觉障碍的病人。

2. 编织、刺绣作业训练　适用于手眼协调性差、关节活动受限、双手协调性差、手指精细动作差的病人;而认知功能障碍、严重视力障碍、共济失调的病人不适用。

3. 黏土作业训练　可用硅胶土、橡皮泥等代替黏土,适用于手部肌力差,手部关节活动度受限、手指精细动作差、双手协调性差的病人。

4. 缝纫作业训练　手摇缝纫可加大肩肘腕活动范围,增强上肢肌力和眼手协调性;脚踏缝纫可增加髋膝踝关节活动范围,增强下肢肌力及眼、手、上下肢协调性。

5. 镶嵌作业训练　适用于手部肌力差、手指精细动作差、双手协调性差的病人。

6. 办公室作业训练　如书写、珠算、打字、操作计算机、资料管理、电话通讯等方面的训练,有增加上肢关节活动范围、增强各种协调性、提高注意力、记忆力、增强社会交往等作用。

（三）休闲活动作业训练

休闲活动可调节病人生活节奏,改善精神状态,有利于加强社会交往。如书画、手工艺、养花等活动;欣赏音乐、戏剧、演奏等文娱活动;下棋、玩扑克、套圈、抛球等游戏;打乒乓球、羽毛球、太极拳等体育活动等有增加肌力和协调性、增加关节活动范围、分散注意力、陶冶心情、促进健康等作用。

（四）使用康复辅助用具的训练

康复自助具和辅助用具的选购、设计改造和使用都要加以指导和训练,方能产生积极的康复辅助作用(详见第四章第六节)。

八、作业治疗用的设备

（一）作业功能评定用的器械设备

1. 手指精细活动能力测试器具　如插板、插针等,国际市场供应的标准化测试器具如Perdue 插板测试器等。

2. 感知觉测试器具　如两点辨别觉测量器、实体觉测验器具、感觉综合测验器等。

3. 认知功能测量器具　包括测量记忆力图片、实物、问卷,测量注意力用的数字表,测量解决问题能力用的积木、拼图材料、故事图画卡片等。

4. 职业能力测试器具　如 Valpar 综合技能要素测试器材,包括一整套工具和器材,可测试12项劳动技能要素,如协调性、反应性、手的精细活动能力、眼－手－足反应能力、独立解决问题能力等要素;又如职业能力偏性测量仪器用于测量手的精细活动能力、瞄准力、组装能力、语言能力、计算能力、反应速度等。

（二）作业治疗用的器械设备

1. 日常生活活动用器械　如食具、厨具、家用电器、梳子、毛巾、模拟厕所、浴室、厨房设备等。

2. 日常生活辅助器具　两端带环的毛巾,长柄、粗柄和(或)弯柄梳子,牙刷,调羹,粗柄笔,长柄持物器,穿袜器,鞋拔,穿衣棒,纽扣钩等。

3. 手的精细活动及上肢活动训练器械　如七巧板、插孔板、套圈用架子、结扣解扣练习器、手指抓握练习器、手指屈伸牵拉重量练习器、砂磨板等。

4. 工艺治疗用器材　黏土及陶器制作用具、竹编或藤编工艺用具、绘画及图案用笔和颜料。

5. 职业技能训练用器材　打字机,缝纫机,电子元件组装器械,简易织机,针织、刺绣用器材,木工基本用具,皮革、工艺及机械维修基本工具,纸盒加工器材等。

6. 矫形器　手腕及手指训练用支具。

7. 其他　感知觉训练及认知训练用器材。

九、注意事项

1. 患者主动参与、家属积极配合　由于作业疗法活动中必须有患者本人主动参与来完成,内容的选择要根据患者的兴趣、爱好、病情、体力、注意力、工作等需要,因人而异。患者家属的积极配合与鼓励对患者的主动参与起着促进作用。

2. 定期测评,制定治疗计划　通过定期评估,了解患者的治疗状况,从而制定和调整治疗计划,使治疗更具体、适用及有效。

3. 合理设置环境　不同的环境对患者的治疗也起着重要作用。治疗室内床、轮椅的摆放,患者衣物的摆放需考虑患者认知功能的问题。

4. 注意安全　治疗中要有医务人员或家属的监护与指导,对行动特别不便的患者,予以保护,防止意外。

（胡玉明）

第四节　言语疗法

言语疗法(speech therapy,ST)是对有言语障碍的病人进行言语训练来改善其言语功能,提高交流能力。若经系统的言语治疗,效果仍不理想者,可用非言语交流方式训练,或借助替代言语交流的方法来达到交流的目的。

一、概论

言语疗法又称言语训练或言语再学习,是指通过各种手段对有言语障碍的病人进行针对性治疗。理论上讲凡是言语障碍的病人都可接受言语治疗,但由于言语训练需要病人与治疗师之间的双向交流,因此,对伴有严重意识障碍、情感障碍、行为障碍、智力障碍以及不愿接受治疗者,就难以进行或难以达到预期的效果。

（一）治疗途径

1. 言语训练和指导　是言语治疗的中心,通过治疗师的指导,促进言语的理解和口语表达能力的提高,恢复或改善病人的构音功能,提高语音清晰度。

2. 手法介入　对一些言语障碍的患者,利用传统医学的手法帮助改善受限的与言语产生有关的运动功能,此方法常用于运动性构音障碍,特别是重症患者。

3. 辅助具的应用　为了补偿功能受限,有时需要装配辅助具,如重度运动性构音障碍腭咽肌闭合不全时,可以给患者戴上腭托,以改善鼻音化构音。

4. 替代方式　当重度言语障碍很难达到正常的交流水平时,可以考虑使用手势、交流板和言语交流器等替代方式。

（二）治疗原理

言语治疗的目的是促进交流能力的获得或再获得。通过治疗人员给予某种刺激,使患者作出反应,正确的反应给予表扬、鼓励(正强化),错误的反应要加以指示、纠正(负强化),反复进行可以形成正确反应,纠正错误反应。

(三)治疗原则

1. 早期开始　言语治疗开始得愈早,效果愈好,因此应注意言语障碍的早期发现,只有早期发现才能早期治疗。

2. 及时评定　言语治疗前应进行全面的言语功能评定,了解言语障碍的类型及程度,制定针对性的治疗方案。治疗过程中要定期评定,了解治疗效果,并据此调整治疗方案。

3. 循序渐进　坚持由易到难、由简单到复杂、循序渐进的原则,如果听、说、读、写功能均有障碍,治疗应从提高听理解力开始,重点放在口语的训练上。治疗内容及时间安排要适当,避免病人疲劳及出现过多的错误。

4. 及时反馈　治疗中根据病人的反应,治疗师应予及时反馈,强化正确的反应,纠正错误的反应。

5. 病人主动参与　言语治疗需要病人的主动参与,治疗师和病人之间,病人与家庭之间的双向交流是治疗的重要内容。

(四)言语治疗的实施条件和要求

1. 场所　对于脑血管病急性期或脑外伤患者,病情许可时,可以在床边进行训练。当可以借助轮椅活动时,可以到训练室进行训练。言语治疗室面积不必太大,但要求环境尽可能安静、舒适,使病人能处于充分放松和心境良好的状态中。各种训练用具和器材如录音机、镜子、秒表、单词卡、图片、常用物品等均应准备充分,整齐有序,尽量减少病人视野内不必要的物品。

2. 形式　主要是治疗师与病人一对一的训练形式,其优点是病人容易集中注意力,保持情绪稳定,刺激条件容易控制,训练课题针对性强,并可及时调整。此外还有自主训练,如用录音机、电脑等进行复述,听理解和听写的训练;小组训练则是减少孤独感,帮助病人逐步接近日常交流的方法之一;家庭训练是治疗师将治疗计划和方法等介绍、示范给病人家属,使病人在家庭亦能进行训练。

3. 治疗次数和时间　可以根据训练者和患者人数而定,每天的治疗时间一般为一次半小时至一小时,每天训练一或两次。为使患者更好地康复,还应对患者家属提供指导。

4. 卫生管理　训练时训练者会经常接触患者的身体和唾液,所以一定要注意预防各种传染病,手指有伤时要特别注意。训练前后要洗手,训练物品要定期消毒,直接接触患者口腔或皮肤的检查训练物品,要尽量用一次性的。

(五)脑损害后言语康复的影响因素

1. 病因、病变部位和严重程度　外伤造成的语言障碍的预后可能要比血管疾病和肿瘤所造成的预后要好。病变范围越大,失语障碍越重,预后越差。

2. 年龄　随病人年龄增长,可供调动的大脑功能潜力也会减少,因此受损者年龄越轻,恢复的可能性越大。

3. 智力及文化程度　患者智力和文化水平高者有较多的智力资源,可以重建新的功能系统,能获得较好的康复效果。

4. 利手　左利手患者有较多能力是属于双侧大脑半球的功能,有更多的潜能调动,因此左利手和混合利手患者较右利手患者恢复快而完全。

5. 发病至治疗时间　越早效果越好,在发病两月内开始治疗最好。

6. 其他　如患者的性格、对恢复的愿望、自知力、心理适应状况等也是影响言语功能恢复的因素。

二、失语症的治疗

（一）治疗目标

失语症治疗的目的是修复和恢复言语过程,改善病人的残存言语技能。因此应根据失语的程度来确定治疗的长期目标。如轻度失语（4、5级）的治疗目标是改善言语功能,力争恢复就业;中度失语（2、3级）的治疗目标是充分利用残存功能,在交流上做到自理;而重度失语（1、2级）的治疗目标则是利用残存功能和代偿方法,进行最简单的日常交流（BDAE失语症分级）。

根据治疗的长期目标和病人的具体情况,选定言语治疗的课题和作业,并拟定一周或一个月的进度和当时应达到的水平,也可视为治疗的短期目标。

（二）治疗时机及流程

目前较一致地认为言语治疗的开始时间应是在病人能注意周围发生的事情,能作出反应并能坚持耐受集中训练30分钟左右,治疗前应作言语评定。虽然发病3～6个月是失语症恢复的高峰期,也就是言语治疗的最佳时机,但对发病2年后的病人进行治疗也会有不同程度的改善。

失语症治疗的一般流程为评定后选择传统（直接）治疗,如成功即可进入实用（间接）方法的治疗;如不成功,只能训练掌握一些代偿方法和技术,完成最低限度的交流。

（三）治疗原则

首先失语症的治疗是再训练而不是教育过程,因为对于已习得言语能力的成人来说,失语是损伤了言语行为而语言能力是完好的。其次在治疗过程中应建立良好的医患关系,同时要注意病人的心理变化特点,调整其心理状况。在具体作业训练时要先易后难、由少到多,每次更换新作业尽量只改变一个因素,低于80%正确率决不进入下一个新作业。在训练效果不良时,注意病人是否有认知缺陷。

（四）治疗方法

失语症的治疗方法较多,尚无统一分类标准。目前常分为传统法、实用法和代偿法。传统法又称直接法,是针对病人听、说、读、写等某一言语技能或行为,利用组织好的作业进行训练的方法,如刺激促进法、去阻滞法、程序操作法等。实用法又称间接法,是只着重交流能力的改善,并不限定采取何种交流方式,也不针对病人特定的言语技能或行为,目的在于恢复病人现实生活中的交流技能的方法,如交流促进法、泛化技术等。代偿法又有内部代偿法和外部代偿法等。本节着重介绍Schuell刺激疗法和交流促进法。

1. Schuell刺激疗法　美国言语治疗先驱Schuell的失语症刺激治疗法（Schuell's aphasia therapy,SAT）是多种失语症治疗方法的基础,刺激法的定义是以对损害的语言符号系统应用强的、控制下的听觉刺激为基础,最大限度地促进失语症病人的语言再建和恢复。

（1）刺激法的原则：Schuell 刺激法的机制和原则可归纳为以下 6 条（表 4-7）。

表 4-7　失语症刺激治疗的主要原则

刺激原则	说明
利用强的听觉刺激	是刺激方法的基础，因为听觉模式在语言过程中居于首位，而且听觉模式的障碍在失语中也很突出
适当的语言刺激	采用的刺激必须能输入大脑，因此要根据失语症的类型和程度，选用适当的控制下的刺激，在难度上要使病人感到有一些难度但尚能完成为宜
多途径的语言刺激	多途径输入，如给予听刺激的同时给予视、触、嗅等刺激（如实物），可以相互促进效果
反复利用感觉刺激	一次刺激得不到正确反应时，反复刺激可能会提高其反应性
刺激应引出反应	一项刺激应引出一个反应，这是评价刺激是否恰当的唯一方法，它能提供重要的反馈而使治疗师调整下一步的刺激正确
反应要强化以及矫正刺激	当病人对刺激反应正确时，要鼓励和肯定（正的强化）。得不到正确反应的原因，多是刺激方式不当或刺激不充分，要修正刺激

（2）治疗课题的选择：可以按语言模式和失语程度选择课题（表 4-8），也可按失语症的类型选择课题（表 4-9）。

表 4-8　不同语言模式和不同失语程度的训练课题

语言模式	程度	训练课题
听理解	重度	单词与句、文字匹配、是或非反应
	中度	听短文做是或非反应、正误判断、口头命令
	轻度	在中度基础上、文章更长、内容更复杂（新闻理解等）
说话	重度	复述（单音节、单词、系列词、问候语）、称呼（日常常用词、动词、唤语、读单音节词）
	中度	复述（短文）、读音（短文）、称呼、动作描述（动词的表现、情景画、漫画说明）
	轻度	事物的描述、日常生活话题交换
阅读理解	重度	画和方案的配合（日常物品、简单动作）
	中度	情景画、动作与句子、文章配合、简单的书写命令
	轻度	执行命令、读短文回答问题、长篇的书写命令的执行、读长篇文章（故事等）后提问
书写	重度	姓名、听写（日常物品单词）
	中度	听写（单词－短文）书写说明
	轻度	听写（长文章）、描述性书写、日记
其他		计算（练习、钱的计算）、写字、绘画、写信、查字典、写作、利用趣味活动等均应按程度进行

表 4-9　不同类型失语症的重点训练课题

失语症类型	训练重点
命名性失语	口语命名、文字称呼
Broca 失语	文字、构音训练
Wernicke 失语	听理解、会话、复述
传导性失语	听写、复述
经皮质感觉性失语	听理解训练（以 Wernicke 失语为课题）
经皮质运动性失语	以 Broca 失语课题为基础

(3) 具体方法：①听理解训练（speech-picture，SP—P）：治疗师把 5~10 张图片摆放在桌面上，由治疗师说出一张图片的名称，让病人指出相应的图片。②称呼训练（picture-speech，P—SP）：治疗师向病人出示一张张图片，或者逐张问"这是什么？"由病人回答。答不出或错答时，治疗师可用词头音或图的用途等提示。③复述（speech-speech，SP—SP）：由治疗师拿图片向病人出示，并反复说几遍一组图片的名称，再让病人复述。注意根据病人能自然正确的复述可变换刺激强度、速度，以及复述词、句的长度等。④读解：常用的方式有词图匹配（word-picture，W—P）或图词匹配（P—W），是让病人拿着词卡或图片读解后选择面前摆放的图片或词卡。⑤书写：如先由词词匹配开始进行抄写训练，逐步过渡到看图命名书写（picture-writing，P—WT）和听写（SP—WT）等。以上是训练方法，应根据情况灵活应用，并注意治疗后的再评价。以决定是维持还是修订训练计划，最终完成治疗目标。

(4) 注意事项：①选择适当的刺激条件：包括刺激的标准、选用词的长度、图片的数量、采取几分之几的选择方法等都应由易到难；刺激的方式以听觉刺激为主，重症病人常采用听、视、触觉相结合的方式；应注意刺激的强弱，刺激的次数和有无辅助刺激（如手势）等；材料选择要注意语言的功能和日常生活交流的需要，以及个人的背景和兴趣等。②刺激提示：在给病人一个刺激后，若病人无反应或部分回答正确时需要进行提示，应注意刺激提示的时间设定、提示的数量和项目。③评价：是指在治疗进行时，治疗师对病人的反应进行评价，要遵循设定的刺激标准和条件，对病人反应做客观的记录，然后判断课题难度是否适合病人水平，如难度太大（无反应或连续误答）应降下一个等级进行治疗，而连续 3 次正确应答率大于 80% 时即可进行下一课题的治疗。④反馈：反馈可巩固病人的正确反应，减少错误反应。当病人正确应答时采取肯定的反应，重复应答或扩展正确反应为正强化；当病人误答时应对此进行否定，并指出正确回答为负强化。在负强化时治疗师应注意态度和语气，以免影响病人的情绪和信心。

2. 交流促进法　交流促进法（Promoting aphasics, communicative effectiveness, PACE）适用于刺激治疗后症状已有改善，而需促进其交流能力的病人。其目的是利用接近实际交流的对话结构、信息，在治疗师和病人之间双向交流传递，使病人尽量调动自己的残存能力，以获得实用的交流技能。

(1) 治疗原则（表 4-10）。

表 4-10 PACE 的治疗原则

目的	原则
交换新的未知信息	传统的疗法是在治疗师已知单词或语句的情况下,对病人单方面要求,PACE要求治疗师将对方未知信息传递给对方
自由选择交往手段	是利用不限于口头表达的残存能力和书面语、手势、绘画、指点等代偿手段进行交往,治疗师在传达信息时可示范与病人能力相适应的表达手段
平等分担会话责任	治疗师与病人在交流时,处于同等地位,会话任务应来回交替进行
据信息传递的成功程度进行反馈	病人是表达者,治疗师作为接收者,根据对病人表达内容的理解程度,给予适当的反馈,以促进其表达方式的修正和发展

(2)具体方法:将一叠图片正面向下扣在桌上,治疗师和病人交替摸取,但不让对方看见图片的内容,然后运用各种表达方式,如呼名、迂回语、手势语、指物、绘画等将信息传递给对方,接收者通过重复确认、猜测、反复质问等方式进行适当反馈,治疗师据病人的能力提供适当的示范。

(3)评定:交流促进疗法的评分方法见表 4-11,对代偿反应可笔录描述。

表 4-11 交流促进法的评价

评分	内容
5	首次尝试即将信息传递成功
4	首次传递信息未能令病人理解再次传递即获得成功
3	通过治疗师多方质问或借助手势、书写等代偿手段将信息传递成功
2	通过治疗师多方质问等方法,可将不完整的信息传递出来
1	虽经多方努力,但信息传递仍完全错误
0	不能传递信息
U	评价不能

(4)手势和交流图的应用:某些失语症病人不仅在口语和手势语交流上发生障碍,还在手势的辨认和表达上有障碍,可用此法配合其他言语疗法,手势训练的方法和步骤是:①治疗师说出手势的名称,要求治疗师和病人同时做手势。②病人模仿手势数次,中间停顿1分钟左右。③病人听语或阅读指令后做手势反复数次,中间停顿1分钟。④病人做手势回答相应的问题。⑤治疗师说出手势的名称,病人写出词语。交流图是治疗师与病人家属或陪伴人员共同设计的,包括病人姓名、地址、电话、与亲属联系方法以及日常生活用语和词卡图像,治疗师指导病人反复训练学会使用。

(5)注意事项:交流促进疗法的内容选择应适合于病人水平,对重症病人应限制图片的数量;对需要示范代偿方法者,可同时进行手势语、绘画等代偿手段;如病人已习惯于过去的训练方法,对交流促进疗法不理解或感到压力过大,不应强制施行;经过一段时间的训练,病人语言功能已超过交流促进疗法的水平的,即可停止此法的训练。

3. 代偿手段的利用和训练 口语和书面文字固然在人类交际中占有最重要的地位,但非言语交流同样可成为有效的社会交往手段,尤其对重度失语症患者更为重要。

(1) 手势语：手势语在交流活动中具有标志、说明和调节等功能，训练可以从点头、摇头、指物等常用手势入手，先由治疗师示范，令患者模仿，进而行实际应答练习，以强化手势的应用。

(2) 画图训练：与手势语相比，画图训练的优点在于画的图不会瞬间消失，可让他人有充足的时间推敲领悟，还可随意添加和变更。训练中应鼓励并用其他的传递手段，如画图加手势等。

(3) 交流板/交流册的训练和应用：交流板是用常用的字加图或标志等组成，患者通过指的动作表明自己的意图，交流册中有患者家人和相关人员的照片，以及表明要求、活动、地点等的照片或图，患者可以随身携带，通过指图进行交流。

(4) 其他：高科技辅助代偿装置，如触按说话器、电脑说话器、环境控制系统等。

三、构音障碍的治疗

构音障碍(dysarthria)是由于神经病变导致言语肌肉的麻痹或运动不协调所致的言语障碍，又称为运动障碍性构音障碍。构音障碍可单独发生，也可与其他语言障碍同时存在。

(一) 治疗原则

1. 针对言语表现进行治疗　从言语治疗学的观点来看，往往是针对异常的言语表现而不是按构音障碍的类型进行治疗。言语的发生受神经肌肉控制，身体姿势、肌张力、肌力和运动协调的异常都会影响言语的质量，言语治疗应从改变这些状态开始。

2. 按评定结果选择顺序　一般情况下按呼吸、喉、腭和腭咽区、舌体、舌头、唇、下颌运动的顺序逐个进行训练。要分析这些结构与言语产生的关系，根据构音器官和构音评定的结果，决定治疗从哪一环节开始和先后的顺序或选择几个部位同时开始构音训练。

(二) 轻中度构音障碍的治疗

1. 呼吸训练　呼吸是发音的动力，而且必须形成一定的声门压力才能有理想的发音。呼吸训练要有良好的坐姿，尽量延长呼气的时间。如病人呼吸时间短而弱，可以手法介入，令病人仰卧位，治疗师的手放在病人的腹部，在吸气末推压腹部以助延长呼气。

2. 构音改善的训练

(1) 舌唇运动训练：几乎所有构音障碍者都有舌唇的运动不良，所以要训练唇的张开、闭合、前突、缩回；舌的前伸后缩、上举、向两侧的运动。训练时使用镜子，便于模仿和纠正动作，每个动作反复 5 次或维持 3 秒。

(2) 发音的训练：完成以上动作后并能尽量长时间保持这些动作时，即可做无声的构音运动，然后轻声的引出靶音。原则是先训练发元音，然后发辅音，再进一步是辅音与元音的结合(元音加辅音加元音)，最后过渡到单词和句子的训练。在训练发音之前，一定要先训练此音的构音类似运动，待掌握了构音类似运动后，才能进行此音的训练。

(3) 减慢言语速度：因绝大多数病人由于痉挛或运动不协调而使多数音发成歪曲音或失韵律，所以要控制言语速度，利用节拍器控制由慢渐快，或治疗师轻拍手掌让病人随节律训练。

(4) 辨音训练：通过口述或放录音训练病人对音的分辨，首先要能分辨错音，治疗师予以指导和纠正。

(5) 利用视觉辨认能力：对于理解能力很好的病人，可以通过画图让其了解发音的部位和机制,指出其问题所在,也可以给病人录音录像,治疗师与病人一起对构音错误进行分析。

3. 克服鼻音化的训练　病人由于软腭运动不充分,腭咽不能够适当闭合,将鼻音以外的音发成鼻音,称为鼻音化,训练的目的是加强软腭肌肉的强度。

(1)"推撑法":是让病人用两手掌相对推或两手掌同时向上、向下推并同时发出"啊"音,随着一组肌肉的突然收缩,促进其他肌肉也趋向收缩,从而增强腭肌的功能,这种方法可与打哈欠、叹息等方法结合应用,效果更好。

(2)引导气流法:是引导气流通过口腔,减少鼻漏气,如吹吸管、吹哨子、吹喇叭、吹蜡烛、吹奏乐器等,可用来集中和引导气流,治疗师可诱导病人持续发音,长呼气。

4. 克服费力音的训练　费力音是由于声带过分内收所致,听起来喉部充满力量,声音好像挤出来似的,治疗的目的是获得容易发音的方式,如采用打哈欠的方法,让病人在打哈欠呼气时发出词和短句。也可应用头颈部为中心的放松训练;以拼音"h"训练发音;以咀嚼训练使声带放松等方法来克服费力音。

5. 克服气息音的训练　由于声门闭合不充分引起的气息声,可用上面所述的"推撑"法促进声门闭合。另可用一个元音或双元音结合辅音和另一个元音发音的方法来产生词、词组和句子。对单侧声带麻痹者,注射硅可用来调整声带的体积,当声带接近中线时,可能会产生较好的声带震动。

6. 语调训练　多数病人因为音调低或单一音调需要进行语调训练。训练时要指出病人的音调问题,训练时发音由低向高,也可借用乐器的音阶变化来进行音调训练。

7. 音量训练　首先要训练病人强有力的呼气并延长呼气的时间,这对音量的调控很重要。另外成人可用具有监视器的语言训练器,病人在发音时观看图形变化,训练和调节发音的音量。

(三)重度构音障碍的治疗

重度构音障碍多见于急性期和病程长、病情重的病人,由于严重的肌肉麻痹,及运动功能严重障碍,以致难以发声和发音。这些病人适合用言语辅助装置或交流辅助系统。

1. 手法　治疗师以手法辅助病人训练,使病人逐步自主完成构音运动。

(1)呼吸:重度构音障碍者呼吸往往很差,因此首先要训练呼吸。卧位训练时病人放松并平衡呼吸,治疗师的手平放在病人的上腹部,随着呼气动作平衡地施加压力,通过横膈的上升运动使呼气相延长,并逐渐让病人结合"F"等发音进行。如可以坐位训练时,治疗师站在病人的前方或侧前方,双手放在病人胸廓的下部,在呼气末轻轻挤压,可以使呼气逐渐延长。注意力量不要过大,老年人和骨质疏松者不宜采用。

(2)舌训练:重度病人的舌呈现僵硬状态或软瘫并存在舌肌萎缩,治疗手法亦有不同,尤其上运动神经元损伤呈现舌僵硬的病人要训练适当,避免过度训练而出现运动功能下降的现象。方法是治疗师戴上指套或用压舌板协助病人做舌的各种运动。

(3)唇训练:通过手法可以帮助病人做双唇展开、缩拢、前突运动,并进行呼吸及爆破音的训练。下颌肌麻痹的病人可能会出现下颌的下垂或偏移,而使唇不能闭合,可以把左手放在颌下,右手放在病人的头部,帮助做下颌上举和下拉的运动,逐步使双唇闭合。唇的训练不仅为病人发双唇音做好准备,也可使流涎症状逐步减轻或消失。

2. 交流辅助系统的应用　交流辅助系统又称替换或增强交流系统(alternative or augmentative communication system, ACS),有很多种,最简单的有图片板、词板和句子结构板。经过训练,病人可通过交流板上的内容表达各种意思。近几年来,随着科技的进步和电子工业的发展,一些体积小、便于携带和操作的交流器问世,这些装置还可以合成声音。各类交流板的使用,方法简单可行,能因人而异发挥促进交流作用。在为病人设计交流板时,关键是要对病人的运动功能、智力、语言能力等进行全面的评定,充分利用残余能力来设计最简单易行的交流手段,随着病人水平的提高,要调整和增加交流板上的内容,最终使病人能使用现代的交流辅助系统以补偿重度构音障碍所造成的言语交流障碍。

四、吞咽障碍的治疗

（一）治疗目标

1. 确定患者是否有吸入的危险,并预防将食物吸入肺部。
2. 尽量减少鼻饲、食管或胃肠造瘘等不经口进食方式,预防营养不良的发生。
3. 改善对不同稠度食物的吞咽,增强患者进食的独立性,提高患者及家属的生活质量。

（二）治疗方法

1. **直接治疗** 直接治疗是直接口饲食物以改善吞咽行为的治疗方法,其目的在于利用不同性质的食物(治疗性饮食)让患者做吞咽训练,以提高实际吞咽能力。

（1）治疗对象的选择：吞咽困难的治疗对象应该选意识清楚,具有张口、吸吮、咀嚼能力,能够随意引发吞咽动作,或者虽然随意吞咽较差,但易兴奋的患者。随意吞咽能力和兴奋性降低、反射性吞咽延迟以及伴有慢性呼吸系统疾病、健康状况不佳的患者有较大的误咽危险。

（2）食物的选择：根据吞咽录像造影中所选食物的浓度和性质,让患者练习。开始应食用最容易吞咽的食物,如菜泥、蛋羹等,口饲食物的顺序一般是软食、半固体、固体,最后过渡到液体,经过这种对不同性质食物的进食训练,大多数患者都能达到不同程度的改善。在为患者选择食物时一定要充分利用5种基本感觉系统,即视、听、触、味和嗅觉,因为其中某一种感觉是选择食物的首要特征,如食物的颜色能引起进食反射,而食物的味道、气味能引起患者不自觉的吞咽动作。

（3）进食方法：进食时应首先让患者注视和闻食物,以刺激高级脑中枢,使患者想吞咽,再将勺子置于舌的中后部,要求患者把勺子推出,然后将勺把抬起,把食物倒在舌上,同时勺子稍向下后方推,以激发吞咽反射。要给患者充分时间处理食团,食团可刺激唾液的分泌和感受器,有助于启动吞咽。如果吞咽成功或食物从口中流出,可重复上述步骤;若出现呛咳,但气道保护尚好,可再次尝试。

2. **间接治疗** 间接治疗是通过改善吞咽过程中必需的神经肌肉运动活动而间接治疗吞咽障碍的方法,而并不要求真正地吞咽食物。研究表明前咽门是用以刺激吞咽反射的最佳部位,而冷刺激是最好的刺激方式,不是由于冷刺激启动了吞咽反射,而是吞咽反射存在时冷刺激提高了相应区域的敏感性,使吞咽反射更加强烈。同时还可采用咽部电刺激或针灸治疗,如对大迎、廉泉等穴位进行刺激,改善和提高咽口区吞咽力量,增加局部肌肉的运动功能。也可以进行如下的口腔肌肉力量训练。

（1）促进下颌运动：固定下颌被动地做上下活动,逐步自己张闭下颌,并左右前后反复地进行运动,然后进行抗阻运动,保持张口中间位,用筷子等放在上下牙中间进行训练或咀嚼口香糖之类的运动。

(2) 促进口唇运动:用被动、自动抗阻运动做口唇突起、圆形、牵拉、张口、闭口等口型训练。双唇像剪子一样保持一定的距离,然后上下唇咬住做双唇上下张闭运动。

(3) 促进面颊运动:双腮颊鼓起、瘪下。左右歪斜做自动抗阻运动。注意双唇紧闭,双腮颊鼓起时两唇紧闭后放松吐气。

(4) 促进舌的运动:舌头进行前突、后伸、上卷、下降、左右等被动、主动和抗阻运动。手指用纱布包好进行牵拉或者用压舌板抵压舌头,使患者意识到在利用口腔的感觉。

(5) 腭咽闭合训练:把吸管一端封住,用吸管吸吮,可促进腭提高和腭咽肌的强烈收缩,还可将吸管插入玻璃杯中吹气,也有利于腭咽闭合。另外反复发"k""a"音,可改善会厌闭合,并加强腭咽闭合机制。

3. 补偿治疗 目的在于不改变现实吞咽生理的情况下增强口腔摄食能力,通常包括进食体位的调整和食物内容的设计,这两种方法均能改变食物进入和经过口腔的过程。在患者吞咽的生理功能恢复以前,可以暂时利用这种改变取得进食能力的提高。①患者直立坐,两腿分开,保持髋膝踝屈曲90°,头部前倾以防止颈部伸展,这种体位能保证消化器官在一条直线上;②患者卧位,在膝下放一枕头,同时髋膝屈曲,以消除颈部屈曲的张力,在患者的背部放一个枕头以保持颈部前倾。先行试验性吞咽,然后逐渐过渡。

4. 替代进食 常用鼻胃管进食,是昏迷患者和球脑麻痹患者首选的办法,昏迷患者最初1~2天内禁食,待病情稳定后进行鼻饲。最初给少量的牛奶,适应后逐渐加量,最后鼻饲混合牛奶、安素或能全素等。成年人24小时鼻饲流质配方,可为鲜鸡蛋4个、奶粉100 g、砂糖200 g、鲜牛奶加至1 000 ml、维生素C 300 mg、维生素B 630 mg、维生素E 300 mg、维生素B1 30 mg,这种流质每1 000 ml含热量34.6 kJ(8 368 kcal),可满足成年人24小时的需要,配好的食物分为6次鼻饲,两次鼻饲间可喂少量的水,若用安素或能全素则只需按比例用开水稀释即可。

严重的吞咽困难者需要终身鼻饲。亦有许多患者在脑卒中或脑损伤的初期需要鼻饲,随着病情的缓解,吞咽困难会有所改善,可试着从口腔喂少许水,观察2~3天。若患者无明显饮水呛咳或观察吞咽录像造影可吞食糊状食团时则应除去胃管,并加强间接治疗,以使吞咽困难逐步得到改善。

对于吞咽困难患者,亦要定时监测有关资料,如每周测体重,每月测血红蛋白、白蛋白、总蛋白和热量的摄入,并注意有无营养不良的症状和体征。

吞咽困难的治疗是脑卒中康复的组成部分,对吞咽困难患者同时进行运动训练、认知功能训练、ADL技巧训练、交流技巧治疗、感觉刺激和训练等综合康复治疗,从而改善患者的整体功能。

(胡玉明 孙 丽)

第五节 心理治疗

心理治疗(psychotherapy)是康复治疗技术的重要组成部分。病、伤、残者尤其是残疾者,其在康复过程中的心理特点、规律与常人和普通病人不同,因此在康复治疗时,应由心理治疗师等专业人员针对病、伤、残者的心理特点实施心理治疗,以保证病、伤、残者的全面康复。康复医师也应该学习和掌握一定的康复心理治疗的知识与技能,了解病、伤、残者的心理特点,才能综合应用包括心理治疗在内的各种康复治疗技术,使病人的躯体功能和心理行为都得到最大限度的康复。

心理治疗又称精神治疗,是应用心理学的原则和方法,通过治疗师与被治疗者的相互作用,医治病人的认知、情绪和行为等问题。它是治疗师使用各种语言的和非语言的方法,通过解释、说服、支持来改变病人的认知、信念、情感、态度、行为等,达到排忧解难、降低痛苦,促使病人较好地面对人生和生活,适应社会。

一、心理性残疾的分类

（一）智力残疾

智力残疾是由于大脑受到严重的器质性损害或由于脑发育不全造成的智力上难以逆转的缺损,智力残疾并非只是智力的残缺,而是各种心理能力的全面低下,因而无法像正常人那样生活、学习和工作,甚至无法适应正常的社会生活。智力残疾具体可分为智力迟滞和痴呆。

智力迟滞(mental retardation)是由于遗传变异、感染、中毒、头部受伤、颅脑畸形或内分泌异常等有害因素造成胎儿或婴儿的大脑不能正常发育或发育不完全,使智力活动的发展停留在一个比较低的阶段。智力迟滞又可分为轻、中、重度和极重度,或分成愚鲁、痴愚和白痴三级。痴呆(dementia)则是由于人脑受到理化及生物因素的损伤,使原来正常的智力受到严重的损害。

（二）行为和人格残疾

行为和人格残疾是指在不良遗传素质的基础上,在后天不良社会文化环境因素的影响下,造成顽固的行为或人格发展的偏离或不协调,在行为方式和情绪反应上明显地异于正常人。因此难以适应正常人的社会生活,常常不仅给自身带来损失,而且给他人和社会带来危害。这些人中有一部分由于环境条件的改善或经自我调整而逐渐缓解,另一部分可能持续终生,甚至严重丧失社会功能。

（三）精神残疾

精神残疾是由于各种精神疾病无法康复到原有的正常状态,不能维持正常的心理活动,出现了难以逆转的损害成为精神残疾。精神残疾者常不能进行正常的社交活动,不能从事正常的工作,严重者生活不能自理。

二、病、伤、残者的心理特点

（一）认知特点

病、伤、残者有不同的类别,即有不同的缺陷,会影响他们的认知方式和认知能力。如盲人由于视觉器官功能丧失,就缺乏空间概念,没有周围事物的完整图景,形象思维很不发达。虽然他们的听觉和触觉非常灵敏,但无法弥补视觉的损失。又由于盲人没有视觉干扰,形成爱思考的习惯,抽象思维和逻辑思维就比较发达。同时由于他们语言听觉能力较发达,而且记忆力比较好,所记住的词汇比较丰富,也形成了他们语言能力强的特点。而聋哑人则相反,他们的形象思维非常发达,但逻辑思维和抽象思维就相对地受到影响。

行为和人格偏离的病人由于情绪不稳定,不仅其行为受情绪的影响,认知方式和认知能力也往往受到不良情绪的影响。其认知特点是现实性较差，易离开实际去思考问题，带有浓厚的幻想色彩，而且有偏执倾向。

（二）感情特点

1. 孤独与自卑感强烈　病、伤、残者在生理上或心理上的某种缺陷，常导致孤独与自卑的情绪反应，更加重人际交往的障碍。不被理解而孤独，遭挫折而自卑，这是病、伤、残者常在生活、学习、工作、社交等方面遇到困难和问题时，得不到理解、支持和帮助时出现的心理问题。

2. 敏感、强烈且不稳定的情绪反应　残疾对个体情绪的影响表现为敏感性、反应强烈性和不稳定性的特点，当自尊心受到严重打击时他们可能表现为较为激烈的愤怒情绪，甚至可能采取一些报复性行为。他们在情绪的表现方式上也较为激烈，容易产生极端的情绪反应。

3. 富有同情心　主要表现在病、伤、残者对自己的同类人有特别深厚的同情心，如盲人对盲人，聋哑人对聋哑人之间相互感情十分融洽。这是因为有共同的缺陷，交流方式相同，更愿意在一起倾吐心里话，交流生活学习和工作的感受。

（三）性格特点

病、伤、残者作为一个特殊的人群，不仅因为身体上的残疾而特殊，而且他们的生活环境也具有一定的特殊性。交往少，社会环境简单，社交范围也小，这样就形成了某些性格特征，如内向、孤僻、自卑等。此外，每一种病、伤、残者又有其特殊的性格特点。如盲人性格都较内向，温文尔雅，很少暴发式的外露；聋哑人比较外向、豪爽、耿直；肢体残疾者常表现出倔强和自我克制，有较强的忍耐力。

三、病、伤、残者的心理适应过程

在受到疾病或创伤造成残疾后，病人在心理上会发生一系列变化，通常认为要经过五个阶段，即先是震惊、否认，然后抑郁或焦虑、愤怒或对抗独立，最后心理适应。各个阶段无法截然分开，可能交叉出现。有时可以较长时间停滞在某一阶段，有时则可以非常短暂地经过某一阶段甚至跃过某个阶段。在康复治疗的过程中，医护人员要正确理解和把握病人的心理特点和各阶段的反应，才能帮助、指导病人尽快适应残疾的变故，积极配合康复治疗。

（一）震惊阶段

震惊是病人对创伤和疾病的即刻反应，是对突发的严重打击还没来得及整合的阶段。意外事件突然发生，病人往往处于身体的休克和精神的麻木之中，朦胧地意识到"一切完了"，表现在情感上的惊呆、麻木、沉默或无明显反应，本阶段持续数分钟至数日。

（二）否认阶段

由于残疾的打击来得突然而凶猛，超出病人的心理承受能力，于是很自然地采取心防卫机制。发生意外时人的求生欲望一般都很强烈，在经过抢救脱离危险后，常有"死里逃生"的庆幸，但对自己可能终生残疾的可怕后果却缺乏认识，没有心理准备，而是认为自己还能够完全恢复，能够像以前一样快乐地生活。这种很自然的心理防卫机制，把已经发生而且令人悲痛的现实和预后予以完全否定。此阶段可持续数周甚至数月不等。

（三）抑郁或焦虑反应阶段

随着医疗和康复的进行，病人逐渐领悟到自己将长期或终生残疾，如偏瘫、截瘫、截肢等，可能要在轮椅上度过一生；有些人甚至大小便不能控制、生育能力丧失、语言听力障碍；除身体的残疾外，还有社会地位和家庭角色改变，经济状况的恶化。这一切往往使病人感到成为家庭和社会的"包袱"而心灰意冷，对前途失去信心，会表现出极度的抑郁反应，或出现典型的焦虑情绪反应，有的出现自杀想法和自杀行为。此阶段持续数周或数月不等。

（四）愤怒或对抗独立阶段

病人在认识到自身的残疾后，由于抑郁或焦虑的加重，常出现遇事易怒、性情暴躁、"无名之火"或为一点儿小事发火，甚至摔东西、打人，拒绝康复治疗等情绪反应；也有的人出现心理和行为的倒退，表现为对他人过多依赖，生活上自己尚能做的事也让陪护护士去做，康复治疗不积极配合等等。因为他们没有勇气带着残疾去独立地面对社会，出院后也过多地依赖家庭和社会，缺乏积极独立的谋取生活的心理和行为。

（五）心理适应阶段

经过上述几个阶段后，尤其是给予一定的康复治疗以及与家庭社会环境的双向适应后，病人逐渐认识到残疾的现实，从心理到行为逐渐开始适应，抑郁焦虑、悲观愤怒、对抗独立等情绪好转或消失，行动上积极配合康复治疗和日常生活能力的训练，有主动争取生活自理、争取回归社会的想法，努力参加部分或全部的家庭事务活动，恢复参加部分或全部的工作。

上述五个阶段为残疾适应模式中的分阶段模式，此外，还有行为模式和心理应对技术模式。

四、建立心理康复系统

（一）建立个体心理调节机制

心理康复的过程是让病、伤、残者建立心理调节机制的过程。理论上讲，应当让所有病、伤、残者或所有接受康复治疗的病、伤、残者，都接受系统的专业化的心理干预，让他们面对出现的各种困难，在心理治疗师的帮助下，形成一种积极的心理调节机制，逐渐适应生活、学习、家庭或者工作等方面的变化，以应付可能出现的各种心理问题，保持心理健康。

（二）建立家庭协助支持系统

病、伤、残者生活在一定的群体之中，相关人员（同事或家属）的态度对其心理状态有重要的影响。特别是家属、同事要理解残疾造成的心理问题，同时病、伤、残者也给家庭或小团体成员带来心理压力。因此，心理康复不仅是重视病伤残的心理变化并予以及时的心理治疗，也要注意对家属或同事一类与他们关系密切者的心理辅导工作，从而为病人的心理治疗创造一个良好的氛围。

（三）建立专家协助支持系统

病、伤、残者的心理治疗是一个长期的调节过程。要由心理医师、心理治疗师等专业人员或专家的指导与帮助，他们必须掌握心理咨询与心理治疗的理论和方法，拥有从事心理治疗的技能与临床经验。通过他们的治疗和指导，使病、伤、残者逐渐摆脱消极的心理影响，建立起积极的人生目标。

(四)建立社区辅助支持系统

残疾的康复过程常常是伴随病、伤、残者一生的过程。当他们回归家庭和社会后,社区辅助支持系统就显得非常重要了。要发挥社区中有关专业人员和相关人员的作用,如社区康复员、社区医生、社会工作者等人员,在病人出现心理问题时,随时给予必要的支持和帮助,为心理康复提供保障。

五、康复常用的心理治疗方法

心理治疗的分支流派颇多,治疗方法更是多种多样。这里将常用方法作简要介绍。

(一)精神支持疗法

精神支持疗法是当前应用比较广泛的疗法,是心理医生(治疗师)合理地采用劝导、启发、鼓励、同情、支持、评理、说服、消除疑虑和提供保证等交流方法,帮助病人认识问题、改善心境、提高信心,从而促进心身康复。它特别适合病、伤、残者在抑郁焦虑、消极悲观时的心理治疗。精神支持疗法的实施过程是:首先详细收集各方面的资料,包括生活条件、家庭情况、社会背景、人际关系及个性特点;其次进行必要的检查或通过病史,掌握其目前疾病状态;然后选定安静环境,进行亲切交谈,由病、伤、残者倾诉其病情(尤其是其心理状况),心理医生细心听取,必要时可作启发提问;最后心理医生根据病、伤、残者诉述及所掌握的资料,进行分析治疗。每次治疗只能解决部分问题。

(二)行为疗法

行为疗法(behavior therapy)又称条件反射治疗,是以行为学习理论为指导,按一定的治疗程序来消除或纠正人们异常或不良行为的一种心理疗法。行为疗法的主要理论基础是巴甫洛夫的经典条件反射原理。行为疗法强调病人的异常行为或生理功能可以通过条件反射作用的方法,即学习的方法来矫正或消除,或者可以建立新的健康的行为来替代它们。行为疗法有很多种,如系统脱敏疗法、冲击疗法、厌恶疗法、行为塑造法、代币制疗法等,以下扼要介绍两种。

1. 系统脱敏疗法 先深入了解病人异常行为表现(如焦虑和恐惧)是由什么样的刺激情境引起的,把所有的焦虑反应由弱到强按次序排列成"焦虑阶层"。然后让病人学会松弛反应,并将其放松的状态与焦虑状态按层次由低焦虑到高焦虑配对出现,形成交互抑制或对抗情境,由弱到强一个一个地予以消除(即脱敏),异常行为被克服了,病人就重建了正常行为。

2. 代币制疗法 是通过某种奖励系统,在病人做出预期的良好行为表现时,马上就能获得奖励(代币),从而使病人的良好行为得以形成和巩固,不良行为得以消退的行为疗法。这是操作条件反射理论,特别是条件强化原理的基础上形成并完善起来的。代币作为阳性强化物,可用记分卡,筹码等形式表示。代币可换取病人所喜欢的物品或进行喜欢的活动。当病人出现不良行为时还可以扣回代币,实行阴性强化。这种方法可配合病、伤、残者的运动和作业疗法。

(三)认知疗法(cognitive therapy)

认知疗法是根据认知过程影响情感和行为的理论假设,通过认知和行为技术来改变病人不良认知的一类心理治疗方法的总称。认知疗法的基本观点为:认知过程及其导致的错误观念是行为和情感的中介,适应不良行为和情感与适应不良性认知有关。心理医生要与病人共同找出这些适应不良性认知,并提供学习或训练方式矫正这些知识,使病人的认知更接近现实和实际。随着不良认知的矫正,病人的心理障碍也逐步排除。认知疗法一般分为四个治疗过程。

1. 建立求助的动机　医生和病人对其问题达成认知解释上意见的统一,对不良表现予以解释并估计矫正所能达到的预期结果。

2. 适应不良性认知的矫正　即要使病人发展新的认知和行为来代替适应不良的认知和行为。

3. 用新的认知对抗原有的认知　让病人练习将新的认知模式用到社会情境中去,取代原有的认知模式。

4. 改变有关自我的认知　作为新认知和训练的结果,要求病人重新评价自我效能以及自我处理认识和情境中的作用。

认知疗法可用来治疗病、伤、残者的抑郁焦虑、情绪激怒、性功能障碍、社交恐怖、慢性疼痛等。

(四) 生物反馈疗法

生物反馈疗法(biofeedback therapy)就是在电子仪器帮助下,将身体内部的生理过程、生物电活动加以放大,放大后的信息以视觉或听觉形式呈现出来,使主体得以了解自身的机体状态,并学会在一定程度上随意地控制和矫正不正常的生理变化。生物反馈的种类有脑电波反馈、肌电反馈、心率反馈、血压反馈、皮肤电反馈、皮温反馈等。紧张、焦虑、恐惧等心理问题以及大多数心身疾病都能通过生物反馈得到治疗和缓解。病人在治疗一开始都要学习一般的松弛训练,在练习中指导病人对自己的身体进行观察。在学习观察时要学会把握三类感觉信息:第一类是清晰的生理状态,第二类是对内部身体感觉线索有所知觉,第三类是应理解从仪器接收到的反馈信息的含义。每次训练结束,要让病人作主观等级评定,了解病人经过训练后,紧张度由几级降至几级。从第二次训练起,开始都要病人谈训练以来所遇到的问题,为新训练目标的确定提供依据。生物反馈疗法可用于瘫痪病人或病、伤、残者心情紧张、焦虑、恐怖等心理状态时的治疗。

(五) 森田疗法

森田疗法(Morita therapy)是日本学者森田正马创用的治疗神经症的心理疗法。森田认为神经症发生的基础是神经质,因此可以通过"保持原状,听其自然"的无视态度,情绪就得以放松。使各种不良感受自消自灭,直至病愈。森田疗法多用于住院为主的成年病人,主要治疗强迫思维、疑病症、焦虑神经症和自主神经功能紊乱,也用于治疗某些心身疾病。

社会技能一般是指一个人有效应对日常生活中的需求和挑战的能力。它使一个人保持良好的精神状态,在其所处的社会文化环境中、在与其他人的交往中表现出适当的和健康的行为。它包括:①处理问题的技能;②思维技能;③人际交往技能;④自我定向技能;⑤控制情感及行为技能。

社会技能训练用于矫正各种行为问题,增进社会适应能力,以训练对象的需求和问题为中心,强调主动性、积极性、参与性和操作性相结合,强调各种心理技能的实用性,强调训练对象对社会技能的掌握程度。

(沈光宇)

第六节 康复工程

康复工程(rehabilitation engineering,RE)是现代生物医学工程的一个重要分支,是工程学在康复医学临床中的应用。它是利用现代工程技术,对残疾者进行测量和评估,然后按照代偿的技术和(或)补偿的方法,设计及生产出能减轻他们的残疾并改善他们独立生活能力的产品的现代工程学分支。康复工程及其产品的主要内容包括假肢、矫正器、轮椅、助行器、自助具、环境控制系统、助听器、人造组织器官等。随着科学技术的发展,控制论、系统论、信息论、计算机技术、微电子技术等不断地在康复工程中应用,使这一专业有了很大的发展。实际上凡通过工程技术手段帮助残疾者克服其缺陷和增强其独立生活能力的内容均属于此范畴。本节主要介绍假肢、矫形器、助行器、轮椅、自助具。

一、假肢

假肢(prosthesis):为了弥补截肢者肢体的残损和代偿其失去的肢体功能而设计、制造和装配的人工肢体。假肢的选型、审模和评定由康复医生负责,穿戴和使用训练由物理治疗师进行。

(一)假肢的分类

1. 按结构分

(1)壳式假肢:亦称外骨骼式假肢。由制成人体肢体形状的壳体承担假肢外力。特点是结构简单、重量轻,但壳体偏硬,易损伤衣、裤。

(2)骨骼式假肢:亦称内骨骼式假肢。特点是假肢中间为类似骨骼的管状结构,外包海绵物,最外层覆盖肤色袜套或人造皮,外观良好,不易损伤衣、裤,调整假肢对线也容易,但结构较复杂、重量较大。

2. 按安装时间分

(1)临时假肢:用接受腔和假肢的其他基本部件临时装配而成,一般用于截肢的早期康复,促进残肢定型之用。

(2)正式假肢:为正常长期使用而制作的完整假肢。

3. 按驱动假肢的动力来源分

(1)自身力源假肢又称内动力假肢,如用钢索牵动的前臂假肢。

(2)外部力源假肢又称外动力假肢,如采用电动、气动机构成力源的假肢。

4. 按假肢组件化情况分

(1)组件式假肢:由单元化标准组件组装而成的假肢。这类产品已实现工业化的大生产,组装假肢简单快捷,质量好,价格相对低,也便于维修,是现代假肢中发展很快的品种。

(2)非组件式假肢:与组件式假肢相反,是由非单元化标准组件组装而成的假肢。

5. 按假肢的主要用途分

(1)装饰性假肢:如装饰性假手。

(2)功能性假肢:如功能性假手。

6. 按假肢的制造技术水平分

(1)传统假肢:是指应用一般金属(钢、铝)、木材、皮革等传统材料与技术而制造的各种假肢,接受腔多为开放式的,假肢比较重,但一般都比较耐用,价格也便宜。

（2）现代假肢:主要是指应用现代塑料材料制造的各种假肢,假肢接受腔都要求是密闭的、全面接触和承重,功能好,重量轻,外观好,但是价格比较贵。

（二）假肢的理想条件

1. 残肢长度　残肢的长度要适当,过短则缺少足够的杠杆力去控制假肢,过长则缺少安装人工假肢的空间。

2. 皮肤　残肢皮肤应耐压耐磨、感觉正常、切口瘢痕呈线状、与骨没有粘连。

3. 皮下组织　具有适量完整的皮下组织,使残端具有较好的承重能力。

4. 压痛　残肢的局部应无压痛。

5. 畸形　截肢侧的关节应无畸形并有良好的功能。

6. 残肢定型　以术后残肢同一部位相比围径无变化为依据。临时性假肢应该在术后尽早装配。永久性假肢要在若干月后装配。

（三）上肢假肢

上肢假肢的基本结构包括由手部装置、关节（腕、肘、肩）铰链、连接件、接受腔、固定牵引装置和操纵系统组成。康复医生对残肢进行评定后,开出假肢处方,上肢假肢处方应包括:名称和型号、接受腔、支承部件和手部装置。

1. 上臂假肢　适用于上臂截肢长度在肩峰下 16～24 cm 的截肢患者。在这个截肢范围内的上臂假肢,包括上臂肌电假肢、上臂电动假肢和上臂机械假肢等类型。

2. 前臂假肢　适用于肘关节以下 8～10 cm 的截肢患者。由于残肢有很好的杠杆力量,假肢装配后,容易实现比较满意的功能,包括前臂肌电假手和前臂电动假手等类型。

（四）下肢假肢

下肢假肢安装的目的是为了弥补下肢缺失,代替已失去下肢的部分功能而制造装配的人工肢体。下肢假肢处方应包括:名称和型号、接受腔、支承部件和膝关节。

1. 大腿假肢　适用于膝关节以上、髋关节以下大腿截肢者。骨骼式大腿假肢由于假肢中心轴的管件及关节等骨骼支撑件承受外力。其外部由塑料泡沫等软材料做成的整形装饰件包覆。具有良好的外观。但安装这种假肢对残肢要求很高,截肢部位一般要求在股骨中 1/3 处为最理想长度,并且残肢外表要求为圆柱形,肌肉丰满,残端表面要有足以覆盖截骨端的筋膜瓣,髋关节功能良好,表皮瘢痕较少。此假肢除较好的外观、穿戴舒适、维修方便外,还可以随时调整步态和进行动、静态对线从而可达到假肢的轻量化。此外,带锁的膝关节大腿假肢稳定可靠,适合于老年人,但行走时膝关节强直,姿态不美;而带有伸膝机构的膝关节虽然步态优美,但这种假肢无自锁机构,稳定性较差。

2. 膝部假肢　适用于膝关节离断、股骨髁上截肢（膝关节间隙之上 8 cm 以内）和小腿极短残肢（膝关节间隙之下 5 cm）的截肢者。目前国际上比较流行骨骼式膝离断假肢,采用四连杆的膝关节机构,外形较好,有良好的承重、悬吊及控制旋转的功能。

3. 小腿假肢　适用于膝关节以下、踝关节以上各部位截肢的患者,且残肢无并发症,有良好的杠杆力量。小腿的功能发挥与截肢部位密切相关,一般在小腿中 1/3 处截肢最为理想。这一部位的截肢从力学观点看,既有足够的杠杆力量,又有良好的血液循环,能对假肢进行有效的控制。目前较先进的小腿假肢包括 PTB（环带式）、PTES（包膝式）、KBM（楔子式）、PTK（双耳式）以及其他新型假肢。它们的共同点是以髌韧带承重为主、不需要悬吊和固定装置。具有重量轻、穿脱方便、外形美观、残肢不易萎缩、行走时步态优美等优点。

二、矫形器

矫形器(orthosis)是用于代偿或者补偿神经肌肉和骨骼系统机能障碍的体外装置。材料：金属、塑料、皮革等。原理：生物力学，三点力原理。用于躯干和下肢的也称为支具，用于上肢的也称为夹板。

（一）矫形器的基本作用

1. **稳定和支持** 通过限制关节的异常活动范围稳定关节、减轻疼痛或恢复其承重功能。

2. **固定和保护** 通过对病变肢体或关节的固定和保护以促进病变的愈合，如用于治疗骨折的各种矫形器、关节脱位的保护。

3. **预防、矫正畸形** 多用于肌力不平衡或静力作用引起骨与关节畸形。矫正作用多用于儿童。

4. **减轻承重** 指减轻肢体或躯干长轴的承重，如免负荷 KAFO 治疗股骨头无菌性坏死。

5. **改进功能** 是改进残疾人步行、饮食、穿着等各种日常生活和工作能力的矫形器。

（二）矫形器的分类与命名

矫形器的分类方法不少，如按装配部位分类、按作用和作用目的分类、按主要制造材料分类和按所治疗的疾病分类等。常用的是按装配部位分，有上肢矫形器、下肢矫形器和脊柱矫形器三大类。目前使用的是美国科学院假肢矫形器教育委员会提出的命名方案(表4-12)。该方案规定按矫形器的安装部位英文数字的缩写命名。

表4-12 矫形器按装配部位分类及其国际统一缩写

中文名称	英文名称	缩写
骶髂矫形器	sacro-iliac orthosis	SIO
腰骶矫形器	lumbo-sacral orthosis	LSO
胸腰骶矫形器	thoraco-lumbo-sacral orthosis	TLSO
颈部矫形器	cervical orthosis	CO
颈胸矫形器	cervical-thoracic orthosis	CTO
颈胸腰骶矫形器	cervical-thoraco-lumbo-sacral orthosis	CTLSO
手矫形器	hand orthosis	HO
腕矫形器	wrist orthosis	WO
肘矫形器	elbow orthosis	EO
肘腕矫形器	elbow-wrist orthosis	EWO
肩矫形器	shoulder orthosis	SO
肩肘矫形器	shoulder-elbow orthosis	SEO
肩肘腕矫形器	shoulder-elbow-wrist orthosis	SEWO

续表 4-12

中文名称	英文名称	缩写
肩肘腕手矫形器	shoulder-elbow-wrist-hand orthosis	SEWHO
足矫形器	foot orthosis	FO
踝足矫形器	ankle-foot orthosis	AFO
膝矫形器	knee orthosis	KO
膝踝足矫形器	knee-ankle-foot orthosis	KAFO
髋矫形器	hip orthosis	HO
髋膝踝足矫形器	hip-knee-ankle-foot orthosis	HKAFO

(三) 临床应用程序

1. 处方前的检查 包括病人一般情况、病史、体检、ROM、肌力、目前使用矫形器的情况等。

2. 矫形器处方 这是康复组的首要任务，应当根据总体治疗方案的需要制订。在处方制定之前应对检查结果和患者的情况进行详细分析，凡属医疗性的任务由医生、治疗师进行，凡属于外科的由外科医生进行，而假肢矫形器处方由假肢矫形器技师承担执行责任。

3. 矫形器装配前的治疗 主要为病人进行肌肉力量、关节运动范围和协调功能的训练，以增强肌力、改善功能、消除水肿，为使用矫形器创造良好的条件。

4. 制造装配 由矫形器技师按处方进行测量，绘图，制造石膏阴模、阳模，制成半成品后试样，交付初检。

5. 初检 是康复医生开出处方后的第二个主要任务，是对穿戴矫形器的病人进行的系统生物力学检查，也是交付病人进行训练前的检查，通过检查可以修订处方，保证交付使用穿戴训练时最大限度地尽可能取得满意的效果。

6. 矫形器的使用训练 初检满意后移交物理治疗师进行适应性使用训练，物理治疗师通过各种临床的客观检查、评定，认为矫形器的装配和适应性使用都比较满意了再安排完成产品，交终检。

7. 终检 是康复医生的第三项重要任务，应当在可能给予的外科治疗和康复治疗完成后进行。由康复医生、治疗师、矫形器技师等人员共同协作完成，包括矫形器生物力学性能的复查、实际使用效果的评价、残疾人身体和心理残疾康复状况的评估等。

8. 随访 必须定期随访，及时了解病人使用矫形器后发生的情况，以发现问题，及时纠正。

(四) 上肢矫形器

上肢矫形器主要是通过外力以控制和矫正畸形，防止肌肉和关节的挛缩；扶持麻痹的肌肉，补偿降低或丧失的肌力，保持和固定肢体在功能位置上，帮助无力的肢体运动等。上肢矫形器主要适用于各种弛缓性麻痹，关节畸形和因外伤炎症等引起的疼痛，常用的上肢矫形器有：

1. 手矫形器（HO） 如图4-24所示。

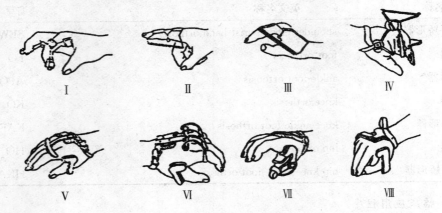

图4-24 手矫形器

Ⅰ.弹簧钢丝伸指矫形器；Ⅱ.橡皮筋弹力屈指矫形器；Ⅲ.屈掌指关节矫形器；Ⅳ.伸掌指关节矫形器；Ⅴ.短对掌矫形器带掌指关节上伸装置；Ⅵ.短对掌矫形器（带掌指关节助伸装置）；Ⅶ.短对掌矫形器（拇指外伸弹簧）；Ⅷ.短对掌矫形器

2. 腕手矫形器（WHO） 如图4-25所示。

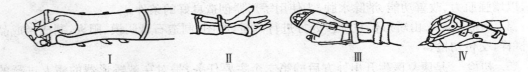

图4-25 腕矫形器

Ⅰ.皮护腕；Ⅱ.防尺侧偏矫形器；Ⅲ.用于偏瘫的腕手矫形器；Ⅳ.腕关节驱动握持矫形器

3. 肘腕手矫形器（EWHO） 如图4-26所示。
4. 肩关节外展矫形器（SEWHO） 如图4-27所示。

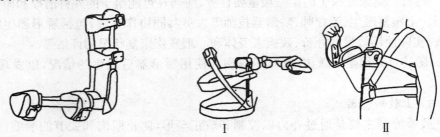

图4-26 肘腕手矫形器（EWHO）　　图4-27 肩关节外展矫形器（SEWHO）

Ⅰ.无调节性；Ⅱ.可调节性

此外还有各种肩吊带、翼状肩胛矫形器，平衡或前臂矫形器等。

（五）下肢矫形器

下肢矫形器的主要作用是稳定关节，改善下肢的运动功能，保护下肢的骨与关节，减少疼痛，促进病变痊愈，畸形矫正或关节置换术后功能位的保持。常用的有：

1. 踝足矫形器（AFO） 是使用最多的一种。适用于辅助下垂足、马蹄内翻足的行走以及矫正畸形。按材料可分为金属条 AFO、热塑材料 AFO 等等。如图 4-28 所示。

2. 膝踝足矫形器（KAFO） 主要用于中枢性或周围性瘫痪出现的下肢运动障碍，尤其是膝关节不稳定。也有金属、塑料和混合的 KAFO，如图 4-29 所示。

3. 髋膝踝足矫形器（HKAFO） 用于辅助截瘫病人（T10 以下截瘫）站立和行走，矫治中枢性瘫痪导致的髋关节挛缩畸形，它是在金属 KAFO 的基础上增加髋关节铰链、铰链锁、骨盆带而成，可以控制髋关节的活动。

4. 膝关节矫形器（KO） 用于只要控制膝关节运动而不需控制踝关节和足的运动时。如图 4-30 所示。

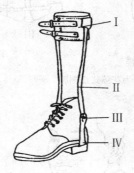

图 4-28 金属条 AFO 构成

Ⅰ. 环带；Ⅱ. 钢条或铝条；Ⅲ. 踝关节铰链；Ⅳ. 足链

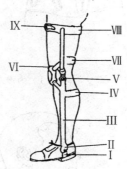

图 4-29 金属条 KAFO 构成

Ⅰ. 足链；Ⅱ. 踝铰链；Ⅲ. 膝下直条；Ⅳ. 膝型；Ⅶ. 膝上半月箍；Ⅷ. 髋下半月箍；Ⅸ. 髋下环带

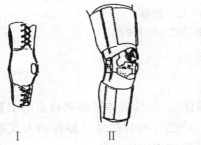

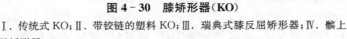

图 4-30 膝矫形器（KO）

Ⅰ. 传统式 KO；Ⅱ. 带铰链的塑料 KO；Ⅲ. 瑞典式膝反屈矫形器；Ⅳ. 髌上膝矫形器

此外，还有 Woutalka 髌韧带承重矫形器、截瘫站立架、坐骨承重矫形器、骨折矫形器、髋矫形器等。

（六）脊柱矫形器

脊柱矫形器（spinal orthosis）主要用于限制脊柱运动，辅助稳定病变关节，减轻局部疼痛，减少椎体承重，促进病变愈合，支持麻痹的肌肉，预防和矫正畸形，康复治疗使用较多的是围腰和围领。如图 4-31 所示的软性腰骶围腰（LSO），其主要作用是减低腰椎间盘的荷重，限制脊柱的运动。限制运动的程度取决于围腰周围支撑钢条的数量、放置方法和硬度。围领也有软硬之分（图 4-32），围领具有限制颈屈曲、侧屈和旋转的功能。

此外，还有各种软性和硬性的脊柱矫形器，如弹力骶髂围腰、躯干矫形器、颈部矫形器以及治疗脊柱侧弯畸形的矫形器等。

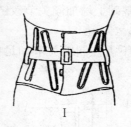 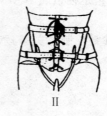 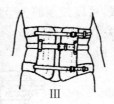

Ⅰ　　　　　　　　　　Ⅱ　　　　　　　　　　Ⅲ

图 4-31　腰骶围腰

Ⅰ.为弹力围腰；Ⅱ.为布围腰；Ⅲ.为花篮式皮围腰

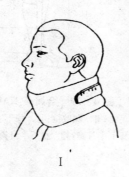 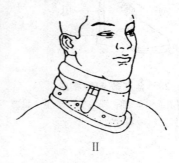

Ⅰ　　　　　　　　　　Ⅱ

图 4-32　围领

Ⅰ.软围领；Ⅱ.可调硬围领

三、助行器

助行器（walking aide）是辅助人体支撑体重、保持身体平衡和行走的工具。根据其结构和功能，可将其分为三类：无动力式助行器、功能性电刺激助行器和动力式助行器。无动力式助行器结构简单，价格低廉，使用方便，是最常用的助行器。

（一）杖（crutch）

根据杖的结构和使用方法，可将其分为手杖、前臂杖、槽杖和腋杖等。

1. 手杖　如图 4-33 所示Ⅰ、Ⅱ为不可调式，Ⅳ、Ⅴ为可调式，都是为一只手扶持以助步行的器具，图 4-34 为四足手杖，稳定性更好。

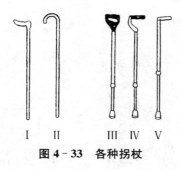

图 4-33 各种拐杖

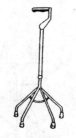

图 4-34 四足拐杖

2. 肘杖 如图 4-35 所示,这种辅助器常成对使用,有可包绕前臂的前臂套,这样在使用时就可以支撑和加强腕关节。

3. 前臂杖或托槽杖 如图 4-36 所示,使用时病人手在托槽的上方穿过,握住把手,前臂即水平地支托在托槽上,此时的承重部位即由腕及手改为前臂部位。

4. 腋杖 如图 4-37 所示,腋杖可靠稳定,但应注意其负重部位仍然是在手柄上,腋垫抵住胸壁不是为了负重而是为了帮助稳定肩部,保持平衡。

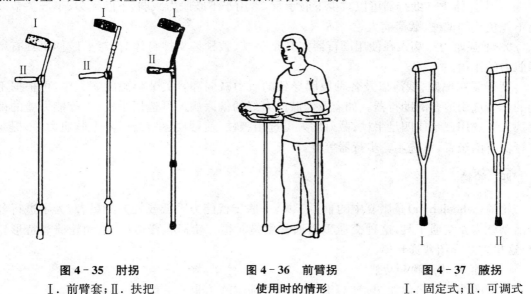

图 4-35 肘拐
Ⅰ.前臂套;Ⅱ.扶把

图 4-36 前臂拐
使用时的情形

图 4-37 腋拐
Ⅰ.固定式;Ⅱ.可调式

选择适合长度的杖是保证病人安全,发挥最大功能的关键。手杖的长度是病人站立时肘关节稍屈曲(150°)、腕关节背伸时从地面至背伸手掌面的距离。腋杖长度的确定可用身长减去 41 cm 的简易法来测定。

(二)步行器(walker)

步行器也称助行架(walking frame),是一种三边形的金属框架,一般用铝合金材料制成,自身很轻,可将病人保护在其中。有些带有脚轮,步行器可支撑体重便于站立或步行,其支撑面积大,故稳定性好。主要种类有轻型助行架(图 4-38);有轮的助行架(图 4-39);有前臂托的助行架(图 4-40)。

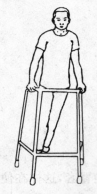 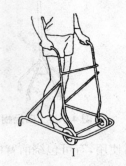 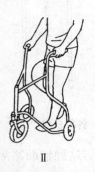 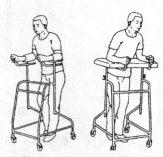

图 4-38　轻型助行架　　　　图 4-39　有轮的助行架　　　　图 4-40　有前臂托的助行架

（三）助行器的作用及应用

1. 保持平衡　如老年人，非中枢性损伤的下肢无力，下肢痉挛前伸不佳，重心不能移动的平衡障碍。

2. 支持体重　助行器可以减少下肢承重，常用于下肢肌力减弱、下肢无力、下肢关节痛而不能负重的偏瘫、截瘫病人。

3. 增强肌力　病人在使用助行器尤其是手杖、腋杖等支撑身体时，对上肢伸肌具有增强肌力的作用。

助行器在偏瘫、截瘫以及各种原因导致的肌力减弱和骨关节疾患的病人中，可根据不同的病情选用适合的助行器。如肩及上肢肌力好的偏瘫病人可选用手杖，平衡能力差的偏瘫病人可选用三足或四足手杖；截瘫病人可选用腋杖、前臂杖、平台杖等；上肢肌力差，提起步行器有困难者，可选用轮步行器等等。

四、轮椅

轮椅(wheelchair)是康复中的重要工具，一些步行能力降低或丧失的患者，为了进行各种活动就需要交通工具，这种交通工具通常就是轮椅。轮椅有普通椅、电动轮椅和特形轮椅，这里主要介绍普通轮椅。

（一）轮椅的结构和功能

轮椅的结构和名称如图 4-41 所示。有关部位的功能主要有：

1. 大车轮　为主要轮子，与自行车轮相仿。在双下肢截肢或截瘫病人用的轮椅中，大轮轴要后移 8 cm 左右，以免向后倾倒。

2. 手轮圈　为轮椅所独有，直径比大车轮小 5 cm 左右。一般为病人直接推动，也可因手功能较差运用橡皮或推动手把等方法。

3. 轮胎　有实心、空气内胎和无内胎充气三种，实心型宜在平地使用。

4. 小车轮　有各种直径，直径大的轮子易越过障碍物但行动不便。

5. 车闸　大车轮应每轮均有一车闸，但偏瘫病人可借延长杆通过一侧的杠操纵两侧的刹车。

6. 椅座　其高、深、宽取决于病人的体型，其所用材料的质地取决于病种。

7. 垫子　可由泡沫塑料、固定凝胶、充水、充气、羊皮等多种材质制成。其作用有两个:一是均匀地分配压力,避免压疮形成;二是使人舒适。

8. 足托及腿托 要注意足托的高度,不能过高,以免屈髋角度太大,臀部的重量加压在坐骨结节,易引起压疮。

9. 靠背 有高矮及可倾斜与不可倾斜之分,应根据病人的不同情况酌情选用。

10. 扶手或臂托 有标准型和桌型,桌型指臂托的前方有比后方矮约15 cm的一段,以便轮椅能进入桌面下,在臂托上还可架上搭板供病人看书、用餐等。

11. 脚跟环、脚踝带、脚缓冲器 主要起固定作用,并防止足尖受碰撞。

12. 倾斜杆 踏下此杆轮椅即前翘,前轮可越过门槛等障碍物;而当轮椅过度后倾时,倾斜杆先触地,以防向后跌倒。

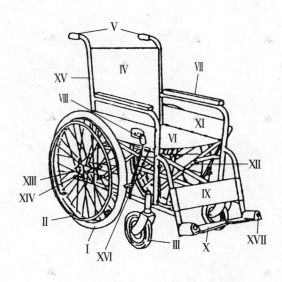

图 4-41 轮椅各部分的名称

Ⅰ. 大车轮(large wheel);Ⅱ. 手轮圈(handrim);Ⅲ. 小车轮(caster);Ⅳ. 靠背(back rest);Ⅴ. 把手(handle);Ⅵ. 椅座(seat);Ⅶ. 臂托(arm rest);Ⅷ. 车闸(brake);Ⅸ. 腿架(leg rest);Ⅹ. 足托(foot rest);Ⅺ. 侧板(skirt guard);Ⅻ. 十字杠(crossrod);ⅩⅢ. 轮轴(hub);ⅩⅣ. 倾斜杠(ripping lever);ⅩⅤ. 背管(back pipe);ⅩⅥ. 基管(base pipe);ⅩⅦ. 缓冲器(bumper)

(二)轮椅选择和处方

根据病人的具体情况,康复医师应会同康复工程师开出合乎个体要求的轮椅处方(表4-13)。常用的简式处方应包括车型、大车轮小车轮、手动圈及轮椅各有关部件的规格标准和材质、颜色、附属品等(表4-14)。选择轮椅时还要注意安全性,如刹车可靠、各部件要牢固,重心要正确;病人的操作能力;轮椅的重量;使用的地点、舒适性、价格、外观等因素也应可以考虑。

表 4-13 各病种轮椅处方

	偏瘫	截瘫	四肢瘫痪	脑性瘫	关节炎	下肢截肢
车种						
普通型	△	▲	▲	▲		△
前轮驱动型				▲		
截肢用	△		△	△	△	▲
单手驱动型			▲	△		
手动圈						
标准型	▲	▲	△	▲	▲	▲
带捏手			▲	△	△	
靠背						
标准型	▲	▲	▲	▲	▲	▲
可打开式		△			△	
半后倾式			△	△	△	
完全半后倾式			△			
带头枕			△	△	△	
扶手						
标准型	▲			▲	▲	▲
可卸式		▲	▲			
桌用型		△	△			△
脚托脚踏板						
标准型	▲			△	▲	
抬起式			▲	△		
开式/可卸式	△	▲	△	▲	△	▲
脚跟护挡	△	△	△	△		△
脚前挡	△	△	△	△		
制动器						
杠杆式	▲	▲		△	▲	
联轴节式	△	△	▲	▲	▲	△
延长杆式	△		△	△	△	

注：▲为第一选择；△为第二选择。

表 4-14 简式轮椅处方

姓名	性别	年龄	职业
住址		电话	伤残名称
车种	普通型、前轮驱动型(室内用)、运动型、单手驱动型(左右)、截肢用		
大车轮	规格(20、22、24、26 in),轮胎(充气、实心)		
手动圈	规格(16、19、22 mm),标准型、带捏手(水平、垂直)		
小车轮	规格(5、6、7、8 in),轮胎(充气、实心),小车轮锁(要,不要)		
靠背	标准型、可卸式(矩上面cm)、后倾靠背(半倾、前倾)、可开式靠背(要,不要)、头枕(要,不要)		
把手	标准型、折叠式(要、不要)		
扶手	标准型、桌用式、可卸式、扶手软垫(要,不要)		
脚托和脚踏板	标准型、抬起式、分开式、可卸式、左右(分别、共用)、腿托、脚跟护挡、脚前挡		
制动器	杠杆式(拉、压)、运动可卸式、联轴节型、延长杆式(左cm、右cm)		
坐位颜色	蓝、淡蓝、黑、红、橙、茶绿、绿(其他)		
附属品	软垫(坐垫、靠背)、轮椅用桌、袋、安全带		
特记事项			
处方者	开处方时间	年 月	日
合适性评定者	评定时间	年 月	日(合格,需再评定)
制作者			

注:1 in=2.54 cm。

(三) 轮椅的使用

1. 打开与收起　折叠式轮椅打开时,双手掌分别放在座位两边的横杆上,同时向下用力即可打开;收起时先将脚踏板翻起,然后双手握住坐垫中央两端向上提拉。

2. 自己操纵轮椅　身体坐正,松开刹车,双手握住手轮圈,即可向前后推动。对偏瘫病人,可利用健侧上下肢同时操纵轮椅,即健足着地向前踏步,健手推动手轮圈。上下斜坡时,应注意重心的平衡。

3. 轮椅转移(见第四章第三节作业疗法)。

五、自助具

自助具(self help devices)是利用病人残存的功能,无需外界帮助,单凭病人自身力量就可以省力并独立完成一些原来无法完成的日常生活活动的辅助装置。自助具的使用不仅是一种积极的治疗手段,而且有助于增强病人重返社会的信心。

自助具的种类繁多,一般可分为进食类、梳洗修饰类、穿着类、沐浴类、阅读书写类、通讯交流类、炊事类、取物类、文娱类等。

(一) C形夹和 ADL 套

C形夹其形状如字母"C"(图 4-42 之Ⅰ、Ⅱ有的带有 ADL 套,有开口型和封闭型)。C形夹主要用于抓握能力弱或丧失,但前臂旋前旋后和腕功能尚可的病人,夹中的 ADL 套内可插入刀、叉牙刷、笔等进行多种活动(图 4-43,图 4-44)。当腕的活动困难时,C形夹可与长对掌矫形器或背腕夹板合并应用(图 4-45)。

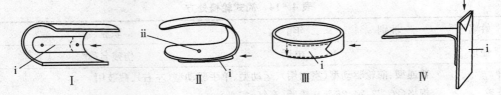

图 4-42　C 型夹及 ADL 套

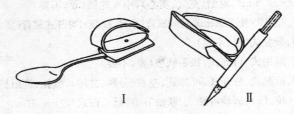

图 4-43　C 型夹和 ADL 套与用具的结合

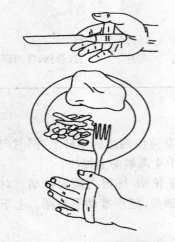

图 4-44　C 形夹和 ADL 套的具体应用

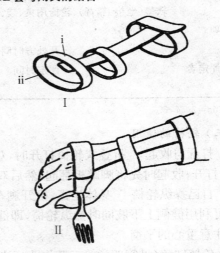

图 4-45　长对掌矫形器与 C 形夹的结合
Ⅰ. 长对掌矫形器；ⅰ. C 型夹；ⅱ. ADL 套；
Ⅱ. 具体应用时的情形

（二）进食类自助具

1. 上端加装弹簧的筷子，加长把手的叉匙，加粗把手的叉、匙、刀等（图 4-46）

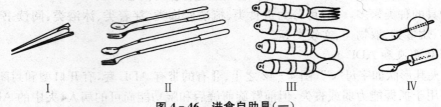

图 4-46　进食自助具（一）

2. 分隔凹陷式碟子、配有碟挡的碟子、装有 C 形把手或 T 形把的杯子、带吸管夹的杯子等（图 4-47）。

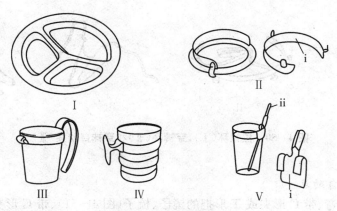

图4-47 自助式碟和杯

（三）穿着类自助具

如穿衣棒（图4-48）、扣纽扣自助具（图4-49）、拉锁环、穿裤环、穿袜自助具（图4-50）等。

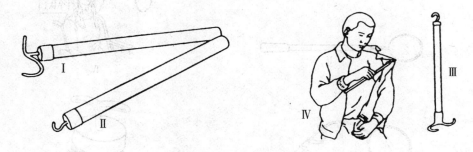

图4-48 穿衣棒

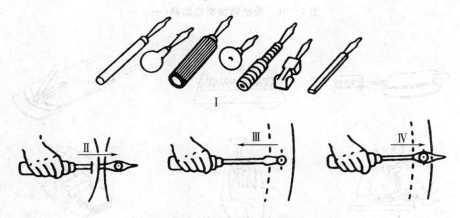

图4-49 扣纽扣和自助具

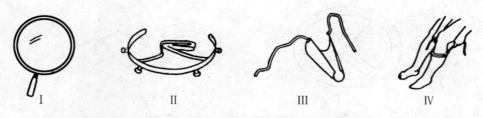

图 4-50 拉锁环（Ⅰ），穿裤环（Ⅱ）和穿袜自助具（Ⅲ）

（四）梳洗类自助具

包括长柄、带弯、带 C 形夹或 T 形把的镜子、梳子（图 4-51）、带 C 形夹的牙刷、带有吸盘的刷子、指甲剪、下颊操作的指甲剪、带有 C 把的普通和电动剃刀（图 4-52）等

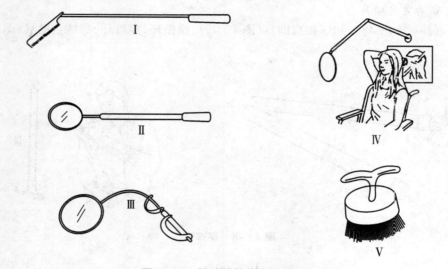

图 4-51 梳洗修饰类自助具（一）

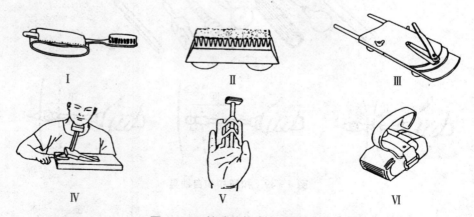

图 4-52 梳洗修饰类自助具（二）

（五）沐浴自助具

如双环毛巾、肥皂手套等适合于手抓握功能较差的病人，倒U形擦背刷、专用沐浴轮椅等（图4-53）。

（六）取物自助具

常备在床头或椅背上，长度依需要选择（图4-54）

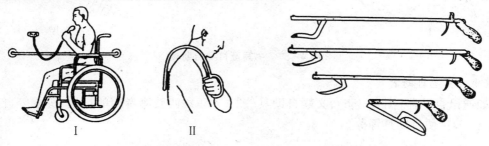

图4-53 淋浴自助用具　　　　　图4-54 取物自助具

（七）厨房自助具

常用的有特制的切板、锯状切刀、各种加工板、开瓶器、水壶倒水自助器、带吸盘的洗碗杯的刷子等（图4-55）。

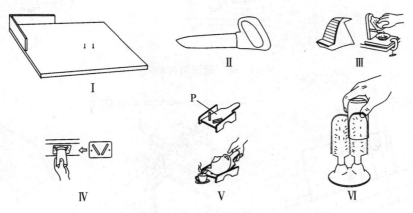

图4-55 厨房用自助具

（八）阅读自助具

应用折射原理的棱片眼镜、橡皮指套翻页或带有C形夹的橡皮头棒翻页器（图4-56）。

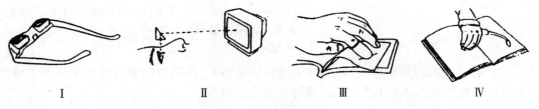

图4-56 阅读自助具

（九）书写及打字自助具

如各种加粗的持笔器、热塑料条自制的持笔器、带有C形夹的打字自助器等（图4-57）

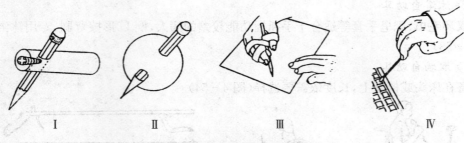

图 4-57 书写及打字自助具

（十）其他自助器

如通讯自助器（图 4-58）、文娱自助具（图 4-59）、四肢瘫者用的口棍、头棍等自助具（图 4-60）排便自助具等等。

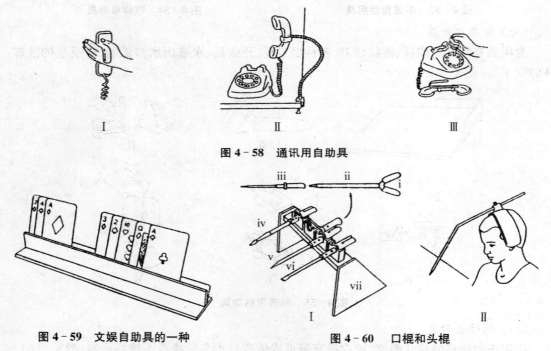

图 4-58 通讯用自助具

图 4-59 文娱自助具的一种

图 4-60 口棍和头棍

Ⅰ．口棍；ⅰ．口含咬合片；ⅱ．主杆；ⅲ．可拆卸的接合件（铅笔）；ⅳ．毛笔；ⅴ．色笔；ⅵ．带橡皮头的棒，可用来翻书页、触摸各种仪器按键；ⅶ．支架

Ⅱ．头棍

随着电子技术的发展和应用，各种电脑控制机器人、环境控制系统等技术在严重瘫痪病人的护理与独立生活或工作方面正发挥愈来愈大的作用。

（顾　琦　沈光宇）

第七节 中国传统康复治疗

中国传统康复治疗是指在中医理论指导下,于伤病早期介入,以保存、改善和恢复患者受伤病影响的身心功能,提高其生活质量为主要目的的一系列传统治疗方法和措施,它包括中医针灸、推拿、中药内外治法以及传统太极拳、八段锦等。

传统康复的具体方法来自中医临床各科,在应用中医临床各科的某一手段时,必须以"功能"为导向,在积极治疗病因、逆转病理、消除症状的同时,致力于保存、改善和恢复受伤、病影响的身心功能,最大限度地发挥其潜在能力。中医认为人与自然是个整体,人的体形与精神是个整体,人与社会是个整体,进而形成自然-形体-精神-社会的医学模式。这高度综合整体的学术思想,反映到中国传统康复治疗,是以"气-元论"和"阴阳五行学说"为哲学基础;以整体观念为主导思想;以脏腑、经络、气血、精神等学说为核心;以辨证论治为康复医疗特点;采用独具风格的康复治疗方法如针灸、推拿;构成了一个理论与实践相结合的康复医疗体系。

中医理论对康复治疗实践具有重大指导作用,其基本内容有:形神俱养,养神为先;调整阴阳,以平为期;扶正固本,养气保精;疏通经络,调养脏腑;天人相应,起居有常;动静结合,中和为度;整体康复,综合调治。

限于篇幅,本章节主要介绍推拿疗法、针灸疗法和拔罐疗法。

一、推拿疗法

推拿是在中医基本理论结合现代医学理论指导下,运用手法或借助一定的器具以力的形式作用于患者体表经络、穴位或特定的部位,对患者起到治疗康复作用;并应用推拿功法让患者加以相应的肢体活动,从而减轻患者各种病症,改善患者肢体运动功能、感觉认知功能,提高生活质量与生活自理能力,促进患者自身功能康复,达到个体最佳生存状态的一种方法。

(一)推拿常用经络和腧穴

经络学说是祖国医学基础理论的一个组成部分,推拿治病离不开经络学说的指导,推拿医生可根据经络走向及穴位,推经络拿经筋、擦皮部,按穴位。

1. 经络的含义　经络是"经"和"络"的统称,包括经脉和络脉两个部分。经络是人体气血运行经过联络的通路,通常将十二经与任督脉合称十四经。

2. 十四经循行流注的规律　十二正经是一阴一阳,一手一足、一脏一腑交替循环流注,任督二脉循行于腹背正中。

3. 十二经走向规律　总规律(双手高举)是阴升阳降,一般走向规律是:手之三阴从胸走手,手之三阳从手走向头,足之三阳从头走足,足之三阴从足走腹(胸)。

4. 十四经走行及其简要腧穴(略)。

(二)推拿原理

推拿疗法是根据经络腧穴、营卫气血的原理和神经、循环、消化、代谢、运动等解剖生理知识,用手法的物理刺激,通过经穴和神经,使机体发生由此及彼、由表及里的各种应答性反应,进而达到治疗疾病的目的。

(1) 温通经络，散寒止痛，调节脏腑功能：如胃肠功能紊乱，虚寒型腹痛常伴有腹泻，饮食不下，消化不良等症，取任脉、脾经、胃经、背部腧穴（中脘、关元、天枢、足三里、三阴交、脾俞、胃俞）予以推拿就能调整其功能，消除其症状。对于麻木酸痛的筋肉关节疾患，推拿局部经穴，可获疗效。

(2) 调和营卫，通利气血：营卫气血是指人体生命活动的物质基础和功能而言。营是营养物质、卫乃捍卫作用，气为人体活动的功能，血是由水谷精微变化而成的物质。四者之间相互依存、制约、转化而又并列。只有营卫气血保持平衡，才能维持机体的正常生命活动。

(3) 调节神经功能：推拿使神经兴奋或抑制，从而反射性引起机体各种反应。推拿用力轻，时间短则引起兴奋作用；用力重，长时间则引起抑制作用。手法强度不同，对神经系统作用也不同，如叩击、颤摩起兴奋作用，推拿、揉点有抑制作用。

(4) 增强体质及抗病能力：在推拿手法的研究中，观察到保健推拿可以提高粒细胞总数及其吞噬能力。用推拿与抗生素治疗小儿肺炎，可以缩短疗程，所以推拿能增强体质及抗病能力，有"扶正祛邪"之功。

(三) 推拿的生理和治疗作用

1. 对皮肤及皮下组织的影响　皮肤是机体与外界环境之间的联络网，其中具有丰富的神经末梢，通过这些神经末梢与中枢神经系统紧密联系。按摩时，利用各种手法，借神经体液的反射作用可使机体发生一系列的变化。推拿时通过这种神经反射作用及皮肤内产生的组织胺和类组织胺物质。可使毛细血管扩张，表现为主动性充血，皮温升高。为此患者经推拿后均有舒适的温暖感，推拿可使皮脂分泌通畅，皮肤柔润。由于血循环和淋巴循环增强，皮肤营养改善，弹性增加，致使皮肤对温度及机械刺激的抗力增强。如冬天进行面部按摩，能有效地提高面部对冷空气的抵抗能力。

2. 对神经系统的影响　通过推拿的手法刺激，作用于人体某些部位或经络穴位上，可调节神经系统功能。如用强烈而快速的推拿手法，可使神经兴奋加强；而轻柔缓和的推拿手法，可使神经抑制过程加强。有文件报道说明推拿功能能反射性地引起神经调节，使人体保持身体的内外平衡，或通过神经体液调节，改变机体效应的功能，使身体各部位功能趋于健康平衡状态。

3. 对循环系统的影响　通过推拿手法刺激，不仅可以改变局部血液循环，更主要是推拿的手法刺激，可以反射性引起全身的血液循环变化，促进心脑血管、微血管和淋巴的循环，从而达到中医活血化瘀、散结止痛、促进病痛好转的作用。淋巴结具有阻止和吞噬异物及细菌的功能。按摩时应避免按压淋巴结。在淋巴结有炎症变化时禁止按压，以免感染扩散。

4. 对肌肉系统的影响　按摩可增强肌肉的张力及弹性，使其收缩功能及肌力增加。按摩可减慢肌肉的萎缩，促进已萎缩肌肉的恢复；按摩可增加肌肉氧的供给，改善肌细胞营养，增强肌肉的工作能力，在各种物理因子中，在消除肌肉疲劳方面以按摩最为优越。

5. 对关节的影响　按摩可改善关节及其邻近组织的血液供给，巩固关节囊及韧带装置，加速关节渗出物及关节周围组织病理产物的吸收，所以有助于关节运动功能的恢复。

6. 整复和松解作用　古代对肢体骨折的整复都是由推拿整骨医师应用手法治疗，如胸肋椎小关节错位及骶髂关节半脱位，可用推拿手法进行复位治疗，缓解疼痛症状，恢复正常的活动能力。另外，推拿还有松解组织粘连和缓解挛缩的作用，如肩周炎、关节肌腱粘连引起的疼痛,可用推拿或刮拔手法,使粘连组织松解,逐步恢复正常活动功能。

7. 有利于创伤组织的修复　创伤的早期应用推拿可以引起出血,对创伤的修复不利。而后期的推拿有促进坏死组织吸收,并促进新陈代谢的加快,使创伤组织修复到最完善的程度。

8. 对内脏器官的影响　在推拿作用下,通过反射性影响,可增强胃肠的分泌功能,可使胃肠平滑肌张力增加,由于胃肠蠕动亢进,故有利于便秘的治疗。

(四) 推拿手法

推拿手法是以手或其他部位,按各种特定的技巧动作,在体表进行操作,用以诊断和防治疾病的方法。其形式有很多种,包括用手指、手掌和腕、肘部的连续活动,以及肢体的其他部位如头顶、脚踝等直接接触患者体表,通过功力而产生治疗作用。手法操作的质量及熟练程度直接影响着疾病的治疗效果。手法的基本要求是持久、有力、均匀、柔和达到深透的目的。常用手法如下:

1. 滚法　用第五掌指关节背侧吸附于治疗部位上,以腕关节的屈伸动作与前臂的旋转运动相结合,使小鱼际与手背在治疗部位上作持续不断地来回滚动的手法称为滚法(图4-61)。

操作时以肘关节为支点,前臂作主动摆动,带动腕关节的屈伸以及前臂的旋转运动,以三、四、五掌指关节为轴,以手掌小鱼际侧为轴,两轴相交形成的手掌背三角区,使之在治疗部位上作持续不断地来回滚动,产生功力。手背滚动幅度控制在120°左右,腕关节屈80°～90°,伸30°～40°。频率每分钟120～160次。滚法常用于治疗神经系统和运动系统病症,如急性腰扭伤、慢腰痛、肢体瘫痪、运动功能障碍等疾患。

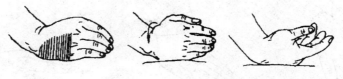

图4-61　滚法

2. 一指禅推法　用大拇指指端、螺纹面或偏峰着力于穴位或部位上,通过腕部的连续摆动和拇指关节的屈伸活动,使产生的力持续作用于穴位或部位上,称为一指禅推法(图4-62)。

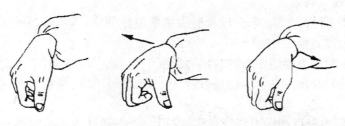

图4-62　一指禅推法

术者沉肩、垂肘、悬腕,以肘关节为支点,前臂作主动摆动,带动腕关节,拇指掌指关节或指间关节的屈伸运动,使产生的功力轻重交替,持续不断地作用于治疗部位。频率每分钟120～160次。一指禅推法适用于全身各部,可用于治疗内、外、妇、儿、伤各科的多种疾患,尤以治疗内、妇科疾病为多。

3. 按法　用拇指指面或掌面按压一定的部位或穴位,逐渐用力深压,按而留之,称为按法。用指面着力的称指按法(图4-63),用掌着力的称掌按法(图4-64)。

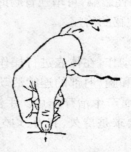　　　　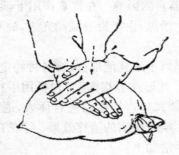

图4-63　指按法　　　　　　图4-64　掌按法

按压方向要垂直,用力由轻至重,着力部位要紧贴体表,不能移动。指按法适用于全身各部,尤以经穴及阿是穴为常用。掌按法适用于面积大而又较平坦的腰背部、腹部、下肢等部位。

4. 摩法　用手掌掌面或食、中、无名三指相并指面附着于穴位或部位上,腕关节作主动环形有节律的抚摩运动,称为摩法。手指面着力的手法为指摩法(图4-65),手掌面着力的手法为掌摩法(图4-66)。

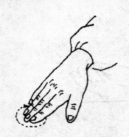　　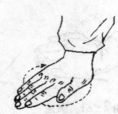　　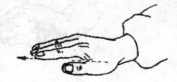

图4-65　指摩法　　　　图4-66　掌摩法　　　　图4-67　推法

摩动时压力要均匀,动作要轻柔,一般指摩法操作时宜轻快,频率每分钟120次左右,掌摩法操作宜稍重缓,频率每分钟100次左右。摩法适用于全身各部位,以胸腹以及胁肋部为常用,具有和中理气功效。

5. 推法　用拇指、手掌、拳面以及肘尖紧贴治疗部位,运用适当的压力,进行单方向的直线移动的手法称为推法(图4-67)。

操作时向下的压力要适中、均匀,用力深沉平稳,呈直线移动,不可歪斜,推进的速度宜缓慢均匀,每分钟50次左右。推法具有行气止痛、温经活络、调和气血的功效,全身各部均可适用。

6. 拿法　用大拇指和示中两指对称,或用大拇指和其他四指对称地用力,提拿一定的部位,进行一紧一松的拿捏,称为拿法(图4-68)。

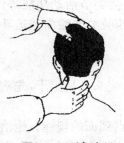 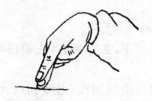 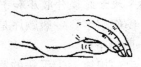

图 4-68 拿法　　　　图 4-69 指揉法　　　　图 4-70 鱼际揉法

操作时手掌空虚，指腹贴紧患部，不可用指端、爪甲内扣。运劲要由轻到重，不可突然用力或使用暴力。拿法常用于头部、颈项部、肩背部和四肢等部位。

7. 揉法　用手指螺纹面，掌根和手掌大鱼际着力吸定于一定治疗部位或某一穴位上，作轻柔缓和的环旋运动，并带动该处的皮下组织一起揉动的方法，称为揉法。用手指螺纹面着力的，称为指揉法（图 4-69）；用掌根着力的称为掌根揉法；用大鱼际着力的称为大鱼际揉法（图 4-70）。

操作时既不能有体表的摩擦运动，也不可用力向下按压。频率每分钟 120～160 次。揉法着力面积大，而且柔软舒适，刺激更为柔和，老幼皆宜，有较好的放松肌肉，松解痉挛的功效。

8. 捏法　用拇指和食指或其他指对称，夹住肢体相对用力挤捏并逐渐移动，称为捏法（图 4-71）。

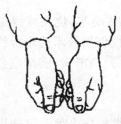 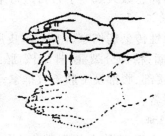

图 4-71 捏法　　　　　　图 4-72 拍法

操作时手指微屈，用拇指和手指的指腹捏挤肌肤，移动应顺着肌肉的外形轮廓循序而上或而下。本法刺激较重，适用于浅表的肌肤，常用于背脊，四肢以及颈项部，有舒筋通络，行气活血的功用。尤其常用于小儿脊柱两旁，往往双手操作又称捏脊疗法，常用以治疗小儿消化系统病症。

9. 拍法　用虚掌平稳而有节奏地拍打治疗部位的手法，称为拍法（图 4-72）。

操作时动作要求平稳而有节奏，整个手掌同时接触治疗部位。本法可单手操作，也可双手同时操作，动作协调，使两手一上一下有节奏地交替进行。拍法适用于肩背部、腰骶部以下肢部，忌施暴力，特别是老人及小儿。

10. 摇法　以患肢关节为轴心，使肢体作被动环转活动的手法，称为摇法。

术者用一手握住或夹住被摇关节的近端，以固定肢体，另一手握住关节的远端的肢体，然后作缓和的环转运动，使被摇的关节作顺时针及逆时针方向的摇动。摇转的幅度要由小到大,逐渐增大。摇法具有舒筋活血、滑利关节、松解粘连和增强关节活动功能等作用,适用于颈项部、腰部以及四肢关节,常用于治疗颈项部、腰部以及四肢关节酸痛和运动功能障碍等病症。

(五)推拿时操作顺序和手法规律

1. 操作顺序　一般顺序是先上后下,先左后右,先前再后,先头面后组干,先胸腹后背部,先上肢后下肢。

2. 手法规律　①手法的路径遵循由面到线、由线到点、由点到面的规律。施治开始从面上推拿,以缓解肌肉紧张,给病人舒适温快的感觉,随之循经络路线推拿,再取穴施以手法,最后还转到面上以结束推拿。②手法的力量遵循由轻到重,由重到轻的规律。推拿开始着力要轻,为探索病人对推拿力量所能承受的程度,逐渐加劲,同时使病人逐步适应需要施治的强度,维持一定时间后,慢慢减轻力量。③手法的动作遵循由慢到快,由快到慢的规律。推拿时要耐心,不能急躁从事,快慢适宜,渐变行之,一般动作起始慢,逐渐加快到一定速度(最快 200 次/分),再缓慢下来。④手法的功夫由浅入深,深入浅出,这和上述规律有关,一般是点上力重、快、深,面上轻、慢、浅。

3. 推拿用量　是指次数、时间、手法、强度、疗程。

次数:每天一次,有的隔天一次或隔两天一次,也有一天推拿两次。

时间:每次推拿为局部 15 分钟,少则 10 分钟,多则 20 分钟,全身推拿为 30～40 分钟。

强度:以病情、胖瘦、年龄、性别、病人反应及接受程度而异。小儿一次 15 分钟左右即可。一个疗程中,可进行推拿 6,8,12,15,30 等不同次数。有些慢性病的治疗时间要长,一个疗程结束后休息数天或一个月再进行第二个疗程,必要时可推拿 3～4 个疗程。

(六)禁忌证

主要有急性传染病伤寒、白喉等;皮肤病湿疹、疥疮、皮炎等;烧伤或严重冻伤;恶性肿瘤;出血性疾病;精神分裂症;骨结核;脓毒败血症;开放性创伤及术后未拆线者;妇女怀孕或月经期,其腰部、腹部及下肢不宜推拿;饱食后,极度疲劳、酒醉者;病情危急,推拿后可能造成不良后果者。

(七)适应证

推拿疗法多用于慢性疾病或病后恢复阶段,对功能性疾病大部分可选用,对某些急性病也有良好效果。

1. 外伤科　颈、腰椎间盘突出、脊髓损伤、扭挂伤、急慢性劳损,颈腰椎骨质增生,关节脱位,骨折愈合功能恢复,腱鞘炎,术后肠粘连。

2. 内科　神经衰弱、胃肠功能紊乱、高血脂、脑卒中后遗症、胃下垂、关节炎、瘫痪、感冒、头痛、失眠、呃逆、尿潴留等。

3. 妇科　乳腺炎、慢性附件炎、月经不调、闭经、痛经等。

4. 儿科　消化不良、慢性气管炎、肺炎、发热、小儿麻痹后遗症、肌性斜颈等。

5. 其他　漏肩风、急慢性肌纤维组织炎、落枕、昏厥、面神经麻痹、肌肉、关节运动障碍、近视等。

二、针灸疗法

针灸疗法是在经络学说等中医理论的指导下,运用针刺和艾灸等对人体一定的穴位进行刺激,从而达到防治疾病的一种治疗方法,是祖国医学的重要组成部分。

针与灸是两种不同而又相互联系的刺激手法。"针"即针刺,是用特别的金属针具刺入人体的某些穴位,使之发生酸麻胀重等感觉而治疗病症的方法。"灸"即艾灸,是使用艾叶制成的艾柱或艾条,点燃后对人体一定的穴位进行温灼而医治病症的方法。在临床上针和灸常配合应用,所以两者相提并论,合称为针灸,但也可单独使用,各有特点,应根据病症,灵活应用,不可偏废。

(一)主要作用

1. 调节机体功能　针灸疗法对人的整体功能与局部功能均具有良好的调节作用。

例如针灸足三里、合谷、三阴交、阳陵泉、太冲、丘墟等穴位,可促进胃液分泌,增强小肠蠕动功能,缓解肠痉挛,改善消化道功能;针刺内关、间使、心俞可使心率减慢;针刺大椎、风门、肺俞等穴可使支气管扩张及分泌减少,从而解除支气管痉挛性喘息;针刺照海穴可促进肾的排泄功能,针刺中极、关元穴可增强膀胱的排尿功能;针刺合谷、足三里可使肾上腺皮质激素增加。针刺可促进脑出血病人出血吸收,使血肿缩小,可促进损伤的周围神经再生等,由此可见针灸疗法对消化、循环、呼吸、泌尿、内分泌、神经系统均有调节作用。

2. 提高机体免疫力　针灸对细胞免疫和体液免疫均有增强与调整作用。实验证明,针刺足三里、合谷穴后可见粒细胞吞噬指数明显提高。当粒细胞吞噬功能低下时,针灸可促进其功能恢复;当其功能活跃时,则可使其吞噬指数下降,说明针灸对粒细胞的吞噬功能具有调节作用。针灸对免疫活性细胞功能的影响也很明显,电针后,外周血中T细胞明显增多外,T细胞内酯酶活性也明显增强。针灸还可调节体液免疫,如针刺足三里穴可使血中备解素生成增加。

3. 镇痛　中医学认为经络气血不通则产生疼痛,而针灸可通经活络,使气血通畅,从而减轻或解除疼痛。实验证明,针刺镇痛与神经体液密切相关,针刺信息与痛觉信息经传入神经进入脊髓,在中枢各级水平结构中通过神经体液途径和痛觉调控系统的整合加工后,疼痛性质发生变化,疼痛刺激引起的感觉与反应受到抑制。此外,针刺信息进入中枢后可以激发神经元的活动,从而释放出5-羟色胺、内源性鸦片样物质、乙酰胆碱等神经介质,加强了针刺的镇痛作用。

(二)取穴的原则

针灸取穴的原则包括四个方面,临床上可根据病情,按一种或多种取穴原则并用,组成针灸处方,现分别简介如下:

1. 循经取穴　是针灸取穴原则的核心,它体现了古人"经脉所过,主治所及"的精神,主要包括本经取穴和表里经取穴两个方面:①本经取穴:根据病变所在的脏腑、经络取本经的腧穴,尤其是取本经位于肘、膝以下的腧穴。例如,咳嗽取手太阴肺经的尺泽穴,咯血取孔最穴,偏头痛取手少阳三焦经的外关穴,耳聋取中渚穴。又如,胁痛取阳陵泉穴,牙痛取合谷穴,胃脘痛取足三里穴等。②表里经取穴:取与病症有关的表里经脉的腧穴,如肝气郁结的胁痛,除取肝经的太冲穴外,还可配以与其相表里的胆经的阳陵泉穴。

2. 局部或邻近取穴　由于每个腧穴都能治疗所在局部和邻近部位的病症,故当某一部位发生病变时,就可以在局部或邻近部位选取腧穴治疗。本法多用于器官、经脉、四肢关节等部位的病痛。如耳聋取耳门、翳风;眼病取睛明、承泣;头痛取太阳、百会;面瘫取同侧的颧髎、颊车;肘痛取曲池、手三里;膝关节痛取犊鼻、阳陵泉;腹泻、腹痛取天枢、气海以及"以痛为腧"的阿是穴等,均属于局部取穴的范畴。如病痛的局部有炎性病灶或创伤、瘢痕时,则需避开局部而改用邻近部位腧穴。如病症部位是重要脏器所在,则局部腧穴可采用浅刺或斜刺的方法。

3. 对症取穴 是针对全身性的某些病症,结合腧穴的特殊作用而采用的一种取穴方法。本法包括各种特定穴的应用和经验取穴等,如气病取膻中,血病取膈俞,筋病取阳陵泉,外感发热取大椎、合谷,全身虚损取关元、足三里,丰隆化痰,曲池降压,人中开窍等。其他如各经的原、络、郄穴、八脉交会穴、五输穴均各有主治,以及阴经的背腧穴主五脏病,阳经的背腧穴主六腑病等均属对症取穴的范畴,常为临床所采用。

4. 其他 耳针、头针、腕踝针等亦各有其取穴原则,需区别对待。如耳针的取穴除有不少经验取穴外,更多应用相应部位取穴,按脏腑、经络理论取穴和按神经分布等现代医学知识取穴,而且在定穴点时,较注意参考耳穴的良导和压痛探测结果。

(三)毫针刺法

1. 操作前的准备

(1)针具的选择:临床上选针时常以将针刺入腧穴应至的深度,而针身还应露在皮肤上少许为宜。一般而言,皮薄肉少之处,选针宜短而针身宜细;皮厚肉丰之处,宜选用针身稍长、稍粗的毫针。男性、体壮、形胖,且病变部位较深者,可选稍粗、较长的毫针;女性、体弱、形瘦,且病变部位较浅者,就应选较短、较细的毫针。

(2)体位的选择:针刺时体位的选择,应以便于医者能正确取穴,针刺施术,患者感到舒适自然,并能持久为原则。临床常用的体位基本上有两种,即卧位和坐位。卧位又可分为仰卧位、侧卧位、俯卧位;坐位又可分为仰靠坐位、侧伏坐位、俯伏坐位,分别适应不同部位穴位的针刺。凡体质虚弱、年老、精神过度紧张和初诊患者,应首先考虑卧位。

(3)消毒:针刺治疗前必须严格消毒,消毒包括针具器械消毒、医者手指和施术部位的消毒。目前临床多选用一次性针具取代针具消毒。医者的手在针刺前,须先用肥皂水洗刷干净,再用75%乙醇棉球涂擦,然后方可持针施术。在患者需要针刺的穴位部位,用75%的乙醇棉球,擦时应从中心点向外绕圈拭擦。

2. 进针方法 临床上一般用右手拇、示、中三指挟持针柄,其状如持毛笔,故右手称"刺手"。左手按压所刺部位或辅助针身,故称左手为"押手"。

(1)单手进针法:用刺手的拇、食指持针,中指指端紧靠穴位,中指指腹抵住针身下段,当拇示指向下用力按压时,中指随势屈曲,将针刺入,直刺至所要求的深度。此法多用于短毫针的进针(图4-73)。

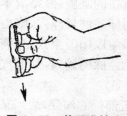
图4-73 单手进针法

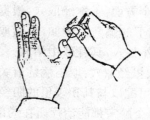
图4-74 指切进针法

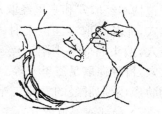
图4-75 挟持进针法

(2)双手进针法

1)指切进针法:以左手拇指或食指的爪甲切按在穴位旁,右手持针,紧靠指甲将针刺入皮肤,适用于短针的进针(图 4-74)。

2) 挟持进针法:以左手拇、示二指挟持消毒干棉球,挟住针身下端,露出针尖,将针尖固定于针刺穴位的皮肤表面,右手持针柄,使针身垂直,在右手指力下压时,左手拇、示两指同时用力,两手协同将针刺入皮肤,适用于长针的进针(图 4-75)。

3) 提捏进针法:以左手拇指和食指将针刺部位的皮肤捏起,右手持针从捏起部的上端刺入,适用于皮肉浅薄部位的进针(图 4-76)。

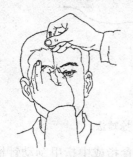
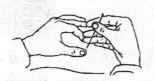
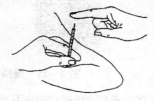

图 4-76　提捏进针法　　　图 4-77　舒张进针法　　　图 4-78　管针进针法

4) 舒张进针法:用左手拇、示二指将所刺腧穴部位的皮肤向两侧撑开绷紧,使针从左手拇、示二指的中间刺入,适用于皮肤松弛部位腧穴的进针(图 4-77)。

(3) 管针进针法:利用不锈钢、玻璃或塑料等材料制成的针管代替押手进针的方法。针管一般比针短约 5 mm,针管直径约为针柄的 2～3 倍,将针尖所在的一端置于穴位之上,左手挟持针管,用右手示指或中指快速叩打针管上端露出的针柄尾端,使针尖刺入穴位,再退出针管,施行各种手法(图 4-78)。

3. 针刺的角度和深度

(1) 针刺的角度:指进针时针身与所刺部位皮肤表面形成的夹角,主要依腧穴所在部位的解剖特点和治疗要求而定。一般分为直刺、斜刺和横刺 3 种。

直刺:针身与皮肤呈 90°角,垂直刺入,适用于人体大部分腧穴尤其是肌肉丰厚部位的腧穴,如四肢、腹部、腰部的穴位。

斜刺:针身与皮肤呈 45°角,倾斜刺入,适用于骨骼边缘的腧穴,或内有重要脏器不宜深刺的部位,或为避开血管及瘢痕部位而采用此法,如胸、背部的穴位。

横刺:又称平刺,或称沿皮刺,针身与皮肤呈 15°角,横向刺入,适用于皮肤浅薄处的腧穴,如头部的穴位。

(2) 针刺的深度:指针刺入腧穴部位的深浅而言。一般地说,体强形胖者宜深刺;体弱形瘦者应浅刺;年老体弱和小儿娇嫩之体,宜浅刺;中青年身强体壮者,宜深刺。头面和胸背等皮薄肉少处的腧穴,宜浅刺;四肢、臀、腹等肌肉丰满处的腧穴,宜深刺。凡表证、阳证、虚证、新病,宜浅刺;里证、阴证、实证、久病,宜深刺。

4. 行针与得气　行针是指将针刺入腧穴后,为了使之得气,调节针感和进行补泻而施行的各种针刺手法。得气是指将针刺入腧穴后所产生的经气感应,又名针感。当这种经气感应产生时,医者会感到针下有徐和或沉紧的感觉。同时,患者也会在针下出现相应的酸、麻、胀、重等感觉,这种感觉可沿着一定部位、向一定方向扩散传导。若无经气感应而不得气时,医者则感到针下空虚无物,患者亦无酸、麻、胀、重等感觉。

(1) 行针的两种基本手法：①提插法：就是提针与插针的结合应用，即在人体的一定深度内将针施行上下、进退的操作方法(图4-79)。②捻转法：将针刺入一定深度后，用拇指与示、中指挟持针柄作一前一后、左右交替旋转捻动的动作(图4-80)。

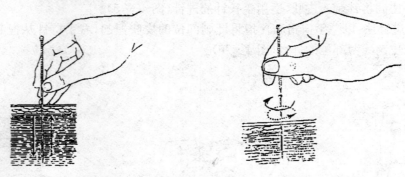

图4-79 提插法　　　　　　　图4-80 捻转法

(2) 常用的行针辅助手法：①刮法：右手拇指抵压针柄顶端，用食指或中指甲刮动针柄，以增强针感。②弹针法：以手指轻弹针柄，使针身轻微震动，以增强针感。③震颤法：以拇、示、中三指持针，用小幅度快频率提插捻转动作，使针身发生轻微震动，以增强针感。

5. 针刺补泻　补法是泛指能鼓舞人体正气，使低下的功能恢复旺盛的方法；泻法是泛指能疏泄病邪，使亢进的功能恢复正常的方法。针刺补泻就是通过针刺腧穴，采用适当的手法激发经气以补益正气或疏泄病邪而调节人体脏腑经络功能，促使阴阳平衡而恢复健康的方法。常用的几种针刺补泻手法如下：

(1) 捻转补泻：针下得气后，捻转角度小，用力轻，频率慢，操作时间短者为补法；捻转角度大，用力重，频率快，操作时间长者为泻法。

(2) 提插补泻：针下得气后，先浅后深，重插轻提，提插幅度小，频率慢，操作时间短者为补法。先深后浅，轻插重提，提插幅度大，频率快，操作时间长者为泻法。

(3) 平补平泻：进针得气后均匀地提插、捻转后即可出针。

6. 留针与出针

(1) 留针：将针留置于穴位内，谓之留针。一般病证只要针下得气而施以适当的补泻手法后即可出针或留针15～30分钟。而慢性、顽固性、疼痛性及痉挛性疾病，留针时间可达数小时。小儿一般不便留针。

(2) 出针：出针法是指行针完毕后，将针拔出的操作方法。出针之后，应核对针数，防止遗漏。

7. 针刺的注意事项

(1) 患者在过于饥饿、疲劳、精神过度紧张时，不宜立即进行针刺。

(2) 妇女怀孕3个月以内者，不宜针刺其小腹部的腧穴。若怀孕3个月以上者，其腹部、腰骶部腧穴也不宜针刺。至于三阴交、合谷、昆仑、至阴等一些通经活血的腧穴，在怀孕期应予禁刺。

(3) 小儿囟门未合时，头顶部的腧穴不宜针刺；常有自发性出血或损伤后出血不止者，不宜针刺。皮肤有感染、溃疡、瘢痕或肿瘤的部位，不宜针刺。

(4) 对胸、胁、腰、背脏腑所居之处的腧穴，不宜直刺、深刺。针刺眼区和项部的风府、哑门等穴和脊椎部的腧穴,要注意掌握一定的角度,更不宜大幅度地提插、捻转和长时间地留针,以免伤及重要组织器官,产生严重的不良后果。

8. 针刺异常现象的处理

(1)晕针:是指在针刺过程中患者发生晕厥的现象。一旦晕针应立即停止针刺,将已刺之针迅速起出,让患者平卧,头部放低,松开衣带,注意保暖。轻者静卧片刻,给予热茶或温开水饮之,一般可渐渐恢复。重者可选取水沟、素髎、内关、涌泉等穴指压或针刺,亦可灸百会、气海、关元等穴,即可恢复。若仍人事不省、呼吸细微、脉细弱者,应配合其他治疗或急救措施。

(2)断针:是指针体折断在人体内。一旦断针,嘱患者保持原有体位,以防残端向深层陷入。若折断处针体尚有部分露于皮肤之外,可用镊子钳出。若折断针身残端与皮肤相平或稍低,而尚可见到残端者,可用左手拇、示两指在针旁按压皮肤,使残端露出皮肤之外,随即用右手持镊子将针拔出。若折断部分全部深入皮下,须在X线下定位,施行外科手术取出。

9. 适应证 针灸在康复治疗上的应用范围很广,其常用的适应证有以下几方面。

(1)痹症:中医认为风、寒、湿三种外邪侵入身体引起痹症。如风湿性或类风湿关节炎、骨关节炎、痛风、肌筋膜炎、纤维织炎、肩周炎、腰腿痛等。

(2)痿症:是肢体发生麻木不仁、软弱无力等症。各种瘫痪症都属痿症,如面神经麻痹、偏瘫、截瘫、肢瘫等。

(3)脏腑病:是指五脏六腑的病,如哮喘、高血压、冠心病、胃下垂、胃肠功能紊乱等。

(4)视、听、语言障碍疾患:聋、哑、盲残疾者的视听语言能力的改善,也是康复医学研究的课题,针灸治疗有一定的效果。

(5)其他:如精神症、癔病及其他神经官能症,肿瘤病人的康复治疗以及戒烟、减肥等。

10. 注意事项

应用针灸疗法时应注意下列事项:

(1)孕妇的腹部、腰骶部不宜针灸,并禁用合谷、三阴交、昆仑、至阴等穴。

(2)小儿囟门未闭合时,头颈部腧穴不宜针刺,且小儿不宜留针。

(3)饥饿、疲劳、酒醉者不宜针刺,精神紧张,体质虚弱者刺激量不宜过强。

(4)出血性疾病者不宜针刺,皮肤感染、溃疡、瘢痕、肿瘤的部位不宜进针。

(5)须避开血管进针,以防止出血,针刺头面部,颈部胸腹部及腰背时,应防止刺伤重要器官。

(6)施灸时应注意防止烫伤病人。

(7)针灸后至少24小时内不得进行水疗或游泳,以防止针刺部位的感染。

(8)针刺眼球周围和项部的风府、哑门等穴位以及脊椎部的腧穴,要注意掌握一定的角度,更不要大幅度提插、捻转,也不要长时间留针,以免损伤重要组织器官。

(四)灸法

灸法能治疗针刺效果较差的某些病症,或结合针法应用,更能提高疗效,所以是针灸疗法中的一项重要内容。故《医学入门》说:"凡病药之不及,针之不到,必须灸之。"

1. 常用灸法

(1)艾炷灸:把艾绒捏紧成规格大小不同的圆锥形艾炷,小者如麦粒大,中等如半截枣核大,大者如半截橄榄大(图4-81),每燃完一个艾炷称为一壮。艾炷灸可分为直接灸和间接灸。直接灸即将艾炷直接置放在皮肤上施灸的一种方法,根据灸后对皮肤刺激的程度不同,又分为无瘢痕灸和瘢痕灸两种。间接灸即在艾炷与皮肤之间隔垫上某种物品而施灸的一种方法(图4-82)。

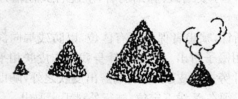

图4-81 艾柱

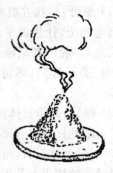

图4-82 间接灸

1) 无瘢痕灸:将艾炷放置于皮肤上之后,从上端点燃,当燃剩2/5左右,患者感到烫时,用镊子将艾炷挟去,换炷再灸,一般灸3～7壮。此法适用于慢性虚寒性疾病,如哮喘、眩晕、慢性腹泻、风寒湿痹和皮肤疣等。

2) 瘢痕灸:施灸前先在施术部位上涂以少量凡士林或大蒜液,以增加黏附性和刺激作用,应用此法一般每壮艾炷须燃尽后,除去灰烬,方可换炷,灸7～9壮。大约1周可化脓,灸疮45天左右愈合,留有瘢痕。临床常用于治疗哮喘、慢性胃肠病及瘰疬等。

3) 隔姜灸:用鲜生姜切成直径2～3 cm,厚0.2～0.3 cm的薄片,中间以针穿刺数孔,上置艾炷放在应灸的部位,然后点燃施灸,当艾炷燃尽后,可易炷再灸,一般灸5～10壮。适用于一切虚寒病证,对呕吐、腹痛、泄泻、遗精、阳痿、早泄、不孕、痛经和风寒湿痹等疗效较好。

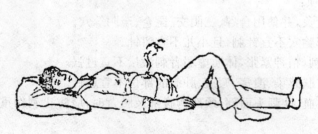

图4-83 隔盐灸

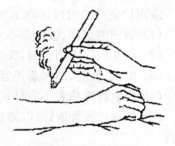

图4-84 温和灸

4) 隔盐灸:用纯净干燥的食盐填敷于脐部,使其与脐平,上置艾炷施灸,如患者稍感灼痛,即更换艾炷,一般灸5～9壮。临床上常用于治疗急性寒性腹痛、吐泻、痢疾、淋病及中风脱证等(图4-83)。

(2) 艾卷灸:即用桑皮纸包裹艾绒卷成圆筒形的艾卷,也称艾条,将其一端点燃,对准穴位或患处施灸的一种方法。

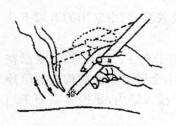
图 4-85 雀啄灸图

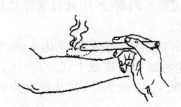
图 4-86 回旋灸

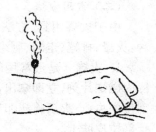
图 4-87 温针灸

1) 温和灸：将艾卷的一端点燃，对准应灸的腧穴或患处，距离皮肤 2～3 cm 处进行熏烤（图 4-84），使患者局部有温热感而无灼痛为宜，一般每穴灸 10～15 分钟。注意施灸部位温度，防止烫伤。

2) 雀啄灸：施灸时，艾卷点燃的一端与施灸部位的皮肤并不固定在一定的距离，而是像鸟雀啄食一样，一上一下施灸（图 4-85）。

3) 回旋灸：施灸时，艾卷点燃的一端与施灸部位的皮肤虽保持一定的距离，但不固定，而是向左右方向移动或反复旋转地施灸（图 4-86）。

（3）温针灸：在针刺得气后，将针留在适当的深度，在针柄上穿置一段长约 2 cm 的艾卷施灸，或在针尾上搓捏少许艾绒点燃施灸，直待燃尽，除去灰烬，再将针取出。注意防止灰火脱落烧伤皮肤（图 4-87）。

（4）温灸器灸：温灸器是一种专门用于施灸的器具，临床常用的有温灸盒和温灸筒。施灸时，将艾绒点燃后放入温灸筒或温灸盒里的铁网上，然后将温灸筒或温灸盒放在施灸部位 15～20 分钟即可。适用于灸治腹部、腰部的一般常见病。

2. 施灸的注意事项

（1）施灸的先后顺序：一般先灸阳经，后灸阴经；先灸上部，再灸下部。就壮数而言，先灸少而后灸多。就大小而言，先灸艾炷小者而后灸大者。

（2）施灸的禁忌：面部穴位、乳头、大血管等处均不宜使用直接灸。孕妇的腹部和腰骶部不宜施灸。

三、拔罐疗法

拔罐疗法是利用各种罐子（竹罐、玻璃罐等），使其内部形成负压后，吸附在体表上造成局部血管扩张和充血而达到治疗目的的一种治疗方法。它设备简单，操作方便，效果较好。

（一）主要作用

中医学认为拔罐疗法可祛风散寒，祛湿除邪，温通经络，疏通血脉，并能活血散瘀，舒筋止痛。

现代医学认为，由于罐内形成负压后吸力甚强，可使局部毛细血管扩张，甚至破裂，随即可产生一种类组织胺物质，随体液周流全身，刺激各个器官，使其功能加强；另一方面负压的机械刺激，通过反射途径，可调节大脑皮质的兴奋与抑制过程；温热刺激能促进局部血液循环，加速新陈代谢，改善局部组织的营养状况，还可增加血管壁的通透性，增强粒细胞的吞噬能力。因此，拔罐疗法具有镇静止痛、消炎、消肿的作用。

（二）常用方法

由于拔罐用具、方法、形式等不断演变，因此拔罐疗法种类较多，其中常用的有以下几种：火罐、排罐、走罐、刺络拔罐。

1. 火罐　是最常用的一种拔罐法，可分为：①闪火法，用镊子夹住乙醇棉球，点火后在罐内燃烧片刻，立即拿出，迅速将罐叩在皮肤上；②点火法，用小金属盖盛乙醇棉球放治疗部位中央，点火后将罐叩于皮肤上；③投火法，用小纸条点燃后投入罐内，迅速将罐叩于治疗部位皮肤上。

2. 排罐　是在一个较大面积的部位（腰背、臂、大腿等），同时排列吸附较多的罐，其操作同闪火法。

3. 走罐　是在平整光滑的罐口边与治疗部位涂以一薄层凡士林后，将罐子按闪火法拔上，然后用力将罐子上下、左右推移。

4. 刺络拔罐　是刺血法，皮肤针法，与拔罐法的综合应用，即在散刺叩刺后进行拔罐。

（三）适应证及注意事项

临床上拔罐疗法常用于软组织急性扭伤挫伤及慢性劳损、局部风湿痛等，也可用于失眠、哮喘、肺炎、胃炎、肾盂肾炎、膈肌痉挛等病症。出血性疾病、水肿、消瘦者及毛发处不宜使用，拔罐时应选好拔罐部位，一般以肌肉丰满、皮下脂肪丰富的部位为宜。拔罐要注意防止烫伤病人皮肤，取罐时须先用指尖在罐旁按压使空气进入，不能硬抠，胸肋间及腹部勿用火罐拔，以免损伤肋间神经及发生肠梗阻。

复习思考题

1. 试述运动疗法的概念及其治疗作用。
2. 简述运动疗法的基本原则。
3. 如何制定运动疗法处方？
4. 如何合理选择关节活动度训练的方法以最大限度增加活动范围？
5. 简述等长、等张抗阻训练的基本方法及各自的特点。
6. 耐力训练的运动处方如何确定？
7. 简述平衡能力训练的适应证和禁忌证。
8. 平衡训练的原则、方法及注意事项。
9. 简述协调性训练的操作要点。
10. 试述 Bobath 疗法的主要技术特点。
11. Brunnstrom 把偏瘫运动功能的恢复过程分为哪几个阶段？
12. 简述成人偏瘫患者的运动模式。
13. 什么是 PNF 疗法、Rood 疗法？
14. 简述直流电疗法的治疗作用。
15. 简述低频脉冲电的生理作用和治疗作用。
16. 试述神经肌肉电刺激疗法、功能性电刺激疗法的治疗作用。
17. 简述调制中频电疗法的治疗作用。
18. 试述干扰电疗法的临床应用。
19. 简述高频电疗法对人体的生物物理学效应。

20. 简述短波、超短波的治疗作用和临床应用。
21. 简述红外线的生理作用和治疗作用。
22. 什么是紫外线红斑的分级?
23. 紫外线照射法的治疗作用和临床应用有哪些?
24. 试述激光疗法的治疗作用。
25. 试述超声波治疗的作用机制。
26. 试述磁疗、石蜡疗法的治疗作用。
27. 试述高压氧治疗原理、适应证和禁忌证。
28. 什么是作业疗法?常用方法、治疗作用有哪些?
29. 试述作业活动的分析方法和内容。
30. 试述家庭环境的评定。
31. 什么是言语疗法?治疗途径和治疗原理是什么?
32. 脑损害后言语康复的影响因素有哪些?
33. 什么是构音障碍?其治疗原则有哪些?
34. 简述吞咽障碍的治疗方法。
35. 试述心理治疗的概念。
36. 简述病、伤、残者的心理特点和心理适应过程。
37. 康复常用的心理治疗方法有哪些?
38. 简述推拿的生理和治疗作用。
39. 试述推拿常用的手法与临床应用。
40. 针灸疗法的主要作用有哪些?
41. 拔罐治疗的常用方法有哪些?
42. 简述假肢的基本类型。
43. 简述矫形器的基本作用。
44. 简述助行器的分类。
45. 简述轮椅的分类与临床应用。

(郭爱松)

第五章 常见伤病的康复

1. 掌握脑卒中康复的目标与原则、卒中后运动功能障碍的特点及康复措施；脊髓损伤的康复评定、康复训练要点；脑瘫的定义、分类，理疗及运动功能训练的基本原则；颈椎病和腰椎间盘突出症的定义、分型、康复治疗原则及方法，牵引治疗的适应证和禁忌证；骨折的康复评定、康复治疗原则及方法；关节炎、肩周炎的康复评定及康复治疗方法；冠心病康复各期的目标及运动处方的制定；COPD 患者呼吸及运动训练的要领；糖尿病的运动疗法。

2. 熟悉脑卒中后各阶段的治疗方法；颅脑外伤早期康复措施及认知障碍的康复训练方法；脊髓损伤的障碍特点，脑瘫评定的目的、原则、主要内容和方法；周围神经损伤的评定和康复治疗原则；截肢患者康复的程序，残肢并发症、假肢装配前后的治疗与训练；人工髋、膝关节置换术后的康复治疗目标、康复程序和内容；手功能评定范围和方法；心电运动试验的应用范畴、代谢当量和最大吸氧量的概念；熟悉 COPD 患者康复治疗的主要内容；熟悉糖尿病的饮食疗法。

3. 了解偏瘫的评定方法、常见并发症的处理；颅脑外伤及手术后的评定方法；脊髓损伤的并发症处理；关节置换术后的评定项目和方法；手部常见骨折、肌腱、神经损伤后的康复治疗方法；了解冠心病康复的概念和康复分期、运动疗法的作用机制；COPD 康复的常用评定方法；糖尿病的康复教育及其他治疗。

第一节 脑卒中的康复

一、概述

脑血管病(cerebral vascular diseases，CVD)，又称脑卒中或中风(stroke)，主要指脑血管系统病变引起的血管痉挛、闭塞或破裂，造成急性发展的脑局部循环障碍和以偏瘫(hemiplegia)为主的功能损害。脑卒中按病理诊断分脑梗死(cerebral infarction)、脑出血(cerebral hemorrhage)和蛛网膜下隙出血(sub-arachnoid hemorrhage)三大类。脑梗死包括：短暂性脑缺血发作(transient isehemicattacks，TIA)、腔隙性脑梗死(lacunar stroke)、脑血栓形成(cerebral thrombosis)和脑栓塞(cerebral embolism)。据统计，中国因脑卒中每年死亡的患者高达 170 万，居我国十大死亡疾病之首。该病 5 年内复发率高达 40%，大约

80%的脑卒中存活者遗留不同程度的功能障碍。随着人口逐渐老龄化,这个数字逐年在升高。早期积极、正确的康复治疗,将使患者的功能明显改善,若病后处理不当可导致废用综合征或误用综合征。

二、康复评定

(一)神经损伤程度评定

第四届脑血管学术会议推荐应用改良爱丁堡－斯堪的纳维亚评分(MESSS)来评估脑卒中患者临床神经功能缺损程度。MESSS的基础是斯堪的那维亚评分量表(Scandinavian Stroke Scale,SSS)。MESSS最高分是45分,最低分是0分,轻型是0~15分,中型是16~30分,重型是31~45分(表5-1)。

表5-1　中国脑卒中患者神经功能损伤评分标准(1995年)

评价内容	得分	评价内容	得分
意识(最大刺激、最佳反应)		Ⅴ度正常	0
1. 提问:①年龄;现在是几月份。		Ⅳ度不能抵抗外力	1
②相差2岁或1个月都算正确		Ⅲ度抬臂高于肩	2
都正确	0	Ⅲ度平肩或以下	3
一项正确	1	Ⅱ度上肢与躯干夹角45°	4
都不正确进行以下检查		Ⅰ度上肢与躯干夹角45°	5
2. 两项指令:握拳、伸掌;睁眼、闭眼,可示范		0	6
		手肌力	
均完成	3	Ⅴ度正常	0
完成一项	4	Ⅳ度不能紧握拳	1
均不能完成,进行以下检查		Ⅲ度握空拳,能伸开	2
3. 强烈局部刺激健侧肢体		Ⅲ度能屈指,不能伸	3
定向退让	6	Ⅱ度能屈指,不能及掌	4
定向肢体回缩	7	Ⅰ度指微动	5
肢体伸直	8	0	6
无反应	9	下肢肌力	
水平凝视功能		Ⅴ度正常	0
正常	0	Ⅳ度不能抵抗外力	1
侧方凝视功能受限	2	Ⅲ度抬腿45°以上,踝或趾可动	2
眼球侧方凝视	4	Ⅲ度抬腿45°左右,踝或趾不能动	3
面瘫			
正常	0		
轻瘫,可动	1	Ⅱ度抬腿离床不足45°	4
全瘫	2	Ⅰ度水平移动,不能抬高	5
语言		0	6
正常	0	步行能力	
交谈有一定困难,需借助表情动作表达;或流利但不易听懂,错语多	2	正常行走	0
		独立行走5m以上,跛行	1
		独立行走,需拐杖	2
可简单交流,但复述困难,语言多迂回,有命名障碍	5	他人扶持下可以行走	3
		能自己站立,不能走	4
词不达意	6	坐不需支持,但不能站立	5
上肢肌力		卧床	6

近些年,随着我们临床医学国际化水平的提高,不论神经科还是康复医学科使用较多的评分量表是美国国立健康研究所卒中量表(National Institute of Health stroke scale, NIHSS)。该表使用简便,能被护士和医生很快掌握,几乎不引起疲劳,可在一天内多次检查。医师、研究人员、护士之间的重测信度没有显著差别。内容一致性好。经过与CT结果和3个月结局的相关性研究,此表有很好的效度。

（二）运动功能评定

偏瘫的功能评定有肌力评定法、Bobath法、Brunnstrom法、上田敏法、Fugl-Meyer法等。肌力评定法简单实用临床上应用最多,Brunnstrom根据运动恢复阶段,评定屈伸肌协同运动的出现,以及从协同运动模式中出现的选择性肌肉活动程度,进行运动功能分级。偏瘫患者肢体运动功能的恢复,大致经过三个时期,即弛缓期、痉挛期及恢复期。弛缓期表现为肌肉松弛,肌张力下降,反射减低或消失。痉挛期出现痉挛及异常运动模式,异常运动模式的出现是由于中枢神经系统受损致使被抑制的原始运动反射被释放所致,表现为肢体伸、屈肌出现刻板僵硬的运动模式。进入恢复期时,患者痉挛减轻,偏瘫肢体出现分离运动,即关节的独立运动,运动的协调性接近正常(表5-2)。

表5-2 Brunnstrom法

阶段	上肢	手	下肢
1	无任何运动	无任何运动	无任何运动
2	仅出现协同运动模式	仅有极细微屈伸	仅有极少的随意运动
3	可随意发起协同运动	可作钩状抓握,但不能伸指	在坐和站位上,有髋、膝、踝协同性屈曲
4	出现脱离协同运动的活动:肩0°肘屈90°下前臂旋前旋后;肘伸直肩可屈90°;手背可触及腰骶部	能侧捏及松开拇指,手指有半随意的小范围伸展	坐位屈膝90°以上,可使足后滑到椅子下方,在足跟不离地的情况下能背屈踝
5	出现相对独立的协同运动活动:肘伸直肩外展90°;肘伸直肩前屈30~90°时前臂旋前和旋后;肘伸直前臂中立位上肢上举过头	可作球状和圆柱状抓握,手指同时伸展,但不能单独伸展	健腿站,病腿可先屈膝后伸髋,在伸膝下作踝背屈(重心落在健腿上)
6	运动协调近于正常,手指指鼻无明显辨距不良,但速度比健侧慢(<5秒)	所有抓握均能完成,但速度和准确性比健侧差	在站立位可使髋外展到超出抬起该侧骨盆所能达到的范围;坐位下伸直膝可内外旋下肢,能完成合并足的内外翻

（三）日常生活功能评定

详见第三章第十二节。

三、康复治疗

脑卒中康复治疗的特点是患者急性期已过去处于功能恢复的初期或中期。康复的目标是调动机体潜力,促进神经功能的重组或再现,发挥残余功能,防治并发症,减少后遗症。对功能恢复不理想的患者,采用的辅助装置或替代技术,以恢复其自主能力,提高生活质量。疾病的不同时期,疾病表现的特点是不同的,选择的治疗方法要有所侧重。

1. 超早期康复　脑卒中发病 24 小时之内开始。此期患者生命体征未完全稳定,康复治疗多需在神经科或者 NICU 病房中进行,也为床边治疗期。主要康复内容包括良肢位摆放,呼唤意识刺激,间隔变换体位,被动训练维持患者关节活动度等。此期康复治疗时需注意患者生命体征的变化。

(1) 良肢位:发病后 24 小时内就应保持患者床上正确的体位,为了预防以后可能出现的上肢屈曲痉挛和下肢伸肌痉挛模式,即对抗痉挛的体位,要求患侧上肢处于伸展位(肩伸展、外展,肘、腕、手指诸关节均伸展),下肢为屈曲位(髋、膝于屈曲位,踝关节于中立位,防止髋内外旋),可用软枕帮助置放,无论取仰卧或侧卧位均应注意。鼓励患侧卧位,可加强患侧的感觉刺激,同时有利于健侧肢体的活动。

(2) 促醒治疗:对有意识障碍的患者进行呼唤名字,并每天定时给予声音刺激,治疗同时观察患者生命体征的变化。

(3) 体位转换:对于病情危重的患者,多有呼吸、吞咽功能障碍,需要在气管切开及鼻饲的情况下,每隔 2 小时变换体位,比如头部和下肢交替抬高 30°,患侧或健侧交替等。可防止误吸、坠积性肺炎、泌尿道感染、压疮、深静脉血栓等并发症,同时可维持患者心肺功能及血管调节功能,所以,超早期体位转换必须放到最重要的位置上来。对于肺部感染及痰液不易排出患者需增加徒手或机械排痰。

(4) 被动训练:从患肢远端至近端的按摩,注意对患侧手、肩及下肢的按摩,有利于改善血液循环,消除肿胀,缓解疼痛,预防压疮和静脉炎。从患肢近端至远端的按摩可能对促进患侧肢体功能的恢复有利。因此两种手法可交替进行。同时患肢的所有关节都应做全范围的关节被动活动,防止关节挛缩。采用 PNF 中的多肌群、多关节对角斜线活动帮助患者病侧肢体活动,活动范围由小到大,上肢主要注意掌指关节和肩关节,下肢注意踝关节。在作髋关节和肘关节活动时应注意活动幅度不宜过大,并注意手法柔和,每日一次以上。

2. 早期康复(Brunnstrom 评分 1~2 级)　患者生命体征稳定,肢体处于软瘫状态,可持续几天到数周。患侧肌力和肌张力均低下。此阶段由于重力的影响,上肢重量牵拉肩关节囊,易导致肩关节半脱位和肩痛。此期康复目标:防止废用综合征产生,防止肢体痉挛产生,防止误用综合征及过用综合征,防止并发症,如肌肉痉挛、关节挛缩、肩手综合征、肩关节半脱位等,为以后的系统康复打下基础。

(1) 良肢位:具体同前。此期部分患者可行坐位训练,坐位时应支持上肢,避免牵拉肩关节。

(2) 被动训练:具体同前。训练强度和频次可适当增加。

(3) 主被动结合训练:健侧主动活动,病侧被动活动。体位为仰卧位。体操的内容重点是加强健侧肢体的主动或抗阻活动,通过中枢性促进产生的联合反应、共同运动来诱发和调动患侧肌肉的收缩反应,在动作的设计中采用本体促通技术中的对角螺旋运动,尽量接近日常功能活动,促进患肢功能活动的出现。患者早期的主动运动除了能改善运动功能,还能改善患者情绪,树立信心。

3. 痉挛期的治疗(Brunnstrom 评分 3~4 级)　进入痉挛期后患侧肌张力逐渐增高,表现为典型的上肢屈肌痉挛、下肢伸肌痉挛模式。此期康复目标:抑制痉挛肌,易化拮抗肌活动。加强对近端大肌群活动的控制能力,完成较复杂的生活活动能力。强化对中间关节(肘、膝)的控制。在运动恢复的过程中可用不同方法进行治疗,比如本体感觉神经肌肉促进疗法(PNF 技术)、反复促通疗法(川平法)等。目前临床使用较多的方法是 Bobath 提出的神经发育技术(neurodevelopmental technique,NDT),强调运动使肌肉张力正常化并防止过度痉挛。应用特殊的反射抑制姿势和运动。如果痉挛加重,则需通过缓慢持续的牵拉来降低痉挛。利用 NDT 中的反射性抑制体位和控制关键点抑制偏瘫侧上肢的屈肌痉挛模式和下肢伸肌痉挛模式,同时利用皮肤感觉促进技术对患侧肢体进行刺激,以提高患者对患侧肢体的注意,加强感觉信号的传入。

(1) 抑制性体位:上肢屈肌痉挛—伸展位,下肢伸肌痉挛—屈曲位,膝手爬行位,采用坐位时双上肢向后支撑位可同时拮抗前两者,抗痉挛体位可保护关节并早期诱发分离运动。

(2) 神经促进技术:采用抑制性手法降低肌张力(表 5-3)。

表 5-3 抑制性促通手法举例(右下肢)

手 法	内 容
1. 各种反射	
(1) 联合反应	健侧下肢抗阻伸膝
(2) 拉弓反射	头转向左拉弓
(3) 旋腰反射	向左旋腰
(4) 下肢屈肌反射	刺激右侧足底
2. 控制关键点	膝关节、拇趾
3. 感觉刺激器	
(1) 挤压	轻微持续(3~5 分钟)地挤压伸肌肌腱和髋、膝关节
(2) 深、冷刺激	快速短暂的深冷刺激于足趾
(3) 牵拉	持续缓慢地牵拉下肢伸肌
(4) 下肢活动模式	做出交叉腿穿鞋动作(即髋屈、内收、外旋,膝屈,踝背屈、内翻)

(3) 肌肉牵张技术:股四头肌牵拉,俯卧位,在大腿下垫一块毛巾,被动屈曲膝关节至最大。小腿三头肌牵拉,站立位,足底置于 15~30°的斜板上 5~10 分钟,这样可以利用身体的重量使足跟着地,踝关节背屈。

(4) 痉挛期运动训练:强调患侧肢体的助力或主动活动,促进分离运动的出现,上肢以伸展性综合动作为主,下肢以屈曲性综合动作为主,根据功能恢复以先近端后远端的特点,训练方法先加强近端关节功能活动,再逐步向远端延伸。

4. 恢复期的治疗(Brunnstrom 评分 5~6 级)

康复目标:改善步态,恢复步行能力;增强肢体协调性和精细运动;提高和恢复日常生活活动能力。

(1) 促进分离运动:为了促进分离性运动的进一步完善。处于恢复期的患者,可以通过器械活动,如固定自行车、下肢踏步器、平衡板、肩关节旋转器、腕关节旋转器或借助肋木完成一些难度较大的功能活动,从中提高患侧肢体的主动性、力量性和协调控制能力。

(2) 强化患侧 ADL 训练:有意识地用患肢完成各种日常活动,提高患肢实际操作的能力,练习患手吃饭,穿衣,穿鞋,提取重物,操作家务等。在训练中注意纠正错误动作,加强动作的质量,特别是在完成一些难度较大的活动中(如用勺、筷吃饭、梳头),由于精细的分离活动尚未完全建立,患者在高度紧张的情况下,容易诱发原始的痉挛模式。所以,训练中不能急于求成,应将动作逐一分解进行,直至最后全部完成。

(3) 步行训练:下肢步行功能和步态关系最大的是伸髋下的屈膝、踝背屈,患者步行中的不正确动作及姿势有行走中出现骨盆上提、膝过伸、髋后伸受限、步幅不等、患肢不敢负重等。重点训练:仰卧位——做桥式踏步,俯卧位——将髋处于过伸状态下进行屈膝控制练习,站立位——直腿搓圆木和站在跷跷板上做踝背屈的主动运动,行走中——下肢交替跨越,电动平板上——训练步行的速度感和节律感,从而使患者恢复实用步行的能力。这一时期的患者主要侧重步行的稳定性、节律性及实用性。

5. 其他基本治疗方法

(1) 物理治疗:通过温热疗法改善血液循环,减轻疼痛;通过寒冷治疗(长时间冷敷、快速冰水浸泡),可以抑制肌梭的活动,降低神经传导速度;通过功能性电刺激(FES)促进痉挛肌拮抗肌的收缩来抑制痉挛;通过振动疗法(用振幅 1～2 mm,频率 100～200 Hz 的高频器)作用于拮抗肌,引起该肌及其协同肌兴奋,使痉挛肌放松;通过生物反馈疗法放松痉挛肌,提高拮抗肌的兴奋性。

1) 生物反馈治疗:患者可以通过肌电反馈训练,达到有意识地控制肌肉的收缩。在偏瘫早期迟缓性瘫痪期,主要用于提高肌力,在痉挛性瘫痪期,可用于放松痉挛肌群或使其拮抗肌兴奋收缩。还可以进行重量反馈,帮助患者训练平衡功能,提高患侧负重的能力。

2) 功能性电刺激(FES):选择性 FES 可刺激靶肌肉收缩,有预防肌萎缩的作用,在电脑程序控制下可使瘫痪下肢行走。肌电触发的功能性电刺激:即利用患者自身产生的肌电信号(可能太小,不足以引起功能活动),通过仪器转换成电刺激脉冲作用于肌肉即叠加于肌电之上而产生较强刺激,以引发肌肉的收缩,它具有肌电反馈和肌肉电刺激两种功能,对改善肢体功能更有效。

3) 其他的物理治疗方法还包括离子导入、血管内氦—氖激光照射、超声治疗、高压氧疗、量子血液治疗、体外反搏等。

(2) 平衡训练:平衡障碍可以影响患者许多日常功能活动的进行,因此平衡功能的训练在脑卒中的康复治疗中具有十分重要的地位。坐、立位平衡分为三级:1 级,静态平衡;2 级,自动态平衡;3 级,他动态平衡。训练从 1 级、2 级开始,逐渐达到 3 级。

1) 坐位平衡练习:患者取坐位用镜子矫正坐姿,训练从有靠背到无靠背坐位的练习,改变重心练习及承重练习、左右交替抬臀练习。以后在坐位下作上肢和躯干的各种动作,并能在外界推力下保持坐位动态平衡(他动态平衡练习),也可借助巴氏球、晃板等物训练患者的坐位平衡能力。

2) 站位平衡练习:可先借助直立床或直立架体会站立的感觉,用镜子矫正站立位的姿势,然后由有依托到无依托的站立,逐渐过渡到独立站立;由分腿站立、并腿站立到直线站立,从双腿负重站立到患腿支撑站立。在站立位下要求触摸不同物品,在平衡训练器上练习重心向前后左右的转移,提高患腿支撑负重能力及患腿站立平衡能力。

3) 步行平衡练习:训练病人步行中的稳定性,开始可在平衡杠内练习向前向后行走,然后练习沿直线或在较窄的平衡木上行走,并练习在行进中止步、转体、拐弯及跨越障碍等。

(3) 步态训练:由于下肢肌群力量不平衡、关节肌肉协调控制能力不足,在不具备行走能力时过早负重行走可造成划圈步态、长短腿步态、膝过伸步态等,异常步态形成后往往难以矫正。步态训练是在分析步态的基础上,根据分析结果,针对病人引起步态异常的原因而采取相应的措施。对于偏瘫患者在功能恢复期中要求具备以下条件才可以练习步行:

1) 站立平衡已达到3级或接近3级。
2) 患侧下肢能支撑身体3/4的重量。
3) 患侧下肢具有主动屈伸髋、膝能力。

训练的方法：
1) 平衡杠内训练：患者手扶平衡杠练习坐位站起和坐下，并能在站立位进行不同方向的重心转移；练习在平衡杠内向前走、向后走、转身、侧方走；患者在杠内行走时，两足应尽量靠拢分离板。
2) 室内行走：在平衡杠内不扶杠能行走时即可借助助行器、手杖进行室内行走，逐步过渡到不用助具在室内平坦的地面上短距离行走，及患侧负重、过障碍、上下楼梯和斜坡行走。
3) 活动平板上行走：通过调整活动平板的速度，训练行走速度感和节律感，使其适应实用步行速度，增加行走耐力，同时还可以在平板上训练正常的步态。
4) 室外行走：在平地、不平整的地面及斜坡上行走、上下台阶、穿马路、乘坐公共汽车等交通工具，并进一步增加行走的速度、耐力及稳定性。

(4) 减重跑台上行走：是一种有效的步态训练方法，患者在吊带支持下进行行走，运用减重行走训练的好处是：①使患者行走练习时具有安全感；②在患者没有足够的肌力支持体重之前就能早期练习；③跑台行走具有增加耐力的作用；④让患侧下肢负重以练习整个步行周期。开始时每次在跑台上行走15分钟，5天后增加到30分钟。经过跑台训练，耐力、行走速度、步频、跨距均可增加。

(5) 强制性训练：对于发病半年以上的患者可以选用，强制训练主要针对的是上肢功能。条件是患肢至少具备主动伸腕10°，拇指掌侧或桡侧外展10°，其余4指中任意2指的掌指和指间关节可以伸10°；患者没有明显的平衡障碍和认知障碍，无严重的痉挛和疼痛。将健侧上肢在休息位用夹板或吊带固定以限制健肢的使用，白天的固定时间不少于90%，持续2周。强制性训练患侧上肢，每天6小时，每周5次，持续2周。

(6) 有氧训练：主要的有氧训练方法包括功率车、减重跑步机、游泳、打球等。脑卒中后身体活动水平降低是导致患者运动能力和身体状况退化的主要原因，有氧训练可以提高患者的肌力和耐力，使易于适应不同的环境，改善患者的身体和精神状况，增强其自信心，提高患者进行其他方面训练的主动性。

(7) 矫形器和辅助器具：指导患者使用各种矫形器和辅助器具是非常重要的。许多类型的器具对改善中风患者的自理水平有帮助。如预防肩关节脱位的各种肩带；上肢休息位矫形器可预防畸形和保持功能位；踝-足矫形器可纠正足的位置以改进步态，常用的有踝足支具、膝踝足支具，主要是矫正足下垂、内翻畸形和膝过伸、膝不稳；还有用以日常生活中帮助吃饭、洗澡、穿衣、梳头等的器具。一些上肢屈肌痉挛严重者，可用夹板或支具把上肢固定在伸展位，通过持续的对抗与牵拉，有利于痉挛的缓解。治疗师应指导患者如何穿脱支具及在支具保护下进行功能活动。对于偏瘫后遗症导致行走困难、一侧手废用的患者，要学会手杖、拐杖、轮椅的使用，学会单手使用一些特殊辅助具，使患者最终可以借助支具和（或）辅助用具完成日常活动和参加社会工作，摆脱残疾或残障对他们的困扰。对于那些无法步行者，要教会其如何正确地使用轮椅，可以用轮椅代步。

(8) 吞咽言语治疗：有吞咽及言语功能障碍的患者约占到80%。吞咽功能障碍评估及治疗要同时进行,评估包括量表评估、吞钡实验、喉镜及超声评估、CT、磁共振等影像检查。根据评估结果可进行相应的康复治疗,如口腔操、功能性电刺激、球囊扩张术及重复经颅磁刺激(repeat trancranial magnetic stimulation,rTMS)等。对于治疗后不能恢复的患者可根据情况选用胃鼻饲、空肠鼻饲、胃造瘘等方法替代口腔进食。语言障碍的训练包括发音、听力、读、写等多方面,非常复杂。治疗方法有旋律性的音调治疗和鼓励语言表达、指导会话和朗读。构音障碍训练方法包括:感觉刺激、口运动语言肌肌力的训练、呼吸训练和发音模式及姿势次序的再训练。对不能直接治好的语言障碍患者需采用代偿方式或器具,目的是提高患者的生活质量。常用的代偿方式如书写,可用交流板和电子交流器具,代偿器具包括电子发音器及助听器等。治疗的目标是改善患者的说、理解、读和写的能力。

(9)作业疗法:上肢的作业治疗主要是加强手的精细、协调、控制能力的训练,下肢则通过作业治疗,使其提高支撑、负重能力及耐力,以适应各种日常活动和工作的需要。训练方法可进行两手各指互相对指、鼓掌、画图写字、翻纸牌、搭积木、下棋等活动;个人日常生活处理,学习梳头、洗脸、穿衣,也要练习做家务如洗菜、做饭等;就业前的训练,如学习打字、开车、做木工活、缝纫等;参与一些体育活动,如打乒乓球、羽毛球、桌球、游泳等。

第二节 颅脑损伤及手术后的康复

一、概述

脑外伤(traumatic brain injury,TBl)是因交通和意外事故造成的脑组织挫伤,患者有意识丧失、记忆缺失和神经功能缺损。据报道,澳大利亚的发生率为 $0.18\% \sim 0.2\%$,美国每年发生率为 $0.2\% \sim 0.3\%$,其中有 $30\% \sim 50\%$ 属于中度,$5\% \sim 10\%$ 属于重度,严重者为致死性损伤。颅脑外伤后,常出现各种不同程度的功能障碍,多遗留有明显的记忆缺失、逆行性遗忘。轻度外伤患者可出现头痛、头昏、注意力难以集中、抑郁、焦虑、淡漠等症状,头痛、头晕、疲劳、眩晕或记忆损伤可持续几个月甚至几年。偏瘫、失语等神经功能障碍经及时康复治疗后常能较好恢复。康复的目的是通过降低残疾和残障来最大限度提高患者生活质量。

撞击导致昏迷的严重 TBI 患者死亡率很高,存活者中 $15\% \sim 20\%$ 伴有严重的残疾。昏迷时间长短是伤势严重程度的指标。意识恢复后,大多数患者遗留躯体和认知方面的障碍,其严重程度与损伤的严重性和脑损伤的部位有关。

相对脑卒中患者,颅脑外伤的患者常较年轻且神经组织的退变程度低,外伤后大部分患者的神经功能障碍可在 6 个月内恢复。也有报导 TBI 后功能恢复缓慢,可持续 $2 \sim 3$ 年或更长时间,所以,TBI 后坚持长期康复治疗可持续获益。

二、康复评定

(一)脑损伤严重程度的评定

格拉斯哥昏迷量表(Glasgow Coma Scale,GCS)是一种常用的脑损伤严重程度的评定方法,能简单、客观、定量评定昏迷及其深度。GCS 分数 ≤ 8 为重度脑损伤,$9 \sim 12$ 为中度损伤,$13 \sim 15$ 为轻度损伤。根据 GCS 评分可预测 TBI 患者的预后和转归(表 5-4)。

表 5-4 格拉斯哥昏迷量表

项目	试验	患者反应	评分
睁眼反应	自发	自己睁眼	4
	言语刺激	大声向患者提问时患者睁眼	3
	疼痛刺激	捏患者时能睁眼	2
	疼痛刺激	捏患者时不睁眼	1
运动反应	口令	能执行简单命令	6
	疼痛刺激	捏痛时患者拨开医生的手	5
	疼痛刺激	捏痛时患者撤出被捏的手	4
	疼痛刺激	捏痛时患者身体呈去皮质强直（上肢屈曲、内收内旋；下肢伸直，内收内旋，踝折屈曲）	3
	疼痛刺激	捏痛时患者身体呈小脑去皮质强直（上肢伸直、内收内旋；腕指屈曲，下肢去皮质强直）	2
	疼痛刺激	捏痛时患者毫无反应	1
言语反应	言语	能正确会话，并回答医生他在哪儿、他是谁及年和月	5
	言语	言语错乱，定向障碍	4
	言语	说话能被理解，但无意义	3
	言语	发出声音但不能被理解	2
	言语	不发声	1

损伤严重者，GCS 7～8 分者预后好，GCS 5～6 分和 3～4 分者仅 75% 和 45% 预后较好。轻度颅脑外伤 GCS 在 12～15 分，昏迷时间在 20 分钟～6 小时以内，预后好，死亡率接近 0，但其中仍有 1/3 的患者不能恢复至原来的工作。对中度外伤者，GCS 积分为 9～12 分，昏迷 6 小时以上，2/3 的患者在伤后 2 个月仍不能恢复工作。急性颅脑外伤后大部分神经功能可在 6 个月内恢复，持续恢复可至 2 年或更长。ADL 评分对老年脑卒中患者较为合适，颅脑外伤患者的能否独立生活，不能仅用 ADL 衡量，还应包括上街购物能力，和组织安排自己的生活工作等内容。由于常有广泛和严重的脑组织损伤，患者多遗留有个性、记忆和思维能力等方面的限制，严重妨碍了其恢复社会工作的能力。

（二）认知功能、言语功能和运动功能评定

同脑血管病评定。

三、康复治疗

TBI 多为弥漫性、多部位的损伤，因此患者会有躯体运动、感觉、言语、认知、行为和人格等多方面的临床表现，其主要与损伤部位、范围和严重程度有关。而认知和行为的双重障碍，会增加康复的难度。康复的目的是通过降低残疾和残障来最大限度提高患者的生活质量，帮助患者从医院过渡到社区。在每个阶段均应帮助患者及家庭面对伤病现实、精神和社会能力方面的变化。重度脑损伤患者的康复需要持续许多年，一些患者会需要长期照顾。

（一）急性期康复治疗

1. 促醒治疗 应首先对不同的意识障碍状态情况进行鉴别和适当处理。昏迷是完全意识丧失的一种类型，是临床上的危重症。昏迷的发生，提示患者的脑皮质功能发生了严重障碍。主要表现为完全意识丧失，随意运动消失，对外界的刺激的反应迟钝或丧失，但患者还有呼吸和心跳。还有一种特殊类型的昏迷称为醒状昏迷,亦称"睁眼昏迷"或"去皮质状态"。患者主要表现为睁眼闭眼自如,眼球处在无目的的漫游状态,容易使人误解为患者的意识存在。但是患者的思维、判断、言语、记忆等以及对周围事物的反应能力完全丧失,不能理解任何问题,不能执行任何指令,对任何刺激做出主动反应。这种情况就是俗称的"植物人"。醒状昏迷的出现说明患者的脑干的功能存在而脑皮质功能丧失,绝大多数情况下因该功能难以恢复,故患者预后较差。脑外伤患者昏迷存在于损伤的早期阶段,持续一般不超过3~4周。植物状态持续时间较长,一般6个月以上的可认为是永久植物状态。

对于昏睡和反应迟钝患者需有计划地让其接受周围环境发出的刺激,可采用各种感觉刺激,如皮肤刺激、前庭刺激、气味刺激及听音乐、看电视及电影等,通过患者的面部表情或脉搏、呼吸、睁眼等变化观察患者对各种刺激的反应。昏迷患者治疗让家庭成员参与特别重要,定期对患者提供一些重要的信息或语言交流。家庭成员和治疗小组成员须提供特定的输入鼓励患者主动的反应,在床边谈及一些患者喜欢的、感兴趣的东西有利于恢复。

2. 高压氧治疗　高压氧在促进脑功能恢复这方面有不可低估的作用。高压氧的基本原理:①提高血氧张力,增加血氧含量;②增加脑组织、脑脊液的氧含量和储氧量;③提高血氧弥散和增加有效弥散距离;④减少脑皮质血流、降低脑耗氧量、增强脑缺血的代偿反应、改善脑缺氧所致的脑功能障碍,促进脑功能的恢复;⑤收缩脑血管,减轻脑水肿、降低颅内压,改变血脑屏障的通透性;⑥改善脑电活动,促进觉醒状态。

3. 呼吸功能　保持患者呼吸道通畅,尽早改变体位提高肺功能,增加多频振动促进痰液排出,预防肺部感染,防止呼吸衰竭和继发脑损伤,尽早让患者进行发声练习。

4. 保持肌肉骨骼的完整性　①每天定时保持易于缩短的肌群和软组织处于伸长位;②适当增加骨骼和软骨的负重,预防骨质疏松;③被动活动肢体以维持关节、软组织和肌肉的柔韧性;④加强营养支持,预防肌肉萎缩。

(二) 恢复期治疗

物理疗法:为了预防肺炎等呼吸道并发症,要不断变换体位和进行体位引流、徒手及机械排痰等;随着意识改善,进行基本动作训练,如床上或坐位平衡训练,对有好转者进行移乘、站立和辅助器具步行训练。同时进行提高肌力和耐力的运动训练,还需对选择矫形器进行指导。进行关节活动范围功能训练,平衡训练,步行训练,ADL训练,矫形器疗法等;一旦生命体征稳定患者应尽早进行坐位和站位训练,如果患者有明显的体位性血压变化,电动起立床训练是必需的。运用起立床是唯一使患者渐进性站立的方法,应站立足够长的时间以牵拉易于缩短的软组织,使身体负重,防止骨质疏松及泌尿系感染。站立姿势对脏器功能的维持非常重要。其优点是:①刺激内脏功能如肠蠕动和膀胱排空;②改善通气(腹部器官向下移动使肺的扩张有足够空间,重新分布气流到基底叶,并改变灌注/通气比值);③如果血压自动调节功能正常,由于脑静脉回流增加可降低增高的颅内压。如果血压自动调节受损,患者站立期间,就应监测血压和颅内压,因为直立位可导致脑血流的大幅度下降。

作业疗法:可进行以提高上肢机能和ADL能力为目的的作业训练;针对不同程度肢体瘫痪、假性球麻痹和不随意运动障碍,开展由起立、坐位及移乘的基本动作训练,到进行各种应用动作训练,由个体训练到实际具体ADL训练及适应环境的训练。

视觉、听觉和言语训练:通过视觉训练可以在短时间内改善视空间认知障碍;听觉和言语训练:主要是进行发音、单词、句子、对话交流及书写训练,同时对构音、理解和失语障碍进行治疗；除采用各种刺激疗法外，对构音障碍、失语症和记忆力障碍采用日常生活交流方法，并长期随访，语言障碍经数年训练能得到改善。

认知行为疗法：认知障碍包括学习和记忆障碍、复杂的信息处理障碍（速度和计划）、知觉障碍和交流障碍。认知、记忆障碍和人格变化在康复和回归社会方面具有深远的意义。严重损伤患者几天后或有时几周醒来后，不能回忆发生在当时的任何事情。患者个人不知道亲属为他的精神状态担心。深刻了解这种状况及对未来的暗示可需要几周的时间才能建立。以减轻混乱和适应环境为中心，养成正确判断力和适当生活方式的认知疗法。一般根据认知水平分阶段进行编织、解题、视觉运动作业及手工艺、游戏等，并给予适当援助和质问奖励。对语言理解治疗应从简单到复杂，知觉训练要从仅集中一点的感觉方式到含有多种感觉训练过程的综合方式进行；针对患者认知行为表现进行个人认知行为训练，必要时进行心理社会行动的认知训练，反复进行行为学习练习，并尽量进行符合个人条件的训练。此外，对海马→脑穹隆→视乳头→乳头丘脑末→丘脑前核→海马回回路障碍引起的记忆障碍采用记忆训练。对大脑前叶和大脑边缘系统损害引起注意转换和注意分配障碍可采用含有注意特征性课题进行训练。对于脑干和大脑边缘系统损害所致行为障碍，特别是攻击行为，进行必要的抗精神行为药物治疗，还可使用经颅磁刺激和经颅电刺激等。

抗癫痫治疗：癫痫发作在颅脑损伤的急性期和恢复期皆属常见。常用的药物有苯妥因钠、苯巴比妥、卡马西平、乙琥胺、丙戊酸钠、氯硝西泮等。如无任何类型的癫痫发作，药物服用半年可逐渐停药，否则服药一年至医院复查脑电图调整药物处方。

心理治疗：进行神经心理检查，对患者采用个别或集体心理疗法，另外对家属进行有关脑外伤知识的宣传和教育；采用一对一或集体治疗方式。

（三）出院后在家或社区康复

居家康复：①进行便于 ADL 自立的家居改造；②为了减轻家庭护理负担，除了家庭成员担任护理工作外，还聘用兼职护理人员；③充分利用社区服务网，如聘用社会福利事业工作人员担任康复训练任务，充分发挥兼职护士、PT、OT、ST、志愿者等人员的作用；④有一定娱乐设施，提高患者康复训练兴趣。

社区康复可以提供：①康复服务站：即患者可以到离家近的社区训练点进行机能保持训练及日间治疗；②访问服务：由义务人员或志愿者到患者附近集中训练点或患者家中提供生活支持、ADL 训练指导及其他服务；③社区康复可以在社区内进行室外步行训练，利用交通进行乘降和移乘动作训练。

知识链接

康复效果及预后

Cope 报道 145 例 TBI 患者康复治疗经过 6 个月至 2 年的，宅区护理率由 50% 降至 15%，参加丰富活动率由 6% 增至 35%；家庭护理时间由每天 10.2 小时降至 3.8 小时，花费减少，平均寿命延长至 44 岁或更长。

Semley 等观察一组 TBI 患者进行了包括 PT、OT、ST、心理等综合康复后的效果，发现患者在 6、12、24 个月时 Barthel 指数、FIM 和 NIAF—R 均明显改善。

Katz 等观察了 264 名 TBI 患者，发现 TBI 患者上肢瘫痪发生率相对低，大部分患者在 2 个月内恢复，重症患者也能在 6 个月内恢复。

> **影响康复预后的因素**
> （1）GCS严重程度：是影响脑外伤预后最主要因素，一般认为GCS<8者预后不良。
> （2）年龄：55岁以上入院时间超过48时生存率明显低。
> （3）昏睡时间与外伤后健忘时间（PTA）：昏睡时间超过1小时即对复职产生影响，2周以上者不可能有良好恢复，超过6个月仅20%生存并呈植物人状态。PTA在2周内者，康复率达80%，PTA超过4周仅27%恢复。
> （4）入院时脑损伤程度和功能状态（用FIM评测）：入院时脑损伤程度严重者死亡率高；入院时FIM分值高者预后好。
> （5）入院时间：早期康复效果优于延迟治疗者，早期入院治疗者昏睡时间和住院时间短、康复回家率高。
> （6）病前文化程度：感觉神经心理测验表明，发病前阅读能力是康复结局预示的较好指标。
> （7）自我意识：有较好的、较准确自我意识者能较好参加康复训练，因此康复结局也较好。

第三节　脊髓损伤的康复

一、概述

脊髓损伤（spinal cord injury, SCI）是由各种不同伤病因素引起的脊髓结构和功能损害，造成损伤水平以下运动、感觉、自主功能障碍。它是一种严重的致残性损伤。根据损伤的部位不同可分为截瘫（Paraplegia）和四肢瘫（quadriplegia）；根据致病因素不同分为外伤性及非外伤性脊髓损伤；根据损伤的程度不同可分为完全性脊髓损伤和不完全性脊髓损伤。

脊髓损伤的临床特征为：脊髓休克、运动障碍、感觉消失或异常、顽固性疼痛、体温控制障碍、血压调节障碍、痉挛、排便排尿功能障碍、性功能障碍等。

脊髓损伤的主要原因是交通事故，约占45.4%，重物砸伤20.1%，高空坠落占16.8%，运动损伤占16.3%，暴力占14.6%，脊髓炎症也较常见。

目前，促使损伤的脊髓再生尚无实质性办法，因此完全性脊髓损伤后神经功能不可能恢复，通过运动训练，肌肉代偿模式的建立，支具轮椅的使用可以预防并发症，减轻残疾，提高生活质量。

二、脊髓损伤的功能评定

（一）损伤水平的确定

损伤水平根据关键性的运动或感觉表现特征来确定。首先确定未受累的最低脊髓节段，即功能存在的最低平面。如定位在胸11，即表示胸11及胸11以上的脊髓功能是完全正常的，脊髓从胸12开始功能受损，即胸12及以下由于损伤而丧失功能。据此原则，通过表中的运动或感觉检查结果可迅速确定损伤水平。

(二)脊髓损伤平面与预后的关系(表5-5)

表5-5 脊髓损伤平面与预后的关系

损伤平面	最低位有功能肌群	活动能力	生活能力
C_1	颈肌	头运动:依赖膈肌维持呼吸,可用声控方式操纵某些活动	完全依赖
C_4	膈肌、斜方肌	呼吸:须用电动高靠背轮椅,有时须辅助呼吸	高度依赖
C_5	三角肌、肱二头肌	外展上臂:可用手在平坦路面上驱动高靠背轮椅,需要上肢辅助具及特殊轮椅	大部依赖
C_6	胸大肌、桡侧腕伸肌	伸腕:可用手驱动轮椅,独立穿上衣,基本独立完成转移,自己开特殊改装汽车	中度依赖
$C_{7\sim8}$	肱三头肌、桡侧腕屈肌、指深屈肌、手肌	伸肘握拳:轮椅实用,可独立完成床-轮椅、厕所-浴室间转移	大部自理
$T_{1\sim6}$	上部肋间肌、上部背肌	轮椅独立,用连腰带的支具扶拐短距离步行	大部自理
T_{12}	腹肌、胸肌、背肌	用长腿支具扶拐步行,长距离行动需要轮椅	基本自理
L_1	腰方肌	提髋	基本自理
L_2	髂腰肌	屈髋	基本自理
L_3	股四头肌	带短腿支具扶杖步行,不需轮椅	基本自理
L_4	踝背伸肌(胫前肌)		自理
L_5	趾长伸肌(踇长伸肌)		自理
S_1	踝跖屈肌(腓肠肌与比目鱼肌)		自理

(三)损伤程度评定

ASIA的标准:损伤是否完全性的评定根据最低骶节($S_4\sim S_5$)有无残留功能为准。残留感觉功能时,刺激肛门皮肤与黏膜交界处有反应或刺激肛门深部时有反应。残留运动功能时,肛门指检时肛门外括约肌有随意收缩(表5-6)。

完全性脊髓损伤:$S_4\sim S_5$既无感觉功能、无运动功能,可有部分保留区,但不超过三个节段。

不完全性脊髓损伤:$S_4\sim S_5$有感觉或运动功能,部分保留区超过三个节段。

表5-6 ASIA损伤分级

	损伤程度	临床表现
A	完全损伤	$S_4\sim S_5$无感觉和运动功能
B	不完全损伤	损伤水平以下,包括$S_4\sim S_5$,有感觉功能但无运动功能
C	不完全损伤	损伤水平以下,运动功能存在,大多数关键肌肌力<3级
D	不完全损伤	损伤水平以下,运动功能存在,大多数关键肌肌力≥3级
E	正常	感觉和运动功能正常

脊髓休克结束的指征:

1. 球海绵体反射,该反射的消失为休克期,反射的再出现表示脊髓休克的结束。需注意的是:圆锥损伤时也不出现该反射,部分正常人没有该反射。检查方法:用手指插入肛门,另一手刺激龟头(女性刺激阴蒂),阳性时手指可以明显感觉肛门外括约肌的收缩。

2. 损伤水平以下出现任何感觉运动或肌肉张力升高和痉挛。

(四)日常生活活动能力的评定(见第三章第十二节)

三、康复治疗

脊髓损伤康复治疗大致分为卧床期、初期或轮椅阶段、中后期或步行阶段,后两个阶段也可以作为恢复期来对待。各个时期根据病情及功能状况制订康复训练内容。

(一)卧床期的治疗

主要采取正确体位保持骨折部位的正常排列;经常翻身预防坠积性肺部感染和压疮;呼吸训练以保持肺部良好的通气;丧失运动功能的部位和肢体进行被动运动以促进血液循环、防止肌肉萎缩和关节挛缩并保持麻痹肢体的全范围活动能力。

1. 保持正确体位　仰卧位:四肢瘫患者上肢应双肩向前。肩下垫的枕头要足够高,确保两肩不致后缩。双上肢放在身体两侧的枕头上,肘伸展。腕关节背屈约45°以保持功能位。手指自然屈曲,颈髓损伤者可以握毛巾卷,以防形成功能丧失的"猿手"。下肢体位:髋关节伸展,在两腿之间放1~2个枕头,保持髋关节轻度外展。膝关节伸展,但要防止过伸展。双足底紧紧抵住足板使踝关节背屈,后跟放一垫圈以防压疮。侧卧位:双肩均向前,呈屈曲位,肘关节屈曲。前臂旋后,上侧的前臂放在胸前的枕头上。腕关节自然伸展。手指自然屈曲。躯干后部放一枕头给予支持。位于下侧的髋膝关节伸展,上侧髋膝关节屈曲放在枕头上与下侧腿隔开。踝关节自然背屈,下侧踝关节下垫一枕头。

2. 呼吸训练　脊髓损伤后,损伤平面以下的呼吸肌发生麻痹,胸廓的活动能力降低,肺活量降低,呼吸道分泌物增多又排出困难,容易发生肺部感染与肺不张。T_1以上损伤时,应鼓励患者充分利用膈肌吸气,治疗师用手掌轻压患者紧靠胸骨下面的部位,以帮助患者全神贯注于膈肌吸气动作。腹肌部分或完全麻痹的患者不能进行有效呼气,治疗师要用呼气相开始时单手或双手在上腹部施加压力,在呼气接近结束时突然松手,以代替腹肌的功能,帮助患者完成有效的呼气。徒手排痰训练方法有两种:叩击排痰法:治疗师双手五指并拢并稍屈曲呈杯状,叩击胸部、背部,使痰液松动易于排出体外;振动法:治疗师双手置于患者的肋缘,在患者进行深呼气时双手振动,使粘在气管壁上的痰松动并排出。目前多采用机械排痰法,也分内叩击法和振动法。

3. 被动活动　被动活动有利于促进丧失功能的肢体血液循环,每天进行1~2次,保持关节和软组织的活动范围,从而防止关节挛缩的发生。被动运动训练应限制在无痛范围内,每个关节均应做全运动方向的全活动范围的运动,从近端到远端运动全身各关节,缓慢而有节奏。

(二)恢复期的治疗

1. 肌力训练　增强肌力指增强残存肌力,肌力训练的目标是使肌力达到3级以上,脊髓损伤者为了应用轮椅、拐杖或助行器,肌力训练在卧位、坐位时均要重视背阔肌、肩部、上肢肌肉,以恢复实用肌肉功能。锻炼肩带肌肌力,包括上肢支撑力训练、肱三头肌和肱二头肌训练和腹肌肌力的增强。一般常用抗阻训练，根据不同的情况和条件可选用徒手或哑铃、弹簧拉力计以及重物滑轮系统等简单器械进行抵抗运动。训练可在床上、垫上及轮椅上进行。为了步态训练，应该进行腹肌、髂腰肌、腰背肌、股四头肌、内收肌等训练。

肌电生物反馈疗法是近年来的新发展，其优点是可以将微弱的肌肉收缩（肌力 0～2 级）的肌电通过放大，触发机器发出足以诱发肌肉收缩的低频电刺激，从而使肢体产生运动。这种方式可以使患者看到微弱肌力时训练的效果，对于增强患者的训练意识和主观能动性有较大帮助。

2. 坐起训练

C_6 以下完全损伤患者坐起和躺下：坐起的方法：患者先向左侧翻身；左肘支撑；双肘支撑；先左肘支撑，使右肘伸展支撑；右上肢支撑后，左上肢支撑完成起坐动作。躺下的步骤：先右侧肘屈曲，变成肘支撑体重；左侧肘屈曲，变成双肘支撑体重；躺平。

T_{10} 以下损伤患者的坐起：T_{10} 损伤患者上肢完全正常，躯干部分麻痹，下肢完全麻痹，坐起动作的完成要比颈髓损伤患者容易。患者先向右侧翻身，然后用双肘支撑，接着双手交替支撑向前并逐渐伸直，完成坐起动作。患者保持长坐位。

3. 坐位训练

长坐位平衡训练：髋关节屈曲 90°，膝关节完全伸展的坐位，一手支撑，另一手抬起保持平衡；然后改双手抬起保持平衡；稳定性增加后，患者在垫上保持长坐位，治疗师与患者做接、投球练习，训练患者长坐位的动态平衡。

长坐位支撑训练：患者双侧肘关节伸直，双手支撑床面，肱三头肌麻痹的患者双上肢呈外旋位可增加肘关节的稳定性。双肩下降，臀部抬起。

坐位平衡训练：患者开始训练时双手支撑，待能够保持平衡后，可变成单手支撑，未支撑的上肢先向侧面抬起，然后向前，最后向上抬起。头和躯干可轻度偏向支撑的一侧，以代偿活动着的手的重量。难度增加，即双上肢抬起进行坐位平衡训练。首先要保持上肢的屈曲位，逐渐过渡到能向侧方、前方和上方抬起双肢。

4. 转移训练　包括从床到轮椅和从轮椅到床，可以根据脊髓损伤患者的损伤平面、残余肌力、关节活动度等情况进行选择。需人帮助的转移：在康复人员一人或二人帮助下四肢瘫或截瘫患者做转移动作；独立转移：是在没有他人帮助的情况下，独立完成的转移动作。独立转移的患者至少应具备一定的伸肘功能以完成支撑动作。转移时可借助一些辅助器具。

5. 站立训练　要鼓励所有患者站立、步行。站立的重要性在于：①改善血管运动功能以促进血液循环，防止体位性低血压；②可以防止下肢发生关节挛缩；③减少长骨的骨质疏松；④刺激内脏功能如肠蠕动和膀胱排空，防止便秘和泌尿系感染；⑤提高身体的健康状况。

（1）起立床站立训练：长期坐卧会引起体位性低血压、压疮、骨质疏松、血液循环不良以及大小便不畅而发生泌尿系感染等。因此，应尽早进行起立床的训练。每日 1～2 次，每次 30 分钟到 2 小时不等。直到能直立为止。起立床站立训练适于 C_5～T_{12} 损伤的患者。

（2）平行杠内站立训练：患者由于损伤平面以下丧失了姿势感觉和平衡反应能力，故必须重建站立位的姿势感觉。为了用视觉代偿丧失了的姿势感觉，在平行杠的一端要放一面训练镜。控制髋关节运动的肌肉麻痹时，患者的抬腿动作要借助于背阔肌的作用，以及斜方肌和肩胛肌的协同作用来完成。姿势感觉主要是通过这些肌肉重建。

6. 步行训练　步行训练的基础是坐位和站位平衡训练、转移训练和髋、膝、踝关节控制训练。对以上关节控制肌力不能达到 3 级者,需使用支具代偿肌肉的功能。脊髓损伤患者可以应用三种步法行走,即摆至步、四点步、摆过步。患者首先要掌握平行杠内的步行技巧,这是将来借助拐杖行走的基础。平行杠中步行训练包括:

(1) 摆至步:摆至步是简单、安全及稳定的一种步法。T_{10} 以上的患者通常要先掌握这一步法。患者双手沿平行杠向前伸出距脚大约 15 cm,身体前倾,使头和肩位于手的上方。然后提起双腿,向前摆动,使双腿正好落在手的后方。

(2) 摆过步:摆过步是一种最快、最实用的步法,需要较高的平衡技能。患者双手沿平行杠向前伸,身体前倾,双手持重。然后提起双腿并向前摆动,使双腿落在手支撑点的前方。当双脚持重稳定后,双手沿平行杠前移,再迈出下一步。

(3) 四点步:四点步行有利于患者在有限的空间中完成转身和各种操作动作。只有具备一定步行能力的患者才能实行拐杖四点步行。患者右手沿平行杠前移约 15 cm(1 点);重心随之移到右腿(2 点);左手支撑平行杠并使左肩下降(3 点),将左下肢向上提起并向前摆动;左下肢落地后将重心移至左腿(4 点),左手沿平行杠向前移动,准备迈出右腿。

行走的功能性结果:①治疗性行走:行走仅用于训练,在别人帮助下短距离行走,穿或(和)脱支具、从坐到站的转移、平衡、帮助下行走、帮助从地面到椅子的转移;摔倒后帮助站起。②家庭功能性行走:在家里所有时间或部分时间戴支具、有能力穿和脱支具、能完成从坐到站和从地板到椅子的转移或独立站立。大部分时间在户外进行长时间的运动。③社区行走:能完全独立行走,大部分的活动不用轮椅。

7. 轮椅训练　损伤部位较低、上肢功能健全者,特别是年轻患者,为了增强康复后独立生活的能力,应训练好使用轮椅的技能。训练上肢的力量和耐力,是使用轮椅的前提,技术上包括前后轮操纵、左右转、进退操纵、前轮跷起行走和旋转操纵、上楼梯训练以及下楼梯训练。轮椅训练适时抬起臀部除压很重要,因为坐骨结节长时间受压和摩擦容易发生压疮。

8. 矫形器使用　配用适当的下肢矫形器为很多截瘫患者站立步行所必需。通常腰髓平面损伤有踝关节不稳,但腰、腹肌功能存在,尚能控制骨盆者可用膝踝足矫形器(KAFO);下胸髓水平损伤,腰腹肌受损时须用带骨盆托的髋膝踝矫形器(HKAFO)。KAFO 与 HKAFO 的踝关节宜固定在背屈 10°的位置,使站立时下肢稍前倾,以便利用髋过伸姿位保持髋部稳定及平衡。支具的各节段应牢固固定于各节段肢体,使应力分散,防止压疮形成。

9. 日常生活活动的训练　绝大多数的截瘫患者都可以独立完成修饰和个人卫生活动包括梳头、剃须、化妆、口腔卫生和剪指甲等,洗澡开始须在有人帮助下进行,逐渐过渡到在洗澡椅上独立完成。四肢瘫患者具有不同程度躯干和上肢障碍训练生活自理活动如吃饭、梳洗、上肢穿衣等尤为重要。必要时可适当选用一些辅助用具来补偿功能性缺陷和限制运动。

10. 物理治疗

(1) 低频电刺激疗法:主要适用于弛缓性瘫痪患者,根据已发生瘫痪的肌肉对直流电及感应电的反应情况,选用合适的电流。如果对先行的感应电流无反应,可用断续直流电或指数曲线电刺激。

(2) 超短波疗法：将电极分别放在脊髓损伤部位及双足或双肩臂上，采用无热量或微热量。

(3) 漩水浴：水温36～39℃，每次10～15分钟，1次/天。在水中通入压缩空气产生漩涡和波浪，可以改善肢体功能。

11. 脊髓损伤后的心理社会问题　脊髓损伤后无论是对患者、家庭还是社会都会有严重的影响，从而产生一系列的心理社会问题，如婚姻问题、独立生活问题、教育及就业等问题。对这些缺乏正确的认识患者就会产生焦虑抑郁、脊髓损伤后的自杀等情况，康复工作者应对这些问题有全面了解，争取患者及其家属的合作，做好思想工作，化解悲观情绪，最大限度地调动患者参与康复的积极性。

(三) 并发症处理（见相关章节）

注：脊髓损伤的特殊类型

1. 中央束综合征　常见于颈脊髓血管损伤。血管损伤时，脊髓中央先开始发生损害，再向外周扩散。上肢的运动神经偏于脊髓中央，而下肢的运动神经偏于脊髓的外周，造成上肢神经受累重于下肢，因此上肢障碍比下肢明显。患者有可能可以步行，但上肢部分或完全麻痹。

2. 半切综合征　常见于刀伤或枪伤。脊髓只损伤半侧，由于温痛觉神经在脊髓发生交叉，因而造成损伤同侧肢体本体感觉和运动丧失，对侧痛温觉丧失。

3. 前束综合征　脊髓前部损伤，造成损伤平面以下运动和痛温觉丧失，而本体感觉存在。

4. 后束综合征　脊髓后部损伤，造成损伤平面以下本体感觉丧失，而运动和痛温觉存在。

5. 脊髓圆锥综合征　主要为脊髓骶段圆锥损伤，可引起膀胱、肠道和下肢反射消失。偶尔可以保留骶段反射。

6. 马尾综合征　指椎管内腰骶神经根损伤，可引起膀胱、肠道及下肢反射消失。马尾的性质实际上是外周神经，因此有可能出现神经再生，而导致神经功能逐步恢复。马尾损伤后神经功能的恢复有可能需要2年左右的时间。

7. 脊髓震荡　指暂时性和可逆性脊髓或马尾神经生理功能丧失，可见于只有单纯性压缩性骨折，甚至放射线检查阴性的患者。脊髓并没有机械性压迫，也没有解剖上的损害。另一种假设认为，脊髓功能丧失是由于短时间压力波所致，缓慢的恢复过程提示反应性脊髓水肿的消退。此型患者可见反射亢进但没有肌肉痉挛。

第四节　脑瘫的康复

脑瘫（cerebral palsy，CP）是指脑发育成熟前受到损伤或病变引起的一组非进展性中枢性运动障碍和姿势异常综合征。在休息和自主活动时有肌肉张力和姿势改变。引起脑瘫的脑损伤可发生于出生前、出生中或出生后。目前与脑损伤有关的最常见原因是早产，约占近半脑瘫儿童。其次为分娩时损伤引起脑瘫，较常见为分娩中胎儿窒息，由于严重的大脑缺氧、缺血所致。出生后脑瘫的原因可包括缺氧、缺血、感染或损伤，如脑炎、颅脑损伤、一氧化碳中毒等。据不完全统计，中国脑性瘫痪发病率在1.8‰～4‰之间，北方偏远地区发病率可高达5.6‰，早产儿或小于胎龄儿的发病率高达1%。脑性瘫痪严重影响到小儿的生长发育和今后的学习、就业,同时亦给家庭和社会带来不可估量的精神及经济负担。因此,积极防治小儿脑性瘫痪,对提高儿童人口素质具有重要的现实意义。

一、脑性瘫痪的分类

1. 痉挛型　是最常见的类型,约占70%,其特征性症状和体征常到2岁才出现。由于锥体系受损主要表现为被累及肌肉张力不同程度增高,肌肉僵硬并由此导致身体长期处于异常姿势,使患儿活动困难,当患儿头部体位变换时,其肌肉僵硬可从身体的一个部位移向另一个部位,其姿势亦会产生相应的变化。

2. 手足徐动型　由基底核受损引起,约占20%,主要表现为肢体或面部难以自控的不自主运动、紧张或激动不安时动作更多,安静时则减少,入睡后消失。根据肌张力变化特点分为高肌张力手足徐动型、低肌张力手足徐动型、舞蹈样手足徐动型和单纯性手足徐动型。另外,该类患儿面部肌肉、舌肌及发声器官肌肉常受累,故多有言语障碍。

3. 软瘫型　通常表现为肌张力低下,肌收缩无力,关节活动度增大。此型是疾病发展的暂时阶段,多见于1～3岁的小儿,2～3岁以后临床多转变为手足徐动型或痉挛型。

4. 共济失调型　表现为上下肢动作不协调,辨距不良,步态不稳定,四肢动作过度,缺乏稳定性和协调性,临床上许多症状与手足徐动型相似。

5. 震颤型　单纯型少见,在静止时出现,而自主运动时则消失,通常伴有眼球水平震颤。

6. 混合型　同时具有两种以上类型疾病的特征。

以上各型可根据病情程度分为轻度、中度、重度和极重度。

二、康复评定

1. 肌张力检查　缓慢地使患儿的肢体作屈、伸等运动,仔细体会所受到阻力的大小。

2. 肌力检查　根据患儿运动的情况,对肌力进行评定。

3. 关节活动范围测量　通过被动关节活动范围检查观察患儿有无肌腱挛缩,了解肌力和肌张力有无异常。

4. 姿势与平衡能力　于站位观察患儿两侧肢体是否对称,躯干是否直立,有无旋转等。然后摇晃或推动患儿,观察其平衡能力。

5. 手—眼协调能力联查　让患儿以手指指自己的鼻子,再指向检查者的手指。正常时睁眼或闭眼均应指得准,如指不准或是睁眼时准确性较差,则表明手—眼协调能力较差,如在闭眼时准确性很差,则说明有位置觉丧失。

6. 行走能力检查　观察患儿独立行走能力、行走姿势、在平地上能行走距离、行走的速度、能否上、下楼梯等等。

7. 感觉功能检查　视觉、听觉和痛觉、温度觉、触觉和关节位置觉的检查,如果患儿感觉有障碍时,则其对伤害性刺激的感受能力差。

8. 日常生活活动能力的评估　包括日常生活活动如饮食、穿衣、洗漱等能力的评估,它可全面反映脑瘫儿童的功能状况。

三、康复治疗

脑瘫治疗学派很多,各有其特点、优势,但临床治疗中,必须根据疾病的不同阶段、特点,结合患儿的实际情况综合应用。

(一)姿势训练

1. 保持良好的体位和姿势　姿势异常是脑瘫儿童的主要问题之一,由于肌张力异常或各肌群张力不协调所致。如果听任患儿长期处于异常姿势状态下,则会出现畸形,因此应予以避免。原则是:①定期变换体位和姿势不要使孩子在某一体位下保持太久;②良好的姿势下安排一些游戏活动或是孩子感兴趣的事情。

2. 采用矫治性的姿势和动作　即设计和使用一些能对异常姿势起到矫治作用的体位与动作,或是与异常姿势相反的体位。表5-7为不同体位时的一些矫治性动作或姿势。

表5-7　不同体位时的异常姿势及矫正方法

	异常姿势	矫正方法
卧位	双膝紧紧并拢甚至交叉成剪刀状	可使用厚尿布使之分开
	角弓反张	可使用侧卧位或仰卧位活动方式
	头总是朝向一侧	将其头转向另一侧
俯卧位	不能伸手活动	提供一斜板或胸前垫高
坐位	双腿朝内紧紧并拢	两腿间置物分开双足跟固定
	因痉挛而坐位困难	双腿压住患儿下肢,双手帮助使用双上肢支撑
	坐位平衡障碍	肩下降双上肢旋前,腕、指屈曲
站位	异常站势	提供支持使患儿平衡改善,或使用站立架

(二)运动训练

(1) 头部控制训练:训练患儿头部的支撑功能,患儿取坐位,治疗师面对患儿,用双手轻压患儿双肩并逐渐抬高胸背部,使患儿头向正前方。治疗中要避免加重痉挛。当患儿头部支撑改善时,可让患儿处于俯卧位,鼓励他抬头。或从颈向腰骶部方向用手指按压脊柱两侧的肌肉,帮助抬头。

(2) 翻身、坐起训练:治疗师扶住患儿的髋,轻轻推向一边,练习向不同方向的翻身。让患儿翻身呈侧卧位,治疗师用手向下向后按髋部,使患儿能用一侧上肢支撑身体,使其坐起。

(3) 坐位平衡训练:首先训练患儿的上肢保护性反应,让患儿俯卧在圆桶上缓慢地滚动;然后再训练其动态平衡功能;如扶助患儿的腰左右摇晃。

(4) 从坐位站起和蹲起训练:将患儿双脚平放地上,治疗者双手按住膝部,在患儿身体前倾时下压膝,站起时扶着胸和膝,避免患儿向后倾倒。患儿手足四点支撑,治疗者双手分别握其双膝,保持其四肢着地时的平衡,鼓励患儿交替抬起一侧上肢,变成蹲位。站起时先让患儿前伸一上肢,治疗者向下压其双膝,保持双足平放,助其从蹲位站起。

(5) 站立训练:在脑瘫康复训练中,站立位的训练是其中的一个重要组成部分,是行走的基础。这个训练可以更加充分的练习脑瘫患儿股四头肌的肌力。包括辅助站位训练、站位直腿弯腰捡物、单腿站控制训练等。

（6）步行训练：先让患儿扶着物体走，然后练习向前迈步，治疗者可在其身后扶住双肩向前，帮其将重心从一脚移向另一脚，并逐渐减少帮助。当步行平稳后，再练习上下楼梯。

（三）作业治疗

主要对患儿的饮食、穿衣、如厕、洗澡等日常生活活动能力进行训练，以提高患儿的生活治理能力。

（四）言语治疗

对有言语障碍的患儿进行语言能力的训练。

（五）矫形器使用

使用矫形器降低肌张力，治疗痉挛畸形。

（六）手术治疗

对影响站立和行走的畸形可用手术方法进行矫治，提高患儿功能。

（七）其他物理治疗

功能性电刺激和生物反馈，可帮助训练特定的肌群。电刺激可改善脑瘫患儿肌力，用高频率的电刺激来增加血流量和改善肌肉生长和肌力。

（八）痉挛治疗

肌肉痉挛严重的患者可以使用肉毒素等药物进行注射治疗，从而有助于功能训练。

【附】脑瘫各种运动疗法比较

见表5-8。

表5-8 脑瘫各种运动疗法比较

	神经发育疗法(Bobath)	感觉运动疗法(Rood)	感觉整合法(Ayres)	Voka方法	模式治疗(Doman-Delacato)
治疗目标	1. 使张力正常化 2. 抑制原始反射 3. 促进自主反应和正常运动模式	1. 激活姿势反应 2. 一旦取得稳定性应激活运动	1. 改善神经过程的有效性 2. 较好组织适应性反应	1. 在高危儿中预防CP 2. 改善婴儿CP的运动	1. 取得独立动 2. 改善运动协调性 3. 预防和改善交流障碍 4. 提高智力
用原始感觉系统来影响运动反应	1. 运动觉 2. 本体感觉 3. 触觉	1. 触觉 2. 本体感觉 3. 运动觉	1. 前庭觉 2. 触觉 3. 运动觉	1. 本体感觉 2. 运动觉 3. 触觉	运用所有感觉系统
强调治疗活动	体位摆放和处理使感觉输入正常化	感觉刺激激活运动反应（拍打、刷擦和冰）	治疗师引导，但由儿童控制感觉输入来得到适应性的目的反应	激发反射局部运动区以鼓励运动模式（如反射爬行）	感觉和反射刺激，被动运动模式，鼓励独立运动

续表 5-8

	神经发育疗法（Bobath）	感觉运动疗法（Rood）	感觉整合法（Ayres）	Voka 方法	模式治疗（Doman-Delacato）
预期的临床人群	儿童 CP 成人脑血管意外（CVA）后	患有神经运动疾病的儿童如：CP 成人（CVA）后	患有学习残疾的儿童患有孤独症儿童	CP 的高危小婴儿 患有 CP 的小婴儿	新生儿或获得性脑损伤的儿童
强调治疗婴儿	是	不是	不是	是	不是
治疗中强调家庭参与	是 日常生活活动中体位和操纵	不是	不是 鼓励支持角色	是 每天在家中家庭执行治疗	是 每天几次的家庭朋友执行治疗
经验支持	很少研究 争论性结果	非常少的研究 争论性结果	许多研究 学龄儿童争论性结果 对婴儿的触觉和前庭觉的正面结果	很少研究 争论性结果	很少研究 争论性结果

第五节　周围神经损伤的康复

一、概述

周围神经分为脑神经和脊神经。依据分布的对象不同，又分为躯体神经和内脏神经，周围躯体神经是由运动纤维、感觉纤维和自主神经纤维组成的混合神经。

周围神经病损分神经痛（neuralda）和神经病（neuropathy）两大类。神经痛是指受累的感觉神经分布区发生剧痛，而神经传导功能正常，神经实质无明显变化，如三叉神经痛。神经病是指周围神经的某些部位由于炎症、中毒、缺血、营养缺乏、代谢障碍、外伤等引起的病变，称为神经炎；周围神经丛、神经干或其分支受外力作用而发生损伤（如挤压伤、牵拉伤、挫伤、撕裂伤、锐器伤、火器伤、注射伤等）称周围神经损伤。断裂的神经须通过手术缝合，术后神经功能可恢复或恢复不完全。

周围神经损伤后该神经支配的靶组织（皮肤、肌肉和骨关节）出现运动障碍、感觉障碍和自主神经功能障碍。

1. 周围神经损伤早期　受伤肢体的失用性改变，包括肌萎缩和关节挛缩畸形等，应鼓励患者保持适当肌肉运动，防止发生并发症。

2. 周围神经损伤恢复期　通过各种训练和治疗促进其周围神经的再生，促进运动和感觉功能的恢复，改善关节活动度。

3. 周围神经损伤后遗症期　促进神经肌肉的功能代偿，或通过使用支架及特殊用具，最大限度地恢复生活活动能力及一定的工作能力，使患者早日回归社会，重返工作岗位。

因此，康复医学的干预，无论在周围神经损伤后的早期、恢复期，还是后遗症期都有重要意义，尤其在手术治疗后的早期更加重要。

二、康复评定

周围神经损伤后肢体功能障碍主要表现为肌肉瘫痪、萎缩,感觉异常或丧失,关节挛缩和畸形等,影响血管时可有肢体水肿。部分神经根损伤及瘢痕卡压时可有顽固性疼痛。周围神经损伤后康复评定需包括以下几个方面:

(一)肌力测定

可用徒手肌力检查法和器械检查(包括握力计、捏力计、张力计、背腿胸测力计等)。

(二)肌腱反射检查

检查肱二头肌、肱三头肌、桡骨膜反射、膝腱反射、跟腱反射等。

(三)患肢周径的测量

常用软尺测量肢体的围度或周径。

(四)关节活动范围测定

测量患肢各关节各轴位运动的范围。

(五)感觉检查

检查浅感觉(触觉、痛觉和温觉)和深感觉(位置觉、两点分辨觉及形体觉)。

(六)自主神经检查

常用出汗试验。

(七)电生理学检查

1. 肌电图检查 检查该神经支配肌肉从而判断神经失用症、轴索断离或神经断离和神经有无再生。

2. 神经传导速度测定 对损伤以外的神经病具有极为重要的价值,F波的测定是重要的补充。

3. 强度—时间曲线($1/t$曲线)检查 是神经肌肉兴奋性电诊断方法,用曲线表示检查有无失神经神经。

(八)日常生活活动能力的测定。

见第三章第十三节。

三、康复治疗

康复治疗早期介入效果较好,方法采用综合治疗。康复治疗的目的是防治并发症,促进受损神经再生,恢复运动功能、感觉和自主神经功能,从而达到改善患者的生活和工作能力,提高生活质量。

(一)促进神经再生

对周围神经损伤的患者使用促神经再生药物,如神经节苷脂、神经生长因子等,应用理疗、高压氧等方法促进组织水肿消退、炎症吸收,改善微循环,提高受损神经周围微环境营养及血供状况,促进神经功能恢复。

(二)防止肌萎缩

防止肌萎缩,促进肌力恢复,是周围神经损伤后康复的首要任务。一般根据神经功能恢复情况,可选用下列方法:

1. 电刺激 用电流刺激神经或神经肌肉传导点,能减缓失神经支配肌肉的萎缩。
2. 冲动传递训练 在完全性周围神经损伤尚未出现临床恢复的迹象时,指导患者反复地通过主观努力,试图引起相应瘫痪肌群的主动收缩,也就是使相应的大脑皮质运动区及脊髓前角细胞兴奋,发放离心冲动,沿神经轴索传递至神经再生部位,这种训练方法有利于活跃神经的营养再生机制,促进周围神经纤维的再生。
3. 肌电生物反馈训练 治疗的前提是罹患肌肉有一定的主动运动电位,但尚未出现或仅有微弱的肌肉收缩,才可进行肌电生物反馈训练。
4. 其他训练 增强肌力,促进运动功能恢复,使用辅助运动、主动运动及器械性运动和抗阻练习争取肌力的最大恢复。同时进行速度、耐力、灵敏度、协调性与平衡性的专门训练。在进行肌力训练时应注意结合功能性活动和日常生活活动性训练。治疗中不断增加训练的难度和时间,以增强身体的灵活性和耐力。

(三) 维持和恢复关节活动度

周围神经损伤后,应及早进行被动或主动运动,牵引关节周围的纤维组织防止挛缩,必要时辅以支具支持。拮抗肌瘫痪程度不一时,会造成两侧的肌力失衡,应注意牵引较强一侧的肌肉,可以有效地防止挛缩造成关节畸形和关节活动度障碍。

(四) 感觉功能训练

周围神经损伤后常出现感觉功能障碍。轴索恢复的程度与两点觉的恢复成正比,但与其他感觉恢复的程度不成正比。神经修复时再生轴索不一定能进入原先支配的髓鞘,因而完全修复后将产生感觉定位和定性变异,这些均可以通过训练解决,即感觉可以通过学习而重建。

1. 保护觉的训练 包括针刺觉、深压觉、冷热觉。
2. 定位觉的训练 患者恢复针刺觉和深压觉时开始,治疗师用指尖或橡皮头敲击患者掌侧,患者闭眼用健手食指指出敲击的部位。
3. 形状觉的训练 令患者闭眼触摸不同大小、形状的木块并描述比较。
4. 质地觉的训练 开始让患者触摸粗细差别大的砂纸,然后辨别粗细差别小的砂纸感觉功能可分别用针刺、冷热刺激或者让肢体触摸和抓捏各种物品来进行训练。继而辨别不同的织物如毛皮、丝织品、羊毛等。
5. 脱敏训练 手外伤后常因神经病变而触觉过敏,故使用脱敏疗法。开始用毛(棉)线轻轻摩擦过敏区,或至皮肤麻木无感觉;适应后增加刺激物的粗糙程度如绒布、粗布、麻布等;最后为叩击与震动刺激上述训练可以依次进行,也可以一起重复训练,一天数次。刺激的强度逐渐从强到弱。

(五) 矫形器的应用

周围神经损伤后的肢体功能障碍,有的患者需要使用各种类型的肢体矫形器。适当应用这些矫形器可以明显地改善肢体活动功能,并可能避免施行某些矫形修复手术。

(六) 心理康复

周围神经损伤后出现功能障碍,会影响到部分患者的工作、学习和生活自理的能力,促使患者产生沉重的心理负担。因此,心理康复的工作十分重要。心理医师、康复医师、治疗师要有高度的同情心,在首诊及治疗过程中进行科学的解释及疏导工作,要注意经常鼓励患者增强信心去战胜伤病。患者的精神状态对康复治疗效果有着重大的影响。

（七）反射性交感神经营养不良（参见相关章节）

第六节　颈椎病的康复

一、概述

（一）基础知识

1. 颈椎及其周围软组织的解剖生理特点

（1）脊柱的组成：脊柱位于背部正中，由24个椎骨、1块骶骨和1块尾骨借软组织、韧带和关节连结而成。其中颈椎7个、胸椎12个、腰椎5个，骶骨由5个骶椎融合而成，尾骨由4个尾椎融合而成。

（2）脊柱的功能：脊柱具有支持保护胸、腹、盆内脏器，保护脊髓，负重，保持人体平衡和运动，减缓体外及身体各部传来的冲击力及震荡，进行多种运动的作用。颈椎是脊柱中体积最小、活动量最大、最灵活的椎节。

（3）椎骨的解剖：椎骨由椎体和椎弓两部分组成。椎弓发出7个突起（棘突1个、横突1对、上关节突1对、下关节突1对）。颈椎椎体较小，横断面呈椭圆形。颈椎的椎弓根较短，椎骨的上、下切迹也较浅，构成的椎间孔前后径和上下径都较小，是神经根容易受挤压的原因之一。颈椎的横突短而宽，横突的中央有一圆形的横突孔，除较小的第7颈椎横突孔外，其他颈椎的横突孔都有椎动脉、椎静脉和交感神经丛通过。第3～7颈椎椎体上面两侧缘向上突起称为钩突，与相邻椎体下面的侧方斜坡形成钩突关节（又称Luschka关节）。此关节构成椎间孔前壁，其侧与椎动脉相毗邻，故椎间盘突出伴钩椎关节骨刺可挤压神经根或椎动脉而出现各种症状。

（4）椎体之间的连接：相邻椎体之间借关节、椎间盘、前纵韧带和后纵韧带相连结。寰椎（第1颈椎）与枢椎（第2颈椎）之间无椎间盘。第2颈椎至第1胸椎各相邻椎体之间分别有一个椎间盘，共有6个椎间盘。椎间盘由纤维环、髓核和透明软骨组成。颈椎间盘较厚，纤维环前部厚、后部薄。椎间盘无神经和血管，淋巴液渗透软骨板和纤维环供应椎间盘营养，损伤后无修复能力。

（5）颈椎管：颈椎椎管的长度可随头颈部的运动而发生变化。颈椎前屈时椎管拉长，其中前缘可拉长1.5 cm，后缘可拉长5.0 cm，同时脊髓也随之拉长变细。颈椎后伸时椎管变短，脊髓出现皱褶，此时容易受到其他组织的压迫。

（6）颈神经：颈神经共有8对，经椎间孔穿出椎管。其中第1颈神经穿行于枕骨和寰椎之间，第2～7对颈神经由相应颈椎上方穿出，第8对颈神经自第7颈椎和第1胸椎间穿出。颈神经在椎间孔内，前方与椎间盘和椎体相邻，后方则有关节突关节和韧带。

（7）椎动脉：椎动脉发自锁骨下动脉，经6个颈椎横突孔上行，位于颈椎钩突关节的外方。椎动脉自横突孔穿出后经寰椎侧块后方的椎动脉沟转向上经椎骨大孔进入颅腔。头部转动时椎动脉可发生扭曲或变直而对血流产生影响。

（8）颈交感神经：颈部有2个交感神经干，位于颈椎前外方、颈动脉鞘后方、椎前筋膜的深侧,每侧有3~4个颈神经节。其节前纤维与C_5~T_1神经根相伴离开脊髓,其节后纤维随颈神经分布至咽喉、上肢动脉、颈外动脉、颈内动脉和椎动脉,分布至头颈部和上胸部的汗腺、瞳孔括约肌、眼睑平滑肌、内耳和内脏等组织。另有脊髓脑膜返回神经(又称窦椎神经)分布至硬脊膜、后纵韧带、小关节和关节囊。当交感神经受刺激或受压迫时,以上部位可产生相应的症状。颈下神经节常与第1胸神经节合并形成星状神经节。

2. 颈椎病(cervical spondylopathy)的定义 由于颈椎间盘退变、突出,颈椎骨质增生,椎间孔变形,韧带增厚、变性、钙化等退行性改变,刺激或压迫颈椎周围的肌肉、血管、神经根、脊髓,而引起一系列临床症状和体征时,称为颈椎病。

3. 颈椎病的分型 颈椎病按临床症状分为5型:即神经根型、脊髓型、椎动脉型、交感神经型和混合型。

(1) 神经根型颈椎病(radicular type of cervical spondylopathy):退行性改变的椎间盘侧后方突出,或椎体后骨质增生刺激或压迫颈脊神经根而引起感觉、运动功能障碍。

(2) 脊髓型颈椎病(spinal cord type of cervical spondylopathy):多为颈椎间盘突出或椎体后缘骨赘压迫脊髓,也可因为各种原因造成的椎管狭窄使脊髓受到反复磨损或发生脊髓血供障碍,引起脊髓传导功能障碍。

(3) 椎动脉型颈椎病(vertebral acterial type of cervical spondylopathy):由于钩椎关节退行性变,骨质增生,或椎间盘侧方突出,刺激或压迫椎动脉,使椎动脉发生痉挛,造成瞬间或长时间血管腔狭窄,从而造成脑部供血不足。

(4) 交感神经型颈椎病(sympathetic cervical spondylopathy):颈椎间盘突出和(或)骨质增生,刺激或压迫颈部交感神经纤维而引起一系列反射性症状,可表现为交感神经兴奋或抑制症状,而且涉及多系统、多器官。

(5) 混合型颈椎病:以上各类型颈椎病有2种或2种以上同时存在。

(二) 病因病原

颈椎病是中老年人常见病、多发病,发病率高。颈椎位于较为固定的胸椎和头颅之间,在承重的情况下既要经常活动,又要保持头部的平衡,因此容易发生劳损。其中第4~5椎间和5~6椎间活动度最大,应力集中,最容易发生退行性改变。办公室工作人员或长期低头工作者更容易发生颈部劳损。近几年,随着"智能手机"的普及,"低头族"显著增加,颈椎病出现年轻化。

椎间盘的髓核呈胶体状,含水量高达70%~90%。随着年龄的增长,髓核内的水分减少,使椎间盘吸收震动的能力下降,并容易发生椎间盘膨出、突出,造成椎间隙狭窄。

椎间盘变性后椎体间活动失调,不均匀活动增加。由于纤维环外周纤维的牵拉作用,椎体上下缘韧带附着部位的骨膜发生牵伸性骨膜下血肿,血肿先软骨化,随之骨化而形成骨刺。

颈椎先天畸形、发育性椎管狭窄也是颈椎病的病因。

交通意外、颈部过屈过伸运动、不得法的牵引或按摩等造成颈部的损伤也是颈椎病发病的重要因素。

(三) 发病机制

颈椎间盘随年龄增长发生退行性改变,颈椎间盘膨出,致椎间隙狭窄、小关节突重叠、错位,椎间孔上下径变短,活动时相邻骨间不稳定,继而小关节、钩椎关节和椎板骨质增生,项韧带、黄韧带、前后纵韧带肥厚、褶皱、变性、钙化这些病理变化刺激或压迫了周围的肌肉、神经、血管、脊髓,产生炎症、水肿、粘连,便引起相应的症状。

骨刺形成和(或)椎间盘向后侧方突出挤压神经根,神经根被拉长而缺血缺氧是神经根性颈椎病的主要发病机制。

椎间盘退行性变并向后中央突出,骨刺形成,椎管狭窄,黄韧带肥厚而压迫脊髓,影响脊髓血供是脊髓型颈椎病的主要发病机制。

椎间盘退变向侧方突出,椎体和钩椎关节骨刺形成,刺激或压迫椎动脉是椎动脉型颈椎病的主要发病机制。

交感神经型颈椎病的发病机制不完全清楚,一般认为当颈段硬膜、后纵韧带、小关节、颈神经根、椎动脉等组织受压或受刺激时,可因交感神经反射而引起一系列临床症状。

(四)诊断与鉴别诊断要点

颈椎病的诊断主要依据病史、症状、体征、影像学检查,少数患者需要辅以肌电图、脑血流图、脊髓造影等检查。

1. 神经根型颈椎病

(1)诊断要点

1)诱因:受凉,不良姿势,劳累,外伤,反复"落枕"等。

2)症状:颈肩部疼痛或颈肩酸胀沉重感,从颈后放射到一侧的肩、背、臂和手,手指麻、木、胀。有时也可表现为一侧上肢的阵发性串麻及肢端感觉异常。转头或提重物时症状加重,头后仰时症状加重,咳嗽、打喷嚏等使腹压增加的动作加重症状。

3)体征:颈后发僵,颈肌紧张,颈部活动受限,尤以颈后伸和患侧侧屈受限明显。病变部位颈椎棘突、棘突旁压痛,受累脊神经支配的肌肉痉挛,肌肉局部压痛,压痛可向远端放射,压头试验阳性,臂丛神经牵拉试验阳性。受累颈神经支配的皮肤感觉早期痛觉过敏,其后痛觉减退或消失,前臂及手可略水肿。受累颈神经支配的肌肉可出现肌力减退,肌肉萎缩。受累颈神经支配的腱反射异常(活跃、减退或消失)。

压顶试验:即 Spurling 试验,又称椎间孔挤压试验。患者坐位,头颈中立位或后伸偏向患侧,检查者左右手重叠放于患者头顶部,沿纵轴方向按压,有颈肩部疼痛或上肢放射性痛者为阳性。

臂丛神经牵拉试验:即 Eaten 试验。患者坐位,检查者立于患者身后,一手扶患者头部患侧,另一手握患者手腕,将患者患侧肩放于被动外展和内旋的位置后,双手同时做相反方向的牵拉,有放射性疼痛或麻木感者为阳性。

引颈试验:又称椎间孔分离试验。患者端坐,检查者立于患者身后,双手分别托住患者枕颌,向上用力牵拉颈椎。如上肢麻痛症状减轻为阳性。

前屈旋颈试验:即 Fenz 征。令患者头部做左右旋转活动,如颈椎处出现疼痛为阳性。提示有颈椎小关节退行性变可能。

定位诊断参考:见表 5-9。

表 5-9　神经根型颈椎病的定位诊断参考

受累节段	疼痛部位	压痛点	感觉异常位置	腱反射异常	肌力减退
$C_4 \sim C_5$	颈肩至腕	C_4、C_5 棘突,冈上肌	颈后耳下前臂掌侧中线区	肱二头肌反射	冈上肌,三角肌
$C_5 \sim C_6$	颈肩前臂至拇指	C_5、C_6 棘突,肩胛内上角	前臂桡侧,拇指	肱二头肌反射,桡骨膜反射	三角肌,肱二头肌,伸腕肌
$C_6 \sim C_7$	颈肩至示指中指	C_6、C_7 棘突,肩胛内中部,胸大肌	中指,示指	肱三头肌反射	胸大肌,肱三头肌
$C_7 \sim T_1$	颈肩至无名指小指	C_7 棘突,肩胛内下角	尺侧二指		指固有肌,骨间肌

以上表中所列的症状体征为单一神经受压的表现,但临床通常见到的病例是一个节段以上的病变,因此会有更为复杂的临床表现。需注意,第 4~7 颈神经中任何一根受刺激或压迫时,可引起颈前斜角肌痉挛,痉挛的斜角肌压迫臂丛神经后,常产生第 8 神经受累及的症状体征。

4) 影像学检查:X 线:在颈椎侧位片可见颈椎生理前凸减小、变直甚至后凸成角,椎间隙狭窄,椎体前后缘骨刺形成,前纵韧带、项韧带钙化。正位片可见钩椎前节增生变形,关节间隙狭窄。斜位片可直接观察椎间孔是否缩小,钩椎关节骨质增生,椎体后侧缘有无骨赘形成。一般 X 线诊断即可,不一定需要进行 CT 或 MRI 的检查。

5) 电生理检查:电诊断提示神经肌肉有部分变性反应。
肌电图检查显示受累神经根所支配的肢体肌和脊旁肌纤颤电位和正峰电位。

(2) 鉴别诊断

1) 肌筋膜炎:可有颈背疼痛和上肢麻木的症状,无放射症状,感觉障碍不按神经根分布,无反射改变,无影像学改变。痛点局部封闭症状可即见好转。

2) 胸廓出口综合征:由于臂丛、锁骨上动脉、锁骨上静脉在胸廓上口或胸小肌喙突止点区受压,可有上肢麻木、疼痛、肿胀的症状。Adson 试验阳性。X 线可有第 7 颈椎横突过大或颈肋。

Adson 试验:患者端坐,头略向后仰,下颌转向患侧,深吸气后屏住气,患者桡动脉搏动消失或减弱者为阳性。

3) 心绞痛:第 7 颈神经受压(尤其是左侧)可引起胸大肌痉挛和疼痛出现假性心绞痛,检查胸大肌有压痛点,局部封闭后疼痛消失。真性心绞痛心电图有改变,口服硝酸甘油可止痛。

2. 脊髓型颈椎病

(1) 诊断要点

1) 诱因:外伤、用力。

2) 症状:一侧或双侧下肢发麻无力,下肢肌肉发紧,抬步沉重,逐渐至跛行,步态笨拙,行走困难。双足有踩棉花感。一侧或双侧上肢也可出现麻木或无力,手持物坠落,日常生活动作困难。胸、腹或骨盆区发紧,有束带感。后期出现四肢瘫痪,小便潴留,大便失禁。

3) 体征:颈后伸或侧屈受限,低头仰头试验(+),棘突或其旁肌肉可有压痛。双侧或单侧下肢肌张力增高,四肢腱反射亢进,浅反射如腹壁反射、提睾反射减弱,出现病理反射如 Hoffman 征、Rossolimo 征、Babinski 征、Chaudack 征等,踝髌阵挛可阳性。有感觉减退平面,当脊髓半侧受压时可出现 Brown-Seguard 综合征。可表现为脊髓病手:即患者手掌向下手指伸直时小指呈外展,严重者无名指和小指不能内收,握拳速度减慢。

低头试验(屈颈试验):患者直立,双手自然下垂,双足并拢,低头看自己足尖1分钟。如出现头痛、手麻、头晕、下肢无力、手出汗等症状为阳性。

仰头试验(伸颈试验):姿势与低头试验相同,只是低头看足尖改为仰头看屋顶1分钟。如出现同低头试验相同的各种症状为阳性。

4)影像学检查

X线:颈椎变形或向后成角,多节段椎间隙狭窄,多部位骨质增生,椎管狭窄,矢状径小于13 mm,颈椎失稳,椎间孔变小,小关节重叠,项韧带钙化等。

CT:可明确椎体后缘骨刺、椎管大小、后纵韧带骨化、黄韧带钙化、椎间盘突出等。

MRI:可明确骨、椎间盘、脊髓和软组织影像,可见脊髓是否受压、变细,是否有空洞或肿瘤,可见椎间盘膨出或突出。

脊髓造影:在病变处有梗阻现象。

(2)鉴别诊断

1)脊髓侧束硬化:影像学检查无椎管矢状径变小,无感觉障碍,有肌萎缩、球麻痹症状,发展快。

2)脊髓空洞症:影像学检查无椎管矢状径变小,脊髓MRI可见脊髓异常信号及导水管扩张,有痛温觉分离现象。

3)脊髓肿瘤:症状进行性加重,感觉障碍与运动障碍同时出现,可见椎体骨质破坏,脊髓MRI增强可见强化及占位信号。

3. 椎动脉型颈椎病

(1)诊断要点

1)诱因:颈部突然转动,头后仰及侧转。

2)症状:眩晕、头痛、视觉障碍、猝倒。还可伴有复视、眼震、耳鸣、听力减退、恶心、呕吐、口舌麻木等。症状在头颈部转动时诱发或加重。症状多为发作性、可逆。

3)体征:椎动脉扭曲试验阳性。

椎动脉扭曲试验:患者坐位,头颈放松。检查者站在患者身后,双手抱住患者头部两侧,头后仰并转向一侧,使椎动脉突然发生扭曲。如出现头晕、恶心、欲倒为阳性。

4)影像学检查:X线可见钩椎关节横向或纵向增生,小关节增生,椎间孔变小;颈椎节段性不稳表现。椎动脉造影有椎动脉扭结、受压现象。CT可能发现一侧横突孔狭小。椎动脉造影可见椎动脉迂曲、变细或受压现象。

5)血流图检查:转颈时搏动性供血明显减低。

(2)鉴别诊断

1)美尼尔综合征:前庭功能检查异常,伴有听力下降,无影像学变化。发作与头部转动无关,多与疲劳有关。

2)椎基底动脉供血不足:头晕常伴有睡眠障碍和记忆障碍,无颈椎影像学变化,服尼莫地平等扩张血管药可缓解。

3)心脑血管病变:相应出现心脑电图的异常。

4)位置性眩晕:当头处于一定的位置时才出现眩晕和眼震。

5)内耳药物中毒:有链霉素等药物史,用药2~4天出现眩晕。

6）眼源性眩晕：与眼肌麻痹、屈光不正有关，遮蔽患侧眼则眩晕消失。

4. 交感神经型颈椎病

(1) 诊断要点

1）诱因：精神受刺激。

2）症状：头痛、头晕、视听障碍、眼窝胀痛、心慌、胸闷、消化不良、肢体发凉怕冷或肢体发红怕热、易出汗等，症状多样。星状神经节封闭可减轻症状。

3）体征：情绪激动、低头仰头试验(+)、视力下降、眼裂增大、瞳孔散大、心率快、心律不齐等。

4）X线检查：可见一般性颈椎退变。

5）脑血流图检查：脑血流图额乳导联波幅高于正常。

(2) 鉴别诊断

1）自主神经功能紊乱：无阳性体征，无颈椎影像学检查异常，星状神经节封闭不能缓解。

2）冠心病：发作时心前区疼痛明显，心电图异常，服硝酸甘油可缓解症状。

3）更年期综合征：无颈椎影像学检查异常，星状神经节封闭不能缓解。

4）椎动脉型颈椎病：无多汗、心脏的症状，扩血管药物可缓解症状。

(五) 临床主要治疗原则

1. 休息　病情严重者宜卧床休息。卧床休息的作用在于能使颈部肌肉放松，减轻由于肌肉痉挛和头部重量对椎间盘的压力，减少颈部活动，有利于组织充血、水肿的消退，特别对突出的椎间盘消肿有利。但卧床时间不宜过久，以免发生肌肉萎缩，肌肉、韧带、关节囊粘连，关节僵硬等，造成慢性疼痛及功能障碍。除严重的脊髓型颈椎病外，其他颈椎病患者适当工作，不需要长期休息。

2. 围领及颈托　围领和颈托可起到制动和保护颈椎，减少神经的刺激，减轻椎间关节创伤性反应，有利于组织水肿的消退和巩固疗效、防止复发的作用。适用于各型颈椎病急性发作期。长期应用颈托和围领可引起颈背部肌肉萎缩、关节僵硬，在症状减轻时要及时除去围领和颈托，加强肌肉锻炼。

3. 口服药物

(1) 解热镇痛药和非甾体类消炎止痛药(NSAID)：疼痛严重时可口服此类药物。通过抑制环氧化酶使前列腺素 E 减少而产生镇痛作用。用药不超过 2 周。常用的此类药物有：双氯芬酸钠、对乙酰氨基酚、吲哚美辛、布洛芬、吡罗昔康等。

(2) 扩张血管药物：如烟酸、地巴唑等，可以扩张血管，改善脊髓的血液供给。

(3) 营养和调节神经系统的药物：常用的有维生素 B_1、维生素 B_{12}、谷维素、神经营养因子等有助于神经变性的恢复，但不需要长期服用。

(4) 解痉类药物：如氯唑沙宗、苯海索、苯妥英钠等，可解除肌肉痉挛，适用于肌张力增高，并有严重阵挛者。

(5) 中药治疗：中医根据辨证施治，多采用散风祛湿、活血化瘀、舒筋止痛等法，对减轻疼痛、麻木、头晕等症状有一定功效。常用的成药有：丹参注射液、颈复康冲剂、祖师麻片、仙灵骨葆、根痛平、肾骨胶囊、活血止痛胶囊等，常用的方剂有四物止痛汤、独活寄生汤、桃红四物汤、骨刺汤、伸筋活血汤等。

4. 药物注射疗法

(1) 局部痛点封闭:常用药有醋酸泼尼松龙、醋酸可的松、普鲁卡因、利多卡因等,每隔 5～7 日治疗 1 次,3～5 次为 1 疗程。

(2) 星状神经节阻滞:常用利多卡因,每隔 5～7 日治疗 1 次,3～5 次为 1 疗程。

(3) 硬膜外注射:于 C_7～T_1 棘突间穿刺注射,常用氢化可的松、地塞米松、醋酸泼尼松龙、普鲁卡因、利多卡因等,每隔 2 周治疗 1 次,3 次为 1 疗程。

(4) 水针疗法:常用的药物有 0.5%～1% 盐酸普鲁卡因加泼尼松龙混悬液、维生素 B_1、维生素 B_{12}、5% 葡萄糖注射液、50%～100% 丹参注射液等。每隔 2～3 日治疗 1 次,3～5 次为 1 疗程。

5. 外用药物

(1) 止痛擦剂:局部应用对减轻因肌肉筋膜炎和肌肉劳损所引起的疼痛有良好的效果,松节油、水杨酸甲酯软膏、正骨水、骨友灵、正红花油等。

(2) 外用膏药:如关节止痛膏、狗皮膏、麝香壮骨膏、辣椒痛可贴等有止痛作用。

6. 手术治疗

(1) 适应证:有以下情况时需要进行手术治疗:脊髓型脊髓受压症状明显或进行性加重;椎动脉型多次颈性晕厥或猝倒;椎体前方骨赘致吞咽困难或压迫喉返神经;神经根型椎间孔明显缩小、疼痛剧烈。

(2) 禁忌证:年迈体衰,严重内脏疾病,病情超过两年,有严重肌萎缩和脊髓功能障碍,估计不可逆转时。

二、康复评定

(一) 关节活动度评定

1. 颈椎前屈 患者坐卧位或站位,以肩峰为轴心,额面中心线为固定臂,头顶与耳孔的连线为移动臂。正常值为 60°。

2. 颈椎后伸 患者坐位或站位,以肩峰为轴心,额面中心线为固定臂,头顶与耳孔的连线为移动臂。正常值为 50°。

3. 颈椎旋转 患者坐位或仰卧位,以枕部中央为轴心,矢状面中心线为固定臂,鼻梁与枕骨结节的连线为移动臂。正常值为 70°。

4. 颈椎侧屈 患者坐位或站位,以 C_7 棘突为轴心,C_7 与 L_5 棘突连线为固定臂,头顶正中与 C_7 棘突的连线为移动臂。正常值为 50°。

(二) 肌力评定

以徒手肌力评定的方法对易受累及的肌肉进行肌力评定,正常值为 4～5 级。

1. 冈上肌 作用为外展、外旋肩关节。
2. 三角肌 作用为屈曲、外展、后伸、外旋、内旋肩关节。
3. 胸大肌 作用为肩关节屈曲、内收、内旋。
4. 肱二头肌 作用为肘关节屈曲、前臂旋后。
5. 肱三头肌 作用为肘关节伸展。
6. 伸腕肌 作用为腕关节伸展。
7. 骨间肌 作用为手指内收、外展。

8. 握力测定　使用握力计进行测定，测试姿势为上肢在体侧下垂，用力握 2~3 次，取最大值。反映屈指肌肌力。正常值为体重的 50%。

三、康复治疗

(一) 康复治疗原则

颈椎病的康复治疗原则：急性期减轻神经根的刺激和压迫，消除神经根炎性水肿，改善神经营养血供，镇静止痛；慢性期延缓或减轻椎体及关节囊、韧带的钙化、骨化过程，促进感觉神经和运动神经功能恢复，减轻根袖粘连，预防复发。

(二) 康复治疗方法

1. 物理因子治疗

治疗作用：镇痛，缓解颈部肌肉痉挛，消除神经根及周围组织的炎症水肿，减轻粘连，促进神经功能恢复，改善脊髓、神经根和颈部的血液循环，延缓椎间关节、关节囊和韧带的钙化或骨化过程，调节自主神经功能，防止肌肉萎缩并促使肌肉恢复。可根据患者的症状、体征、病程等特点选用高频电疗、低中频电疗、药物离子导入、超声波、光疗、热疗、磁疗等。

(1) 直流电离子导入：作用极置于颈后，非作用极置于患侧上肢或腰骶部，电流密度 $0.05\sim0.1\ mA/cm^2$，维生素 B 类药物、碘离子、普鲁卡因等药物，20 分钟，每日 1 次，20 次为一疗程。

(2) 超短波治疗：颈后单极或颈后、患侧前臂斜对置，无热量或微热量，15 分钟，每日 1 次，15~20 次为一疗程。

(3) 微波：颈部照射，无热量或微热量，15 分钟，每日 1 次，15~20 次为一疗程。

(4) 超声波：作用于颈后及肩背部，接触移动法，$0.8\sim1.0\ W/cm^2$，8~10 分钟，每日 1 次，15~20 次为一疗程。可加药物导入，常用维生素 B、氢化可的松、双氯芬酸二乙胺乳胶（扶他林）等。

(5) 低频调制中频电疗：颈后并置或颈后、患侧上肢斜对置，止痛处方，调节交感神经方，音频电处方或促进血液循环处方，15 分钟，每日 1 次，15~20 次为一疗程。

(6) 红外线：颈后局部照射，距离 30 cm 左右，20~30 分钟，每日 1 次，15~20 次为一疗程。

(7) 石蜡疗法：颈后盘蜡法，温度 42℃，30 分钟，每日 1 次，20 次为一疗程。

(8) 磁疗：脉冲电磁疗，颈部和或患侧上肢，20 分钟，每日 1 次，15~20 次为一疗程。

(9) 高压电场疗法：患者位于 9 kV 的电场内治疗，30~60 分钟，可加局部滚动电极刺激 5~10 分钟，每日 1 次，20 次为一疗程。

2. 颈椎牵引　颈椎牵引(cervical traction)的作用机制：调整和恢复已被破坏的椎管内外平衡，消除刺激症状，恢复颈椎正常功能。

(1) 牵引力使得头颈部肌肉松弛，缓解肌肉痉挛。

(2) 牵引力使得椎间隙增大，缓解椎间盘组织向周缘的外突压力，有利于外突组织的复位。

(3) 牵引力使得椎间孔增大，缓解椎间孔的神经根和动、静脉等受刺激、受压等情况，松解神经根袖和关节囊之间的粘连。

(4) 牵引力使得嵌顿的小关节松开，调整错位关节和椎体的滑脱，改善颈椎的曲度。

(5) 牵引力使得扭曲的椎动脉得以伸展,从而改善了脑的血供。

(6) 牵引力使得颈椎管纵径延长,弯曲的颈髓得以伸展。

(7) 牵引力使得后纵韧带紧张,有利于突出物回纳。

(8) 牵引限制了颈椎的活动。

(9) 牵引可以帮助患者学会正确的坐姿。

颈椎牵引的方法:通过枕颌牵引带进行牵引,患者可以坐位或卧位,衣领松开,自然放松。操作者将牵引带的长带托于下颌,短带托于枕部,调整牵引带的松紧,用尼龙搭扣固定,通过重锤、杠杆、滑轮、电动机等装置牵拉。

颈椎牵引参数选择:

(1) 角度:多用0~30°,角度越大,牵引力作用节段越下移。脊髓型颈椎病和颈椎曲度变直或反张时,用0°牵引。神经根型颈椎病根据病变节段选择牵引角度:$C_{1\sim4}$节段选用0°牵引,$C_{5\sim6}$节段选用15°牵引,$C_{6\sim7}$节段选用20°牵引,$C_7\sim T_1$节段选用25°牵引。

(2) 重量:小重量开始,一般3~6 kg开始,逐渐增加至10~15 kg,牵引最大重量与患者的体质、颈部肌肉强弱程度和分型有关,年轻体质好的神经根型颈椎病患者可相对用较大的牵引力。

(3) 时间:牵引时间以多用20~30分钟,重症患者也有采用卧位持续牵引。

(4) 频度:每日1次,15~20次为一疗程。

颈椎牵引注意事项:

(1) 对患者做好解释工作,嘱患者牵引过程中放松,有任何不适立即停止牵引。

(2) 调整好牵引带的位置,枕部带以枕骨粗隆为中心,颌部带靠近下颌尖部,不要卡住患者喉部。

(3) 调整好牵引带的松紧度,两侧牵引带等长。

(4) 牵引过程观察患者反应。

(5) 牵引结束后休息1~2分钟。

3. 运动治疗

(1) 运动治疗对颈椎病的治疗作用:增强颈与肩胛带肌肉的肌力,保持颈椎的稳定,改善颈椎各关节功能,防止颈部僵硬,矫正不良体姿或脊柱畸形,促进机体的适应代偿能力,防止肌肉萎缩、恢复功能、巩固疗效、减少复发。

(2) 方法:急性发作期需要制动,可尝试做少量的减轻症状方向的颈部活动。缓解期可缓慢地进行各个方向的颈部运动,配以肩部运动,以保持颈肩关节活动度和增强颈肩部肌肉力量为主要目的。

(3) 主要动作:左右旋转、伸颈拔背、与项争力、环绕颈项等。

(4) 注意事项:在医师的指导下进行,急性发作期限制活动,尤其是脊髓型和椎动脉型的患者,动作缓慢,幅度由小逐渐增大,活动中不引起任何不适和摩擦感、弹响声。肌力训练只进行等长收缩练习。

4. 中医传统疗法

(1) 按摩推拿手法对颈椎病的治疗作用:活血化淤、疏通脉络、消肿止痛、减轻麻木感,缓解肌肉紧张和痉挛,改善局部血液循环,加宽椎间隙与扩大椎间孔,整复滑膜嵌顿及小关节半脱位,改善关节活动范围,松解神经根粘连,防止肌肉萎缩和关节粘连等。主要的推拿手法有:松颈、摇颈、舒筋、旋转复位手法等。每次10~20分钟,每日或隔日治疗1次,3~5次为一疗程。

(2) 针灸疗法:常用颈夹脊穴、风池、颈肩阿是穴、曲池、合谷等,可用穴位封闭疗法,常用丹参或当归等药物。2~3个穴位,隔日1次,14次为一疗程。

四、预防及健康教育

1. 体位姿势指导　颈椎病的发病与不良坐姿有很大的关系,应告诫患者平日注意坐位姿势,要求腰背挺直有支撑,不要过度低头或仰头,工作面尽量靠近身体,书和眼睛最好保持同一水平。不要长时间一个姿势工作,需要经常变姿势休息等。这样可以减少颈椎周围的肌肉劳损,减少颈椎病急性发作次数,延缓颈椎病的进展。

2. 枕头的指导　合适的枕头对颈椎病的预防和延缓发展有重要意义,因为人生约1/3的时间是在床上度过的。过高或过低的枕头都会使得颈部一部分软组织处于牵伸状态而得不到很好的休息。建议在休息时枕头应对颈部有很好的支托,并保持颈椎正常的生理前凸或中立的位置,这样颈部和肩部的肌肉软组织才能充分放松。对于多数人使用枕头的高度应在12~15 cm,硬度要适中。

第七节　肩关节周围炎的康复

一、概述

(一) 定义

肩关节周围炎简称肩周炎,是由肩关节周围肌肉、肌腱、滑囊和关节囊等软组织的慢性炎症、粘连而引起肩关节周围疼痛、活动障碍为主要症状的综合征,又称粘连性关节炎,俗称五十肩、冻结肩。

肩周炎这一诊断名词由于对病变部位及性质含义不清,近年来在肩关节外科文献中已很少出现,而是被肩关节不稳定、肩袖损伤、冈上肌腱炎、肩峰下滑囊炎、肱二头肌长头腱腱鞘炎等具体定位定性的疾病名称所替代。因此,肩周炎并不是一个独立的疾病。

(二) 肩关节功能解剖及生物力学基础

1. 肩关节组成　肩关节由盂肱关节、肩锁关节、胸锁关节、肩胛—胸壁机制(肩胛骨与胸壁之间的连接)四部分共同组成。肩关节是人体活动范围最大的关节。

2. 肩关节周围肌肉分层　肩关节周围肌肉分为两层。

(1) 内层:前面是肱二头肌,分为长头腱与短头腱。其长头于结节间沟内穿过,止于关节盂上缘;短头止于喙突。肩胛下肌止于肱骨小头。上面是冈上肌,后上方是冈下肌,均止于肱骨大结节;后方是小圆肌,止于肱骨大结节。

(2) 外层:三角肌起于锁骨外1/3前缘、肩峰尖、外侧缘及肩胛冈嵴,包绕在肩关节的上、前、后和外面,向下收缩变窄成腱组织,止于肱骨三角肌粗隆。

3. 肩关节周围肌肉与运动

(1) 前屈:肱二头肌、前部三角肌、喙肱肌。

(2) 后伸:背阔肌、大圆肌。

(3) 内收：冈下肌、小圆肌、大圆肌、肩胛下肌、胸大肌、背阔肌。

(4) 外展：前90°由冈上肌、三角肌完成，后90°由斜方肌、前锯肌旋转肩胛骨完成。

(5) 内旋：胸大肌、背阔肌、肩胛下肌。

(6) 外旋：冈下肌、小圆肌。

(7) 环转：肩部多组肌群参与，协同完成。

4. 滑液囊　肩峰下滑液囊在冈上肌腱与肩峰之间；三角肌下滑液囊位于关节囊与三角肌之间。

5. 肩袖　又称腱袖，是冈上肌、冈下肌、小圆肌与肩胛下肌共同组成的腱帽。

6. 肩肱节律　肩胛活动时，一方面是肱骨和肩胛骨之间的活动，另一方面是肩胛骨与胸廓之间的活动，这两方面活动的总和，构成了完整的肩胛活动。肱骨与肩胛骨之间的协调运动称为肩肱节律，又称盂肱节律，即在肩关节上举运动中盂肱关节与肩胛骨在胸壁上旋转活动的比例为2∶1。病理状态下此运动节律失去协调，出现功能障碍。

（三）病因与病理

肩关节周围炎病因不明。主要与肩关节退行性病变、受凉、感染、肩部的急性外伤和慢性劳损、肩关节活动减少以及上肢骨折后肩部过久的不适当制动等因素有关。颈椎疾病造成的肩部神经营养障碍可能也是病因之一。由于发病年龄高峰在40～60岁，40岁以下很少发病，故说明此病与生物学老化、磨损及无形撕裂引起的退行性变有关。

急慢性损伤可致关节囊、韧带和肌肉损伤。慢性劳损则使关节囊变薄和出现裂隙，肩峰下滑囊、喙肩韧带或冈上肌腱纤维断裂，肩峰、喙突或肱骨大结节骨质增生等，或发生无菌性炎症、局限性坏死、粘连、钙化等病理改变。

（四）诊断与鉴别诊断

1. 诊断　肩周炎的临床特点是发病缓慢，病程较长可数月至数年，主要症状是肩关节疼痛和关节活动障碍。男女之比为1∶3，左侧多于右侧，少数患者双侧同时发病。

(1) 疼痛：肩关节钝痛，急性重者一触即痛，可能是组织有撕裂。有的按压时疼痛反而减轻，表现为慢性疼痛，疼痛以夜间为著。肩关节周围有多个压痛点，主要在肌腱与骨组织附着点以及滑囊、肌腱处。

(2) 运动功能障碍：主要表现为外展、前屈、外旋和内旋受限。

(3) 肌肉萎缩：病程长者可因神经营养障碍及失用导致肌肉萎缩、钙化。三角肌最为明显。

2. 鉴别诊断

(1) 肩关节不稳定：多数有创伤史，肩部疼痛以夜间明显，创伤局部压痛明显，活动受限。部分患者查体有肩部松弛或半脱位，X线检查可见特殊改变。

(2) 颈椎病：神经根型颈椎病可因神经根受到刺激出现肩部疼痛，而长时间疼痛、肌痉挛又可导致慢性损伤性炎症，故颈椎病可有肩部症状，也可继发肩周炎。二者主要鉴别点是颈椎病时单根神经损伤极少，往往有前臂及手的根性疼痛和麻木感，有神经定位体征。此外，颈椎病的头颈部体征多于肩周炎。

(3) 肩部肿瘤：肩部肿瘤虽较其他疾病少见，但后果严重。临床上有时将中老年人的肩痛长期以肩周炎或颈椎病治疗，从而延误诊断。因此，如果肩关节疼痛进行性加重，不能用固定患肢方法缓解疼痛，并出现轴向叩痛者，均应进行摄片检查，以排除肿瘤等骨病。

二、康复评定

(一)外观评定

观察两肩外形是否对称,高低是否一致,有否畸形。

1. 斜方肌瘫痪表现为平肩。
2. 前锯肌瘫痪者上肢向前平举时表现为翼肩。
3. 三角肌瘫痪者因上肢重力作用可致肩关节半脱位。
4. 肩关节创伤性脱位时,肩峰突出形成方肩。

(二)常见压痛部位评定

1. 肱二头肌长头腱鞘炎　压痛在肩关节的前下方肱骨结节间沟的部位。
2. 冈上肌肌腱炎　压痛在肩峰外下方肱骨大结节处。
3. 三角肌下滑囊炎　压痛比较广泛,位于三角肌区。
4. 肩部受凉　斜方肌上部的边缘常有压痛。
5. 胸锁、肩锁部压痛或突起　表示这两个关节有骨质增生或其他病变。

(三)肩关节活动度评定

测量肩关节屈曲、伸展、内收、外展、内旋、外旋的角度,并做记录。当肩关节外展时,冈上肌肌腱炎或肩峰下滑囊炎患者在 $60°\sim120°$ 范围内有疼痛,因为在此范围内该肌腱与肩峰下面摩擦,而在此范围以外则无疼痛。

(四)影像学检查

1. 肌肉骨骼超声　该技术是近几年开始在国内推广应用,对于关节、肌肉、肌腱、韧带等软组织损伤有特异性,操作简便无创,并可实时根据指导康复治疗,必要时可引导介入性治疗。
2. X 线　应包括肱骨内、外旋正位片、腋位片。
3. CT　可提高诊断的准确性。
4. MRI　可显示多方位的组织结构,软组织影像清晰。

三、康复治疗

(一)康复治疗目的

肩周炎急性期主要针对肩部软组织的炎症和水肿,治疗目的是消炎止痛;慢性期则针对组织粘连、关节功能障碍,采用松解粘连,促进关节运动功能恢复的方法,目的是改善血液循环,牵伸挛缩组织,松解粘连,扩大肩关节活动范围,对抗肌肉萎缩。

(二)康复治疗方法

1. 运动疗法

(1) 急性期肩关节应相对制动。

(2) 下垂摆动训练:环绕划圈摆动和钟摆样摆动训练。

(3) 关节活动度训练:应在无痛或轻痛范围内进行爬墙、爬肩梯以及滑轮器训练。10～15分钟,每日1～2次。

(4) 肌力训练:逐渐进行抗阻肩周肌力训练。

(5) 按摩或手法松动治疗:采用主要作用于浅层组织和深部肌肉的一些手法。冻结期用稍重手法,目的是缓解疼痛、松解粘连、恢复功能。此法对于体质较好、患肩无骨质疏松、耐痛能力较强或肩周组织粘连明显的患者也可在臂丛神经麻醉后进行。

2. 物理治疗

(1) 短波、超短波透热疗法:电极患部关节区对置,无热量或微热量,10～15分钟,每日一次。因超短波有刺激结缔组织增生作用,故疗程不宜过长。

(2) 脉冲磁疗法:两磁头于病灶区对置,频率40～60次/分钟,0.8T,15～20分钟,10～15次。

(3) 超声波疗法:将超声头紧密接触患部,作缓慢环行移动,0.7～1.2 W/cm^2,5～8分钟,每日一次,10～15次。

(4) 红外线及蜡疗法:用红外线照射肩前后,蜡疗用蜡饼法敷于肩关节区,每次20～40分钟,每日一次,10～15次。该法有助于改善血液循环,可长期应用。

(5) 等幅中频电、调制中频电疗法:每次15～20分钟,每日一次,10～15次。该法有助于松解粘连,可反复进行几个疗程,配合温热治疗时效果更佳。

3. 其他治疗　口服消炎镇痛药物、痛点局部封闭以及针灸等治疗。

四、预后

肩关节周围炎起病隐匿,病程缓慢,预后良好,是一类具有自愈倾向的自限性疾病,其自然转归为两年左右。

第八节　腰椎间盘突出症的康复

一、概述

(一) 基础知识

1. 腰椎间盘的解剖生理特点　腰椎位于活动度较小的胸椎和骶骨之间,是躯干活动的枢纽,有5个椎体,相邻腰椎之间的连接结构有椎间盘、前纵韧带、后纵韧带、黄韧带、棘上韧带、棘间韧带和关节突关节。

椎间盘由纤维环、髓核和软骨板组成。

纤维环由软骨细胞和纤维组成,纤维成分占优势,排列成同心的环层。纤维环的纤维在椎体之间斜行,每一环层的纤维与其邻层纤维的斜行方向相反,交叉成120°。纤维环牢固地连结椎体,并且限制髓核向周围膨出。纤维环前厚后薄,加之前纵韧带较后纵韧带坚固,故椎间盘突出时,多是向后方突出。

髓核柔软、黏胶状,由黏多糖和胶原纤维组成。正常髓核含大量水分,为纤维环和软骨板包围,使椎间盘像一个体积不变的水袋,任何方向的压力都被均匀地传递到纤维环。随年龄增长,髓核的含水量逐渐减少,髓核组织逐渐被纤维组织和软骨细胞所代替,最后椎间盘变为一个纤维软骨性的实体。故成年人髓核与纤维环间没有清楚的分界。

有上下两个软骨板为椎体的一部分,当椎间盘出现退行性改变时,透明软骨板可有裂缝。

椎间盘无神经、无血供。髓核和纤维环所需的营养,靠纤维环四周小血管及椎体内血管渗透而来的淋巴液。

椎间盘的作用:牢固连结椎体,使脊柱向各方向活动,减缓震荡力,将重力散布到椎体表面。

正常的腰椎间盘是一个密闭的具有流体力学特点的结构。椎间盘在压力的作用下可以变形,但容积不变,以保证椎体间的分离,并吸收大量的震动力。正常的椎间盘能承担300 kg的压力而不破裂,由于压力产生的破裂多发生于椎体,故常会出现椎体的破裂或压缩。

2. 腰椎间盘的病理变化　随着年龄的增加,椎间盘的含水量减少,椎间盘受外伤的机会增多,出现了退行性改变。由于髓核黏多糖减少,胶原纤维增加,髓核变得不明显,髓核的胶状体功能降低,使椎间盘吸收震荡的能力减退。

20岁时纤维环发育终止,变性开始。剧烈运动可引起邻层纤维在交叉处互相摩擦,导致纤维变性和透明性变,纤维环出现横行、纵行裂缝,甚至纤维环后部断裂,部分纤维变粗或钙化,最后可致纤维由内向外破裂,髓核内容物可由裂缝突出。当椎体受外力冲击时,变性的纤维环可部分地呈环形或放射形断裂。如表浅纤维仍保持完整,髓核由裂缝中突出,顶着未断裂的纤维板层而呈一丘状突起,如后侧纤维环板层完全断裂,髓核可突入椎管;如纤维环部分撕裂,脱落的碎片也进入椎管,这都可挤压或刺激脊神经产生症状。

软骨板受到来自直接上方的压力时容易断裂。

在病理情况下髓核容易从后外侧脱出,突入椎管或椎间孔,可产生压迫脊神经的症状。

3. 腰椎间盘病变的分型　腰椎间盘突出症(herniation of lumber disc, HLD)可根据突出物的位置分为单侧型、双侧型和中央型。根据腰椎间盘突出的方向不同分为后中央突出、后外侧突出及侧方突出。根据腰椎间盘突出的程度不同分为纤维环膨出、髓核突出、髓核脱出和髓核碎片游离。髓核突出与髓核脱出在影像学上正常不能区分,故统称为腰椎间盘突出。

单侧型占绝大多数,突出发生在腰椎间隙的一侧,仅有单侧下肢的临床表现。双侧型突出发生在腰椎间隙的两侧,可以双侧下肢交替出现症状或双侧下肢同时出现症状。中央型突出物在中央,直接压迫马尾神经,出现大小便异常及鞍区麻木。

(二)病因与发病机制

腰椎间盘病变的内因是退行性改变,外因是急性损伤或慢性扭伤。对于正常的腰椎间盘,当压力作用于纤维环时,纤维延伸而不破裂。脊椎活动产生的剪力使一部分纤维紧张,一部分纤维松弛,当外力去除时纤维恢复原状。在腰部进行突然的旋转运动时,易引起纤维环外层破裂。

经研究表明,站立位与仰卧位比较,腰椎间盘承受的压力明显增加,而坐位腰椎间盘承受的压力明显大于站立位,站立位弯腰压力更大,站立位弯腰加旋转,压力更是明显增加。所以,经常前屈并旋转腰部是引起腰椎间盘突出症的重要因素,长期坐位工作的人群也易患此病。

$L_{4\sim5}$ 和 $L_5\sim S_1$ 椎间盘承受压力最大,弯腰时活动最多,最易发生突出。90%以上的腰椎间盘突出发生于这两个椎间盘。

腰椎间盘在反复外力作用下,纤维环由内向外出现纤维断裂,引起髓核向后突出,刺激纤维环外层及后纵韧带的感觉神经而引起腰痛。当神经根受邻近破裂的椎间盘产生的化学物质的刺激而出现炎性反应和水肿时,或突出物压迫和刺激神经根时,出现坐骨神经痛。神经根的受累及程度与疼痛的范围成正比:神经根压迫粘连程度轻,疼痛只至臀部,较重时疼痛至大腿和小腿后部,更重时疼痛至足跟足底。神经根被突出的椎间盘顶起,神经根及其硬膜袖被拉长,引起神经根缺血也产生疼痛。

(三)诊断要点

1. 病史 多发生于中青年,20~50岁之间,男性多于女性,多有搬重物或扭伤史。

2. 症状 腰痛、下肢放射性神经痛、下肢麻木感。咳嗽、打喷嚏或腹部用力时症状加重,卧床休息症状减轻,站立时症状较轻,坐位症状较重。中央型巨大椎间盘突出时可发生大小便异常或失禁、鞍区麻木、足下垂。部分患者有下肢发凉的症状。病程可反复发作,间歇期间可无任何症状。

3. 体征 腰椎前凸减小,腰部平坦,可有侧凸畸形。腰椎活动度明显受限,且活动时症状明显加重,尤其前屈受限为多见。病变部位棘突和棘突间隙有压痛,压痛可引起下肢放射性痛。可出现肌肉萎缩和肌力下降。直腿抬高试验(+)多见,加强试验(+)。$L_{3\sim 4}$椎间盘突出时,股神经牵拉试验可能(+)。根据受累神经支配范围可出现相应部位的感觉改变和腱反射的降低或消失。

直腿抬高(straight leg raising,SLR)或Laseque试验:患者仰卧,双下肢伸直,检查者一手握住患者踝部,另一手放在大腿前方保持膝关节伸直体位,先健侧后患侧,将患者下肢抬高,正常抬高角度为70°,在抬高患者下肢的过程中出现下肢的放射性疼痛为阳性。

直腿抬高试验加强试验:又称Sicard征。SLR出现阳性后,将患肢下放到不痛的角度,再将踝背屈,如再次出现疼痛,则为直腿抬高试验加强试验阳性。

Bragard试验:在进行SLR时,在将要出现而尚未出现疼痛的阶段停住,附加足背屈,如出现Laseque试验中的疼痛为阳性。

弓弦试验(bowstring test):又称腘窝加压征(popliteal pressure sign)。先进行SLR,出现疼痛时轻度屈膝,待疼痛减轻,然后用手指压迫腘窝,疼痛复现为阳性。

股神经牵拉试验(femoral nerve traction test):又称Wasserman征。患者俯卧位,检查者将患侧膝关节屈曲90°后上提,出现股前侧疼为阳性。

Strumpell征:患者俯卧,检查者屈其膝使足跟抵及臀部,股前方疼痛为阳性。

Brudzinski征:患者仰卧或直立,用力前屈颈部,出现不自主的屈髋、膝和坐骨神经痛为阳性。

Kernig征:患者仰卧,屈髋、屈膝90°,然后被动伸膝,如不能伸以及腰腿痛为阳性。

Lindner征:患者坐床上,下肢伸直,被动前屈其颈,坐骨神经区痛为阳性。

Neri征:患者站立,被动前屈其颈,坐骨神经区痛为阳性。

Naffziger试验:又称压颈试验。患者站立,检查者站于其后方,双手四指握其前颈两侧,拇指放于颈椎棘突上,用力压迫颈内动脉,维持1分钟,坐骨神经区痛为阳性。

Fajerztain征:在健侧作SLR时,患侧,坐骨神经区也痛为阳性。

定位诊断参考:见表5-10。

表 5-10 HLD 定位诊断参考

病变节段	受压神经	疼痛	麻木	肌力	反射
$L_{3\sim4}$	L_4	骶臀区，大腿前外侧，小腿前同侧	小腿前内侧	伸膝无力	膝反射减弱或消失
$L_{4\sim5}$	L_5	骶臀区，大腿和小腿后外侧	小腿外侧上部，趾基底部	背伸无力	无改变
$L_5\sim S_1$	S_1	骶臀区，大腿，小腿及足跟外侧	小腿外侧下部及足外侧	偶尔足跖屈和背屈无力	踝反射减弱
$L_{4\sim5}$ 或 $L_5\sim S_1$	马尾	腰部，双侧大小腿后方	鞍区及双侧大小腿及足跟后方	膀胱或肛门括约肌无力，足下垂	踝或肛门反射消失

4. 影像学检查　X 线可表现为正常，可见生理前凸消失，或脊柱侧凸，也可见椎间隙狭窄、椎体后缘骨质增生，椎间盘位置可有"真空"现象，可见"游离"骨块，可有脊椎不稳表现，可有 Schmorl 结节。

CT 可直接显示椎间盘突出、钙化或"真空"现象。椎间盘膨出的影像是椎间盘向周围均一膨出，超出椎体边缘。椎间盘突出的影像是椎间盘后缘局限性突出，突出物的 CT 值高于硬膜囊的 CT 值，突出物后缘可平滑或不规则。硬膜外间隙两侧不对称，硬膜外脂肪移位或消失。硬膜囊及神经根鞘袖出现压迹、变形及移位，神经根可增粗或隐没于髓核的影块中。可见椎体后缘骨质增生。游离的髓核碎片 CT 值与椎间盘的 CT 值相同，常停留在上邻或下邻的椎弓根处，使硬膜外脂肪消失，椎管内结构不易辨认。

MRI 有高密度分辨率，可显示椎间盘变性的程度。当椎间盘含水量减少，胶原纤维增多时，MRI 的椎间盘影像表现为信号强度逐渐减弱并不均匀，椎间盘高度减低。椎间盘突出时在 T1 加权像，椎间盘呈息肉样或半圆形自后正中或后外侧突入椎管，其信号强度与该变性的椎间盘相同，与高信号的硬膜外脂肪和低信号强度的硬膜囊形成鲜明对比。MRI 矢状面图像可定位游离的髓核碎片，碎片位于椎间隙的上方或下方。

脊髓造影可显示硬膜腔前方及侧面压迹，神经根袖变位或不显影。较小的较外侧的突出不易显影。

5. 肌电图检查　一般神经根受累及后三周出现异常肌电图表现，可有纤颤电位、多相电位，有力收缩时可出现单纯相和混合相。可帮助鉴别诊断肌源性和神经源性病变。

6. 鉴别诊断要点

(1) 肌筋膜炎：有硬结或筋束，表现为条索状物。在肌肉或筋膜上有局限性压痛点，压痛点集中，直腿抬高试验阴性，下肢无感觉变化，X 线和实验室检查无异常，痛点局部封闭可好转。

(2) 腰椎管狭窄症：有神经性间歇性跛行，一般只能走 500 m 甚至更少，休息后可再走。影像学可帮助明确诊断。

(3) 马尾肿瘤：发病较慢，逐渐恶化，腰椎活动无限制。脊髓造影可见倒杯阴影，并可明确病变部位。

(4) 骶髂关节综合征：骶髂、臀及下肢有疼痛，耻骨联合处有压痛，站立时健侧下肢负重，患侧下肢松弛易减轻腘绳肌牵拉，步行时患侧臀下垂，抗阻髋外展时疼痛。

(5) 梨状肌综合征：臀部及下肢有疼痛，行走时加重，休息后减轻。臀肌萎缩，屈髋位抗阻外旋或被动外旋髋关节诱发或加重疼痛。

(6) 腰椎结核：慢性发病，进行性加重，除腰痛外还有午后发热、盗汗等症状，血沉快，X线可发现椎体边缘缺损及寒性脓肿影。

(四) 临床主要治疗原则

1. **卧床休息** 轻度屈髋屈膝平卧位时椎间盘的内压最低，有利于突出过程的停止及修复，有利于神经根水肿的消除，可使症状缓解，但严格卧床不应超过1周，以免造成肌肉萎缩、骨质疏松、过多的心理负担等问题而延误功能恢复。

2. **腰围** 腰围多用帆布或皮革衬以钢片制成，上起肋弓，下达腹股沟，起支撑作用，减少腰椎过度活动，减少肌肉和韧带的负担，可减轻症状。腰围不应该长期使用，最长不超过2～3个月，佩带期间根据情况可增强腰腹肌训练。

3. **口服药物治疗**

(1) 解热镇痛药和非甾体类消炎止痛药（NSAID）：疼痛严重时可口服此类药物。通过抑制环氧化酶使前列腺素E减少而产生镇痛作用。用药不超过2周。常用的此类药物有：对乙酰氨基酚、吲哚美辛、布洛芬、吡罗昔康等。

(2) 扩张血管药物：如烟酸、血管舒缓素、地巴唑等，可以扩张血管，改善脊髓的血液供给。

(3) 营养和调节神经系统的药物：常用的有谷维素、维生素 B_1、维生素 B_{12} 等有助于神经变性的恢复，但不需要长期服用。

(4) 中药治疗：中医根据辨证施治，多采用散风祛湿、活血化瘀、舒筋止痛等法，对减轻疼痛、麻木等症状有一定疗效。常用的成药有：丹参注射液、祖师麻片、仙灵骨葆、根痛平、肾骨胶囊、活血止痛胶囊等，常用的方剂有四物止痛汤、独活寄生汤、桃红四物汤、骨刺汤、伸筋活血汤等。

4. **药物注射疗法**

(1) 局部痛点封闭：常用药有醋酸泼尼松龙、醋酸可的松、普鲁卡因、利多卡因等，每隔5～7日治疗1次，3～5次为一疗程。

(2) 硬膜外注射：于 $L_{2～3}$ 或 $L_{3～4}$ 棘突间穿刺注射，常用氢化可的松、地塞米松、醋酸泼尼松龙、普鲁卡因、利多卡因等，每隔2周治疗1次，3次为一疗程。

(3) 骶管注射：于双骶角连线中点穿刺，常用药物同上。

(4) 水针疗法：常用的药物有 0.5%～1% 盐酸普鲁卡因加泼尼松龙混悬液、维生素 B_1、维生素 B_{12}、5%葡萄糖注射液、50%～100%丹参注射液、50%狗脊注射液等。每隔2～3日治疗一次，3～5次为一疗程。

(5) 髓核化学溶解术：用木瓜凝乳蛋白酶或胶原蛋白酶椎间盘内注射，使椎间盘溶解，促使其纤维化并缩小体积。

5. **外用药物**

(1) 外用止痛擦剂局部应用，对减轻因肌肉筋膜炎和肌肉劳损所引起的疼痛有良好的效果，松节油、水杨酸甲酯软膏、正骨水、骨灰灵、正红花油等。

(2) 外用膏药如关节止痛膏、麝香壮骨膏、辣椒痛可贴等有止痛作用。

6. 手术治疗指征

（1）反复发作，症状严重，经半年以上非手术治疗而病情继续恶化者，或已经并发神经根粘连者，或肌肉萎缩明显者。

（2）中央型巨大突出或椎间盘已经完全破裂者，出现马尾受压时应急诊手术。

二、康复评定

（一）腰椎关节活动度评定

1. 腰椎前屈　患者站立位，以第5腰椎棘突为轴心，地面垂直线为固定臂，第7颈椎与第5腰椎棘突的连线为移动臂。正常值为90°。

2. 腰椎后伸　患者站立位，以第5腰椎棘突为轴心，地面垂直线为固定臂，第7颈椎与第5腰椎棘突的连线为移动臂。正常值为30°。

3. 腰椎侧屈　患者站立位，以第5腰椎棘突为轴心，地面垂直线为固定臂，第7颈椎与第5腰椎棘突的连线为移动臂。正常值为30°。

4. 腰椎旋转　患者站立位，以非旋转侧的肩峰为轴心，起始位双肩峰连线为固定臂，终点位双肩峰连线为移动臂。正常值为30°。

（二）腰椎前屈活动度的其他评定

1. 简易评分法　患者并腿直立位尽量前屈，以手指最远能及的下肢的位置进行评分。共分为7级。大腿下段为-1，髌骨为0，小腿小1/3为1，小腿中1/3为2，小腿下1/3为3，足背为4，地面为5。

2. 改良的Schober法　检查者首先让患者直立位，在患者两侧髂后上棘连线的中点及其正上方15 cm处皮肤上分别作标志，然后让患者尽量前屈，在最大屈曲位时测量原标记的两点之间的距离。用所测数据减去15 cm，差值作为腰椎屈曲活动度的指标。正常值大于4 cm。

3. 距离测定法　患者并腿直立位，尽量向前屈曲，测量最大屈曲位时中指指尖与地面之间的距离。

4. 电子测角器　需用特定的仪器设备。

（三）肌力评定

1. 躯干屈肌的肌力　患者仰卧屈髋屈膝位，双手抱头能坐起为5级肌力；双手平伸能坐起为4级肌力；仅能抬起头和肩胛为3级肌力；仅能抬起头部为2级肌力；仅能扪及腹部肌肉收缩为1级肌力。

2. 躯干伸肌的肌力　患者俯卧位，胸以上在桌缘以外，固定下肢，能对抗较大的阻力抬起上身为5级肌力；能对抗中等阻力抬起上身为4级肌力；仅能抬起上身不能对抗阻力为3级肌力；仅能抬起头为2级肌力；仅能扪及腰背部肌肉收缩为1级肌力。

3. 躯干屈肌的耐力　患者仰卧位，双下肢伸直并拢抬高45°，测量能维持该体位的时间，正常值为60秒。

4. 躯干伸肌的耐力　患者俯卧位，双手抱头，脐以上在桌缘以外，固定下肢，测量能保持躯干水平位的时间，正常值为60秒。

三、康复治疗

（一）物理因子治疗

1. 治疗机制　物理因子治疗可促进局部血液循环，缓解局部无菌性炎症，减轻水肿和充血，解除突出物对神经根的压迫，缓解疼痛，解除粘连。

2. 治疗方法　可根据患者的症状、体征、病程等特点选用高频电疗、低中频电疗、药物离子导入、超声波、光疗、热疗、磁疗等。

（1）低频调制中频电疗：四极法，腰骶两旁并置，患侧臀部和患侧小腿后并置，止痛处方，15～20分钟，每日1次，15～20次为一疗程。

（2）超短波：腰腹对置或腰与患侧小腿后并置，无热至微热量，15至20分钟，每日1次，15～20次为一疗程。

（3）超声波：腰骶部、坐骨神经走行，接触移动法，0.8～1.5 W/cm²，10～15分钟，每日1次，15～20次为一疗程。治疗前先做直流电导入可增加疗效。

（4）直流电药物离子导入：用中药或维生素B类药物，作用极置于腰骶部，非作用极置于患侧小腿后，20分钟，每日1次，15～20次为一疗程。

（5）水疗法：气泡浴，温度38℃，15～20分钟，每日1次，每周2～3次，15～20次为一疗程。

（6）红外线：腰骶部照射，距离30 cm左右，20～30分钟，每日1次，15～20次为一疗程。

（7）石蜡疗法：盘蜡法，敷于腰骶部和患侧下肢痛区，温度42℃，30分钟，每日1次，15～20次为一疗程。

（8）磁疗：脉冲电磁疗，腰骶部和患侧下肢，20分钟，每日1次，15～20次为一疗程。

（二）腰椎牵引

1. 治疗机制

（1）使椎间隙加宽，椎间盘所受的压力减少，甚至椎间盘可产生负压，有利于突出物回纳。

（2）使椎管容积增加，减轻对神经根的压力。

（3）使关节突关节上下滑动，关节间隙加宽。

（4）使后纵韧带张力明显增大，对突出物特别是中央型突出产生向腹侧的压力，有利于突出物的回纳。

（5）使松弛的黄韧带伸张，改善黄韧带血循环，增加了黄韧带与椎间盘之间的间隙。

（6）松解神经根周围粘连的软组织。

（7）缓解肌肉痉挛。

2. 治疗方法

（1）骨盆重锤牵引法：患者仰卧屈髋屈膝，骨盆牵引带固定在髂嵴，通过床足端的支架滑轮放置牵引重锤。可从每侧5 kg开始，每1～3日增加1～2 kg，牵引时间可从1小时开始，逐渐增加至持续牵引。

（2）动力骨盆牵引法：电动牵引床提供持续或间歇两种牵引方式。患者仰卧，用胸、骨盆牵引带固定。牵引重量从体重的60%开始，逐渐增加至80%，15～30分钟，每日1次，15～20次为1个疗程。腰牵引前或同时做热疗效果好。

(3)屈曲旋转快速牵引法:需使用特定的设备,为患者设定个体化的参数,为瞬间大力度的牵引。

3. 注意事项

(1)做好解释工作,消除患者的紧张情绪,嘱患者在牵引中不要屏气,不要用力对抗牵引力。

(2)胸背固定带和骨盆固定带要扎紧,两侧牵引绳的紧张度一致。

(3)高龄体弱者只能用较小的牵引力。

(4)牵引中注意观察询问患者反应。

(三)运动疗法

腰腹肌无力影响腰椎的稳定性,使症状迁延或易于复发。躯干肌的练习有防治和巩固疗效的作用。治疗方法主要是增强腰腹肌力量。典型的腰肌训练方法为仰卧位桥式运动和俯卧位燕飞运动。腹肌训练的方法为仰卧位起坐和仰卧双侧下肢同时直腿抬高。运动的方式和参数要根据患者的年龄、身体状况、疾病的发展时期、运动是否引起症状等多方面因素制定个体化方案。

(四)中医传统疗法

推拿按摩手法有擦、摩、推、揉、滚、按、点、拿、搓、抖、拍打、板等手法,能行气活血、疏通经络、放松肌肉、止痛、整骨复位。

针灸常用穴为肾腧、环跳、承扶、殷门、委中、阳陵泉等。备用穴为腰夹脊、承山、昆仑、悬钟、阿是穴等。每次选用3～5穴,每日或隔日1次。以疏导经气为治疗原则。

四、预防及健康教育

维持正确的站立姿势和坐位姿势,保持腰椎的生理前凸,避免弯腰弓背,对于腰椎间盘突出症的患者防止复发有积极的意义。同时要注意工作姿势,不要长时间同一姿势工作,避免腰侧转时用力,提重物时注意屈膝并将重物尽可能地靠近身体。

第九节 骨折后的康复

一、概述

骨或软骨组织遭受暴力作用引起骨组织部分或全部连续性中断称为骨折。骨折多见于生活、工业交通、运动中的意外事故及战伤,是临床上的常见病、多发病。

骨折可分为单纯骨折或粉碎性骨折,闭合性骨折或开放性骨折,影响关节的骨折或不影响关节的骨折。骨折常可伴有其他脏器损伤。

二、骨折愈合的影响因素

骨折愈合是恢复骨的连续性,重新获得骨结构的强度,骨折愈合可分六期:①撞击期;②诱导期;③炎症期;④软骨痂期;⑤硬骨痂期;⑥重建期。临床治疗的目的就是最大可能恢复损伤部位的解剖和功能。骨折愈合的影响因素:

1. 固定的稳定性　尽量达到解剖复位或与力线一致的解剖功能复位以保护新生的肉

芽组织及骨痂。但是坚强固定或绝对固定也有不少缺点,如应力遮挡、骨质疏松等。

2. 微动 骨折部位有控制的微动包括纵向及未超过修复组织耐受性的侧方运动能刺激骨痂生长。

3. 负重 负重对骨重建有促进作用。

4. 轴向缩短 骨折断端轴向微动及早期负荷可产生生物电现象并能释放生物化学介质增加生长因子活性。

5. 剪向活动 一般认为,骨折段的滑动或剪向活动影响愈合,但有报道斜行骨折的轻度滑动使骨折愈合加快。

6. 血液供应 骨折后血供的好坏直接影响到骨折的愈合过程。

7. 氧分压 骨折后低氧分压条件下肉芽组织生长过快,将产生软骨性骨痂。

8. 超声刺激 低密度超声可以减少骨折到坚固骨痂的形成时间。促进软骨细胞内钙增加。

骨折愈合需要良好的固定、充足的血供和有利的力学环境,但是长时间制动会造成患者的固定肢体的肿胀、肌肉萎缩、肌力下降,组织粘连、关节囊挛缩、关节僵硬等许多并发症。骨折后康复治疗可以协调固定与运动之间的矛盾预防或减少上述并发症的发生,使其朝向有利于骨折愈合发展。

三、康复评定

功能评价之前须详细了解病史,对骨折对位、固定、骨痂形成情况,有无假关节、畸形愈合等情况有全面的了解。此外,对骨折时周围软组织损伤的状况也要注意,软组织损伤的范围对功能恢复和判断预后有非常重要的作用。

骨折的康复评定内容包括:

1. 关节活动范围测定。
2. 肌力、肌耐力评定。
3. 肢体围径和长度的测定。
4. 步态分析。
5. 日常生活活动能力评定。
6. 肌电图、运动诱发电位检查。

四、康复治疗

骨折的康复治疗要考虑针对三个方面:骨折、软组织损伤和肿胀。持续的肿胀是骨折后致残的最主要原因。由于原发损伤或损伤后的机械性因素可产生外伤性血肿。骨折时必然伴有血液外渗到软组织中,由此引起严重肿胀并影响正常的血供,如果水肿持续时间超过1~2周,其消除的方式是机化,纤维瘢痕组织形成,这一过程与正常骨愈合过程中纤维性骨痂形成引起的机化相似,并与其同时发生。

在骨折端之间形成纤维组织是有利的,因为这是骨折固定的第一阶段。然而,在肌肉或肌腱、关节囊、骨及坚固的筋膜层等实体组织中发生纤维化则是不利的,因为这些部位通常是活动的,纤维化使运动受限。在骨折端之间和软组织中实际上纤维组织是同时产生的,因此,骨折的治疗,有两个截然相反的目的要同时达到。首先,骨的两端必须固定不动而且始终对位良好直至愈合；其次，软组织必须保持活动以防止纤维化和继之而来的疼痛性活动受限，这就是骨折康复治疗的基本目的。

（一）康复治疗的作用机制

1. 运动治疗通过适量的肌肉收缩和关节等组织活动能增加局部血液淋巴循环，促进局部血肿及渗出液的吸收，减轻水肿与粘连。

2. 关节运动牵伸关节囊及韧带，防止其挛缩，促进关节内滑液的分泌与循环，从而预防关节内粘连。

3. 促进骨折愈合、防止肌萎缩，肌肉收缩运动对骨折端所产生的压力能促进骨愈合，应力刺激所产生的生物电能帮助钙离子沉积于骨骼，防止骨质脱钙，同时肌肉收缩又可防止失用性肌萎缩。

4. 改善患者情绪，增强呼吸系统、消化系统和心血管系统的功能，促进全身各部的生理功能与新陈代谢，防止并发症的发生。

（二）治疗方法

1. 愈合期的治疗

（1）体位治疗：在创伤早期应抬高患肢，肢体的远端必须高于近端，近端要高于心脏。有利于静脉血、淋巴液的回流，促进消肿，这对卧床的下肢骨折患者是一切实可行的方法。但是，上肢骨折病人常不需卧床，卧位时可以使用。关节应尽可能固定于功能位。未固定的关节亦应经常放置于功能位，这是防止关节畸形挛缩最有效的方法。

（2）主动运动：正常情况下，静脉回流在很大程度上依靠肌肉活动，主动运动有助于静脉回流，因而对水肿的消除是有效的；伤肢未被固定关节各个轴位上主动运动的，必要时给予助力，运动时上肢应注意肩外展、外旋、掌指关节屈曲，下肢应注意踝关节的背屈，以防止关节挛缩，老年人更应注意；在骨折复位基本稳定后，进行固定部位的肌肉有节奏的等长收缩练习，以防止失用性肌萎缩，并有利于骨折愈合。

（3）特殊部位治疗：涉及关节面的骨折，在固定2～3周后，应每日定时取下固定物，进行不负重的主动运动，并逐步增加活动范围。也可采用持续性被动关节运动（CPM）仪对患者进行训练，有节律地进行持续的关节被动活动，每日一次并逐步增加活动范围。

（4）全身治疗：患者健肢与躯干应尽可能维持其正常活动，以改善全身健康状况，防止发生并发症，尤其是年老体弱者。

（5）物理治疗：低强度超声波作为新鲜骨折的辅助治疗手段，是唯一得到FDA认可的治疗方法，小剂量超声波有助于骨痂形成（每平方厘米小于0.1W）但骨骺未愈合的儿童忌用；低频率磁场也有一定作用，透热疗法能使深部组织主动充血，改善局部血循，活跃细胞代谢，消炎，退肿，有助于骨痂形成，可选用中波、短波、超短波、微波等；光疗法，除温热作用外，可直接刺激组织再生，常用的有红外线、白炽灯、紫外线等；为减少软组织瘢痕与粘连，可用音频或超声波治疗；为防止肌萎缩，可用低、中频电刺激。

2. 恢复期的治疗

（1）增加关节活动范围练习

1）主动运动：进行关节各方向的主动运动，牵伸挛缩、粘连的组织。运动时以缓慢温和的方式进行不引起明显疼痛为度，并逐步增加运动幅度。

2）被动运动和关节牵引：组织挛缩、粘连严重、关节僵硬关节活动受限者，应尽早作关节牵引,将受累关节近端固定,重量大小以引起可耐受的酸痛感觉、不致产生肌肉痉挛为宜;每次15分钟左右,小重量长时间比大重量短时间牵引更为有效,每日可行数次。配合温热疗法有助于关节延展和减轻酸痛感。被动运动动作应平稳柔和,不应引起明显疼痛及肌肉痉挛。

3) 间段功能固定:当关节挛缩较顽固时,可在运动与牵引的间歇期间用夹板或石膏托固定患肢,以减少纤维组织的弹性回缩。夹板材料用高分子塑料较佳,随着关节活动范围的增大,夹板石膏托作相应的更换。此外,亦可用特制的弹性支架作关节持续牵伸。每日多次反复进行。

4) 理疗:热疗可促进血液循环、改善关节活动功能,软化瘢痕;松解粘连可用碘离子导入和音频治。

5) 按摩:对促进血液循环、松解粘连有较好作用。

(2) 肌力恢复练习

1) 肌力0~1级,被动运动、助力运动等;水疗及水中运动;辅以按摩、低频脉冲电刺激。

2) 肌力为2~3级,主动运动为主,辅以助力运动、摆动运动、水中运动。

3) 肌力4级,抗阻运动为主,采用渐进抗阻练习,也可用等速练习仪进行训练。

(3) 作业疗法:实用技能练习,上肢如取物,穿、脱衣服、梳头、盥洗、饮水、进餐、书写等。下肢如坐,立、步行,上、下楼梯,跨越障碍,上、下公用车辆和蹲下、起立、弯腰拾物等。可通过作业治疗及文体活动来改善动作促进运动技能的恢复。

(4) 并发症的处理

1) 骨化性肌炎:在骨折愈合过程中,骨的周围和软组织发生钙化,可触及局限性硬结。X线检查显示肌肉中弥散性或局限于筋膜平面钙化,局部疼痛和活动受限。主要原因是血液渗入肌肉和组织间隙血肿之后产生的。采用透热疗法持续的充血有助于它的吸收,可全天透热,每两小时一次,每次半小时,不经手术切除就常能使之消失。治疗期间对挛缩肌肉不宜作牵伸和锻炼,损伤肌肉可进一步并增加钙化。当肌肉中的钙质基本消失,运动范围接近正常时,可停止治疗。存留于筋膜平面的钙化无临床意义。

2) 萎缩:失用性萎缩:长期的制动之后肌肉和骨骼均可出现萎缩。X线检查可见明显的骨质密度降低。热疗的作用是缓解疼痛,软化组织以克服挛缩。但根本的治疗还是主动运动。

3) 反射性交感性营养不良:常见的有Sudeck急性外伤后骨萎缩、肩手综合征和灼性神经痛,可发生在微小的骨折之后。这些营养不良表现为肿胀皮肤发红及骨萎缩。X线显示有明显的呈斑点状分布的骨萎缩。支配该部位的交感神经节封闭可明显使其缓解。早期治疗可以使之改善。热疗缓解疼痛应慎用,通常无益。康复治疗主要是主动运动,虽然在开始时可引起疼痛,但可增强肌力,减少萎缩。

4) Volkmann挛缩:常发生于肱骨髁上、前臂桡、尺骨骨折,原因是动脉痉挛或血管破裂引起肿胀,在筋膜鞘内压迫肌肉和神经,使肌肉、神经甚至骨和软骨发生坏死。在愈合过程中形成的纤维化使前臂肌肉缩短。为了预防或减轻挛缩的发展,应尽可能及早开始理疗和按摩,长期坚持直到恢复。将固定夹板调节到能保持屈肌长度。应持续半年至一年。

五、常见骨折的康复

（一）上肢骨折

1. 肱骨外科颈骨折　中老年人多见，占全身骨折1％左右。早期做手、腕、肘屈伸练习，外展型应限制肩外展活动，内收型限制肩内收活动。解除外固定后应做肩关节各个方向活动。配合其他物理治疗可加快肩关节功能的恢复，为避免肩关节周围肌肉萎缩、关节囊粘连、关节挛缩应尽早进行功能练习，避免肩周炎的发生。

2. 肱骨大结节骨折，因是关节囊内骨折易发生功能障碍，故早期康复治疗尤为重要。宜将肩关节维持于外展及前屈的功能位，防止内收挛缩。康复治疗步骤与外科颈骨折时大致相同，肩关节的被动外展可较早开始，主动外展及抗阻外展练习则在骨折愈合后开始。

3. 肱骨干骨折　易合并桡神经损伤。早期多做手、腕屈伸和耸肩活动，同时可作其他物理治疗，中期可进行肩肘关节功能练习，并逐渐增加各关节活动范围。

4. 肱骨髁上骨折　易引起缺血或正中神经损伤。如无血管神经损伤，固定后立即作手、腕屈伸及肩关节的功能练习，配合其他理疗。4～6周外固定解除后，积极作肘关节的屈伸练习。

5. 尺桡骨干双骨折　固定后应立即作手、腕屈伸及上臂肌肉的收缩活动，当肿胀消退后，作肩肘关节的功能练习，逐渐增加活动范围及练习次数，约6周后解除外固定，作前臂的旋前旋后练习。

6. 桡骨下端骨折　固定后即可作屈伸手指及握拳活动，肿胀减轻后作肩肘活动，4周后作腕关节活动，约6周解除外固定后作前臂旋转及腕关节大幅度的屈伸练习。

（二）下肢骨折

1. 股骨颈骨折　常在骨质疏松症的基础上发生，多见于老年人，女多于男。70岁以上者中骨折不愈率达50％。因该类骨折多系年老体弱者，长期卧床并发症多，死亡率高，所以，保健体操是早期康复的工作重点，有一定量的呼吸练习和健侧肢体的功能练习是重要的。有坚固内固定的患者，术后可在床上活动，如股四头肌的等长收缩，踝关节屈伸运动，2周后增加髋与膝主动屈伸运动，动作要轻，幅度不大，要避免引起明显疼痛。理疗可改善局部血流循环、利于骨折的愈合。坐轮椅活动需在2个月以后，3月后可扶拐行走。扶拐行走采用三点式，患肢不宜过早负重。股骨颈损伤后，股骨颈和股骨头都得不到充足的血供，不连接时常发生无菌性坏死，甚至在连接牢固时也会发生。在骨折愈合前不能负重，因而必须教会患者扶拐或用三点步态法行走。保持关节活动范围和肌力对骨折来说是重要的。

2. 股骨干骨折　术后3～4天开始作股四头肌的等长收缩，髌骨被动运动、踝、趾主动运动，第三周起开始做髋屈伸和伸膝主动运动和上肢支撑功能练习，并逐渐过渡到小范围的主动伸膝。行牵引者需在骨折初步稳定后开始，约4周后，练习可借助牵引架上的附加以手拉辅助。内固定后无外固定者可在膝下垫枕，逐渐加高，以扩展主动伸膝的范围。骨折未达到骨性愈合前，应严禁作直腿抬高运动。

骨折越靠近膝关节，膝关节功能损害越大，特别是股中间肌粘连时，必须注意预防。应早期使用物理治疗，促进血肿吸收。早日开始股四头肌与髌骨的操练也是非常重要的方法。进入骨折恢复期后，仍须长期进行物理治疗。

3. 髌骨骨折　早期作踝关节与足趾的屈伸活动，2周后开始做腘绳肌群静力性收缩和髌骨侧向被动运动。术后第 3～4 周,增加主动屈膝和被动伸膝练习,待外固定解除后作膝关节屈伸练习及髌骨被动活动。

4. 胫腓骨干骨折　骨折的特点是固定期较长,近踝关节的下段骨折,易发生踝关节功能障碍。膝关节保持伸直中立位,防止旋转。固定后即可作踝关节伸屈及股四头肌肌力练习,2～3 周后作膝关节屈伸活动,去除固定后,开始踝、趾各轴位,各方向的主动运动。骨折基本愈合后,开始踝屈伸和内外翻牵引。依次作部分和全部负重的站立、步行练习。有报道,对年轻患者,也适宜早期负重,既可促使骨痂生长,骨质及早愈合,并可获得较好的行走功能。

(三) 脊柱骨折

脊柱是人体的主要支柱,是负重,运动、缓冲震荡和平衡身体的主要结构。除骨骼外有强大的肌群和韧带维持其稳定性。脊柱的稳定结构有内外之分。外在因素主要靠腹、腰、背部等的肌肉主动调节;内部主要靠骨关节、韧带进行控制。脊柱骨折后,因创伤和固定致脊柱周围肌肉失用性萎缩,使脊柱稳定性减弱,容易引起劳损。同时,关节,韧带和软组织也会因创伤、失用而挛缩、粘连,使脊柱僵硬,缓冲能力降低,而再次受到损伤。骨折复位不全使脊柱负重力线改变,以致肌群负荷失去生理平衡,也容易引起劳损。

脊柱骨折多发生于下胸椎及上腰椎,一般可区分稳定骨折与不稳定骨折两大类。单纯的椎体楔形压缩不超过椎体前缘原有高度的 1/3 者,称为稳定骨折;椎体骨折压缩超过 1/3 或伴有附件骨折者,称为不稳定骨折。两类骨折的临床处理及康复治疗有很大的不同。稳定骨折伤后应仰卧木板床上,并在骨折后突处垫一约 10 cm 高软枕,3～5 天后可开始卧位体操,练习中应避免脊柱前屈及旋转。急性症状缓解后,在床上作腰部过伸和翻身练习。6 周后可起床活动,进行脊柱后伸、侧弯及旋转练习,但要避免背部前屈的动作与姿势,待骨折愈合后应进一步进行脊柱活动范围的练习及增强背肌肌力的训练。不稳定骨折常采用手术复位及作脊柱融合术。术后卧床 3～4 周,继以弹性支架固定 3～4 个月。其后康复治疗可按稳定骨折的康复程序进行。

第十节　关节炎的康复

一、骨关节炎康复

骨关节炎(osteoanhrms,OA)十分多见,为不对称性非炎性疾病,无全身症状。也称退行性关节病、骨性关节病或增生性关节炎。主要是关节内透明软骨和软骨下骨组织的病变,通常因为关节疼痛活动受限而成为影响老年人生活的主要问题。

骨性关节炎可分为原发性和继发性两类。原发性骨性关节炎多见于老年人,50 岁以后,女略多于男。其发生往往在遗传和体质的基础上,累积性劳损和组织变性,主要是关节软骨磨损和透明质酸合成减少。继发性骨性关节炎是在局部原有病变的基础上发生。受创伤等因素影响造成软骨的损害。继发性骨性关节炎常只少数关节受累。因而继发性骨性关节炎可以发生于任何年龄。临床上以原发性骨性关节炎为多见。最常受累的是膝、髋、手指、腰椎、颈椎等关节。

骨性关节炎的特点表现为早晨起床或久坐后起立时关节僵硬、疼痛,经过活动以后,关节又渐灵活。疼痛也渐减轻,但过度活动又会引起疼痛和运动受限。局部无肿胀,可有轻压痛。活动时可有粗糙的摩擦音。关节中有渗液。晚期有关节畸形当骨赘刺激肥厚的滑膜皱襞时,疼痛可加剧,关节活动显著受限。X线检查可见关节间隙狭窄,软骨下骨质硬化,关节边缘尖锐,并有骨赘形成。

(一) 几个常见部位的骨性关节炎的特征

1. 髋关节骨性关节炎 主要的症状是在活动或承重时,腹股沟、臀部周围及股骨大转子处有酸胀痛,并向大腿前、膝关节、大腿后外侧放射,跛行。X线片上常见较大的软骨下囊腔样改变,髋关节关节间隙狭窄增生性改变。

2. 膝关节骨性关节炎 活动时可有摩擦感或听到摩擦音,关节肿胀,可有关节积液,关节积液多时,浮髌试验可为阳性。

3. 踝关节骨性关节炎 见于体胖超重的老妇。

4. 肘关节骨性关节炎 多发生于肘关节活动多的工作项目,关节肿胀、疼痛、活动受限。

5. 腕关节、指间关节骨性关节炎 腕、指关节活动多者容易发生腕关节和指间关节的骨性关节炎。构成腕关节各骨的关节软骨频繁损伤后发生血液循环障碍,也可发病。有腕关节酸胀痛和活动受限等症状。远侧指骨基部背侧常见两个隆起,为增生的骨刺或膨出的关节囊,受累关节常有轻度屈曲畸形 X线片显示腕舟骨、月骨、桡骨甚至尺骨小头关节面凹凸不平,关节间隙狭窄,软骨下骨质硬化,桡、尺骨关节缘有骨赘形成。

6. 脊柱骨性关节炎 颈段、胸段、腰段都可发生,原理与上述基本相同。

(二) 评估

评估必须针对关节的生物力学及其功能障碍出现对邻近关节的影响和这些障碍对患者的独立性和生活质量的影响程度进行评估。

(三) 康复治疗

骨性关节炎是一个退行性变疾病,关节软骨组织随着年龄的增长而老化。控制饮食、超重,适当进行体育活动,防止下肢各承重关节超负荷,避免关节损伤可以延缓其进程和减轻其退行性变的程度。关节内骨折或关节邻近骨折应准确复位,对儿童的各种畸形均应及时进行矫正以免发生继发性骨性关节炎。

1. 运动治疗 在缓解期可进行适当的肌肉收缩及舒张练习,增加关节活动范围练习,等张、等长、等速练习等;发作期宜进行适当的制动和休息,运动过度会加重病情。

2. 理疗 为缓解疼痛、肌肉的痉挛,可采用热疗、电疗等。

3. 药物治疗 首选非甾体类抗炎药物(NSAIDs)症状严重时也可使用镇痛剂,对于老年性的晚期骨性关节炎可选用镇痛以提高生活质量。

二、类风湿关节炎康复

类风湿关节炎(rheumatoid arthritis,RA)是一种全身性的多发性关节疾病。本病病因尚不清楚,可能是由遗传因素控制的自身免疫性反应所致。主要累及手、足等小关节,也可累及任何有滑膜的关节、韧带、肌腱、骨骼、心、肺及血管。类风湿关节炎可反复出现一时性缓解或加重,本病虽不直接引起死亡,但能造成严重病残,是康复医学中的重要防治对象。

(一) 功能评定

1. 诊断 见表 5-11。

表 5-11 美国风湿病协会诊断标准

一、典型的类风湿关节炎

此类型诊断要求具备下列标准中的 5 项。标准 1～5 关节症状或体征必须至少持续 6 周

1. 早晨僵硬感
2. 至少 1 个关节活动时有疼痛或压痛(经过内科医师检查)
3. 至少 1 个关节有肿胀(不仅是骨质增生,而且软组织增厚或积液)(经过内科医师检查)
4. 至少有另 1 个关节肿胀(经过内科医师检查)(2 个关节受累症状的间歇期不超过 3 个月)
5. 两侧同一关节对称性肿胀(经过内科医师检查),近侧指间关节、掌指关节、跖趾关节有症状时,并不要求两侧绝对对称,但远端指间关节受累不适合此项标准
6. 皮下结节(经过内科医师检查)位于骨突之上、伸肌表面或邻近关节的部位
7. 类风湿关节炎的典型 X 线改变不仅有退行性变,而且必须包括受累关节邻近的局限性或明显的脱钙。退行性变不能排除任何类型的风湿性关节炎
8. 良凝集试验阳性——在两个实验室用任何方法均证明类风湿因子为阳性,并且正常对照组的阳性率不大于 5%
9. 滑膜液中有极少量黏蛋白沉淀(液体混浊,含有碎屑)。滑膜炎性渗出液含白细胞数超过 2 000/μl 没有结晶,可代替本条标准
10. 具有下列三种或三种以上滑膜特有的组织学改变:绒毛显著肥厚,滑膜表面细胞增生;慢性炎性细胞浸润(以淋巴细胞或浆细胞居多),有形成"淋巴样结节"的倾向;表面和腔隙中纤维蛋白沉积;有细胞坏死灶
11. 结节的中心区有细胞坏死的肉芽肿,外包有增殖的单核细胞"栅栏"、胶原纤维和慢性炎性细胞浸润

二、明确诊断的类风湿关节炎

此诊断需具备上述标准中的 5 项。1～5 项的关节症状、体征至少必须持续 6 周

三、大致是类风湿关节炎

这一诊断需具备上述标准中的 3 项,至少有 1 项,标准 1～5 项的关节症状、体征至少有 1 项需持续 6 周以上

四、可能是类风湿关节炎

应具备下列标准中的 2 项,而且整个关节症状持续时间至少 3 周

1. 早晨僵硬感
2. 触痛或活动时疼痛(经过内科医师检查)
3. 有关节肿胀病史或所见
4. 皮下结节(经过内科医师检查)
5. 血沉或 c-反应蛋白升高
6. 虹膜炎(除儿童类风湿关节炎外,此项标准价值不大)

---

2. 病残评估

(1) Ⅰ级:功能完好,能无困难地进行各种活动。

(2) Ⅱ级:虽有单个或多个关节不适或功能受限,但仍能完成日常生活活动。

(3) Ⅲ级:功能受限,部分或不能完成正常工作或仅能完成部分生活活动。

(4) Ⅳ级:大部分或完全功能丧失,需卧床或限于依靠轮椅行动,生活自理能力丧失或仅保留极少部分。

(二) 康复治疗

1. 目的与原则 防止关节进一步损害和畸形的进展,在休息、药物治疗的基础上维持关节的正常姿势和体位。其次是维持关节功能和增强肌力,改变某些日常活动的模式,以

及活动和休息之间的平衡和增强肌力,保持功能状态和日常生活能力,恢复关节活动功能。

2. 方法

(1) 治疗药物首选为阿司匹林及非甾体类抗炎药物(NSAIDs),如吲哚美辛、双氯芬酸钠、布洛芬、萘普生与吡罗昔康等。如果应用上述药物无效,可用慢作用药物,如金制剂、右旋青霉胺、盐酸氯喹等。中药黄藤、雷公藤等制剂有很好效果。

(2) 运动疗法:急性期 应用矫形器、弹簧支架固定患病关节,防止及矫正畸形;为了预防肌萎缩、保持患者功能状态及日常生活活动能力,定时脱卸支具进行轻柔被动运动和主动运动,运动应包括关节的各个活动轴位。在急性发作间隙期,应鼓励患者尽可能生活自理,以维持生活自理能力。到了稳定期,对活动受限的关节:通过对肘、腕、掌指关节和指间关节进行被动牵伸和主动活动维持或改善活动功能。对受影响的肌肉:通过等长练习、等张练习及抗阻练习运动和生活活动,提高受累部位肌力。

(3) 作业治疗:作业疗法除改善患者功能外,还能提高其社会适应能力,是对身心进行的一种综合训练。对日常生活自理能力较差的患者,鼓励其尽量完成日常生活活动训练,如进食、取物、倒水、饮水、梳洗、步行、上下楼梯、出入浴池等训练。设计自制一些自助具和改装某些生活用具结构,达到改善生活自理能力。

(4) 按摩:有较好疗效,后期可教会患者作自我按摩。

(5) 理疗 ①热疗:其作用可镇痛、消除肌痉挛、增加软组织伸展性及增加毛细血管通透性。方法有热敷袋、温浴、蜡疗、红外线、高频电疗法。急性期、有发热不宜使用。②水疗:如温泉疗法、湿包裹法、蒸气浴、盐水浴、矿泉浴、硫化氢浴等,抗风湿药物和温泉浴是最受患者欢迎的疗法。③低中频电疗:如 TENS、间动电疗法、干扰电疗法及调制中频正弦电疗法均有很好的镇痛作用,立体干扰电疗法镇痛效果亦佳。④冷疗法:主要用于急性炎症期。

(6) 矫形器:固定夹板常用于急性期或手术后,夹板多用于腕、掌指关节及指间关节。缓解疼痛,消肿,减轻关节畸形发展。为了防止关节不稳定而进一步受损。应定期卸下作关节活动。为了帮助下床活动,可用拐杖、助行器或轮椅等以减轻下肢负荷,如装有把柄以减少对手、腕、肘、肩的负重。

第十一节　截肢后的康复

一、概述

截肢(amputation)是指由于损伤或疾病造成患者肢体失去生存状态,甚至威胁生命而不得不行手术截除。截肢的原因有:

1. 严重外伤　肢体血液循环或组织损害到了无法修复和重建的程度。
2. 烧伤和冻伤造成的肢体坏死。
3. 肢体血液循环障碍　动脉闭塞性疾病。
4. 感染　威胁病人生命的肢体急性、慢性感染,如慢性骨髓炎,长期反复发作,难以根治,引起广泛破坏和功能丧失。
5. 神经系统疾病　因脑脊膜膨出脊髓栓塞,出现足畸形、破溃、感染骨髓炎经久不愈者。

6. 肿瘤　骨恶性肿瘤。

7. 先天性畸形和发育异常　肢体严重畸形，无法矫治。

发展中国家以工伤和交通事故为主，发达国家以动脉硬化闭塞性疾病和糖尿病的并发症更多见，我国因血管性疾病而截肢者的比例正在上升。

二、康复评定

（一）残端的评定

1. 残端的长度测量　对于假肢的选择和安装非常重要，上臂残端长度测量：测量点从腋窝前缘到残肢末端。前臂残端长度测量：测量点从尺骨鹰嘴沿尺骨到残肢末端。大腿残端长度（above knee amputation, AK）测量：测量点从坐骨结节沿大腿后面到残肢末端。小腿残端长度（belowkneeamputation, BK）测量：测量点从胫骨平台内侧到残肢末端。合理的长度上臂截肢应在肩峰下 16～24 cm；前臂截肢应在肘下 2～18 cm；AK 为 25 cm 左右；BK 为 15 cm 左右。

1. 残端周径的测量　残端应该是圆柱形而不是传统截肢术留下的圆锥形。

2. 残端的皮肤　有无溃疡、感染、破损，在重点承重区不宜有瘢痕。

3. 残端关节畸形　有无关节畸形。

4. 残端关节活动范围　应注意残端能否完成各个方向的自主运动，关节有无受到限制。

5. 残端肌的肌力　主要肌群肌力，达三级以上才能佩戴假肢。

6. 神经痛　有无神经瘤及其大小、所在部位、疼痛程度、压痛情况等。

（二）假肢评定

临时假肢评定

1. 临时假肢接受腔适应情况　评定包括接受腔的松紧是否适宜，是否全面接触，全面承重，有无压迫、疼痛等。

2. 残肢情况　观察皮肤有无红肿、硬结、破溃、皮炎及残端有无接受腔接触不好，腔内负压造成局部肿胀等。

3. 假肢对线　评定生理力线是否正常，站立时有无身体向前或向后倾倒的感觉等。

4. 假肢悬吊情况的检查　观察是否有上下窜动即出现唧筒现象（piston action）。测量残端皮肤与接受腔底部的距离变化来判断。上肢假肢要检查悬吊带与操纵索系统是否合适。

5. 步态分析　注意行走时的各种异常步态，并予以纠正。

正式假肢评定

1. 下肢假肢　应分别在站、坐、走时和脱下后进行评定，要求穿脱方便、穿戴无不适感、承重点正确、悬吊可靠、活塞运动<1 cm；假肢与健肢等长；两髂嵴应同高或相差不到 2 cm，假足外展在 6°左右时无不适，运动时稳定性。站位坐骨结节在接受腔坐骨支持面上，悬吊装置是否可靠。

2. 上肢假肢

上臂假肢：穿戴上臂假肢后，残肩的活动范围屈曲 90°、伸展 90°、外展 90°、旋转 45°；屈肘 135°；肘完全屈曲时肩的屈曲不大于 45°；屈肘 90°时所需的力小于 4.5 kg；屈肘 90°时机械手能完全张开和闭合;在唇前和会阴前时机械手开合的程度达50%;前臂筒在距肘关节远端30 cm处,旋内或旋外时能抵抗1 kg的力;加23 kg左右的力,接受腔离残肢下移不大于2.5 cm,在接受腔表面施压时,无不适感或痛感。前臂假肢:穿脱时肘的屈曲度数相等;穿上时的旋转角度达到不穿时的1/2;控制系统的效率在70%以上;屈肘90°时机械手能完全张开和闭合;当机械手在唇前或会阴前时,机械手的开合能达70%,加23 kg的力时,接受腔下移离残端不大于2.5 cm;肩背带完好;向接受腔表面加压时,前臂无不适感和痛感(表5-12)。

表5-12 截肢评价表

姓名:		年龄:	岁	性别:	男 女	身高:	cm	体重:	kg
职业				利于	左 右	截肢日期:		年 月 日	
截肢原因		交通事故□	工伤□	疾病□	先天□	其他:			
截肢侧		左□ 右□ 两侧□		截肢部位:		□安装假肢时间 年 月 日			
残肢状态		形状:圆锥形□ 圆柱形□ 其他:							
		骨端突出部:有□ 无□		水肿:有□ 无□					
	皮肤	术创	愈合 □ 未愈合□ 粘连 有□ 无□						
		瘢痕	有□ 无□ 位置: 程度:						
		骨粘连	有□ 无□						
	一般状态		干燥□ 湿润□		变色 有□ 无□				
			感觉:正常□		减弱□ 过敏□				
			安装假肢后并发症	有□ 名称 无□					
	软组织	量	适量□ 少□ 过剩□						
		硬度	柔软□ 松软□ 僵硬□						
		萎缩	有□ 无□ 其他						
	血液循环		皮肤颜色:		正常□ 白□ 红□ 青紫□				
			皮肤温度:		正常□ 高□ 低□				
	疼痛		自发痛□ 压痛□ 幻肢痛□ 神经痛□						
	幻肢		有□ 无□						
			部位: 可移动性: 程度:						
	变形		有□ 无□						
	残端负重能力(下肢)		左 Ks 右 xe						
坐位平衡		良好□ 可□ 差□							

续表 5-12

姓名：		年龄： 岁	性别： 男 女	身高： cm	体重： kg
职业			利于： 左 右	截肢日期：	年 月 日
截肢原因		交通事故□ 工伤□ 疾病□ 先天□ 其他：			
立体平衡	安装假肢前	良好□ 可□ 差□			
	安装假肢后	良好□ 可□ 差□			
	假肢舒适程度	舒适□ 一般□ 不好□			
步行	可□ 不可□		速度 m/分		
步态					

（三）装配假肢后整体功能的评定标准

Ⅰ——完全康复：仅略有不适感，能完全自理生活，恢复原工作和照常参加社会活动。

Ⅱ——部分康复：仍有轻微功能障碍，生活能自理，但不能恢复原工作，需改换工种。

Ⅲ——完全自理：生活能完全自理，但不能参加正常工作。

Ⅳ——部分自理：生活仅能部分自理，相当部分需依赖他人。

Ⅴ——仅外观、美容改善，功能无好转。

三、康复治疗

（一）截肢前准备

1. 心理治疗　经受较大截肢术的患者常表现出悲观、沮丧、自我孤立的态度，在家庭、婚姻、工作、生活等问题上忧虑重重要预先告知患者，其截肢平面是否有碍美观和术后的伤残程度；患肢可能发生的感觉；并简介康复的计划、方法和所需时间。向患者演示假肢、拐杖的应用，以减轻患者的心理负担。

2. 功能锻炼和预防　应重视非患肢的功能锻炼和患肢近端关节和肌肉功能的练习。对下肢截肢来说，髋的后伸和外展肌及股四头肌最重要，应着重练习。非患肢的功能锻炼以提高力量的抗阻训练和加强心肺功能的耐力练习，用以适应使用假肢后的能耗增加。上肢需进行将利手改变到对侧手的"利手交换训练"以便术后健手能完成利手的功能。对糖尿病和动脉硬化患者，耐力练习对原发病也有意义，对此类患者，其另一肢体也有截肢的潜在危险。

（二）术后训练

1. 正确的体位　截肢患者由于残端肌肉力量不平衡，容易导致关节挛缩。关节挛缩对假肢设计、安装及步行训练带来严重影响。因此，早期保持患肢的功能位，避免出现的错误体位非常重要。如：小腿截肢的患者，常在大腿下面垫一枕头，使髋、膝关节呈屈曲位，这种错误体位应避免。其功能位是髋、膝关节伸展。大腿截肢的患者要避免在两腿中间摆放枕头，导致髋关节外展，应取患侧在上方的侧卧位，使患肢髋关节保持在内收的功能位；大腿截肢的患者髋关节容易出现屈曲，有人喜欢在拄拐步行时将残端放在扶手上，这种做法对将来的步行都是极为不利的，应尽量避免，保持髋关节伸展。

2. 残端训练

1）残端处理：拆线后，用弹性绷带使残肢皱缩及定型。包扎时需用对角线缠绕，从远端向近端压力渐小，膝上截肢包扎至腹股沟，膝下截肢包扎至膝盖下缘。

2）促进残端角质化训练：为促进残端皮肤角质化，取治疗用泥，于截肢的残端进行挤压，或用细沙土在残端处揉搓，每日5次。或将残端在泥上作按压、支撑或旋转等动作，训练残端皮肤。每次间隔5分钟。使残端形成角质层，提高残端皮肤的耐磨性。

3）残端负重训练：用保护垫将残端包扎后练习，截肢后的患者要尽早进行残肢负重训练，双侧下肢截肢的患者，可以直接在床上、地板上练习残端负重的步行，单腿截肢的患者在木凳上垫一软垫，身体重心向残肢的转移，使残端适应负重。

3. 步行训练　术后1～2周，可用临时假肢进行穿戴假肢；在双杠内步行练习站位平衡；横向跨步，以利于接近或离开轮椅、扶手椅等；练习后退；练习在步行双杠外用拐杖行走；上下斜坡；上下阶梯；越过障碍物；倒地后再站起等。双侧膝上截肢常需训练6～8周。术后8～10周，多数残端已皱缩，可进行残端的测量，准备装配永久性假肢。

4. 上肢训练　先行穿戴训练，然后对上臂截肢者进行屈肘、开手和开启肘锁训练；对前臂截肢者应进行机械手控制训练。为训练机械手的操作，常用海绵块、纸杯作为最初的训练对象，稍后改为橡皮块、木块，然后再将块形换为圆形。抓捏和置放熟练后，可进行穿脱衣服、洗漱修饰和日常生活活动的训练。在使用机械手的过程中，教会患者用视反馈来指导和修正手的动作。

（三）残肢并发症

1. 幻肢痛　幻痛属中枢性痛，发生率5%～10%，疼痛大约有4型：最常见的为肌痉挛型，其次为电休克型、挤压型，而最重者为烧灼型。药物治疗可用卡马西平、丙戊酸钠、苯妥英钠等。

2. 残端痛　常见原因为神经瘤，可行局部封闭治疗、经皮电刺激神经（TENS）、超声治疗。无效时可考虑作微创射频神经热凝或神经瘤切除。

3. 残端挛缩　术后可很快出现，因此术后至少每日4次作关节全范围活动。一旦出现挛缩，应进行牵引；刺激其对抗肌以引起交互抑制；当无法纠正而影响装配假肢时则需手术治疗。

4. 残端水肿　可使用弹性绷带、抬高患肢、消炎消肿等措施。

【附】

截肢术后即刻假肢装配（immediate postoperative prosthesis，IPOP）：这种方法是20世纪80年代应用于临床的。截肢手术后在手术台上直接为患者制作石膏接受腔并安装临时假肢，让患者术后即穿上临时假肢起坐练习，以及在护理人员帮助下，或借助行器，步行训练，优点是残肢早成熟定型。减少卧床时间，预防术后并发症，改善全身状态。此种方法也适用于上肢截肢者。其缺点是无菌条件高，术后不便观察，以及因不适应残肢承重而导致创面血液循环障碍等。这种方法在国内因多种原因仍未广泛使用。

下肢即刻临时假肢的训练：术后第1天，在治疗师指导下在助行器内练习残肢站立负重，时间1～5分钟。残端承重不应大于3.6 kg，然后返回床上。术后第2天，每次站立仍5分钟以下，负重3.6 kg，但次数可增多。当站立几个5分钟而能耐受时，可在步行杠内训练站立平衡和试走。在伤口未愈合时负重不应大于7 kg。术后2周可正式在双杠内练习行走，但残肢侧最大承重7～10 kg。术后第3周，患者常已能用拐行走，但负重仍不宜大于10 kg。术后训练患者往往有疼痛感，可给予止痛药对症处理。

第十二节 人工关节置换术的康复

一、概述

关节置换术是指用人工关节替代和置换病伤关节。随着人口老龄化和人们对生活质量的要求提高,关节置换的手术逐年增多。关节置换术后康复的目的是控制的疼痛,增加患者的活动能力及日常生活的功能,预防和减少术后并发症。另外,康复还将使患者回到家庭中过正常人的生活,并最终回归社会,重返工作。

二、康复评定

分别在术后1~2天,术后1周,出院前以及随访时进行。

1. 一般状况 观察心率、血压、呼吸等一般生命体征。
2. 局部情况 有无局部皮肤红、肿、热等感染体征;伤口愈合情况,有无渗出等。
3. 疼痛情况 术后2天内,患者主要感觉术后伤口疼痛,随后功能性活动训练的增加出现活动后疼痛。
4. 关节活动度和稳定性 应用量角器评测关节活动范围,对手术关节应评测被动和主动关节活动度和关节稳定性。
5. 肌力评估 手法肌力评测了解上、下肢肌肉力量,及手术关节稳定性的影响。
6. 活动及转移的能力 根据患者术后的不同阶段,评估患者床上活动及转移能力,坐位能力、站立、行走、上下楼梯、走斜坡等活动功能。
7. 步态分析 训练患者行走时,除评测患者的一般步态,如步幅、步频、步宽等以外,还应仔细观察患者的行走时站立相和摆动相步态。

三、康复治疗

(一) 术前康复教育和练习

1. 让患者了解手术过程,手术并发症预防等。
2. 增加患肢及其他肢体的肌力训练,学会深呼吸及咳嗽,预防卧床引起肺部感染。
3. 术后应用方法训练 床上及转移活动,各关节的主动—助力主动活动,助行器的使用等。

(二) 术后康复治疗

1. 消肿、止痛

(1) 冰疗:由于关节置换术,尤其膝关节置换术,常采用骨水泥固定,骨水泥固定后会释放热量,使得周围软组织温度升高,并可持续数周。必要时可进行冰疗。术后第一天即可使用冰袋,置于手术的关节周围,每日1~2次,每次30~60分钟,7~10天为一疗程,至关节消肿、疼痛减轻。

(2) 控制疼痛:关节置换术由于软组织及骨的手术创伤相对较大,造成的疼痛是甚为严重的。临床常采用静脉或口服止痛药镇痛。也可使用电疗等止痛。

2. 体位的摆放 髋关节置换术避免的体位:①髋屈曲超过90°;②下肢内收超过身体中线;③伸髋外旋;④屈髋内旋。后外侧入路手术后,应避免屈曲超过90°,过度旋转和内收;

前外侧入路手术后,应避免外旋。用枕头使患者的髋关节外展是防止患肢内收、内旋的好方法,在患者术后睡觉或休息时使用,通常使用6~12周。

3. 关节活动范围的训练

(1) 持续被动运动:术后第2天可开始使用,每日2次,每次1小时,每日增加5~10°,膝关节可用CPM机。

(2) 关节助力-主动、主动活动:术后第2~3天,患者可先借助外力(如毛巾、绳、悬吊装置等),帮助活动膝关节,逐渐过渡自行做主动屈、伸关节的练习。每日1~2次,每次30~60分钟。

4. 肌力练习 手术后1~2天,进行手术一侧关节周围的肌肉等长收缩,以及非手术关节下肢和双上肢主动活动和抗阻训练,以保持它们的力量和柔韧性。每日1~2次,每次30~60分钟。手术后1周,渐进性抗阻训练可逐渐从屈髋、伸膝开始,之后屈髋、屈膝。另外,增加上肢的肌肉力量练习以帮助患者生活自理及转移。

5. 转移能力的训练

以髋关节为例:

(1) 卧位-起坐转移:鼓励患者借助双臂支撑力量起坐,为防止髋关节脱位切忌借助床头系带,双臂用力牵拉起坐。这是因为双臂支撑力量起坐便于控制屈髋角度,为借助步行器或双拐行走做准备。当用床头系带双臂用力牵拉起坐时,因腘绳肌紧张,患者不易控制屈髋角度,屈髋较大易伴屈膝和髋关节内旋。

(2) 长腿坐-床旁坐位转移:向患侧转位移动(双髋置换,后跟进的一侧不能过中线),便于控制患侧髋关节内收。

(3) 翻身活动:双侧均可。多鼓励向患侧翻身,能在确保安全情况下独立完成。向健侧翻身,须在他人的帮助下维持患髋于外展中立位,以免因外展肌力不足而髋屈曲、内收和内旋,导致脱位。

(4) 坐-站转移:健侧膝、足在后,患膝、足在前,双手支撑扶手,保持在起立时躯体重心移动过程中患侧屈髋不能超过90°,防止脱位。坐位时,膝关节不能超过髋关节。

6. 负重练习和步态训练

(1) 负重练习 一般在术后的3~7天,具有一定肌力和平衡能力时进行负重练习。1周之后,负重练习可借助平衡杠、助行器从部分负重逐步过渡到手术后6周完全负重。

(2) 步态训练:站立相,训练患者的髋伸展、膝关节屈、伸控制,髋、膝、踝的协调运动,以及患肢的负重练习。摆动相,训练患者摆动时屈髋屈膝,伸髋屈膝,足跟着地时伸膝和足背屈。获得一定步行能力后,开始进行上、下楼梯的训练。如一侧髋关节手术,上楼时非手术肢体先上,下楼时手术肢体先下。

7. 功能性独立能力的训练

(1) 术后鼓励患者立即进行床上的功能性活动,如:桥式运动及翻身练习。

(2) 患者尽早从卧位转为坐位,良好的躯干旋转是患者完成床上功能活动的重要基础。

(3) 术后1周,鼓励患者自行穿衣,如厕,行走。日常生活活动仍需注意避免特殊的体位,以防假体脱位或磨损。

(4) 术后5~6周,患者练习上、下楼梯、骑自行车和乘车等功能性活动。

8. 常见并发症 有下肢深静脉血栓形成、脱位、异位骨化。

附：髋、膝关节置换术后康复方案参考（表5-13）

表5-13 髋、膝关节置换术后康复方案参考

康复时间	髋关节置换术康复	膝关节置换术康复
术后第1~2天	1. 消肿止痛：电疗，冰疗 2. 辅助外展位 3. 辅助髋、膝关节屈曲、伸展 4. 髋外展肌、伸展肌和股四头肌等长收缩 5. 踝、足和趾的主动活动	1. 消肿止痛：电疗，冰疗 2. 踝部、脚趾的主动活动 3. 股四头肌，腘绳肌，臀肌的等长收缩 4. CPM机：术后第一天0~45°开始，每天增加ROM10°
术后3~6天	1. 继续第1天的训练 2. 床上活动练习（翻身，坐起，移动，坐到床边） 3. 尝试从坐到站	1. 膝关节主动活动，直腿抬高 2. 翻身，坐起，移动，坐到床边 3. CPM机：每天增加10° 4. 术后第4天开始站立练习
术后7~12天	1. 髋周围肌肉渐进性肌力训练 2. 尽可能用拐杖行走，达到部分负重 3. 尝试上、下楼梯 4. 发展独立生活能力，能自我表现起床，转移和行走 5. ADL训练	1. 股四头肌，腘绳肌渐进性肌力训练，腘绳肌、股四头肌被动牵伸，防止屈曲挛缩，增加膝的弯曲度 2. 部分负重行走训练（扶拐行走） 3. 楼梯、坡度行走 4. ADL训练
术后3周	1. 增加肌力、步态练习：行走速度，耐力，楼梯，坡度， 2. ADL：洗澡，如厕，乘车等	1. 增加肌力、步态练习：行走速度，耐力，楼梯，坡度 2. ADL：洗澡，如厕，乘车等 如需要，进行被动牵伸，水疗等

（杨卫新）

第十三节 手外伤康复

手是人最复杂、最精细的器官之一，其功能障碍将严重影响工作和生活。手外伤，尤其是多种组织同时损伤或缺损的复杂性手外伤，其合理的急诊处理和后期的康复治疗对手功能最大程度的恢复十分重要，前者是功能恢复的基础，后者是功能恢复的必要条件。手功能的康复不仅要求运动功能的恢复，还要求精确感觉的恢复，并且与肩、上臂、肘、前臂与腕部的良好组合与协同，所以手功能的康复必须包括整个上肢功能的康复。手外伤康复是在手外科的诊断和处理的基础上，针对手功能障碍的各种因素，例如瘢痕、挛缩、粘连、肿胀、关节僵硬、肌萎缩、感觉丧失或异常等，采取相应的物理疗法、运动疗法、作业疗法以及手夹板、辅助器具等手段，使伤手恢复最大程度的功能，以适应每日日常生活活动和工作、学习。

一、手功能评定

（一）手功能特点

1. **休息位** 在正常情况下，当手在不用任何力量时，手的内在肌和外在肌张力处于相对平衡状态，这种手的自然位置称"手的休息位"。手的休息位是腕关节背伸10°~15°，并有

轻度尺偏；手指的掌指关节及指间关节呈半屈曲状态，从示指到小指，越向尺侧屈曲越多。各指尖端指向舟骨结节；拇指轻度外展，指腹接近或触及示指远节指间关节的桡侧。

2. 功能位　手的功能位是腕背伸 20°～25°，拇指处于对掌位，掌指及指间关节微屈。其他手指略为分开，掌指关节及近侧指间关节半屈曲，远侧指间关节微屈曲。包扎固定伤手应尽可能使手处于功能位，否则将会影响手的功能恢复。

3. 基本动作　手是具有运动和感觉功能的器官，所以运动与感觉在手部具有同等的重要性。手的动作很精细，很繁多，但其基本动作大致可归纳为六种，即：提物动作；夹物动作；平持动作；钳捏动作；握圆柱动作和拧圆盘动作。手具有丰富的感觉神经，尤其是手指的掌面以及正中神经分布的区域，通过手的触觉可以知道物体的大小、轻重、质地和温度。特别是指腹有更完善的感觉，所以人们在工作及 ADL 中能做许多精细动作，可以不借助视力的帮助完成系鞋带、扣纽扣等，盲人可用手指来触读盲文。指腹外伤缺损后，虽可植皮修复，但很难完全恢复全部感觉功能。

(二) 康复评定

1. 一般检查　包括望诊、触诊、动诊和量诊四部分。通过一般检查可对肢体结构与功能变化有个总体的评价。

(1) 望诊：包括皮肤的营养情况，色泽、纹理、有无瘢痕，有无伤口，皮肤有无红肿、溃疡及窦道，手及手指有无畸形等。

(2) 触诊：可以感觉皮肤的温度、弹性、软组织质地，以及检查皮肤毛细血管反应，判断手指的血液循环情况。

(3) 动诊：是对手部关节活动的检查。动诊又可分为主动及被动活动。

(4) 量诊：包括关节活动度、肢体周径、肢体长度和容积的测定。

2. 功能评定　主要包括手的关节活动度、肌力、感觉、体积和手的灵巧性及协调性等方面的评定。

(1) 关节活动度的测量：使用量角器分别测量手指的掌指关节、近侧指间关节和远侧指间关节的主动及被动活动范围。

(2) 肌力测试：徒手肌力检查，握力计、捏力计检查：a 手的握力；b 拇指分别与示、中、环、小指的捏力；c 拇指与示、中指同时的捏力；d 拇指与示指桡侧的侧捏力。

(3) 感觉测试：①手指触觉、痛觉、温度觉和实体觉测定。②两点辨别试验：正常人手指末节掌侧皮肤的两点区分试验距离为 2～3 mm，中节 4～5 mm，近节为 5～6 mm。本试验是神经修复后常采用的检查方法。两点辨别试验的距离越小，越接近正常值范围，说明该神经的感觉恢复越好。③Moberg 拾物试验：检查用具有木盒，5 种常用日常小物件，如钥匙、硬币、火柴盒、茶杯、纽扣和秒表。让患者在睁眼下，用手拣拾物品，并放入木盒内，每次只能拣拾一件，用秒表记录患者完成操作所花费的时间。然后，让患者在闭眼下重复上述动作，并记录时间。假如患者的拇指、示指、中指感觉减退，或正中神经分布区皮肤感觉障碍，在闭目下，很难完成该试验。

(4) 肢体体积测量：测量仪包括有一个排水口的大容器及量杯。测量时，将肢体浸入容器中，容器中有水平停止杆。使肢体进入容器中的一定位置。排出的水从排水口流出。用量杯测出排水的体积，此即为肢体的体积。可测量双侧肢体，以便对比。

(5) 灵巧性、协调性的测试：测试方法有许多种，常用的有 3 种标准测试方法：①Jebson

手功能测试;②明尼苏达操作等级测试(MRMT);③Purdue钉板测试(the purdue pegboard test)。基本原理相同,即令受试者将物品从某一位置转移到另一位置,并记录完成操作的时间。手灵巧性、协调性有赖于感觉和运动的健全,也与视觉等其他感觉灵敏度有关。

二、手外伤的康复治疗

（一）基本治疗方法

1. 理疗　早期应用超短波、微波、红外线、紫外线等可改善局部血液循环和淋巴循环,增强细胞膜通透性,提高组织再生能力,以达到消炎、消肿、镇痛、促进创面愈合的目的。后期可应用超声波、音频电疗、蜡疗等,以减轻组织粘连和软化瘢痕。

2. 制动　软组织修复,骨折、关节脱位复位或内固定后,常需要制动一段时间,以免修复组织断裂或骨折、关节脱位的再移位。要根据创伤和组织修复的具体情况来掌握制动的时间和制动的范围。一般而言:肌腱缝合术后应制动3~4周;神经缝合术后至少应制动3周;关节脱位复位后应制动3周;骨折的制动则要根据创伤程度、部位、内固定等情况确定所需要最短制动时间和最小的制动范围。

3. 运动疗法　可通过主动活动、被动活动、助力性活动、附属活动、抗阻性活动等不同的运动方式来改善患者手的活动能力。

4. 并发症的治疗　手外伤后常出现水肿、粘连、瘢痕、挛缩、感觉过敏等多种并发症,如不及时控制,可直接导致手功能障碍或使手功能障碍进一步加剧。

（1）水肿:水肿预防及处理方法:①抬高患肢,肢体远端应高于近端,近端应高于心脏水平线以上。②手夹板固定患肢,固定范围一般不包括掌指关节,使指间关节和掌指关节能主动活动。③主动运动。④一旦已形成慢性水肿,则需采用加压治疗,如弹力手套、弹力绷带等。⑤理疗,如短波、超声波、音频电疗法等。

（2）瘢痕与粘连:在皮肤表面涂抹上按摩膏或含脂的润肤用品,治疗师用拇指指腹,以沉缓、垂直的力量环形按摩瘢痕与粘连区域的皮肤,并配合适当的推挤、提捏及弹拨的手法,可达到软化瘢痕和分解粘连的目的。

（3）挛缩:可采用徒手的方法或借助某些器械牵伸挛缩的组织,牵伸的力量宜小而持久。处理方法:①应及早开始活动,控制水肿。②对于轻度挛缩可采取主动运动、主动助动及被动运动练习。③动力型手夹板牵引,被动屈曲掌指关节及被动伸直近端指间关节。④重度挛缩畸形应采用手术治疗,如关节囊松解或侧副韧带切除。

（4）疼痛与过敏:处理方法:①早期诊断。②患侧部位用夹板固定。③抬高患肢,控制水肿。④肢体正常部位应主动活动。⑤肢体固定部位可作等长收缩练习。⑥可选用镇静剂。⑦检查有否神经卡压,如腕管的正中神经。⑧可用经皮神经电刺激(TENS),或早期作星状结节阻滞术。

5. 作业治疗　通过有目的、有选择的作业活动,以改善患者手的感觉、运动及完成功能性活动的能力。

（二）手部骨折后的康复

早期康复重点是控制水肿,促进骨折顺利愈合。需要经常检查石膏夹板是否固定合适,预防石膏并发症发生。抬高患肢,减少水肿。对于稳定性骨折,一旦肿胀和疼痛减轻(一般伤后5~7天),即可开始主动活动。不稳定性骨折及复合性骨折脱位者,应固定3周以后再开始主动运动练习。后期康复目的完全不同于早期,其治疗重点是:①消除残存的肿胀;②软化松解纤维瘢痕组织;③增加关节的 ROM;④恢复正常的肌力和耐力;⑤恢复手功能协调性和灵活性。

1. 掌骨骨折

(1) 拇指掌骨基底骨折

康复治疗要点

1) 固定期:伤手示、中、环、小指被动、主动运动。开始时以被动为主,用健手辅助伤手进行指间关节的屈伸运动。待局部疼痛消失后,以主动活动为主。每日 3 次,每次活动时间以局部轻度疲劳感为宜。

2) 骨折愈合后:①拇指外展、内收、对掌及屈伸活动练习。开始时以被动为主,用健手握住拇指进行,运动幅度不应过大,以骨折部位不痛为限,每日 3 次,每次 30 分钟。②一周后,以主动活动为主,运动幅度逐渐加大。③做关节主被动运动前,先进行蜡浴或蜡饼的局部蜡疗,效果更好。

(2) 其他掌骨基底骨折:骨折移位明显时给予复位,石膏托固定 4 周。之后逐步开始手指的主动活动。

(3) 掌骨干骨折:骨折复位后,用前臂至近节手指石膏固定 6 周,指间关节可自由活动。

(4) 掌骨颈骨折

1) 骨折整复后,用石膏或夹板固定 3~6 周,维持腕关节 15°~20°伸直位,掌指关节(MP 关节)70°屈曲,指间关节(IP)关节一般不固定(假如没有指骨旋转问题)。

2) 固定期,以拇指和健指的被动运动为主。1 周后可主动运动,术后 3~5 天进行伤指的远侧指间关节(DIP)和近侧指间关节(PIP)的被动运动。禁止 MP 关节的主动和被动运动,防止骨折端剪力影响骨折愈合。腕关节和肘、肩关节的主动运动。

3) 3~6 周,去除夹板,伤指 MP 关节开始运动,先进行被动附加运动,松动关节,继后改为助动+主动运动,当 MP 关节活动范围明显改善时,可开始主动抗阻运动训练。伤后 8 周,进行肌力、耐力训练。

掌骨骨折并发症:主要有过度背侧水肿,伸肌腱粘连,关节囊挛缩,内在肌挛缩。

2. 指骨骨折

(1) 近节指骨骨折:骨折整复后,掌指关节屈曲 45°,近侧指间关节屈曲 90°,用背侧石膏条固定 4~8 周。

(2) 中节指骨骨折:骨折整复后,向掌侧成角者应屈曲位固定;向背侧成角者应伸直位固定 4~6 周。

(3) 末节指骨骨折:整复后用石膏或夹板,将近侧指间关节屈曲 90°,远端指间关节过伸位固定 6 周。

指骨骨折康复治疗要点:

1) 固定期:术后第 2 天开始健指主动活动。若健指与伤指的屈伸活动没有牵连关系,则可以主动运动;若有牵连,则以被动活动为主。每次活动应达到最大范围。进行腕关节、前臂的主动运动。待伤指疼痛、肿胀开始消退,可做伤指被动的屈伸活动。活动范围应根据骨折部位和症状而确定。若中节、远节指骨骨折,MP 关节活动范围可大些;若近节指骨骨折,MP 关节活动会影响骨折愈合,所以不宜活动 MP 关节。

2) 外固定去除后:重点是指间关节屈伸练习。若骨折愈合好,先进行被动附加运动。继之以被动生理活动为主,主动为辅。若骨折愈合不牢固,活动时应该用健手固定保护好骨折部位,然后,进行指间关节的被动活动。等指间关节的挛缩粘连松动后,以主动运动为主,助动为辅,直至各个关节活动度恢复到最大范围。远指间骨折,指端常合并过敏,需脱敏治疗,可用不同质地物质摩擦指尖,敲打和按摩指尖。

(三)肌腱修复术后康复

1. 手部肌腱的分区(图5-1) 目前,国内外通用的手部肌腱分区是把手的屈指肌腱分为五区,将伸指肌腱划分为8个区,伸拇指肌腱划分为6个区。

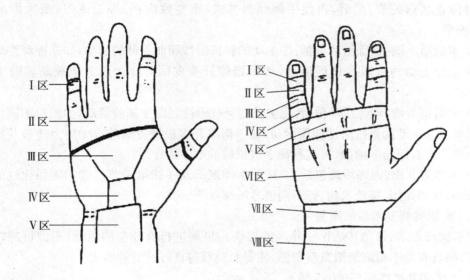

图5-1 手部肌腱的分区

2. 影响肌腱愈合和功能康复的因素

(1)年龄:通常年龄越小,肌腱的愈合能力越强。

(2)一般健康状况和生活习惯:如吸烟可能会延迟肌腱的愈合。

(3)瘢痕的形成与质地:瘢痕范围越大、质地越硬,越影响功能康复的效果。

(4)损伤的区域、程度及手术技巧:由于Ⅱ区指浅屈肌腱和指深屈肌腱处在同一腱鞘内,损伤修复后更容易发生粘连,因此,该区屈肌腱损伤的康复难度常高于其他区域的肌腱损伤。

(5)患者对康复计划的依从性:依从性越好,康复效果越好。

3. 康复治疗方法 良好的手功能是建立在伸肌、屈肌和内在肌的生物力学平衡的基础上,任何一个肌腱的损伤都会影响这种平衡。由于在肌腱损伤的修复过程中,特别容易发生肌腱粘连,所以,在肌腱损伤的康复中强调早期活动。

(1)屈肌腱修复术后的康复

1)术后1~4周:手背侧石膏托固定腕关节于屈曲45°,掌指关节于屈曲40°的位置。

2)术后4~5周:除去石膏托,让患者进行下列训练活动:①轻微的主动屈曲手腕、手指的活动;②主动伸展掌指关节和指间关节;③持续、大范围地被动屈曲手腕、手指的活动;

④在掌指关节充分屈曲的情况下,持续、小心地被动伸展指间关节;⑤开始松动腕关节,但注意在伸展腕部时,要保持手指屈曲;在伸展手指时,要保持腕部的屈曲,不能同时伸展两处。在练习间隙及夜间,需继续佩带石膏托,以确保安全。

3) 术后第6周:训练活动包括:①主动屈曲、伸展手腕、手指的活动;②用力地被动屈曲手腕、手指的活动;③单独指浅屈肌腱的滑动性练习:保持掌指关节伸直位,固定近指关节的近端,嘱病人主动屈曲、伸直近指关节,同时保持远指关节伸直;④单独指深屈肌腱的滑动性练习:保持掌指与近指关节伸直位,固定远指关节的近端,嘱病人主动屈曲、伸直远指关节;⑤钩拳练习:将手摆成鸭嘴状,最大限度屈曲近指和远指关节的同时伸直掌指关节,然后,再使手回到鸭嘴状,重复数次;⑥握拳练习:最大限度地用力抓、松拳。

4) 术后第7周:训练活动包括:①主动的轻抗阻性屈曲手部的活动,如抓捏海绵球或棉花团等。②主动的抗阻性伸展活动,如手指撑开橡皮圈等。③用力地被动屈曲手部的活动。

5) 术后第8周:训练活动包括:①主动的重抗阻性屈曲手部的活动,如抓捏不同力度的橡皮泥等。②主动的重抗阻性伸展活动,如手指撑开多根橡皮圈等。③用力地被动屈曲和伸展手部。④有屈曲挛缩的,可进行徒手或机械的牵张治疗。

6) 术后第9周:训练活动包括:①被动牵伸腕部及手指诸关节。②功能强化性的手部作业活动,如和面团、搓洗衣物、拧不同型号的螺丝等。

(2) 伸肌腱修复术后的康复

伸肌腱修复术后(尤其是Ⅳ～Ⅶ区的损伤),早期进行有控制的活动,不但可减轻或防止粘连,而且有助于瘢痕组织重新塑形,使得肌腱获得良好的滑动能力。

1) Ⅰ区和Ⅱ区的损伤(2～5指)

Ⅰ、术后1～2周:石膏固定近指关节于40°屈曲、远指关节于10°过伸位。如伴随远端指骨骨折,则石膏应固定远指关节在0°伸直位。

Ⅱ、术后3～6周:石膏仅固定远指关节于10°过伸位,白天做近指关节主动伸屈活动每小时10次。

Ⅲ、术后7～12周:第7周起,手指可做自由、非抗阻性的活动,但夜间需继续将远指关节固定于10°过伸位。第8周起,开始手指渐进式抗阻练习,重点发展手指的肌力。

2) Ⅲ区损伤(2～5指)

Ⅰ、术后1～5周:石膏托固定腕关节于40°背伸、掌指关节于40°屈曲、指间关节于伸直位。

Ⅱ、术后6～8周:白天可除去石膏托,做手指自由无阻力的活动。第8周起开始手指渐进式抗阻练习,以重点发展手指的肌力。

3) Ⅳ区损伤(2～5指)

Ⅰ、术后1～3周:石膏托固定腕关节于40°背伸、掌指关节于40°屈曲,近指关节于0°位,但远指关节自由活动。

Ⅱ、术后4～5周:白天在石膏托中做手部主动伸直和远指关节的自由活动。

Ⅲ、术后第6周:白天除去石膏托,做手指和手腕的主动屈曲和伸直动作,但晚间需继续佩带。

  Ⅳ、术后第 7 周:白天做手指和手腕的主动屈曲和伸直动作。

  Ⅴ、术后第 8 周:开始手部渐进式抗阻练习,重点发展手部的肌力。

  4) Ⅴ-Ⅶ区损伤(2～5 指)

  Ⅰ、术后 1～3 周:石膏托固定腕关节于 40°背伸、掌指关节于 40°屈曲、近指关节与远指关节完全伸直位。

  Ⅱ、术后 4～5 周:白天除去石膏托,在腕关节背伸 40°的位置下,做掌指关节、近指关节远指关节主动屈曲与伸直,手指轻抗阻的屈曲动作。

  Ⅲ、术后 6～7 周:白天除去石膏托,做手指与手腕的主动屈曲与伸展动作。

  Ⅳ、术后第 8 周:开始手部渐进式抗阻练习,重点发展手部的肌力。

  5) 拇长伸肌腱的损伤

Ⅰ区和Ⅱ区:

  Ⅰ、术后 1～3 周:石膏固定拇指于伸直对掌位,患者可做手腕主动的屈曲、伸展活动。

  Ⅱ、术后 4～6 周:石膏固定拇指指间关节于伸直位,患者可做拇指掌指关节主动屈曲与伸展活动。

  Ⅲ、术后第 7 周:除去石膏固定,患者可自由地做手指与手腕的主动屈曲与伸展活动。

  Ⅳ、术后第 8 周:开始拇指渐进式抗阻练习,重点发展拇指的肌力。

Ⅲ区至Ⅴ区:

  Ⅰ、术后 1～3 周:石膏固定腕关节于背伸 40°、拇指掌指关节伸直、拇指伸直和半对掌位置。

  Ⅱ、术后 4～5 周:石膏托固定腕关节于背伸 40°的位置,患者可做拇指主动伸直和轻抗阻性的屈曲活动。

  Ⅲ、术后第 6 周:白天,患者可除去石膏托,做拇指及手腕的主动屈曲与伸展活动。

  Ⅳ、术后第 8 周:开始拇指渐进式抗阻练习,重点发展拇指的肌力。

(3) 肌腱松解术后的康复

1) 松解术后 24 小时开始,去除敷料,让病人做主动的屈伸练习。练习内容有:指浅、指深屈肌腱的单独滑动,钩拳和握拳等。

2) 主动加助力的情况下活动掌指(MP)、近端指间(PIP)和远端指间(DIP)关节,使其屈伸达最大范围。

3) 疼痛和水肿是妨碍练习的最主要原因,必须给予对症处理。

4) 术后 2 周拆线,随后可做软化和松解瘢痕的治疗,如瘢痕按摩及理疗等。

5) 术后 2～3 周,选择功能性作业活动作为训练内容。

6) 术后 6 周,选择抗阻力作业活动作为训练内容。

(四) 肌腱移位术后的康复

周围神经损伤引起某些肌肉不可恢复的瘫痪时,或创伤所致的严重肌肉损伤而无法恢复时,常作肌腱移位术,以较次要的肌腱移位重建重要功能。如,桡神经损伤腕下垂时,以部分腕屈肌腱背移重建伸腕功能;正中神经损伤大鱼际瘫痪时,以掌长肌腱移位重建拇指对掌功能等。术后的康复治疗任务和方法与肌腱修复后大致相同,但移位肌腱在术后应发挥的功能与术前不同,脑运动皮质中原有的运动模式不能适应,导致动作协调性破坏,需要通过协调训练,建立新的运动模式。这一转变有时可在日常生活活动中完成,进行有意识的训练则可加速其完成。使用肌电反馈法可以增强训练效果。

（五）断肢再植后的康复

目前再植后成活率很高。但肢体离断是包括骨骼、肌肉、神经、血管和皮肤等组织的极严重创伤,再植成活后常遗留严重的关节挛缩,肌肉瘫痪、萎缩和缩短,肌肉和肌腱粘连、感觉丧失等问题,严重时肢体成活但无功能,其实际价值不如前臂分叉术或装配适当的假肢。断肢再植后的康复是一个困难而长期的过程,必须使病人及时稳定情绪,正视现实。建立恢复功能的信心,做好长期功能锻炼的思想准备,以求功能的最大恢复。康复治疗是综合应用骨折、神经损伤及肌肉肌腱损伤后康复的各种治疗方法和手段,其中以运动疗法和作业疗法为主,辅以必要的支具。理疗的应用很广泛,为了消肿,改善患肢血液、淋巴循环,减轻肌萎缩与关节挛缩、组织粘连,可选用直流电离子透入、超短波、微波、超声、音频及肌肉电刺激等疗法。

第一期康复:断肢再植成活后组织愈合过程正在进行,此期康复医疗的任务是减轻肌肉萎缩与关节挛缩,促进组织愈合,保持全身健康。术后应将患肢固定于功能位,抬高患肢,并用近端按摩、理疗等方法进行积极的消肿治疗,按照肌腱修复后的原则,作掌指及指间关节的被动活动度练习,即在使手指的一个关节屈(或伸)时保持其他关节伸(或屈),以免牵拉愈合中的肌腱。术后3~4周软组织基本愈合,骨折部固定良好时,按骨折第一期康复的原则进行未被固定关节的活动度练习,肌腱活动度练习,牵拉缝合的肌肉肌腱向远端滑动,可作腕、掌指及指间各关节同时过伸及同时屈曲的被动活动。为了牵拉肌腱使其向近端滑动,只能依靠近端相应肌肉的主动用力收缩和做电刺激。

第二期康复:骨折愈合、外固定去除后,可参照骨折后第二期和肌腱修复术后康复原则进行康复治疗。

（苏　敏　杨卫新）

第十四节　冠心病康复

一、概述

冠心病是由于冠状动脉功能性改变或器质性病变,引起冠状血流和心肌需求之间不平衡而导致心肌缺血缺氧、心肌损害的一种心血管疾病。其主要临床表现为:心肌梗死、心绞痛、慢性冠心病和心源性猝死。一部分患者可无症状,称为隐性冠心病。

冠心病本质上是生活方式病。冠心病康复是指通过有处方的运动训练、医学教育和咨询、心理、营养、职业和回归社会的指导使冠心病患者重新获得正常或接近正常的生活状态,提高生活质量和远期预后。

心脑血管疾病是我国居民致残致死的首要病因。研究表明,30%冠心病患者活动受限,30%无法正常工作,出院后6个月再住院率、卒中和死亡高达25%,死亡患者中近半死因为再发心肌梗死。因此,临床治疗应该与冠心病康复有效结合。

冠心病的康复治疗对象主要是病情稳定的心肌梗死患者、冠状动脉分流术后和冠状动脉腔内成形术后患者。近年来,康复治疗对象扩大至心绞痛、心律失常、心脏移植术后、安装心脏起搏器后、并发室壁瘤以及心功能衰竭患者。

以运动为基础的冠心病康复目的:①克服对运动的恐惧,提高运动和独立性,改善心血管危险因素。②增加无症状的运动耐量,提高整体的生活质量。③延缓疾病进展及改善预后。

冠心病的康复治疗可分为三期:即急性心肌梗死住院期康复(Ⅰ期)、急性心肌梗死出院后康复(Ⅱ期)和慢性冠心病或慢性期康复(Ⅲ期)。稳定心绞痛的康复一般列入Ⅲ期康复。冠状动脉分流术和腔内成形术住院期及出院后的康复治疗也可参照上述分期。

二、运动风险评估及康复评定

(一)运动风险评估

运动是心脏康复的主要部分,是临床必须关注的问题,疗效独立于临床治疗,可以降低心血管疾病风险。为患者提供安全和有效的运动治疗,分两个步骤:①必须对患者进行危险分层进行运动风险评估,并评估患者运动风险。②根据危险分层及运动处方原则提供个体化运动处方。

评估内容包括:①病史:心血管病及其他器官病史;心血管病危险因素控制情况。②了解近期心血管检查结果,包括是否安装起搏器或置入式心脏复律除颤器及其功能。③服用的药物种类、剂量、服用方法和是否存在不良反应。④日常饮食和运动习惯。⑤体检:重点心肺,肌肉骨骼系统等也应检查。上述评估后,根据运动危险分层进行风险评估。危险分层运动和负荷试验是运动风险评估的重点。

美国医师学会卫生及公共政策专业委员会在1988年颁布冠心病运动危险分层,目前仍在使用,我国2013年发布的冠心病心脏康复与二级预防中国专家共识和2015年冠心病患者运动治疗中国专家共识均做了引用,主要根据病情、肌钙蛋白水平、是否心肌梗死、左心室射血分数、心功能、运动试验ST段变化、恶性心律失常以及有无心理障碍,提出并制定心血管疾病患者的危险分层方法。

冠心病患者运动康复的危险分层:①低危:以下所有项都符合时为低危:运动或恢复期无症状,包括无心绞痛症状或征象(心电图ST段下移);无休息或运动导致的复杂性心律失常;心肌梗死接受冠状动脉旁路移植术或经皮冠状动脉介入治疗血管再通,术后无并发症;心肌梗死接受溶栓后血管再通;运动或恢复期血流动力学正常;无心理障碍(抑郁、焦虑等);左心室射血分数>50%;心功能储备≥7 MET;血肌钙蛋白正常。②中危:不符合典型高危或低危者为中危:中等强度运动(5.0~6.9 MET)或恢复期出现包括心绞痛的症状或征象;左心室射血分数40%~49%。③高危:存在以下任何一项为高危:恢复期或者低强度运动出现包括心绞痛症状或征象(<5 MET);休息或运动时出现复杂性心律失常;心肌梗死或心脏手术等并发心源性休克或心力衰竭;猝死或心脏停搏的幸存者;运动时血流动力学异常(特别是运动负荷增加时收缩压不升或下降,或出现心率不升);心理障碍严重;左

心室射血分数＜40％；心功能储备＜5 MET；血肌钙蛋白浓度升高。

（二）康复评定

1. 六分钟步行试验　见本章第十五节。

2. 心电运动试验　是心脏负荷试验的一种，是无创伤性、可靠、安全的心脏功能评定方法，也是冠心病康复中主要的和常用的评定方法。

心电运动试验的应用范畴为：

（1）协助临床诊断

1）冠心病诊断：试验的灵敏性为60％～80％，特异性为71％～97％。试验中发生心肌缺血的运动负荷越低，心肌耗氧水平越低，ST段下移程度越大，患冠心病的危险性就越高，诊断冠心病的可靠程度越大。

2）鉴定心律失常：运动中诱发或加剧的心律失常提示器质性心脏病，应该注意休息，避免运动；康复治疗时应暂停运动或调整运动量。而心律失常在运动中减轻甚至消失多属于"良性"，平时不一定要限制或停止运动。

3）鉴定呼吸困难或胸闷的性质：器质性疾病应在运动试验中诱发呼吸困难，并与相应的心血管异常一致。

（2）确定功能状态

1）判定冠状动脉病变严重程度及预后：试验中发生心肌缺血的运动负荷越低，心肌耗氧水平越低，ST段下移的程度越大，冠状动脉病变就越严重，预后也越差。运动试验阳性的无症状患者发生冠心病的危险性增大。

2）评定心功能、体力活动能力和残疾程度：运动能力过低可作为残疾评判依据。

3）评定康复治疗效果：运动试验时的心率、血压、运动时间、运动量、吸氧量以及患者的主观感受均可以作为康复治疗效果定量评判的依据。

（3）指导康复治疗

1）确定患者运动的安全性：运动试验中诱发的各种异常均提示患者运动危险性增大，例如低水平运动（低运动负荷或低心肌耗氧量）时出现心肌缺血、运动诱发严重心律失常、运动诱发循环不良症状或心衰症状、运动能力过低等。

2）为制定运动处方提供定量依据：运动试验可以确定患者心肌缺血阈或最大运动能力、运动安全系数或靶运动强度，有助于提高运动训练效果和安全性。

3）协助患者选择必要的临床治疗，如手术。

4）使患者感受实际活动能力，减少顾虑，增强参加日常活动的信心。

常用的心电运动试验方案有活动平板试验、踏车试验、手摇车试验、等长收缩试验、简易运动试验等，其中应用最广泛的是活动平板中的改良Bruce方案，可以通过增加平板运动的速度和坡度来增加运动强度。

无论哪种运动方案，一般理想运动测试时间以8～12分钟为宜。

在心电运动试验的适应证、禁忌证、具体试验方法（登梯、踏车、活动平板）、运动量、终止运动的指征、结果判断以及安全性与注意事项等方面，康复医学与治疗医学的要求基本相同，但应用目的与方案略有不同（表5-14）：

表 5-14　心电运动试验的应用

	治疗医学	康复医学
试验目的	早期诊断	评估心功能、指导康复治疗（如制定运动处方、判定预后和病情、预测危险性、评定疗效等）
试验方案	常作亚极量或极量运动试验，运动强度高	常作低水平或症状及心电限制性运动试验，运动强度较低

亚极量运动试验：一般适用于无症状心肌缺血及健康人冠状动脉血供和心功能评定，目标心率达到最大心率的85%，即运动中最高心率=195－年龄。

在治疗医学中，AMI的发生已具确诊冠心病的条件，故AMI后一般不再作心电运动试验，三个月内列为禁忌证。但在康复医学中，提倡AMI后早期活动和运动训练。为掌握运动量，一般主张AMI康复早期（国外为AMI后2～3周）、冠脉搭桥术后等住院过程中，以及出院前评价，应用低水平运动试验（表5-15）。康复中后期制定运动处方或复工时，应用运动量较大的症状及心电限制性运动试验，运动终点为出现下列情况：

表 5-15　运动试验分类特征及其适应证

分类	运动终点	对象
低水平运动试验	运动中最高心率小于120次/分，比安静时增加小于20次/分左右，收缩压增加不超过20～40 mmHg	适用于急性心肌梗死后1周左右的患者
症状及心电限制性运动试验	运动至出现症状、ST段缺血性下移或血压异常，运动诱发心律失常	通常应用于急性心肌梗死后14天以上的患者

主观劳累计分值（15级计分法）的13～15分可作为低水平运动试验的终点。

临床上，应根据患者的病史、心功能和运动能力选择不同的运动负荷方案，包括低水平、症状限制性和亚极量运动负荷试验。

三、康复治疗

冠心病的康复治疗，重点是体力康复，配合心理康复，包括对患者及其家属进行宣教，为职业康复打下基础。体力康复主要是通过运动治疗（有氧运动训练）来实现，运动治疗应在对患者功能进行完整评定的情况下，按照运动处方进行。

（一）运动疗法的作用机制

临床观察已充分证实了运动疗法的有效性。根据研究，其作用可能是通过以下途径而达到的：

1. 改善心理耐受力　耐力训练后，冠心病人自觉精神改善、健康感增进。研究表明，焦虑症、抑郁症、疑病症减少，注意力增强，容易放松，对紧张的耐受力增强。

2. 抑制病情发展　运动不能使已发生梗死的心肌逆转，但却可抵消危险因素的作用，抑制病变的扩展。例如，运动可使血脂降低，降低血液黏度和血小板凝聚力，提高纤溶蛋白活性，从而明显降低冠心病猝死的发生率。

3. 降低心肌的兴奋性　严重的心律失常往往是冠心病患者死亡的直接原因。因此，降低心肌的兴奋性常可改善患者的预后。已知心肌缺氧、血儿茶酚胺浓度增高和吸烟可导致心肌兴奋性增高,而运动可改善心肌供氧,降低血儿茶酚胺水平和促使患者戒烟。

4. **降低心脏做功量** 运动锻炼可使患者心率减慢、血压降低,使心脏后负荷减小。另外,运动还可使体重减轻和心肌收缩性增强,使心脏射血能力增强,减小其前负荷。这些均可导致心脏做功负荷下降,减少其耗氧量。

5. **改善冠状动脉供氧能力** 运动可使心率减慢、心脏舒张期延长,这样可使冠状动脉的血流量增加和使左心室的灌注得到改善;同时可使缺血区有侧支形成,灌注量增加。这些均可使心肌的供氧增高。

(二) 运动处方

运动处方的基本内容包括:运动方式、强度、时间、频率以及注意事项。运动试验是运动处方制定的重要依据,患者应在参加运动训练4～6周时复查运动试验,以修正运动处方,平时至少应每年复查1次。

1. **运动强度** 为处方中最重要的部分。运动强度的确定应以运动试验为基础,在明确患者最大运动能力的前提下,加上一定的安全系数。运动强度可用靶心率来表达,其计算方法如下:

$$靶心率 = 运动试验中所达到的最大心率 \times (60\% \sim 80\%)$$

中老年冠心病人适合的靶心率一般是60%～65% 最大心率

另一种计算方法是采用心率储备的概念,公式为:

$$心率储备 = (运动试验的最大心率 - 安静心率) \times (50\% \sim 85\%)$$

$$靶心率 = 心率储备 + 安静心率$$

无条件作运动试验时可用比安静心率高20次/分的心率作为靶心率。

当前国际上最常用的方式是用代谢当量(metabolic equivalent,MET)来表达运动强度。1MET=耗氧量3.5 mg/kg体重/分钟,相当于静息坐位时的能量代谢水平。代谢当量是以安静、坐位时的能量消耗为基础,表达各种活动时相对能量代谢水平的常用指标。一般取运动试验最大METs的40%～85%作为训练强度。

运动处方也可用Borg主观劳累计分来衡量患者的运动强度,大部分正常人的运动强度应达到Borg计分的13～15分(中～重度用力)。还有一个常用的指标是最大吸氧量(VO_2max),指机体在运动时所能摄取的最大氧量,它是综合反映心肺功能状态和体力活动能力的最好生理指标(表5-16)。最大吸氧量、最大耗氧量、最大摄氧量在临床角度是同义语。

表5-16 20～60分钟耐力训练的强度分类

相对强度(%)		主观劳累计分	运动强度
%HR_{max}	%VO_2max		
<30	<30	<10	<30
30～59	30～49	10～11	30～59
60～79	50～74	12～13	60～79
80～89	75～84	14～16	80～89
≥90	≥85	>16	极重

* HR_{max}:最大心率。

2. 运动持续时间　要根据患者的身体状况和运动强度来确定。达到靶心率的运动时间一般为15～45分钟，在高强度运动时至少不少于5～10分钟。在额定运动总量的前提下，运动训练的强度和所需的运动时间成反比。在基本训练前后应有充分的准备和结束活动（至少5～10分钟低强度运动）。适当的医疗体操可以作为准备活动，最后以放松运动及呼吸练习结束活动。

3. 运动频率　在运动量适当时，每周运动3～4次最有效。大运动量锻炼时，以隔日一次，每周三次锻炼效果最好。少于2次者无效，5次以上并无好处。2～3个月为一疗程。

合适的运动量的主要标志为运动时可稍出汗，轻度呼吸加快但不影响对话，早晨起床时感舒适，无持续的疲劳感和其他不适感。

4. 运动方式　有氧训练（又称耐力性运动训练）是冠心病医疗体育的主要方法，常用有氧训练包括：步行、慢跑、骑车、游泳、登山以及气功中的动功等。

自1986年起循环力量训练和等长收缩训练也开始应用于冠心病人的康复，力量训练可增强肌力和耐力，但对提高最大吸氧量 VO_2max 的作用尚有争议。

职业性运动或作业治疗是以各种模拟的职业性运动、娱乐性活动以及家务活动来达到训练的目的，患者在家庭康复中根据日常活动的代谢当量值确定自己的活动水平。

放松性运动包括腹式呼吸锻炼、放松术以及以静功为主的气功等，这是国际上心脏病康复中普遍采用的应激处理中的主要方法。

以柔缓的牵伸性活动为主的医疗体操、太极拳等也可用于冠心病的康复，属于中小强度的运动。

5. 注意事项

（1）在开始康复训练前需向患者详细介绍运动处方内容并在训练前、中、后及时评估。

（2）只在感觉良好时运动，感冒、发热后，要症状和体征消失两天以上才能恢复运动根据季节、环境条件和个人能力调整运动。患者应定期检查，修正运动处方。

（3）出现如下症状，应停止运动，及时就医：上身不适（包括胸、臂、颈或下颌，可表现为酸痛、烧灼痛、缩窄或胀痛感）；运动时无力和周围循环功能不良；运动时气短，有交谈困难，气喘恢复时间超过5分钟；运动中或运动后骨关节不适（关节痛或背痛）。

（4）遵循因人而异、循序渐进、逐步适应的原则，避免竞技性运动。

（5）药物治疗发生变化时，要注意相应地调整运动方案。

（6）有心脏急救应急预案。运动场地需备有心电监护和抢救设施。心脏康复的医务人员需定期接受心脏急救训练，定期参与病例讨论。

（三）运动治疗的进程

冠心病人运动治疗的进程，取决于对象的年龄、体力及健康水平。心脏病人比健康人开始训练的运动量较低进程较慢，如健康人以每天能量消耗150～200 kcal开始训练，经8～12周达300 kcal，而心脏康复Ⅰ期患者以每天<50 kcal开始，经数月达300 kcal。AMI后患者在前6～8周中的运动进程比冠状动脉旁路移植手术（coronary artery bypass graft surgery, CABG）后患者更缓慢些。

运动进程一般分三个时期：

1. 开始期　做低强度的伸展活动、关节准备活动、柔软体操等，目的是使适应训练，可稍感肌肉疼痛，但避免疲劳或致伤。

2. 缓慢至中等进展期 以有氧训练为主,一般每1~4周增加运动强度或持续时间,年老体弱者增量时间还需延长。心脏病人可于发病6~12周经第一次症状与心电限制性运动试验后进入此期。

3. 维持期限 已达满意的心脏功能和体力活动能力水平,不再增加训练负荷,目的在于维持健康。心脏病人发病3~6月可进入此期。

(四)治疗分期及康复程序

1. Ⅰ期(住院期康复)

(1)对象:AMI后无合并症完全控制,安静心率<110次/分钟,体温正常,临床情况稳定者。CABG手术后或心绞痛住院患者。

(2)目标

1)减轻绝对卧床休息对心脏功能和体力活动能力的不利影响,防止制动综合征(如静脉血栓、肺栓塞、肩手综合征和体位性低血压等)的发生。预防术后综合征。

2)减少焦虑、抑郁等的发生,促进心理调整。

3)改变患者的不良行为类型以减少危险因素。

4)使患者从卧床休息过渡到能回家生活自理或半自理,低水平运动试验阴性,可以按正常节奏连续行走100~200 m或上下1~2层楼而无症状和体征,运动能力达到2~3 METs。

(3)内容和方法

1)心理治疗:向患者及家属进行有关的卫生宣教,并有针对性地进行个别心理咨询及指导。

2)早期活动及运动训练:此期为运动处方进程中的开始期,主要进行准备活动的内容,不以有氧训练为主。一般在急性心肌梗死发生后2~4天开始,主要是低强度的活动,多以从被动到主动直至低强度抗阻的渐进性关节活动训练或柔软体操的形式进行。康复程序分为7步(表5-17),每步根据患者的训练反应可为1~3天,训练时如无不适,心率增加在10~20次/分钟左右为正常反应。运动时心率增加小于10次/分钟时可进入下一阶段训练。如运动时心率增加超过20次/分钟、出现不适或诱发心律失常和心肌缺血的表现,则应退回到前一运动水平,如仍不能纠正,应暂停运动。对有心律失常可能性的患者应在活动时加以心电监护。在第7步骤完成后,基本可以达到出院标准。有条件时,可以进行低水平心电运动试验,以决定是否出院及制定出院后的治疗计划。

目前国外急性心肌梗死的平均住院时间为7~10天,而在心脏病康复开展以前,平均住院日在6周以上。大部分患者在康复治疗后,各类并发症可以减少,住院时间可以减少3~4周以上,出院后恢复工作的比率可提高30%以上。

表5-17 急性心肌梗死康复治疗方案(南京医科大学)

活动	步骤						
	1	2	3	4	5	6	7
冠心病知识宣教	+	+	+	+	+	+	+
腹式呼吸	10 min	20 min	30 min	30 min×2	—	—	—

续表 5-17

活动	步骤						
	1	2	3	4	5	6	7
腕、踝动(不抗阻)	10次	20次	30次	30次×2	—	—	—
腕、踝动(抗阻)	—	10次	20次	30次	30次×2	—	—
膝、肘动(不抗阻)	—	—	10次	20次	30次	30次×2	—
膝、肘动(抗阻)	—	—	—	10次	20次	30次	30次×2
自己进食	—	—	帮助	独立	独立	独立	独立
自己洗漱	—	—	帮助	帮助	独立	独立	独立
坐厕	—	—	帮助	帮助	独立	独立	独立
床上靠坐	5 min	10 min	20 min	30 min	30 min×2	—	—
床上不靠坐	—	5 min	10 min	20 min	30 min	30 min×2	—
床边坐(有依托)	—	—	5 min	10 min	20 min	30 min	30 min×2
床边坐(无依托)	—	—	—	5 min	10 min	20 min	30 min
站(有依托)	—	—	5 min	10 min	20 min	—	—
站(无依托)	—	—	—	5 min	10 min	20 min	30 min
床边行走	—	—	—	5 min	10 min	20 min	30 min
走廊行走	—	—	—	—	5 min	10 min	20 min
下一层楼	—	—	—	—	—	1次	2次
上一层楼	—	—	—	—	—	—	1~2次

2. Ⅱ期(出院后康复)

(1) 对象：AMI 和 CABG 后刚出院的患者，运动能力应达到 3 METs 以上，临床病情稳定。

(2) 目标

1) 逐步恢复一般日常生活活动能力，包括轻度家务劳动、娱乐活动等，减少心绞痛和运动诱发的心律失常，使运动能力达到 4~6 METs。

2) 调整生活方式，减少对药物的依赖。

3) 为重返工作或恢复病前活动水平做好准备。对体力活动没有更高要求的患者可停留在此期。

(3) 内容和方法：此期为 AMI 及 CABG 后 4~12 周，相当于 AMI 的恢复期。心肌梗死瘢痕形成需要 6 周左右的时间，而在心肌瘢痕形成之前，患者病情仍然有恶化可能，进行较大强度的运动危险性较大，因此在此期主要是保持适当的体力活动，逐步适应家庭活动，耐心等待病情稳定性完全确立。

患者已出院回家,除自理生活外,可适当参加家务劳动和娱乐活动(表5-18),包括室内外散步、医疗体操、气功(以静功为主)、家庭卫生、厨房活动、园艺活动或在邻近街区购物、作业治疗。活动强度为40%～50%HRmax,活动时主观劳累程度不超过13～15。一般活动无需医务监测。在进行较大强度活动时可采用远程心电图监护系统监测,或由有经验的康复治疗人员观察数次康复治疗过程,以确立安全性。无并发症的患者可在家属帮助下逐步过渡到无监护活动。注意此期活动时不能有气喘和疲劳,禁止过分用力,每周需要门诊随访1次。当患者有任何不适均应暂停运动,及时就诊。

表5-18 急性心肌梗死出院后康复治疗程序(南京医科大学制定)

活动内容	第一周	第二周	第三周	第四周
门诊宣教	1次	1次	1次	1次
散步	15 min	20 min	30 min	30 min×2
厨房工作	—	10 min	10 min×2	10 min×3
看书或电视	15 min×2	20 min×2	30 min×2	30 min×3
降压舒心操	保健按摩	全套×1	全套×2	全套×2
缓慢上下楼	1层×2	2层×2	3层×1	3层×2
目标:逐步恢复一般日常生活活动能力(4～6 METs)				
活动强度≤40%～50%HR$_{max}$				

Efraim等介绍步行程序,操作比较简单(表5-19),同时也有指导日常生活活动的作用。

表5-19 出院后恢复期步行程序(Efraim)

出院后周数	距离(m)	时间(min)	次数(次/d)
1	400	5(散步速度)	2
2	800	10(散步速度)	2
3	1 200	走20,休息5,反复进行	1
4	1 600	20	1
5	2 400	30	1
6	3 200	35～40	1

多数患者经2～3个月的锻炼后,可以基本适应一般家务劳动和娱乐活动,生活质量提高。有些老年人如果对体力活动没有更高的要求,可以停留在此期的训练水平。

3. Ⅲ期(慢性期康复)

(1) 对象:AMI或CABG后3～6月以上的患者、稳定性心绞痛、隐性冠心病以及病情类似者。

(2) 目标

1) 进一步增强心脏功能和体力工作能力并加以保持,有可能超过MI前或术前水平。

2) 减少 AMI 复发,减少冠心病易患因素,提高生活质量(增强对压力的耐受,性生活能力等)。

(3) 内容及方法:此期相当于 AMI 的复原、维持期,患者在家中已恢复原来的体力活动或已返回工作岗位。运动训练按运动处方在家中或社区进行。

南京医科大学制定的康复治疗程序,包括家庭非监护性治疗程序、门诊治疗程序、门诊心电监护性治疗程序和高强度心电监护性治疗程序(表 5-20、表 5-21、表 5-22、表 5-23)。患者可根据不同的治疗目标和自身的条件选择适合的程序(表 5-24)。程序中的活动强度可以用活动的时间加以调节,例如对于体力较差的患者,上一层楼的时间可为 30 秒,而体力较强者可以用 15 秒完成。程序中所规定的为每天的活动总量,而不等于运动强度。注意:在同一运动总量的前提下,强度和时间成反比。一般训练效应在 2 周左右出现,患者的体力活动能力可以逐步提高,生活质量改善,心脏病复发和猝死率下降。

在疗程方面,国外一般为 2~3 个月。根据我国的实际情况,上述程序和疗程基数定为每周 3 次,持续 36 次,3 个月左右。

表 5-20 慢性冠心病康复治疗方案—家庭非监护性程序

活动	第 1 周	第 2 周	第 3 周	第 4 周
门诊宣教	1 次	1 次	1 次	1 次
散步	1 km/d	2 km/d	2.5 km/d	3 km/d
做操	10 min/d	20 min/d	20 min/d	30 min/d
自由上下楼	2 层×2 次/d	3 层×2 次/d	3 层×2 次/d	4 层×2 次/d
娱乐活动	30 min/d	30 min×2 次/d	30 min×2 次/d	30 min×3 次/d
目标:日常生活活动能力能维持在一定水平(6~7 METs)				
有氧训练运动强度为 50%~70%HR_{max}				

表 5-21 慢性冠心病康复治疗方案-门诊普通程序

活动	第 1 周	第 2 周	第 3 周	第 4 周
门诊宣教	1 次	1 次	1 次	1 次
医疗步行	1 km/d	2 km/d	2.5 km/d	3 km/d
降压舒心操	20 min/d	30 min/d	30 min/d	30 min/d
力量锻炼	10 min/d	15 min/d	15 min/d	15 min/d
气功	20 min/d	20 min/d	20 min/d	20 min/d
目标:日常生活活动能力能维持在中等水平(8~10 METs)				
力量训练强度采用 40%最大收缩力				

表 5-22 慢性冠心病康复治疗方案—门诊心电监护程序

活动	第1周	第2周	第3周	第4周
门诊宣教	1次	1次	1次	1次
医疗步行	1 km/d	1 km/d	1 km/d	1 km/d
慢跑	0.5 km/d	0.5 km/d	1 km/d	1 km/d
降压舒心操	20 min/d	20 min×2次/d	20 min×2次/d	20 min×2次/d
力量锻炼	10 min/d	15 min/d	20 min/d	25 min/d
有氧舞蹈	10 min/d	10 min/d	15 min/d	15 min/d
目标:日常生活活动能力能提高到较高的水平(9~11 METs)				
力量训练强度采用50%最大收缩力;有氧训练运动强度70%~85%HR_{max}				

表 5-23 慢性冠心病康复治疗方案—高强度心电监护性程序

活动	第1周	第2周	第3周	第4周
门诊宣教	1次	1次	1次	1次
慢跑	1 km/d	2 km/d	2.5 km/d	3 km/d
功率车	10 min/d	15 min/d	20 min/d	20 min/d
降压舒心操	20 min/d	20 min×2次/d	20 min×2次/d	20 min×2次/d
力量锻炼	10 min/d	15 min/d	20 min/d	25 min/d
有氧舞蹈	10 min/d	10 min×2次/d	15 min×2次/d	15 min×3次/d
目标:日常生活活动能力能提高到较高的水平(12~15 METs)				
力量训练强度采用50%最大收缩力;有氧训练运动强度不小于85%HR_{max}				

表 5-24 不同慢性冠心病康复治疗程序特点和选择

程序	特点	适宜对象
家庭非监护性程序	简便安全易行,费用低	急性心梗出院后
门诊普通程序	简便安全,费用较低	病情较轻的慢性冠心病
门诊心电监护性程序	安全程度高,运动强度较大,效果较好	慢性冠心病,要求恢复较高体力活动水平者
高强度心电监护性程序	运动强度大,效果最好,安全性较好	慢性冠心病,要求恢复高体力活动水平者

(五)其他疗法在冠心病康复中的应用

1. 心理治疗 冠心病患者多有不同程度的心理障碍,包括忧虑和压抑,必须予以心理疏导。应积极鼓励家人或照顾者提供支持,一起参与。注意:心理症状和实际心功能之间并无明显的相关性。其心理治疗方法有:

(1)卫生教育:宣讲冠心病的生理卫生知识、药物治疗、饮食营养选择、吸烟的危害、运动及其康复措施的作用及其预后等,以使患者消除恐惧紧张情绪,建立康复信心。

(2)康复活动:运动本身是生命的象征,是患者恢复信心的最好方法之一,是各种心理紧张、焦虑、忧郁的解毒剂。

(3) 药物治疗:可适量用抗抑郁剂。

2. 传统疗法

(1) 气功:可减少心肌耗氧量,加强心脏功能,减少多种冠心病危险因素的影响;并能消除大脑皮层的紧张状态。用于慢性冠心病,可选北静功、太极拳等。用于预防冠心病,还可选其他动功。

(2) 按摩:可促进血液循环、增强大脑皮层抑制过程。根据病情循经取穴,以缓解心绞痛或消除精神紧张。

(3) 针灸:多循经取穴,亦可采用耳压治疗,以缓解心绞痛、心律失常等。

3. 作业治疗

作业治疗在心脏病康复中的应用开始于 20 世纪 70 年代,在 80 年代以来得到肯定。它强调模拟实际生活和工作活动的训练,因而对患者恢复原先的生活方式帮助较大。此外,作业治疗不需要特殊的设备和条件,简便易行,在综合性康复方案中必然占有越来越大的比重。

重返工作、重返社会是冠心病康复的最终目标,对 AMI 后及 CABG 术后患者也是如此。在不同职业活动下的心血管负荷的统计资料尚少。但某些工作所需代谢当量有资料可查,一般坐位工作的能量消耗为 3~4 METs,故经过康复治疗训练,大多数可参加一定的体力活动或坐位工作。

4. 危险因素控制　冠心病发生和发展的主要决定因素在于斑块稳定性。研究证实综合控制多种危险因素使易损斑块相对稳定,可以降低猝死和再次心肌梗死发生率。另外,还需要注重睡眠和情绪管理。应该教育患者做好合理膳食、控制体重,做好高血糖、高血脂、高血压、吸烟、精神应激等冠心病因素的管理控制。

(倪　隽)

第十五节　慢性阻塞性肺疾病的康复

一、概述

慢性阻塞性肺疾病(chronic obstructive pulmonary disease,COPD)包括慢性支气管炎、肺气肿及其并发症肺心病等,以慢性进行性肺组织破坏、持久性气道阻塞为共同特征。它可以引起不同程度的肺功能障碍,主要累及肺脏,但也可引起全身的不良效应。慢阻肺可存在多种并发症,限制了患者的活动能力。

肺康复是指受慢性肺疾病影响而导致日常生活活动能力下降的患者,以减轻症状、保持和获得最大限度的独立生活能力、改善功能和提高生活质量为目的,而参与的全面而个体化的治疗计划和训练措施。

世界卫生组织关于 2000 年和 2012 年全球前十位主要死亡原因统计均表明,慢性阻塞性肺病和缺血性心脏病、中风、下呼吸道感染在过去 10 年中仍然为位居前列的主要死亡原因。我国对 20 245 名成年人进行了调查,结果为 40 岁以上人群中慢阻肺的患病率高达 8.2%。

COPD的病程往往长达30～40年，为一慢性进展性疾病，缓解期常为患者所忽视，当出现并发症如呼吸衰竭、肺心病或严重感染才到医院就诊，此时对多数患者而言，使已造成的破坏性病理改变逆转或减慢病程的发展可能已为时过晚，预后恶劣。所以如何在早期或缓解期进行康复治疗，尤为重要。

对COPD的各种对症治疗，包括抑制无效咳嗽、祛痰、防止感染和缓解支气管痉挛等虽都有一定效果，但由于这些药物的效应时间较短，且不能彻底治疗，因此在进行长期治疗时必须同时考虑康复治疗，包括改善心肺功能，提高对体力活动的耐受性，增强体质。

慢性肺疾病以及有气短和（或）疲倦症状的患者、慢性支气管炎和肺气肿患者缓解期、合并肺源性心脏病，心功能Ⅱ、Ⅲ级以上者，均适宜进行康复治疗。对Ⅳ级心功能者，应首先进行临床治疗。慢性支气管炎急性发作者，应先控制感染，然后再参加康复训练。喘息性支气管炎并非康复治疗禁忌证，合并有肺大泡者，康复治疗应审慎进行。所有患者均应自愿参加。禁忌证：并发支气管扩张症有大量咯血者、严重的精神情绪障碍、严重的认知障碍、运动障碍如因神经系统疾病或肌肉骨骼而妨碍患者参与运动，不稳定的心绞痛、主动脉瓣疾病、不稳定肺动脉高压等不稳定的心血管疾病，不适合康复治疗。应积极鼓励家人或照顾者提供支持，一起参与。

二、康复评定

呼吸功能评定是康复医学用以评估呼吸功能和运动能力的重要指标之一。它除直接反映肺、气道功能以及胸廓顺应性、呼吸肌力量和协调性外，某些指标例如最大吸氧量VO_2max、代谢当量METs，还常同时反映心肺功能（对这类指标也称心肺功能指标）。呼吸功能评定包括主观症状和客观检查两大类：

（一）主观症状通常以有无出现气短、气促症状为标准。

1. 可用简易分级法

0级　如常人，活动不受限制，无症状。

1级　一般劳动时气短。

2级　较快行走、上坡或上下楼梯时气短。

3级　平地行走不及百步气短。

4级　说话、穿衣轻微活动时气短。

5级　安静时气短，不能平卧。

评价呼吸功能改善或恶化程度，可以用以下分值半定量化：

－5　明显改善。

－3　中等改善。

－1　轻改善。

0　不变。

1　加重。

3　中等加重。

5　明显加重。

2. 气短指数（伯格测量表改良版）　这是一个了解患者气短程度的测量表。0分表示完全没有气短或呼吸困难的感觉。10分表示气短程度已达最大极限。一般运动训练区域在伯格评分 3~4 分。

0 完全没有气短。

0.5 非常、非常轻微（刚发觉）。

1 非常轻微。

2 轻微。

3 中度。

4 有点严重。

5 严重。

6

7 非常严重。

8

9 非常、非常严重（几乎最大极限）。

10 最大极限。

（二）常用的客观检查主要有

1. 肺功能检查 包括肺活量测定、通气功能检查、换气功能检查、呼吸力学检查、小气道功能检查、血气分析等。

肺活量：尽力吸气后缓慢而完全呼出的最大空气量，是最常用的指标之一，随病情严重性的增加而下降。

第一秒用力呼气量（FEV_1）：尽力吸气后尽最大强力快速呼气，第一秒所能呼出的气体量，其占肺活量比值与 COPD 的严重程度及预后有很好的相关关系。

可按最大通气量（MMV）占预计值的百分率并参照临床表现对肺功能障碍的程度进行分级（表 5-25）。

表 5-25 肺功能障碍的分级

肺功能障碍程度	MMV 占预计值(%)	临床表现	全国分级
基本正常	>80%	无	
稍减退	60%~79%	活动耐力差，无发绀	轻度
明显减退	40%~59%	快步、上坡、上楼、中度劳动后气短，可有发绀	轻度
严重减退	30%~39%	平地步行、轻劳动后气短，中度发绀	中等
极度减退或衰竭	<30%	休息时气短，不能平卧，明显发绀	重度

2. 运动试验 可作为康复治疗前后的机能评定，了解患者在运动时是否得进行氧疗并协助制订合适的运动治疗方案。此试验异常可因心脏病变或运动诱发支气管痉挛引起，应与 COPD 区别。常用的方案有活动平板试验、功率自行车试验以及 6 分钟或者 12 分钟行走距离测定。

三、康复治疗

慢性肺疾患康复目标是：

1. 阻止或延缓肺部病变的进展,充分地有效利用残存的肺功能。
2. 增加体力活动能力和运动耐力,改善心理状态,提高生活质量。

（一）运动训练

运动耐力下降是慢性阻塞性肺病患者的常见主诉。运动训练是肺康复重要组成部分。通过肺康复,COPD患者可以获得运动耐力进步的重要好处。整个训练过程注意密切观察患者的心率、血压、血氧饱和度、患者有无不适及异常症状,确保安全。

运动处方包括运动方式、强度、时间、频率等。

1. 运动方式

耐力训练：肺康复计划必须至少包括下肢耐力运动训练,因为这是使用大肌群进行的下肢有氧运动。可以通过步行训练和功率自行车进行。步行训练,简单方便,经济,随时随地可以进行,作为训练方法,容易实现活动功能的最大改变。功率自行车,相对步行训练,身体前倾,该姿势有利于膈肌保持穹顶状,改善长度/张力关系,减少运动时换气限制,更易使下肢肌肉达到更高活动量。和步行训练相比,血氧含量下降幅度较低,所以功率自行车更适合于在运动期间血氧饱和度下降的患者。这对COPD患者,尤其容易气短患者更为重要。当然,COPD患者也需要上肢的耐力训练。

肌力训练：因为下肢肌力为每天日常活动必需,所以下肢肌力训练是很重要的。下肢肌力与运动耐力训练相互促进。其综合训练与单一训练相比较,可以进一步促进肌力和耐力的提高。上肢肌力训练主要集中在日常生活的功能工作中使用的肌群和吸气辅助肌群。做运动时一定要动作缓慢和顺畅,可以坐在有靠背的椅子上进行。肢肌力训练在举起上肢时吸气,放下时呼气。

在肌力训练之前,先以耐力训练为"热身"运动。

2. 运动强度　训练效果与运动训练强度相关。

（1）依据六分钟步行运动测试

步行训练强度：一般步行训练开始的强度为六分钟步行测试平均速度的80%左右。

六分钟步行运动测试结果可以用作处方步行计划或功率自行车训练计划的训练强度。举例如下：

六分钟步行距离÷6=1分钟的距离,步行10分钟的距离=1分钟步行的距离×10,步行20分钟,30分钟等,均以此类推。患者不能在整个步行训练中均保持他们在六分钟步行测试中相同步行速度。因此,处方应该大约为计算距离的80%。

如果患者在六分钟步行了300米：

1分钟步行距离=300÷6=50米。

30分钟步行距离=50×30=1 500米。

1 500米的80%=在30分钟内步行1 200米。

如果知道步行跑道的距离,统筹人员可以把距离转化为圈数。如步行跑道为40米,那么患者需要在30分钟内步行30圈(即1200÷40=30圈,处方30圈)。

在训练初期,尤其那些不活动的患者,这些患者以10分钟开始,然后逐渐增加到30分钟。注意把处方的步行距离转换为患者较为熟悉的距离单位。比如,在上面这个例子中,患者会更容易记住步行圈数,而不是记住步行距离。

六分钟步行测试也可以作为在平板跑步机步行的运动强度的依据。六分钟步行测试时平均速度＝六分钟步行距离÷100（km/h）。平板跑步机速度约为测试时六分钟步行平均速度的80％。考虑患者不熟悉平板跑步机因素，速度设定比测试时六分钟步行平均速度的80％慢0.5～1.0 km/h。但一般不能低于2 km/h，因为低于该速度很难步行。

（2）根据气短程度的检测处方运动强度：应该鼓励患者在运动时达"中等"程度，气短指数约3分，在此气短程度下做运动。

功率自行车的训练强度：一般开始运动训练处方运动强度则可使用0～10分的伯格测量表中3～4分的气短程度或自觉用力程度为依据调节。

3. 比较衰弱的患者，初期的运动课时间可以稍短，例如10分钟左右。以后逐渐延长，两周左右调整至30分钟。建议下肢耐力运动课时间为30分钟。如果具备固定自行车，计划可分为15分钟自行车训练和15分钟步行训练。

4. 训练频率 每周3～5次。训练计划应该持续至少6～8周。运动能力有所改善的研究均使用8～12周的训练计划。

5. 连续性或间歇性训练 运动可以以连续性或间歇性模式进行。

患者如果严重气短、有明显疲倦的症状、在运动中出现明显的血氧下降或因并存疾病，不能在指定时间内连续地按处方的强度做运动，间歇性训练较适合该类患者。

6. 热身和放松运动 可以在运动训练课中包括热身和放松运动。

每节运动课的热身和放松运动中也可以包括柔韧性、牵拉（伸展）、平衡力训练。

运动疗法作用：①改善患者的呼吸功能。②提高活动时能量的利用率，提高患者日常生活活动能力。患者因伴呼吸困难在日常生活中不活动，容易肌力低下和肌肉失用性萎缩，进一步加重呼吸困难，运动疗法可阻断该恶性循环。

（二）呼吸训练

最重要的是进行腹式呼吸训练，也就是把注意力集中于恢复横膈活动。COPD患者，由于通气不足，加上横膈活动受限，常代偿性地使用胸式呼吸，甚至动用辅助呼吸肌进行呼吸，形成浅快用力的异常呼吸模式，即使能维持通气量，但因肺泡通气量减少，呼吸肌的耗氧量又增加，也不能纠正低氧状态。横膈虽被肿大的肺泡下压，使其活动范围受限，但由于它是由一层较薄的横纹肌组成，耗氧很少，而横膈活动每增加1 cm，可增加肺通气量250～350 ml，是经济有效的呼吸，所以只要教给正确的训练方法，就可有效增加横膈的活动，提高呼吸效率，降低耗氧量。

为了能顺利地进行腹式呼吸，必须注意以下几点：

1. 放松全身肌群，特别是紧张的辅助呼吸肌群，包括上胸部肩带肌和颈肌群 这种放松有利于消除紧张的情绪，减少不必要的氧消耗。放松的原则视病情而定，可直接做最大限度的放松，也可先最大限度的紧张后再做最大限度的放松。最常用的有渐进放松法即对比法，先放松紧张的心理，然后顺序放松上下肢，躯干和头颈部的肌群。

2. 重建腹式呼吸模式 可以通过触觉诱导腹式呼吸，呼气时要使腹部下陷，吸气时要鼓腹，切勿在吸气时收缩腹肌。这是通过改变腹腔内压力来改变膈肌张力，推动横膈活动。

常用方法有：

（1）双手置上腹部法：患者仰卧位或坐位，双手置于上腹部剑突下脐上方。吸气时腹部缓缓隆起，双手加压做对抗练习，呼气时腹部下陷，两手随之下沉，在呼气末，稍用力加压，以增加腹内压，使横膈进一步抬高，如此反复练习，可增加膈肌活动。

(2) 两手分置胸腹法：患者仰卧位可坐位，一手置于胸部胸骨处，一手置于上腹部位置同上，呼气时腹部的手随之下沉，并稍加压，吸气时腹部对抗此加压的手，使之缓缓隆起。呼吸过程中胸部的手基本不动。此法可用以纠正不正确的腹式呼吸方法。

(3) 下胸季肋部布带束胸法：患者取坐位，用一宽布带交叉束于下胸季肋部，患者两手抓住布带两头，呼气时收紧布带（约束下胸廓，同时增高腹内压），吸气时对抗此加压的布带而扩展下胸部，同时徐徐放松束带，反复进行。

(4) 抬臀呼气法：仰卧位，两足置于床架上，呼气时抬高臀部，利用腹内脏器的重量将膈肌向胸腔推压，迫使横膈上抬；吸气时还原，以增加潮气量。

3. 采用缩唇呼气法　国外称为 pursed-lip breathing（PLB），即将嘴唇缩成吹笛状，使气体通过缩窄的口形徐徐呼出，此时常可使支气管内压增高 5 cm 水柱左右，从而防止了支气管的过早闭塞。这是因为支气管壁受到慢性炎症的侵袭腐蚀，抵抗压力的能力降低，再加上 COPD 患者往往呼气深长而用力，使胸腔内压力增大，从而使支气管壁过早塌陷闭塞。吸气则宜经鼻，空气经鼻腔的吸附、过滤、湿润、加温可以减少对气管和支气管的刺激。

采用上述呼吸方法后，常使呼吸较深而缓慢，可降低 $PaCO_2$ 和非弹性经肺阻力，相对增加肺泡通气量，提高动脉氧饱和度。

4. 正确的腹式呼吸，还要求吸气相长于呼气相，每次吸气后要稍停片刻，可增强通换气效应。

5. 腹式呼吸要和日常生活相联系　即先在安静时练习腹式呼吸，以后在活动中练习，并做到随时随地进行腹式呼吸。腹式呼吸一般呼吸频率较慢，深慢呼吸可相对地减少生理死腔量，增加潮气量和肺泡通气量，提高血气交换率。

6. 对有横膈粘连的患者，作上述练习有时较难增加横膈活动范围，可采取半桥式呼吸法，即呼气时抬高臀部，利用内脏的重量来推动横膈向上。

7. 呼吸体操　在上述腹式呼吸练习的基础上，可以进行全身性的呼吸体操锻炼。这些体操包括扩胸、弯腰、下蹲等动作，并和正确的腹式呼吸法结合进行，可以进一步发展心肺功能，增加体力。

(三) 体位引流

利用重力作用，使分泌物沿支气管的走向流到大支气管开口处，进而引流至总支气管内，最后咳出。多用于分泌物较多不易咳出者。因为病变部位大多集中于中下肺叶，所以常采用头低足高位。对 COPD 患者，通常采用改良法引流。可先取 90°侧卧位，枕放于季肋下。若引流后痰液排出不多，可改变体位，即作 45°仰卧或 45°俯卧。改良法姿势引流体位时，主要引流肺部节段见表 5-26。

表 5-26　改良法体位引流

体　位	引流部位
左侧卧位	
90°侧卧	右中叶外、内区，右下叶上前底、外底区
45°仰卧	右中叶内段，右下叶上、内底、后底区
45°俯卧	右下叶上、后基底、外底区

续表 5-26

体 位	引流部位
右侧卧位	
90°侧卧	左上叶、舌叶上、下区、左下叶上、外基底、前底区
45°仰卧	左下叶、舌叶上、下区、左下叶前底区
45°俯卧	左下叶上后底、外底区

在作体位引流中注意如下要点：

1. 明确病灶部位后采取相应引流体位。对病变广泛者，可轮流采取若干体位进行。
2. 合适引流后，痰量应有增加。
3. 每次一个部位引流时间 5～10 分钟，整个引流时间不应少于 30 分钟左右。
4. 痰量多者每日 3～4 次引流，饭前进行。总痰量少，每天可引流 1～2 次。
5. 引流时治疗者用空拳侧部以腕力有节奏地叩击患者胸背部，或予以颤动（可用电按摩器），配合腹式呼吸，并主动咳嗽排痰可使引流效果更为满意。
6. 应注意掌握引流禁忌证：①属内科或外科急症；②疼痛显著或明显不合作者；⑤明显呼吸困难，患有严重心脏病和年老体衰者慎用。

（四）气雾剂吸入疗法

常利用超声波以每秒 135 万次左右高频超声震荡，将药液变成微粒直径 3 μm 左右的气溶胶，使之随患者呼吸进入呼吸道，大的附着于喉及上气道，小的附着于远端呼吸性细支气管及肺泡，可减小痰的黏稠性，使易咳出，对缓解支气管阻塞效果较好。常用抗生素类气溶胶、黏痰溶解剂气溶胶、支气管扩张剂气溶胶、中草药气溶胶等，但气雾刺激气道，易产生反射性支气管痉挛，故应先用或并用支气管扩张剂。

可用乙酰半胱氨酸或 2% 碳酸氢钠 1～2 ml，加沙丁胺醇或喘通 0.2～0.5 ml，每天 2～4 次，至少在起床或入睡时吸入。气雾吸入时和吸入后，应鼓励咳痰，否则水分进入气道可能加重阻塞。气雾剂吸入疗法后即进行体位引流排痰，效果更好。

（五）吸氧疗法

吸入氧气后，呼吸中枢陷于对 CO_2 的感受性降低并取而代之以低氧刺激维持换气的病理状态，这会加重换气量不足而导致病情急剧进入危重状态，所以必须慎重使用。但是，在慢性呼吸功能不全的患者，由于吸氧可改善其日常生活的活动性，使低氧血症导致的红细胞增多症变为正常，并可取得减轻呼吸道阻力的效果，所以有时也采用持续低流量吸氧。持续低流量吸氧适用于有低氧血症即休息时 $PaO_2 < 6.7$ kPa(50 mmHg) 用其他疗法无效且伴有下列之一项者：①肺动脉高压、肺心病、右心衰；②持久的红细胞增多；③大脑皮层受损；④频发心绞痛或难治性左心衰。也适用于 $PaO_2 > 6.7$ kPa(50 mmHg) 但伴有以下情况者：①夜间失眠、噩梦（由于睡眠时 PaO_2 降低加重）；②用力性呼吸困难，限制日常生活活动及运动。

吸氧可 24 小时持续或以夜间为主，每天 15 小时以上。仅夜间低氧血症者可只睡时吸氧，休息时无明显低氧血症者可只运动时吸氧。为防止因吸氧而造成二氧化碳麻醉，氧流量休息时 <3 L/min、运动时 <5 L/min。吸氧疗法可以在家中进行。

吸氧疗法应使休息时 $PaO_2>8\sim 8.7$ kPa（60～65 mmHg），运动时不低于 6.7～7.3 kPa（50～55 mmHg）。

（六）心理治疗与患者教育

当 COPD 患者了解到本病呈慢性进程且不可治愈时，常产生多种心理改变，表现为无望感，其中又以抑郁、忧虑最为普遍，特别害怕出现呼吸困难，由此产生恐惧，变得愈来愈怕活动，更多地依赖药物和家庭亲朋的帮助。逐渐加重的呼吸困难又可导致"恐惧—呼吸困难"的恶性循环。即使较少劳力，也可产生较重的呼吸困难，从而更进一步加重恐惧和焦虑，最终患者完全避免任何活动，尽管与病情程度并不相符。

医务人员要针对以上情况对患者和家属进行教育，介绍肺的结构和呼吸病理生理，康复计划的依据及具体技术，生活指导（如戒烟、节省能量、适应环境），药物治疗的目的及其副作用，以及生活自理、职业等方面可能达到的改善程度。并以实例打破患者对活动的顾虑，只要获得一点进步，就要给予肯定，以鼓舞信心。要有很大的热情和耐心并取得家属支持。

不仅患者，而且他们家人，都应该是肺康复计划的组成部分之一。根据患者的心理障碍进行疏导。康复治疗对症状的改善、生活及体力活动能力的提高能减轻患者的心理障碍。要注意日常生活的安排，尽量安排有劳有逸，内容丰富多彩，使患者感到虽然生病但不孤独。

四、疗效及预防

（一）疗效

COPD 患者经康复治疗后最大的优点是改善了生活质量，症状明显减轻（即诱发呼吸短促的机会减少），增加了活动强度，延长了运动时间，能自理生活并具有更多独立性，减少了依赖程度。忧郁和压抑等也明显减轻，有较强的自制力，对生活充满希望。因呼吸功能失常而住院的次数减少，住院日数缩短，费用节省，寿命延长，轻至中度肺气肿的慢性支气管炎患者可存活 30～40 年。在死亡率方面，国内外的资料都显示康复治疗能明显降低 COPD 患者在肺心病或呼吸功能衰竭上的死亡率。

COPD 患者的工作安排取决于呼吸残疾的程度和表现，越是在 COPD 病程早期制定职业康复计划，其潜在结果也就越好。轻度呼吸困难者一般可望继续工作 5 年以上，重度呼吸困难者可能坐位工作 1～2 年。休息及运动时血气分析正常，能上四层楼者一般可做重体力劳动，能上三层楼者可做中等体力劳动，能上二层楼者可做家务，只能上一层楼者，做家务会感到吃力。由于 COPD 患者的人数在持续增长，改善的临床医疗方式只能使肺部疾病患者的生存率提高。身体上获救的 COPD 患者，常常在心脏呼吸功能恢复方面不能满足他们以前职业的需要，这并不意味着他们注定要成为靠人赡养的人，过着无目标和在经济上无生产能力的生活。康复能帮助我们总人口中这部分不断增加的人们，去过有意义的、能自给自足的和在经济上有生产能力的生活。

（二）预防

慢性阻塞性肺疾患因反复急性发作，病情呈不断恶化趋势，应重视缓解期的预防及治疗并长期坚持，以最大限度地延缓病情发展。

1. 消除或减轻对支气管的刺激　减轻大气污染、工厂防尘雾吸入（通风、过滤），特别要强调戒烟。美国公共卫生机构 1994 年调查报告指出,流行病学、尸检、实验室资料均证实,吸烟是慢性支气管炎和肺气肿的主要病因。特别当已患有支气管炎继续吸烟,常可加重对支气管的刺激。刺激性或无效咳嗽常可使肺内压明显增高,使支气管过早闭塞,从而加速形成肺气肿或使肺气肿症状加重。戒烟后可减少刺激性咳嗽,若仍不能减轻,则可考虑选用镇咳剂。有人观察到,即使是晚期慢性阻塞性肺病患者戒烟仍可使功能改善,咳嗽减轻甚至消失。

2. 防治感染　对慢支患者长期应用抗生素并不相宜,但一旦出现脓痰应及早就医进行治疗,以免发生严重感染,用抗生素要直至痰液变清后数天。为消除支气管炎症,常用超短波无热剂量治疗 1~2 个疗程,但应注意不宜经常应用,否则可促进肺组织的纤维化。

在防治感染的治疗中可应用紫外线对胸壁前后进行分区性的红斑剂量照射治疗。此外,为防止感冒的发生,除加强对寒冷的适应性锻炼如冷水洗脸等外,还可进行防感冒的自我按摩,常用有擦鼻、按迎香穴、揉合谷穴、刺激耳垂部穴位等。

要积极控制可能存在的感染灶,如副鼻窦炎等。

(倪　隽)

第十六节　糖尿病的康复

一、概述

糖尿病(diabetes mellitus DM)是以葡萄糖平衡异常,血糖异常升高为主要特征的一组全身性慢性代谢性障碍的综合征,主要有糖、蛋白质、脂肪、水及电介质等的代谢紊乱,其特征为高血糖,糖尿、葡萄糖耐量减低及胰岛素释放试验异常,严重时可导致酸碱平衡异常;常伴有心血管、肾、视网膜及神经病变。综合性康复治疗可有效改善糖尿病患者周围组织对胰岛素的敏感性,辅助降低血糖,同时还能提高心肺功能和自身免疫力。

二、糖尿病康复评定

(一) 糖尿病的分型

1. 1 型糖尿病　胰岛 β 细胞自身免疫性损伤引起胰岛素分泌绝对不足。
2. 2 型糖尿病　以胰岛素抵抗为主,伴胰岛素相对缺乏。
3. 其他特殊类型　包括所有继发性糖尿病。
4. 妊娠糖尿病

(二) 诊断标准

1. 糖尿病　空腹血糖 $\geqslant$ 7.0 mmol/L(126 mg/dl)或者随机血糖 $\geqslant$ 11.1 mmol/L(200 mg/dl)或者口服葡萄糖耐量实验(OGTT)2 小时血糖 $\geqslant$ 11.1 mmol/L(200 mg/dl)。

2. 空腹血糖异常(IFG)　空腹血糖 $\geqslant$ 6.1 mmol/L(110 mg/dl)但 $<$ 7.0 mmol/L(126 mg/dl)。OGTT 2 小时血糖 $<$ 7.8 mmol/L(140 mg/dl)。

3. 糖耐量减低(IGT)　空腹血糖 $<$ 7.0 mmol/L(126 mg/dl),OGTT 2 小时血糖 $\geqslant$ 7.8 mmol/L(140 mg/dl)但 $<$ 11.1 mmol/L(200 mg/dl)。

IFG 和 IGT 作为糖尿病发展过程的一个阶段，其对早期的诊断具有重要的临床意义和流行病学意义。

（三）评定内容

主要包括与糖代谢相关的生化指标测定，肢体的感觉和运动功能评定、日常生活自理能力评定及心理的评定。

三、糖尿病康复治疗

（一）治疗原则

糖尿病治疗应从药物治疗、运动疗法、饮食疗法、病情监测、糖尿病教育五个方面综合进行，强调早期、长期、综合及治疗措施个别化，提高糖尿病患者的生存质量。1 型糖尿病必须首先以胰岛素治疗为主，同时积极配合饮食疗法和运动疗法。2 型糖尿病的治疗，侧重于改善患者的生活方式，实施饮食控制和运动疗法。如果 3 个月病情未能得到控制可使用口服降糖药。病情仍无法控制时应考虑胰岛素治疗。糖耐量减低康复治疗方法包括饮食控制、运动疗法和生活方式的调整等措施。对妊娠糖尿病应采取胰岛素治疗配合饮食治疗。对于糖尿病的慢性病变应采用中西医结合综合康复治疗。

（二）治疗目的

1. 纠正高血糖和高血脂等代谢紊乱，促使糖、蛋白质、脂肪的正常代谢。
2. 消除高血糖所引起的症状。
3. 防治各种急性并发症和心血管、肾脏、眼、神经系统的慢性并发症。
4. 肥胖患者应积极减肥，维持正常体重，保持儿童的正常发育、育龄期妇女的正常生育、成人的正常工作和生活能力，提高老年人的生活质量。

（三）运动疗法

1. 主要作用

（1）降低血糖：运动促进了对葡萄糖的利用，从而降低了血糖。

（2）减少胰岛素的用量：运动能提高胰岛素的敏感性并降低胰岛素的抵抗程度。

（3）对脂肪代谢和体重的影响：运动可以降低甘油三酯和低密度脂蛋白胆固醇水平，提高高密度脂蛋白胆固醇水平。

（4）改善心肺功能：运动可改善微循环和提高心肺功能。

（5）防止骨质疏松：运动可以有效防止糖尿病所引起的骨质疏松的发生。

（6）运动可以放松患者紧张的情绪，增强体质，促进健康，提高生活质量。

2. 运动处方的制定　病情未能控制的患者，运动疗法要慎重，易加重糖尿病病情，逐步好转后根据心功能定量进行运动。

（1）运动强度的选择：以 40%～60% 最大摄氧量为宜。

1）根据靶心率决定运动强度：靶心率＝安静心率＋（安静心率×60%）或采用靶心率＝170－年龄。

2）交谈试验：是衡量运动强度一种简单有效的方法，运动达到刚好还能与人交谈的程度表示强度比较合适。

3）根据运动后的自我感觉调整运动量：通常运动后的心率应在休息后 5～10 分钟内恢复到运动前的水平，若 20 分钟左右心率仍未恢复说明运动量过大，应予以调整。

(2) 运动时间:合理的运动时间包括两方面,一方面指每次应持续的运动时间,另一方面指一天中较适宜运动的时间。通常每次运动的时间可自 10 分钟开始,逐步延长至 30～40 分钟,其中可穿插必要的间歇时间,但达到靶心率的累计时间一般以 20～30 分钟为宜。运动的时间一般以餐后 30 分钟～1 小时为宜。

(3) 运动频率:3～4 次/周,若不感疲劳也可每天运动一次,循序渐进,贵在坚持。

(4) 运动方式:运动方式为低中强度的有氧训练,主要是中大肌肉群,如下肢、肩背、腰背部肌群参与的持续性运动,根据患者的兴趣爱好和环境条件加以选择。通常有步行、游泳、慢跑、划船、医疗体操、气功、太极拳、骑自行车等。步行是国内外糖尿病患者最常用的运动疗法。全身情况好者可采用 120～150 步/分,快速步行;情况一般者采用中速步行,110～120 步/分;老年体弱者采用慢速行走 90～100 步/分。运动以维持靶心率 20～30 分钟为佳。每次运动前还应做好准备活动,运动后做好放松活动。

3. 注意事项

(1) 运动前需做全面的体格检查。根据心功能定量制订合适的规律性运动方案。

(2) 运动疗法应和饮食疗法、药物疗法相互配合并有机结合进行,以达到最佳治疗效果。

(3) 运动量的选择应适当,应避免短时间较剧烈的运动。

(4) 运动锻炼应循序渐进,从小运动量开始逐步增加,同时密切观察血糖、尿糖及症状的变化,及时调整运动方案。

(5) 运动时应穿松软的裤袜,运动后应做好放松活动及自我监测。

(6) 注意处理运动中的特殊情况如运动性低血糖等。

4. 适应证及禁忌证

糖尿病运动疗法主要适用于轻度和中度的 2 型糖尿病患者,肥胖型 2 型糖尿病是最佳适应证。对稳定期的 1 型糖尿病患者,病情得到较好控制后也可进行运动锻炼,以促进健康和正常发育。禁忌证包括:①合并有急性感染;②有明显酮症酸中毒;③伴有严重心血管疾病;④合并有严重的糖尿病肾病;⑤伴有眼部微血管病变及视网膜病变;⑥血糖未得到很好的控制前(空腹血糖>16.8 mmol/L);⑦重症糖尿病患者在清晨未注射胰岛素时不宜进行运动,在注射胰岛素后作用最强的时刻避免活动。

(四) 饮食疗法

1. 主要作用

(1) 通过合适的营养促进健康,维持正常体重,达到理想的血脂水平。

(2) 改善外周组织对胰岛素的敏感性,从而减少降糖药物或胰岛素的用量。

(3) 减轻胰岛的负担,控制血糖。

(4) 预防和治疗急性并发症和长期并发症。

2. 治疗原则　饮食疗法的原则是确定合理的总能量摄入,合理、均衡地分配各种营养物质,恢复并维持理想体重。1 型糖尿病的要求重点是除饮食疗法的定时、定量和定餐外,还要掌握好胰岛素、饮食、运动三者之间的平衡关系,根据活动量的增加,灵活调整胰岛素、饮食量和餐次。2 型糖尿病主要是限制饮食中总热量的摄入,使体重减轻以改善胰岛素的敏感性,从而达到控制血糖的目的。

3. 饮食疗法的实施方法

(1) 根据理想体重[理想体重(kg)=身高(cm)−105]及工作性质,估计每日所需热量。

成年人休息状态下每日每千克理想体重给予热量 25~30 kcal,轻体力劳动者 30~35 kcal,中度体力劳动者 35~40 kcal,重体力劳动者 40 kcal 以上,儿童、孕妇、营养不良者酌情增加,肥胖者酌情减少。

(2) 热量分布:每日三餐热量分为 1/5、2/5、2/5 或者 1/3、1/3、1/3。按患者的生活习惯及病情控制情况可调整。

(3) 蛋白质、脂肪、糖可按照比例补充

蛋白质:成人每日每千克理想体重 0.8~1.2 g(占供能比的 10%~15%)。

脂肪:不超过总热量的 30%,其中饱和脂肪酸不应超过总热量的 7%。

碳水化合物:所提供的能量应占饮食总热量的 50%~60%。

(4) 富含食用纤维:食用粗纤维食物可降低血浆胆固醇水平,降低营养素利用率,达到减慢糖的吸收,减低血脂、血糖的目的。

(5) 对有并发症的患者在饮食上要加以个别指导,以阻止或减轻相应脏器的功能损害。

(五) 药物治疗

1. **口服降糖药物** 2 型糖尿病是进展性的疾病,为血糖控制达标,在临床上多数患者需药物治疗,且常常需要口服多种降糖药物联合治疗。

(1) 磺酰脲类(sulfonylureas,SUs):属于促胰岛素分泌剂。SUs 作为单药治疗主要选择应用于新诊断的 2 型糖尿病非肥胖患者、用饮食和运动治疗血糖控制不理想时。随着疾病进展,SUs 需与其他作用机制不同的口服降糖药或胰岛素联合应用。应注意不宜同时使用两种 SUs,也不宜与其他胰岛素促分泌剂(如格列奈类)合用。

(2) 格列奈类:非磺酰脲类促胰岛素分泌剂,较适合于 2 型糖尿病早期餐后高血糖阶段或以餐后高血糖为主的老年患者。可单独或与二甲双胍、噻唑烷二酮类等联合使用(SUs 除外)。

(3) 双胍类(biguanides):目前广泛应用的是二甲双胍。主要药理作用是通过抑制肝葡萄糖输出,改善外周组织对胰岛素的敏感性、增加对葡萄糖的摄取和利用而降低血糖。作为 2 型糖尿病治疗一线用药,可单用或联合其他药物。

(4) 噻唑烷二酮类(格列酮类):可增加靶组织对胰岛素的敏感性而降低血糖,对心血管系统有保护作用。

(5) α-葡萄糖苷酶抑制剂(AGI):食物中淀粉、糊精和双糖的吸收需要小肠黏膜刷状缘的 α-葡萄糖苷酶,AGI 抑制这一类酶从而延迟碳水化合物吸收,降低餐后高血糖。

2. **胰岛素** 适用于 1 型糖尿病;各种严重的糖尿病急性或慢性并发症;手术、妊娠和分娩;新发病且与 1 型糖尿病鉴别困难的消瘦糖尿病患者;新诊断的 2 型糖尿病伴有明显高血糖或在糖尿病病程中无明显诱因出现体重显著下降者;2 型糖尿病 β 细胞功能明显减退者;某些特殊类型糖尿病。

3. **GLP-1 受体激动剂和 DPP-Ⅳ抑制剂**

(1) GLP-1 受体激动剂:通过激动 GLP-1 受体而发挥降糖作用,均需皮下注射。

(2) DPP-Ⅳ抑制剂:抑制 DPP-Ⅳ活性而减少 GLP-1 的失活,提高内源性 GLP-1。

(六) 病情监测

包括血糖监测、其他 CVD 危险因素和并发症的监测。血糖监测基本指标包括空腹血糖、餐后血糖和 HBA1c。建议患者应用便携式血糖仪进行自我血糖监测,指导调整治疗方案。

四、糖尿病的康复教育

在糖尿病的康复治疗中,康复教育是重要环节之一。应包括一般人群的宣传教育、糖尿病专业医护人员的专业培训,以及糖尿病患者及家属的教育等。可采用学习班、讲座、观看录像和科技电影等多种形式。对于大于50岁的人群,尤其是高危人群应每年做一次空腹血糖和餐后2小时血糖检查,使无明显症状的患者能尽早及时得到确诊和治疗。同时让确诊患者了解糖尿病并逐渐熟悉饮食、运动、药物治疗原则,掌握尿糖、血糖检测的方法,树立战胜疾病的信心,配合医务人员提高控制糖尿病病情的质量。对于必须使用胰岛素治疗的患者,还应指导其学会无菌注射方法以及低血糖的初步处理。

复习思考题

1. 脑卒中患者会出现哪些障碍?
2. 什么是联合反应和共同运动?痉挛模式的典型表现是什么?
3. 脑卒中偏瘫常用的评价方法有哪些?
4. 脑卒中康复的目标和原则是什么?
5. 脑卒中急性期、恢复期和后遗症期的康复措施包括哪些?
6. 脑卒中常见并发症与并发症有哪些?
7. 颅脑外伤及手术后患者可出现哪些障碍,常用的评定方法有哪些?
8. 颅脑外伤及手术后患者急性期和早期康复措施有哪些?
9. 试述脊髓损伤患者的主要并发症。
10. 试述脊髓损伤患者康复的要点。
11. 什么是脑性瘫痪?小儿脑瘫的主要病因有哪几方面?
12. 脑瘫的分型及各型脑瘫的主要临床表现是什么?
13. 小儿脑瘫评定的主要内容和方法有哪些?
14. 周围神经损伤的病因是什么?
15. 常见神经损伤康复评定和治疗有哪些?
16. 颈椎病的发病机制如何?怎样预防颈椎病?
17. 试述颈椎病的分型特点及康复治疗原则。
18. 颈椎病如何进行牵引治疗?
19. 试述肩周炎的评定方法和康复治疗原则。
20. 腰椎间盘突出的诱因和发病机制如何?
21. 简述腰椎间盘突出症的临床表现和治疗方法。
22. 骨折后康复治疗的作用机制是什么?
23. 骨折后康复治疗各阶段的主要内容是什么?
24. 骨关节炎的运动疗法主要包括哪些内容?
25. 类风湿关节炎的康复评定主要包括哪些内容?
26. 简述类风湿关节炎康复治疗的原则与方法。
27. 残肢的评定包括哪些内容?
28. 叙述截肢康复的程序及假肢装配前、后的康复训练。
29. 叙述人工关节置换术后康复治疗的原则和方法。

30. 手外伤康复的定义是什么?
31. 手功能评定主要包括哪些方面?
32. 手部骨折后康复治疗原则是什么?
33. 叙述手部屈指肌腱修复后的康复治疗方案。
34. 冠心病康复各期的目标及主要内容是什么?
35. 试述冠心病康复治疗的机制及Ⅲ期康复的基本方法。
36. 试述冠心病有氧训练的要点,运动处方的内容。
37. COPD患者进行康复治疗的主要内容是什么?
38. COPD康复的常用评定方法及呼吸训练的要领有哪些?
39. 试述糖尿病运动治疗的主要作用、运动处方及注意事项?

(孟兆祥)

第六章 康复中常见病症的处理

> 1. 掌握痉挛、挛缩的定义与康复评定；骨质疏松症运动疗法；神经源性膀胱的定义；慢性疼痛的常用物理疗法。
> 2. 熟悉压疮的分型与康复治疗；痉挛、排便功能障碍的康复治疗。各类神经源性膀胱的康复评定和康复治疗。

第一节 痉 挛

痉挛（spasticity）是指上运动神经元损伤后，由于脊髓和脑干反射亢进而出现的肌张力异常增高，局部对被动运动的阻力增大的一种状态。皮质、脑干、脊髓疾病均可引起痉挛。临床上多见因脊髓损伤和脑损伤等引起的痉挛。目前认为痉挛的原因是整个脊髓反射亢进所致，包括牵张反射、屈肌反射、对侧伸肌反射亢进。

痉挛的病理生理学复杂，由于牵张反射亢进导致的痉挛机制已被人证实。正常情况下，肌张力是由α运动神经元处于静息状态下的发放水平决定的，来自肌梭的Ⅰa传入纤维在发放中起主要作用，而梭内肌纤维受着γ运动神经元的支配。它们的活动引起梭内肌紧张度增加，这些梭内肌的紧张增加了Ⅰa类纤维对牵张的敏感性，从而使梭内梭外肌的"相互抑制"发生异常，造成同一牵张情况下引起支配梭外肌的运动神经元增多、更强的活动。国外学者也证实局灶肌张力异常患者的肌肉活动模式存在着相互抑制的异常，并且在检查脊髓反射功能时也发现了同样不正常的相互抑制。目前一般认为，高位中枢通过突触前抑制影响脊髓反射，如果中断到脊髓下行通路常常会出现痉挛，脑血管意外后由于中枢性运动抑制系统失调，使α和γ两种运动神经元相互作用失调，临床上出现上肢屈肌群和下肢伸肌群的肌张力异常增高。

痉挛可以影响患者日常生活活动和康复训练，应给予积极有效的综合治疗。

一、临床特点及鉴别

痉挛表现为对牵张速度依赖的肌张力障碍。临床上痉挛主要和挛缩相鉴别，痉挛对牵张速度敏感而挛缩不敏感，痉挛的肌电图（EMG）活跃而挛缩则是静息电位。

二、康复评定

1. 根据关节进行被动活动时阻力大小决定级别(改良 Ashworth 法)(详见第三章第四节)。
2. 通过记录痉挛发作的频率判定痉挛轻重的方法(Penn 法)

0级:无痉挛。
1级:刺激可诱发中度痉挛。
2级:痉挛发作少于每小时1次。
3级:痉挛发作多于每小时1次。
4级:痉挛发作多于每小时10次。

3. 踝阵挛(Zierski 法)

0级:无踝阵挛。
1级:踝阵挛时间持续1~4 s。
2级:踝阵挛时间持续5~9 s。
3级:踝阵挛时间持续10~14 s。
4级:踝阵挛时间持续超过15 s。

4. 痉挛的仪器评定包括 肌电图、钟摆试验、等速运动仪评定等。

三、康复治疗

并非所有的肌痉挛都需要治疗,应该认识到痉挛存在的有利方面:如痉挛可延缓肌萎缩的发生;阵发性肌痉挛可促进血液循环,防止深静脉血栓形成;部分病人的痉挛有利于进行站立、转移,甚至步行等动作。有部分病人可能主要是瘫痪,其次才是痉挛。此时肌肉痉挛的解除,并不意味着功能恢复。

(一)治疗原则

在治疗痉挛前,应首先明确治疗的必要性,当痉挛影响病人日常生活活动时,才应该给予治疗。对痉挛的治疗要有现实的目标。不同病人之间痉挛的表现差异很大,康复治疗的方法需因人而异。

(二)治疗方法

1. 去除肌痉挛诱因 当并发尿路感染、压疮、骨折、足嵌甲时,往往使原有的肌痉挛程度加重。因此积极预防、治疗上述并发症。此外应尽量不用或慎用抗抑郁药,以免加重痉挛。

2. 抗痉挛模式 脑外伤、中风、脊髓损伤等患者从急性期开始即应采取良好的体位,对于严重脑外伤,去皮质强直者采取俯卧位,去脑强直者宜取半坐卧位,使异常增高的肌力得到抑制;早期进行斜板站立和负重练习,避免不当刺激,如刺激抓握反射和阳性支持反射。

3. 运动疗法 运动疗法中有许多方法是预防和缓解肌痉挛的。

(1)每日进行生理活动范围内的关节被动活动训练,动作缓慢、稳定,可缓解肌痉挛。

(2)持续静力牵拉可抑制亢进的反射,如采用站立位,对髋关节、膝关节和踝关节的屈肌进行静力性牵张。

(3)Bobath 技术中将病人置于某一体位,牵拉紧张的肌肉,直至放松,从而抑制肌肉痉挛。通过非对称性紧张性反射机制,改善上肢肌张力,诱发上肢活动。缓解手指屈肌痉挛的方法是将其拇指被动外展,然后前臂旋后,维持数分钟后,可使腕关节和手指容易完成伸展动作。

(4) Brunnstrom 采用让病人做"桥式"运动,达到缓解下肢伸肌痉挛的目的。

4. 夹板、矫形器的应用　将痉挛的肢体置于充气夹板中,充气产生压力,可使痉挛的肢体得到持续缓慢的被动牵伸,使痉挛暂时缓解。内收肌痉挛时,可使用外展支架、分腿器、膝分离器、全下肢外展枕等。踝足矫形器可用于治疗痉挛性马蹄内翻足。应用夹板、矫形器,可保持软组织的长度,伸展痉挛的肌肉,同时使肢体维持功能位。

5. 物理治疗

(1) 冷疗和热疗:可使肌痉挛一过性缓解,同时有镇痛作用。

(2) 电刺激疗法:痉挛肌及其对抗肌的交替电刺激疗法(Hufschmidt 电疗法)利用交互抑制收缩和高尔基腱器兴奋引起抑制以对抗痉挛。另外还有脊髓通电疗法、痉挛肌电刺激疗法、直肠电极植入电刺激法。

(3) 肌电生物反馈疗法:进行放松痉挛肌的训练。

6. 口服药物治疗

(1) 巴氯芬(Baclofen):该药是目前应用最多,效果良好的肌肉松弛剂,不良反应少。该药是脊髓内突触传递强有力的阻滞药,同时抑制单突触和多突触活动,达到缓解痉挛的作用。用法:开始每次 5 mg,一日三次,3 天后改为 10 mg,每日三次,连用 3 天后根据痉挛控制的情况可逐渐加量,至肌张力控制而又不影响肌力为止,每日最大量可达 80 mg。

(2) 妙纳:是一种周围性肌肉松弛剂。用法:每次 50 mg,每日 3 次。

(3) 丹曲林(Dantrolene):肌肉松弛剂,作用较巴氯芬弱。适用于各种痉挛。用法:每日 25 mg,每 2 周增加 25 mg,最大剂量为每次 100 mg,一日 4 次,6 周无效应停药。

(4) 替扎尼定(Tizanidine)和可乐定(Conidine):替扎尼定和可乐定是 α 肾上腺素能激动剂,能有效缓解肌痉挛。用法:替扎尼定从每次 1 mg,一日 3 次起,每隔一周每次服药量增加 1 mg,通常每日量 12~24 mg 已可获得良好的疗效,每日总量不超过 36 mg;可乐定每日 0.1~0.4 mg,偶有低血压、嗜睡等副作用。

(5) 地西泮(Diazepam,安定):具有中枢性肌松弛作用,用法从每次 2.5 mg,一日两次开始,隔数日增加 2.5 mg,直至出现不良反应,或达到每次 20 mg,每日 3 次为止,不良反应为嗜睡。

7. A 型肉毒杆菌毒素的应用　A 形肉毒梭菌毒素(Butulinum toxin A,BTXA)是一种较强的肌肉松弛剂,肌肉局部注射后在肌肉内弥散,与神经肌肉接头的胆碱能受体结合,阻滞神经突触乙酰胆碱释放,从而缓解肌肉的痉挛。该生物制剂用于治疗局部肌张力异常,如面肌痉挛、斜颈、偏瘫后的手足痉挛。对前述口服药无效的病例也有效。注射方法:根据体重和靶肌的需要剂量用生理盐水稀释 BTX A 制剂。稀释后用 1ml 针管抽取,选用适当长度针头,在皮肤常规消毒后直接向靶肌注射,注射点主要在肌腹部位。一般每块肌肉注射 4~6 个位点,深层靶肌最好有肌电图检测定位。剂量:一般按公斤体重,靶肌的体积,痉挛严重程度计算临床治疗剂量。通常最大注射剂量每个注射位点 50 单位,每次不超过 600 单位,注射后在 24 小时内即可起效,2~5 天达高峰,药效维持可达 3~6 个月。

8. 神经阻滞　用 2%~3% 的酚溶液 0.5~2 ml,于周围神经或肌肉的运动点作局部封闭,能阻断痉挛 6~12 个月或更长。

9. 手术治疗　当痉挛不能用以上各种保守治疗缓解时,可考虑手术治疗,但手术不应损伤残留的运动功能和感觉功能。手术治疗应慎重选择。手术方法有:周围神经切断、选择性脊髓神经根切断术、脊髓部分切断术、肌腱切断术等。

第二节 挛 缩

一、概述

挛缩(contracture)是由于关节、肌肉或软组织限制,而导致主动或被动关节活动范围不充分。在病理过程上是关节因在任何位置的长时间的制动,造成肌肉或肌腱长时间处于缩短状态,导致肌肉组织纵向萎缩或肌腱的弹力纤维缩短变性,使肌肉/肌腱的长度缩短,关节活动受限。主要原因有:

1. 关节内韧带损伤,创伤后挛缩。
2. 关节内外瘢痕粘连及挛缩。
3. 跨关节的肌肉、肌腱及周围滑液囊的挛缩和粘连使肌腱上下滑移的程度缩小,导致关节的活动受限。
4. 关节内外骨折后制动带来的失用性肌肉、肌腱及关节囊的挛缩。
5. 关节于非功能位会造成关节畸形。
6. 关节肌肉及肌腱本身损伤或炎症时,可使关节结构破坏,从而使更多的纤维组织损伤修复,产生更严重的挛缩,引起更为广泛致密的瘢痕粘连。

二、挛缩的病理生理机制和临床特点

挛缩的病理基础主要是胶原组织的异常,关节周围组织的形态继发性变化都可能与关节挛缩有关。水肿、缺血、出血及肌肉和关节周围组织微循环的其他改变能促使纤维化的发生,如糖尿病时可因微血管的变化和相对缺血会造成挛缩。挛缩发生的速度还受许多因素影响:如肢体的位置、制动的时间、原先的疾病和关节活动范围。根据病理过程,挛缩可分为:关节源性、肌源性、软组织源性和力学原因。

1. 关节源性挛缩(arthrogenic contracture) 累及关节成分的病理过程有软骨损伤、滑膜变化、关节囊改变造成的挛缩。

(1) 软骨损伤造成的挛缩:关节软骨面的破坏并非是造成挛缩的直接原因,而是因为关节的炎性改变,造成关节内的粘连、滑囊的增殖和纤维化所致。

(2) 滑膜变化造成的挛缩:关节固定后关节腔的纤维、脂肪、结缔组织增殖,覆盖被暴露的关节内软组织,如十字韧带和股四头肌腱,并逐渐与它们形成粘连。

(3) 关节囊改变造成的挛缩:关节囊的结构以胶原为主体,胶原的增殖或短缩继发于炎症与制动的变化。关节囊造成的挛缩使各个方向的活动均受限。

2. 肌源性挛缩(myogenic contracture) 是由于内在和外在的原因造成静止肌肉的长度缩短。内在的变化是结构性的,分为炎症、变性和异位骨化。外在性挛缩是继发性的,因神经学异常或机械性因素造成,是多发性损伤与慢性疾病后最常见的类型。

3. 软组织挛缩(soft tissue contracture) 软组织引起的挛缩包括两类:一类是炎症与创伤修复过程中肌成纤维细胞的增殖和收缩;另一类是没有炎症过程,没有肌成纤维细胞参与的

胶原结构性变化,或称为被动挛缩。软组织挛缩通常指在一个平面或一个轴上限制运动。

4. 力学原因引起的挛缩　主动肌与拮抗肌肌力不平衡,导致一侧软组织不能充分伸展,久之而成挛缩。脊柱侧凸是典型力学因素所致挛缩。

挛缩的临床特点包括:①关节功能障碍;②肌力减退;③加重瘫痪后肢体功能障碍;④ADL的影响。如下肢的挛缩可改变步态类型,甚至不能行走;上肢的挛缩导致伸手及物、穿衣、修饰、进食和精细活动作业的完成受影响;多关节挛缩严重妨碍床上体位、直立行走,使会阴清洁和皮肤护理发生困难;此外关节挛缩会加大皮肤所受压力。

三、康复评定

1. 肌腱与关节挛缩的康复评定主要是评价受累关节的活动范围及其肌肉关节活动范围(range of motion,Rom)

(1) 方法:一般采用对四肢关节进行关节活动度的检查。

(2) 工具:量角器。

2. 髋关节肌肉易产生挛缩,可由特殊的骨骼检查法检查有无肌肉挛缩　例如髂腰肌:托马斯检查(Thomas test)阳性:仰卧位,在非检查侧髋膝关节最大屈曲时,检查侧髋关节成屈曲位。

四、康复治疗

预防是最好的治疗。对因疾病或因疾病治疗而制动的患者应进行体位和关节活动度的细致分析,将康复的对象集中在胶原的调控上,将保持和恢复功能作为防治挛缩的主要方面,从而有针对性地安排相应治疗因子。

(一) 挛缩的治疗

1. 持续性被动运动　挛缩较轻时每次运动只需10个反复,但每个反复运动均需在极限位置(屈或伸,外展或内收)停留8~10秒。挛缩较重时每次运动需连续20~3分钟,也可使用CPM机进行治疗。

2. 温热治疗　被动运动前在肌肉、肌腱连接处或关节囊处进行热疗,可增加胶原的伸展性,提高牵张的效果,包括水疗、蜡疗、红外线和高频电疗等。

3. 体位保持　为了减轻挛缩或者减轻挛缩的后果,如严重烧伤的增殖性瘢痕形成早期,或者侵及关节面的骨折,必须使关节保持在"功能位"。功能位的保持必须24小时连续进行,必要的治疗时间除外。

4. 关节功能牵引　是利用器械施加的牵引力对患者关节进行一定时间的被动持续牵引,使挛缩的纤维组织产生更多的塑性延长。

方法:将挛缩关节的近端肢体用支架或特制的牵引器固定于适当位置,在其远端肢体按需要方向用沙袋作重力牵引。注意:

(1) 采取稳定舒适的体位,充分放松局部肌肉。

(2) 一次牵引持续15~20分钟,每次2~3组,每日1~2次。

(3) 施载负荷应在牵引后挛缩关节引起紧张或轻度疼痛为宜。

5. 手法治疗

(1) 横向按摩(massage):是与需治疗的组织纤维相垂直的方向进行深部、局部的按摩,此手法是针对韧带、肌、腱、关节囊应用的局部治疗。目的是维持软组织的活动性,预防粘连。适用于外伤或由于外伤引起的肌肉、肌腱移行部、肌腱、骨膜移行部、腱鞘韧带等质的变化。治疗部位感染时禁止使用。

(2) 功能性按摩(massage):是在关节活动的同时,牵张治疗的肌肉,与肌纤维平行方向对肌肉进行揉捏。治疗目的是放松紧张肌肉。

6. 夹板、石膏塑模的应用 动态夹板是一种持续牵引的夹板,通过持续性牵张,可获得更大的关节活动度,适用于肘、腕、指间关节。石膏塑模适于阻力极大的膝踝挛缩,先行热疗后,用力强制关节达到活动的限度,并在此极限位置上予以石膏塑模固定,每2~3日更换一次,直至达到完全矫正挛缩。

7. 手术干预 根据不同的关节挛缩选择相应手术治疗,如关节内、外粘连松解,肌腱延长,瘢痕切除与植皮等。

8. 药物治疗 合并痉挛时可注射肉毒素A或以苯酚作运动点或神经阻断,可以有效治疗痉挛状态。

(二) 挛缩的预防

1. 适当的体位 预计必然有挛缩时如骨科的牵引和固定就必须取功能位。对卧床或制动的患者预防挛缩的发生,首先要选择合适的床和垫子、适当的床上体位及活动的方案,床上体位与床上活动要与患者的护理方案相结合。卧位患者可以用枕头、毛毯等软性织物保持关节的固定。卧于硬床可以减少屈髋膝挛缩的机会,足底垫板或用踝托可以预防跟腱挛缩。

2. 早期活动、步行 一旦医学情况允许,即应离床活动,不仅可预防挛缩的发生,还有助于保持未受累关节的功能。消除步行和姿势的不良习惯,并注意对受累关节的正确应用。

3. 主、被动关节活动度的训练 主、被动关节活动度和灵活性训练是预防挛缩的关键。

4. 夹板、石膏塑模的应用 有明显挛缩倾向的患者可用石膏或塑料夹板与矫形器。静态夹板可防止如颈部植皮后的瘢痕挛缩;还可以牵张收缩的肌肉,如手屈肌紧张可用静止性夹板给予较好的伸展。

5. CPM、肌电生物反馈的运用 可以使患者无力的肌肉适当参加正常活动。

6. 疼痛处理 物理治疗、药物等。

第三节 压 疮

一、概述

压疮是由于局部皮肤组织长期受压,导致局部血液循环障碍,最终引起局部组织不同程度的缺血性损伤。正常人体毛细血管动脉端压力为 4.26 kPa。实验证明,局部受压超过上述压力,持续时间大于2小时,该部位软组织出现不可逆的缺血性损伤,即压疮。压疮是康复医学中常见的并发症之一,严重影响病人的康复。

二、病因及发病机制

(一) 压力

长时间持续的机械压力压迫毛细血管,使局部血液循环受阻,最后导致缺血损伤,即压疮。这种由身体表面传送至骨面的压力呈锥形分布，锥底为受压的身体表面，而骨上的组织承受最大的压力。因此最重的损伤常见于肌层而非皮肤。

（二）剪切力

当皮肤保持不动而其下的组织移动时会发生剪切情况。若床头抬高，则骶骨后部组织压力比床平放时更大，尽管骶尾皮肤与床面附着在一起，但身体却滑向床尾，这就会使从下面的肌肉供应给皮肤的动脉受压，使皮肤缺血而引起基底面积广泛的剪切性溃疡。剪切力与骶部压疮发生率高有关。剪切的常见原因包括痉挛、坐姿不良、卧姿不良、转移时滑动而没能抬起等。

（三）摩擦力

皮肤在其承重面上移动会产生摩擦力。摩擦力引起的破损限于表皮和真皮层。在合并有压力和剪切力时，摩擦力的损害会加重。

三、诱发压疮的危险因素

（一）运动功能

控制身体姿势能力的丧失或减弱是压疮最常见的危险因素。常引起运动功能障碍的疾病，如：脑卒中、关节炎、多发性硬化、脊髓损伤和脑损伤等。

（二）营养状况

营养状况差时易发生压疮。富含蛋白质和碳水化合物的高热量饮食可提供正氮平衡，满足代谢和营养需求，从而预防压疮。

（三）年龄

随着年龄增长，软组织弹性成分减少，皮肤上的机械负荷增加；胶原合成改变，导致组织机械力降低且僵硬程度增加，有效分配压力的能力减弱。这些因素使老年人更易发生压疮。

（四）潮湿

潮湿使皮肤软化，后者在受压及经受摩擦力时更易破损而形成压疮。因此潮湿也是压疮形成的重要诱因。出汗、伤口引流及大小便失禁等常导致潮湿。

四、压疮的评定

（一）压疮的分度

根据压疮对组织破坏严重程度分为四度：

Ⅰ度：有红斑出现，但皮肤完整。
Ⅱ度：深层皮肤有破坏，累及表皮或真皮。
Ⅲ度：皮肤破坏深达皮肤全层，但未穿透皮下组织，在筋膜之上。
Ⅳ度：深达肌肉或骨。

（二）并发症

压疮常见的并发症为感染。可以表现为局部感染，也可以向深部组织或邻近的关节扩散，从而引起骨髓炎或关节炎。更加严重者可发生败血症。

五、压疮的预防

压疮应以预防为主，压疮的预防着重于能影响患者损伤的危险因子。预防措施包括以下几个方面。

1. 卫生宣教　向病人及家属介绍压疮的危害,使他们理解预防压疮的重要性,了解压疮发生的常见诱因。要求他们积极参与压疮的预防。

2. 避免压力造成的损伤　采用正确体位,使压力分布在最大体表面积上,并避免骨突处受压。对运动障碍者应定时变换姿势,调整矫形器。对卧床患者应每2小时翻身一次,翻身时间安排并不是固定的,但翻身时必须检查皮肤。或采取交替式充气床垫,避免持久受压,但禁止使用橡皮圈,以免影响血流进而影响组织生长;坐轮椅患者,使用适合的轮椅及坐垫,轮椅坐姿应保证所达座位区域的最大支撑面,至少每半小时进行一次姿势改变作臀部减压。

3. 避免由于剪力、摩擦力造成的损伤　转移病人或帮助病人翻身时,切勿滑行和拖曳,应使病人的臀部等易受压部位抬离接触面而搬动。

4. 避免皮肤外伤　缺乏神经支配或营养不良时,皮肤损伤不易愈合,易转变为与压疮相似的创口。因此,需保护好病人的皮肤。

5. 保持皮肤清洁、干燥　尤其是大小便失禁者,用中性肥皂清洗污染的皮肤。

6. 改善全身营养状况,积极治疗原发病。

六、压疮的康复治疗

首先应明确及去除压疮的发生原因,否则即使给予了正确的局部和全身治疗也可能导致创面不愈。然后根据压疮的严重程度,采取相应措施。Ⅰ、Ⅱ度压疮采用非手术治疗,Ⅲ、Ⅳ度压疮可先采用非手术治疗,再行手术治疗;或直接进行手术治疗。

（一）减压

缓解皮肤压力是治疗压疮的最重要和基本的措施。可通过变换体位、调整矫形器、采用软垫等悬空受累部位;对于长期卧床者,多采用定时翻身、使用气垫床等措施缓解压力。发生压疮后禁用橡皮圈,因为橡皮圈会影响局部血液循环,妨碍组织生长。Ⅰ度压疮经减压后基本可以治愈。

（二）压疮创面处理

1. 应保持创面清洁,避免摩擦、潮湿及排泄物的刺激。出现水疱后,用无菌注射器抽出疱内液体。

2. 创面的愈合需要适当的温度、湿度、氧分压、pH等。原则上创面尽量少用外用药。普遍采用湿—半干敷料,每2～4小时更换一次敷料。也可以根据分泌物的多少来改变更换敷料的频率。创面的坏死组织应去除。合并感染的压疮,应彻底清创,引流通畅。处理创面时注意不要损害正常组织。

3. 当压疮创面愈合困难时,可适当应用创面愈合的药物,如:多抗甲素、藻酸钙、生肌散及贝复济等药物。创面感染严重时可应用抗生素溶液冲洗。

4. 物理治疗　可改善局部血液循环,促进压疮组织新陈代谢,改善局部营养,防治感染,促进创面愈合等作用。紫外线有杀菌及促进上皮再生促进压疮创口,愈合的作用,但紫外线不应用于极易受损伤的皮肤或创口周围组织严重水肿的患者。另外还可用超短波疗法、红光或氦氖激光照射及直流电离子导入等方法。

（三）抗生素应用

如感染严重，引起全身症状，如高热、败血症症状时，应根据细菌培养结果，静脉使用敏感抗生素治疗。

（四）营养支持

给予高蛋白、高热量、高维生素的饮食，改善全身营养状况；必要时可以静脉使用氨基酸、人体白蛋白、全血等。营养支持疗法可以纠正低蛋白血症、贫血等，提高免疫力，有利于创面愈合。

（五）手术治疗

对于Ⅲ、Ⅳ度压疮，或经非手术治疗无效的压疮，而全身情况良好者，应考虑手术治疗。压疮的手术方法包括直接闭合、皮肤移植、皮瓣、肌皮瓣、游离瓣等。手术治疗可缩短创面愈合时间，减少体液及营养物质的丢失，有利于病人早日康复。

第四节 骨质疏松症的康复

一、概述

骨质疏松症（osteoporosis，OP）是一类伴随增龄衰老或医学原因引起的，以骨量丢失、骨组织纤维结构破坏为病理改变，骨强度下降、骨脆性增加、骨折危险频度增大为特征，以骨痛、易于发生骨折为主要临床表现的退行性、骨代谢疾病。

骨质疏松症在世界多发病中列第6位，已经成为一个世界范围的越来越严重的社会健康问题。目前全世界已有2亿多骨质疏松症患者，其中约2/3是绝经后妇女和大多数65岁以上的老年人。本病的发病情况因地区环境、食物因素、营养水平以及种族的不同等而有所不同。

二、原发疾病的特点

（一）致病因素

1. 激素的调控因素　雌激素、甲状旁腺激素、降钙素、肾上腺皮质激素、骨化三醇等。
2. 营养因素　钙的摄入不足、微量元素缺乏、维生素类缺乏等。
3. 物理因素　废用因素、日光照射不足等。
4. 不良嗜好　吸烟、酗酒、过多咖啡和咖啡因摄入，都是骨质疏松的危险因素。
5. 药物因素　长期使用免疫抑制剂、肝素等抗凝剂或利尿剂。
6. 其他因素　遗传因素、年龄因素、种族因素、性别因素、体型体重因素、免疫功能异常、妊娠因素等。

（二）分类

骨质疏松症分为原发性、继发性两大类。原发性骨质疏松症又分为Ⅰ型绝经后骨质疏松症、Ⅱ型老年骨质疏松症和特发性骨质疏松三类，在骨质疏松发病总数中占绝大多数，这类病种虽然病因尚未完全弄清，但是原则上来说具有进展性及不可逆性的特点。继发性骨质疏松症主要由疾病等医学原因和不良嗜好所致，见于各种年龄，发病原因去除后，骨质疏松是可逆的。

（三）临床特点

1. 疼痛　是骨质疏松患者的主要临床表现，可发生在不同部位，最常见的部位为腰背部。其疼痛多呈胀痛、酸痛，有突发性加剧。多表现为在长时间保持固定动作时出现疼痛或疼痛加剧，活动后症状可以缓解，但活动过久疼痛又加重。

2. 驼背　表现为身高缩短，背屈加重，多发生于胸中下段。随着年龄增长，骨质疏松加重，驼背曲度加大，女性到65岁时比自身最大身高短缩4 cm以上，75岁时短缩达9 cm以上。

3. 骨折　是骨质疏松症最严重的后果，也常作为患者的首发症状或就医原因，由于骨密度降低，骨折危险增加，常在扭转身体、肢体活动时，致自发性、倒地性轻伤性骨折，好发于脊柱、髋部、桡骨远端等。

三、康复评定

1. 首先应根据患者的性别、年龄、临床表现综合分析作出初步诊断。

2. 再进一步做骨密度检测（X线检查、单光子吸收骨密度仪、双能X线吸收法、定量超声检查、定量CT等），应争取用双能X线骨密度仪（表6-1），根据检测结果判断是否患有骨质疏松症及严重程度。

3. 最后配合生化检查（骨形成标志物：总碱性磷酸酶、骨碱性磷酸酶、骨钙素和I型前胶原羟基末端肽。骨吸收标志物：三抗酒石盐酸性磷酸酶、I型胶原交联羟基末端肽、尿羟脯氨酸酶等。血、尿骨矿成分的测定：钙、磷、镁的测定），作出鉴别诊断，判定是原发性骨质疏松症还是继发性骨质疏松症。

骨质疏松症的诊断标准是将所测的骨密度和同性别峰值骨密度作比较，减少：<12，正常，<1SD；13%～24%，骨量减少，1～2SD；>25%，骨质疏松症，>2SD；>25%，伴有脆性骨折为严重骨质疏松症，>2SD；>37，（无骨折）严重骨质疏松症，>3SD。

同时，应当对骨质疏松症患者其骨痛、关节活动度、肌力、肌耐力、平衡功能、日常生活活动能力与生活质量进行评定。

四、康复治疗

骨质疏松症康复治疗目标是缓解骨痛，控制病情发展，预防继发性骨折，改善日常生活活动能力，提高生活质量。

（一）运动疗法

在骨质疏松症的诊断技术和药物治疗进展的同时，运动疗法已成为非药物治疗中的重要组成部分，其防治骨质疏松症的核心作用已日益显现。

1. 主要作用

（1）运动通过。规律运动可以降低白细胞介素—1和白细胞介素—6的水平，延缓破骨细胞的活性，减少骨丢失。

（2）运动通过肌肉收缩产生的张力和机械应力作用于骨骼上，促进骨形成和防止骨丢失。

（3）运动训练可增强背肌肌力，有助于支持脊柱和防止椎体楔形改变或脊柱后凸畸形。

（4）运动可提高机体灵活性和平衡能力，防止因跌倒引起骨折。

(5) 适当的规律运动可缓解疼痛。

2. 治疗原则

(1) 特殊性原则：训练要针对特定的生理系统，运动应具有增加骨量和增强肌力以防跌倒的不同目的。根据患者的病情，有针对性地选择治疗部位、运动方式、运动幅度、速度、肌肉收缩的强度。

(2) 渐进性原则：运动强度须渐进性增加，所应用的负荷须在骨承受的力学应力能力范围之内。

(3) 初期值原则：患者最初的能力较低，经运动后将会有明显的功能改善。

(4) 可逆性原则：运动对骨质疏松症所产生的有效作用，会因停止运动而逐渐丧失。全面的运动项目要以提高骨密度和肌肉力量为目标并尽可能防止中途废止。

(5) 减少恢复原则：对运动所产生的功能改善有生物力学的最高限度，当达到这一限度后，获得很小的进步却需要付出更大的努力。

运动应将短期目标和长期目标相结合。身体力学、适当的姿势、力量与有氧摄入能力是短期治疗的基本成分。适当脊柱支撑、疼痛处理、心理支持等长期目标应与维持适当营养、力量及有氧能力相结合来预防跌倒和骨折。

3. 运动方式和强度　运动定量化是制定骨质疏松症运动处方的关键，应针对个体运动能力的差异、骨密度及是否有骨折来制定运动治疗方案。

(1) 有氧耐力运动：运动方式有慢跑、快走、踏车、游泳、登台阶等。运动强度应以靶心率来确定。运动时间以维持靶心率20～30分钟为佳(包括准备活动和整理活动)，在运动开始第一周，以低中强度运动20分钟为宜，2～4周后出现正常的运动反应且无并发症，运动的时间可逐渐增加，运动的频率以每周3次以上。

(2) 肌力训练：肌力训练有以杠铃、哑铃为代表的等张运动和等长运动及等速运动。少做屈曲、等张和动力性运动。渐进性抗阻运动适用于无骨折的骨质疏松症患者。骨质疏松症的患者宜进行以较轻承重为主的综合运动方案。

(3) 平衡与协调运动：是预防跌倒和骨质疏松性骨折的主要方式，如体操、舞蹈、太极拳等，适用于年老、骨密度较低、肌肉无力、有平衡障碍的患者，但要避免脊柱屈曲的活动。

(4) 能力水平运动：能力训练方法，主要是维持和增加骨质疏松患者个人功能和能力水平，改善日常生活活动能力。

(二) 理疗

1. 主要作用

(1) 对骨密度有改善作用：物理治疗的压电效应对骨皮质血流量、应力负荷会产生积极的影响。

(2) 对骨结构有维持作用：物理治疗既可维持骨代谢的正平衡，又可促使骨密度增厚，使骨小梁结构排列更趋向于"受力型"。

(3) 对软骨的作用：物理治疗所引起的关节作用可对软骨产生"挤压"效应，从而使软骨获得足够的营养。物理治疗在维持关节的形态和功能上有积极的作用。

(4) 止痛：物理因子具有较好的止痛效果。对于骨质疏松症引起的急慢性疼痛应作为首选。

(5) 减少瘢痕和组织粘连，防止肌肉萎缩，促进骨折愈合，改善肢体功能活动，促进神经功能恢复,预防深静脉血栓形成和继发性骨质疏松。

2. 常用理疗方法

（1）增加骨量类：电磁波（如脉冲电磁场治疗）、紫外线治疗、直流或超声氟钙离子导入、高频或中频电疗、温热疗法、按摩疗法。

（2）改善功能类：音频电疗、温热剂量的超短波或微波、超声波疗法等。

（3）消炎止痛类：无热剂量的微波或超短波疗法、脉冲超短波或短波疗法、冷疗、磁疗、低频及中频电疗、激光。

（4）促进骨折愈合类：超声波、光疗、温热疗、离子导入疗法、磁疗。

（5）促进感觉、运动恢复类：低频及中频电疗、温热疗、针灸、按摩推拿。

（三）药物治疗

依据药物对骨质疏松症的作用途径可分为：

1. 骨吸收抑制药物　二磷酸盐类、降钙素、雌激素、选择性雌激素受体调节剂、钙剂等。

2. 骨形成促进药物　氟化物、同化性皮质类固醇、孕激素、PTH片段、活性维生素D衍生物、生长激素、骨钙素、骨形成蛋白等。

3. 作用于骨矿化的药物　钙剂、维生素D_3（调节钙、磷代谢,促进骨钙吸收）等。

（四）矫形器与支具技术

在治疗中应用康复工程原理,为病人制作适合的支具、矫形器和保护器是固定制动、减重助行、缓解疼痛、矫正畸形,配合治疗顺利进行的重要措施之一。在骨质疏松的长期治疗中,支具可预防进一步的骨折。常用支具有姿势训练支具、胸腰支具、腰骶或胸腰骶支具等。

（五）作业疗法

使用有目的的、经过选择的作业活动来治疗、辅助及维持骨质疏松症患者的生理、心理、社会功能和参与能力,使其能获得最大社会独立性,进而提高其生活质量。

（六）康复教育

主要进行防跌倒宣教与训练,要求患者戒除不良嗜好,坚持平衡饮食,多做户外运动和家庭自我运动训练,特别是静力性训练和步行锻炼。

五、预防和预后

（一）三级预防原则

1. 一级预防　从儿童、青少年时期做起,注意合理的膳食结构,多食用富含钙和磷的食品;坚持户外体育锻炼;养成良好生活方式。将骨峰值提高到最大值是预防生命后期骨质疏松症的最佳措施。医疗机构要积极开展有关骨质疏松症的科普知识宣传及相关咨询活动。

2. 二级预防　在成年期应避免各种促使骨量丢失的因素,此期间应定期到医院检查,每年进行一次骨密度测试,加强体育运动,长期预防性补充钙剂和维生素D,同时应积极有效治疗与骨质疏松症相关的疾病。

3. 三级预防　老年人应加强自我保护意识,多做户外适量活动,预防意外损伤和骨折的发生,同时对患有骨质疏松症的患者应采取积极的药物及物理治疗。

(二)预防措施

1. 积极治疗原发疾病。

2. 合理的营养和膳食 多食富含维生素D、钙的食物和粗杂粮。合理配餐,要使钙、磷比例控制在(1:2)～(2:1)之间。改变嗜饮碳酸类饮料的习惯。改变不合理的配餐习惯。

3. 改变不良嗜好,多晒日光浴。

4. 加强规律适量的体育锻炼,多做户外活动。

5. 慎重使用激素 临床上使用激素时,应定期测定骨密度用作临床评估骨丢失的指标。在进行皮质类固醇治疗时,每日所获得总钙摄入量应达1 500 mg,并且同时服用维生素D(400～1 000 IU/日)。

(谭文捷 孟兆祥)

第五节 排便功能障碍

一、概述

排便障碍的病因较多,康复医学中最常见的排便障碍是由中枢神经损伤后引起的,现以发生率最多的脊髓损伤(spinal cord injury,SCI)为例加以叙述。

脊髓损伤后排便功能障碍是影响脊髓损伤患者身心健康的一个重要因素。SCI影响肠道动力、括约肌控制能力和总体运动能力。调查显示,急性期后,随着患者对丧失运动能力的适应,大约1/3的SCI患者认为直、结肠功能障碍比膀胱及性功能障碍对身心健康的影响更严重,该问题给患者的生活、家庭及社会造成巨大的负担。

正常的排便过程可分为肠的反射性活动和大脑的意愿性控制两个阶段。SCI后由于骶髓(S_{2-4})的副交感神经排便中枢与高级中枢的联系中断,排便活动(包括感觉和运动)失去了大脑的控制,排便只能通过脊髓部分反射来进行。临床上根据骶髓排便反射是否存在而将排便障碍分为上运动神经元(upper motor neuron, UMN)性损伤和下运动神经元(lower motor neuron, LMN)性损伤两种类型。

UMN损伤表现为:胃结肠反射减弱;十二指肠结肠反射减弱;结肠呈痉挛性蠕动,移行收缩频率、幅度下降,顺应性下降,餐后运动和肌电活动不增加,通过速度、时间延长(盲肠—肛门为72小时);直肠顺应性降低,痉挛狭窄,容量减少,膨胀急迫便意减退,脊髓上传至大脑皮层的经路中断,不能产生便意,但脊髓的排便反射存在,可引起肠收缩而排便;肛门结肠反射消失,适应性的调节反应消失。LMN损伤表现为:胃结肠反射减弱;十二指肠结肠反射减弱;结肠呈弛缓性蠕动,移行收缩频率、幅度下降,顺应性下降,餐后运动和肌电活动不增加,通过速度、时间显著延长(盲肠—肛门为6天);直肠顺应性升高,弛缓扩张,容量增加,膨胀急迫,便意减退,简单反应消失,由于传导径路中断,冲动不能传达脊髓,既没有便意,也无排便反射;肛门结肠反射消失,适应性调节反应消失。

二、临床分类的特点

脊髓损伤后排便障碍可因损伤平面及损伤程度不同而表现不同。这种表现可以下列形式出现。

（一）上运动神经元性（反射性）直肠

如果骶髓第 2～4 节段相应的周围神经仍完好，骶反射弧完整，则直肠功能是属于反射性的，其肛门内括约肌维持正常的休息张力，而当直肠充盈时即引起反射性松弛。由于内在及副交感神经性排便仍有功能，当直肠充盈时即会发生反射性排便。

（二）下运动神经元性（无反射性）直肠

由于脊髓或周围神经损伤，致使骶反射弧受损，副交感神经对内括约肌的正常抑制作用消失，内括约肌因而收缩，加上副交感性排便反射亦因该神经损伤而消失，结果引起大便潴留。另由于躯体神经受损，外括约肌和盆底肌松弛，若由于某种原因使大便通过失去抑制的直肠时，由于不能控制而表现为大便失禁。

主要临床表现为：①脊髓休克期大便失禁，休克期过后可出现便秘、排便困难、肛门括约肌张力增高。由于肠蠕动减慢，肛门括约肌不能随意放松，58％的患者排便障碍表现为便秘。②约 43％的患者有慢性腹痛、腹泻、腹胀、恶心、失禁，约 27％排便伴头痛、出汗。③便秘未得到及时处理可导致坚硬的粪便嵌顿。慢性 SCI 患者即使有良好的肠道管理仍有 27％出现粪便嵌顿，病程 5 年以上的可高达 80％。④SCI 患者 70％由于排便困难，肛门直肠缘静脉高压而形成痔疮。⑤由于长期排便困难、便秘、肛门括约肌受到坚硬粪块的过分牵张，久之出现括约肌无力与松弛而发生直肠脱出。

三、康复评定

1. 排便日志　评定患者的排便功能应根据以下三点。①每次大便耗时多少及粪便情况，每次大便应在半小时内能完成，且量及稠度均适中；②用局部刺激是否能排除大便，如手指刺激和（或）用肛门栓剂；③每次大便间隔时间是否基本固定，有无大便失禁。

2. 肛肠压力检测　应用消化道动力检测仪检查直肠肛门运动过程中的形态变化，获得直肠、盆底、肛门内外括约肌相关信息：直肠静息压、肛管静息压、肛管舒张压、肛管最大收缩压等。

四、康复治疗

SCI 患者排便障碍的治疗方法应根据大便失禁、便秘及活动障碍等特定情况来选择，并应全面考虑患者的身体状况、文化背景、职业等。治疗目标是有效控制排便，防止出现大便失禁和便秘，尽量减少并发症。规律排便能防止大便过分堆积和嵌顿。充分的长期肠道治疗计划需要备有便桶椅和能如厕的轮椅等合适的设备。上运动神经元性 SCI 患者可利用直肠结肠反射排便，手指刺激可诱发受脊髓圆锥调节的反射性直肠蠕动。下运动神经元性 SCI 患者无直肠结肠反射，使直肠成为容纳粪便的大容器，随着腹压的增加，大便失禁的危险性增加，尤其是大便呈液状时。这些患者的肠道处理应以保持直肠排空，减少大便失禁的发生率为目标。治疗的目标是使大便保持一定的硬度。

（一）排便训练

在进行排便训练之前，应了解以下几个因素：①伤前排便习惯及规律；②饮食结构是否合理，营养能否满足；③液体摄入是否充足；④每日活动情况及能否坐直到 90°；⑤损伤平面如何;⑥损伤时间有多久。

急性期过后,一旦肠鸣音恢复,预示着麻痹性肠梗阻的消失,不论损伤平面如何,都应鼓励患者进行排便训练。

1. 排便训练的原则

(1) 如果可能,尽量沿用伤前的排便习惯:如患者伤前习惯于晚餐后排便,排便训练即应尽量安排在晚餐后。

(2) 应考虑患者出院后的情况:如患者出院后是去工作或上学,则把大便安排在早上可能较为合适。

(3) 如果患者有陪护人员,大便时间应尽量安排在陪护人员在场的时间内。

(4) 避免长期使用缓泻药:如果建立起良好的排便规律,不需常规应用缓泻药。

(5) 当出现问题时,应找出是何种因素引起,如饮食结构发生变化等。

(6) 鼓励患者参与解决问题。

(7) 患者不是每日都需要排便,也不应强迫患者进行。

(8) 应尽量少用药:可使用大便软化剂和肠蠕动刺激剂,但用量应根据每个患者具体情况而定。

(9) 应该向患者讲解脊髓损伤后排便障碍的有关问题,以取得患者的理解和配合。

2. 排便训练的方法

(1) 上运动神经元性(反射性)直肠的排便训练:上运动神经元性排便的基础是利用排便反射,在确认直肠内有大便后,应进行刺激。坚硬的大便应该用手抠出;若为软便,将手指轻柔地插入直肠做环形运动,顺时针刺激30~60秒以刺激直肠排空。

一般情况下,患者隔日一次大便,便前用肛门栓剂,放肛门栓剂时应深入越过括约肌贴到肠壁上,然后做10~15分钟的手指刺激以辅助排便。如果患者能坐直到90°,应让患者坐便池或坐便椅上让重力协助排便。

做好排便记录:大便时间,大便的量、性状和大便失禁的情况。

(2) 下运动神经元性(无反射性)直肠的排便训练:下运动神经元性直肠因为排便反射的丧失,其处理更加困难。

开始时,患者每日应使用肛门栓剂,坚硬的大便应用手抠出。手指刺激在这种患者中无作用,因而也不必要。放肛门栓剂时应顶住肠壁,放空后20分钟检查直肠,如果直肠里有大便,患者即应转移到坐便池上,让大便排出。

有的患者需要在大便后第2日再检查直肠,以确保下段直肠有无大便,防止大便失禁。这种检查直至患者能很好地管理大便时才可取消。

(二) 辅助用药

1. 口服缓泻剂 分为容积成形剂(如车前子嗜水胶浆剂)、润滑缓泻剂(如多库酯钠)、渗透缓泻剂(如硫酸镁、乳果糖)、兴奋性刺激缓泻剂(如酚酞、吡沙可定、番泻叶)等,可软化粪便,间接促进水分吸收,刺激肠蠕动。但长期应用接触性泻剂可以引起结肠壁神经丛的病理改变,损害结肠 ENS,出现"泻剂结肠"(cathartic colon),可诱发或加重便秘,并对泻剂产生依赖。

2. 直肠栓剂 如甘油栓剂、开塞露、二氧化碳栓剂等,可润滑粪便,刺激肠蠕动,引起反射性收缩而排便。

（三）饮食

患者饮食应为含高纤维素、高容积和高营养的。含糖及高纤维素膳食（如：糙米、全麦食品、蔬菜水果等），可提高肠内不被吸收的负离子数量，增加粪便的液体容积及粪便的流动性。亲水性食物能增加粪便容积和流动次性，缩短结肠通过时间。每日至少有3次蔬菜和水果；或每日2次，每次一茶匙麦麸。纤维素摄入每日应不少于40 g。

摄入适量的液体（不含乙醇、咖啡、利尿剂），以每日2.0～2.3 L 为宜。据统计，日饮水量<1 000 ml 者便秘明显多于日饮水量≥1 000 ml 者。

某些水果汁如橘子汁、柠檬汁等可刺激肠蠕动，促进排便。要注意便秘时多吃桃、樱桃、草莓等；腹泻时多饮茶、吃米饭、苹果等。

（四）其他

根据肛肠压力检测结果，对痉挛的肛门括约肌进行肉毒毒素注射或部分切开术。另外研究表明，结肠造瘘术、顺行性灌肠法、骶神经刺激、脉冲灌洗治疗、生物反馈训练均可以改善脊髓损伤患者的肠道功能。

第六节　神经源性膀胱

一、概述

1. 定义　神经源性膀胱功能障碍（neuropathic bladder）是指任何神经病变或损害引起下尿道功能障碍。下尿道的主要功能是储尿和排尿，神经病变后，这两个功能常异常，表现为尿失禁和尿潴留，并可引起泌尿系感染、肾功能不全和其他全身并发症，严重威胁生命。

2. 病因　引起神经源性膀胱功能障碍的原因很多，常见的有以下分类：

大脑疾病：脑血管疾病、脑肿瘤、多发性硬化、脑炎或脑外伤后遗症、帕金森病、痴呆等。

脊髓疾病：脊髓损伤、脊髓肿瘤、脊髓血管疾病、脊髓炎、椎管狭窄等。

周围神经：骶椎发育不全、马尾神经损伤、糖尿病、自主神经病变、盆腔广泛性手术后等。

3. 解剖生理学

正常排尿过程为：膀胱在贮存期，由于膀胱壁平滑肌和结缔组织的顺应性，膀胱内保持低压（<15 cmH$_2$O），当达到最大膀胱容量时，逼尿肌收缩，膀胱内压急骤增高，同时尿道内外括约肌松弛，产生排尿，整个排尿活动在各级中枢神经协调下完成，并受到意识的控制。

膀胱贮尿和排尿是在自主（交感、副交感）神经和躯体神经以及中枢控制下相互协调完成的（图6-1）。

副交感神经：副交感神经主要支配逼尿肌，初级中枢位于脊髓 S$_{2-4}$ 节段，神经纤维形成盆神经至膀胱壁内的神经节交换神经元，发出节后纤维支配逼尿肌。该神经兴奋可引起膀胱逼尿肌收缩，尿道内口括约肌舒张而排尿。

交感神经：来自脊髓 $T_{11}\sim L_2$ 节段，在腰交感椎旁神经节换元后节后纤维在腹下神经内传至膀胱和尿道内的 α 和 β 肾上腺素能受体突触。可以使逼尿肌松弛，膀胱颈与尿道内括约肌收缩而抑制排尿。

躯体神经：主要由 $S_{1\sim4}$ 组成的阴部神经，支配尿道外括约肌、直肠外括约肌等随意肌。

中枢控制：排尿的初级中枢在骶髓，在脑干和大脑皮质也有排尿的异化和抑制中枢。

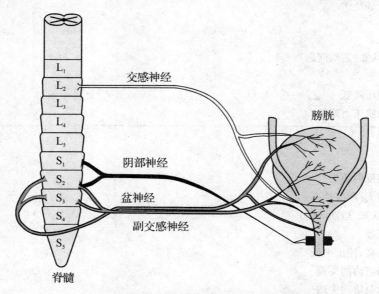

图 6-1　膀胱和尿道的外周神经支配示意图

二、神经源性膀胱的分类

神经源性膀胱的分类很多，可以根据神经损害的类型、临床症状、尿流动力学资料及治疗选择来进行分类，有 Nesbit 法、Bors 法、Hersehom 法、Wein 法等。

以往的分类，由于受到检测设备仪器的限制，只能反映膀胱的功能以及神经损伤的部位，而对尿道括约肌及盆底肌在下尿路贮尿和排尿过程中的作用重视不够。其中随着尿流动力学的广泛应用，为了解逼尿肌、膀胱颈、尿道内外括约肌的功能、形态及贮尿和排尿过程中的相互作用提供了较全面的客观依据。1979 年 Krane 提出了根据尿流动力学参数进行分类的方法（表6-1）：

表 6-1　尿流动力学分类（Krane 分类）

逼尿肌反射亢进	逼尿肌无反射
括约肌协调正常	括约肌协调正常
外括约肌协同失调	外括约肌痉挛
内括约肌协同失调	内括约肌痉挛
	外括约肌去神经

根据尿流动力学和功能分类(表6-2)。

表6-2 尿流动力学和功能分类(Wein)

失禁
由膀胱引起
无抑制性收缩
容量减少
顺应性差
正常(认知/运动问题)
由流出道引起
膀胱颈压降低
外括约肌压力降低
潴留
由膀胱引起
逼尿肌反射消失
容量增大/顺应性高
正常(认知/运动问题)
由流出道引起
排泄压高,流出率低
内括约肌协同失调
外括约肌协同失调
括约肌过度活动(如括约肌或假性括约肌协同失调)
潴留与失禁
由膀胱引起
无抑制性收缩并发逼尿肌活动功能下降

三、康复评定

1. **体格检查**

(1) 膀胱充盈感:正常人的膀胱充盈感是排尿中的重要部分。

(2) 骶尾部的感觉及运动:骶尾部的感觉和(或)运动存在,表示不完全性脊髓损伤,该类患者通常下尿道功能可以完全或部分恢复。

(3) 肛门张力和球-肛门反射:常规肛门指检判断肛门张力和球海绵体反射已应用很久,上述反应存在表明反射弧完整,但与逼尿肌-括约肌功能协调和膀胱恢复无直接相关。

(4) 肛门牵伸和括约肌松弛:如患者不能放松痉挛的肛门括约肌,可以尝试用两个手指进行肛门牵伸。肛门牵伸将会逐渐降低肛门张力,并且常常与尿道外括约肌的放松相一致,可用于括约肌痉挛和导尿管插入困难的患者。

2. **尿流动力学检查** 尿流动力学可以记录逼尿肌和尿道括约肌的神经生理功能,对贮存和排尿障碍的患者有重要的价值。尿流动力学检查主要有以下指标:

(1) 膀胱充盈感记录:膀胱充盈感是膀胱排空的重要组成部分。在尿流动力学检查中,必须记录膀胱充盈初感觉容量和膀胱最大充盈时的容量。

（2）尿道外括约肌肌电图：常规通过记录肛门外括约肌肌电信号变化来反映尿道外括约肌的肌电信号变化，此检查有助于发现逼尿肌-尿道外括约肌协调功能。正常情况下，膀胱充盈期尿道外括约肌维持稳定的肌电信号，而排尿期其肌电信号减弱。

（3）膀胱内压：正常情况下，膀胱充盈期膀胱内压稳定，逼尿肌压<15 cmH_2O。如果逼尿肌压波动范围>20 cmH_2O 表示存在逼尿肌不稳；如果逼尿肌压持续>40 cmH_2O，则提示存在尿液反流可能，上尿路损害的可能性明显提高。

四、康复治疗

治疗的主要目的是有效排空膀胱、降低膀胱内压、保护肾功能，改善排尿症状以提高生活质量。其治疗原则是：首先原发病的治疗，其次膀胱尿道功能的治疗，最后对并发症的治疗：保护肾功能、治疗结石、感染等并发症。临床上根据下尿道功能障碍、尿流动力学参数进行不同的临床处理。

1. 逼尿肌-尿道外括约肌失调　对于存在逼尿肌不稳的患者，可口服抗胆碱药物缓解逼尿肌亢进和反射性尿失禁，如奥昔布宁、托特罗定等。另外还可以膀胱内灌注辣椒辣素及辣椒辣素类似物 RTX 治疗逼尿肌反射亢进亦有效。A 型肉毒毒素是一种选择性乙酰胆碱阻断剂，可快速紧密地结合于神经肌肉终板，阻断神经递质的释放与传递，产生长期的局部去神经支配效应。膀胱壁注射 A 型肉毒毒素可改善逼尿肌不稳、增加膀胱容量、改变膀胱顺应性及降低最大逼尿肌张力。尿道外括约肌内注射 A 型肉毒毒素可改善逼尿肌-尿道外括约肌协调性，降低尿道阻力和残余尿量。A 型肉毒毒素疗效可维持 3～6 个月，可反复注射治疗。若药物治疗失败，需行尿液引流，国际尿控协会（Interna-tional Continence Society, ICS）推荐的引流效果顺序是：自家清洁间歇导尿（CIC）＞留置导尿潮式引流膀胱＞留置导尿＞耻骨上膀胱造瘘。因此首选 CIC。CIC 的治疗目的是间断排空膀胱，防止神经源性膀胱的并发症。前提是尿道控尿机制正常，下尿路无梗阻，可顺利插管。关键是教会患者正确地导尿操作，足够的引流频率并确保膀胱排空。每次引流尿量应≤500 ml，膀胱内压小于 40 cmH_2O。若以上治疗方法效果差，应行外科手术治疗。

2. 逼尿肌无反射合并括约肌无反射　该模式典型特点是压力性尿失禁或合并充溢性尿失禁。药物治疗控制排尿往往无效，控制排尿只有增加膀胱颈部的张力来获得，这就需要手术治疗，如人工括约肌植入术等。控制排尿后患者可通过 Valsalva 法（屏气法）或 Credé 法（按压法）排空膀胱，这两种方法排空膀胱是有潜在风险的，必须尿动力学检查及膀胱造影证实无禁忌的情况下应用。否则，CIC 仍为首选治疗方法。

3. 尿道外括约肌失弛缓　该类型特点是逼尿肌无收缩或收缩减弱，而尿道外括约肌功能相对正常。患者往往无自主排尿，须腹压辅助排尿，残余尿增加，长期可致上尿路扩张积水，肾功能受损或合并泌尿系感染。合适的治疗方法是 CIC，若 CIC 治疗困难，耻骨上膀胱造瘘是另一选择。另一种选择是膀胱内电刺激（Intravesical electrostimulation, IVES）治疗，因为正常的排尿始动去极化是由膀胱内的机械膨胀引起，通过复杂的中枢调节反射引起逼尿肌收缩。IVES 刺激膀胱机械感受器增加膀胱敏感度，激发逼尿肌收缩。可提高逼尿肌收缩力，改善排尿症状，IVES 成功的关键是不完全的神经损伤，逼尿肌仍具有收缩性。

4. 逼尿肌不稳合并括约肌无反射　这种类型上尿路几乎无风险，患者常合并反射性尿失禁及压力性尿失禁。治疗需要改善括约肌功能及膀胱的顺应性。保守治疗很难治疗尿失禁,需行外科手术治疗。盆底肌电刺激治疗亦有助于提高括约肌功能。

第七节 慢 性 疼 痛

一、概述

慢性疼痛(Chronic Pain)是一种持续的病理过程,在疾病或损伤恢复期过后仍持续疼痛,病程超过1个月。慢性疼痛并不是急性疼痛的简单延续,而是比急性疼痛更复杂,临床上更难以控制,对人的身心健康危害也更大。慢性疼痛在病理生理改变、发病机制、临床表现等方面与急性疼痛有明显不同(两者区别如表6-3)。慢性疼痛病程长,病因多较复杂,多伴有心理障碍;慢性、顽固性疼痛,可发展成身心疾患,临床称为慢性顽固性疼痛综合征。慢性疼痛的处理要全面,包括生理的、情绪的、社会的和经济等方面,才能获得最佳效果。

表6-3 急性和慢性疼痛的区别

	急性疼痛	慢性疼痛
性质	疾病的一个症状	本身就是一种疾病
原因	伤害性刺激	原因复杂
疼痛特点	多为短暂锐痛	常为持续性钝痛
疼痛部位	明确、固定	常难以明确指出
患者反应	积极:引起对损伤或疾病的注意挣扎和反抗	消极:无实用目的或度日如年
伴随症状	瞳孔扩大、出汗增加 呼吸急促、心率加速	自主神经功能紊乱:失眠、食欲减退等 心理障碍:压抑、急倦、退缩等
病程	病程较短	病程较长,治疗困难

二、疼痛评定

疼痛与身体其他感觉不同,是机体受到各种伤害性刺激后产生的主观感受,虽然尚无客观的定性、定量标准和方法,但临床上仍需设法将其量化,以进行判断与对比,以下是临床上应用较多的评估方法:

(一)压力测痛

压痛检查包括:给予外力,听取受试者的反应,根据给予压力强度及反应剧烈程度,以判断疼痛的性质与程度。压力测痛计给出压力定量,达到一定强度(数字)至患者出现疼痛反应为痛阈。继续加力至不可耐受时为耐痛阈。压力测痛主要适用于肌肉系统疼痛的评测。

(二)目测类比评分法

视觉模拟量表(VAS)是在白纸上画一条10 cm的直线,按mm划格,以0~100的数字表示疼痛的程度,一端为无疼痛,另一端为难以忍受的剧烈疼痛,病人根据自己感受到的疼痛程度,在直线上某一点表达出来,然后测量从起点到病人确定点的距离,从测量的数字表达疼痛的强度(图6-2)。

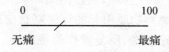

图6-2 目测类比评分法

(三)简式麦吉尔疼痛问卷

麦吉尔疼痛问卷(McGill pain questionnaire, MPQ)有四大部分:第一部分(A)为疼痛定级指数,含感觉(sensory, S)、情感(affective, A)、评估(evaluative, E)和杂项(miscellaneous, M)四大类,共含20项,计78个表达疼痛的词。第二部分为现在疼痛强度,从无痛到极痛列出6个词供选定。第三部分为选词总数,从另一侧面反映受检者对疼痛的表现。第四部分为疼痛情况和持续时间选词,计三项9个词。四部分构成整体,以体现受检者实有疼痛及对疼痛的态度。MPQ在临床使用中可测定有关疼痛的多种信息和因素,实用于临床科研工作或较为详细的疼痛调查工作,但对病人的要求较高,表中的词类比较抽象,相对复杂,所以有时病人难以理解,并且花费时间较多,所以临床应用中具有一定的局限性。

(四)面部情绪评分法(facial pain expression)

该方法用6种面部表情从微笑至悲伤至哭泣来表达疼痛程度,此法适合任何年龄,没有特定的文化背景或性别要求,易于掌握,不需任何附加设备。急性疼痛、老人、小儿、表达能力丧失者特别适用(图6-3)。

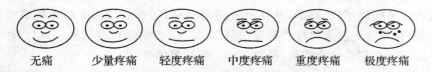

图6-3 面部情绪评分法

(五)数字评分法(numerical rating scales, NRS)

此方法要求病人用0到10这11个点来描述疼痛的强度。0表示无疼痛,疼痛较强时增加点数,10表示最剧烈的疼痛。此方法容易被病人理解和接受,可以口述也可以记录,结果较为可靠(图6-4)。

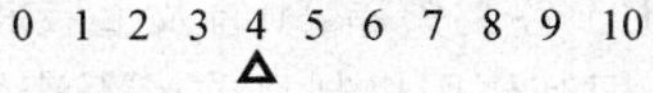

0 1 2 3 4 5 6 7 8 9 10
　　　△

图6-4 数字评分法

三、治疗方法

慢性疼痛的治疗目标是缓解或消除患者的疼痛,改善其功能活动,提高生活质量。由于慢性疼痛原因是多方面的,因此需由康复、麻醉、临床心理或精神科等多个学科医生共同对疼痛进行正确的诊断和评估,制定全面的康复计划。一般来讲疼痛的治疗要遵循:诊治兼重、先诊后治;采取综合措施;合理用药的原则。

(一)药物治疗

通常应用的镇痛药物有三类:非甾体类消炎镇痛药、麻醉性镇痛药和辅助性药物。

1. 非甾体类消炎镇痛药(NSAIDs) ·本类药物包括阿司匹林、对乙酰氨基酚和各种新型 NSAIDs 药物。其镇痛作用主要在外周,通过抑制环氧化酶来阻断花生四烯酸转化为前列腺素和白三烯,从而减少这些炎性物质引起的疼痛刺激向神经传导而达止痛效果。

2. 麻醉镇痛药　多用于治疗急性、反复发作性或癌性、手术后疼痛等,如吗啡、可待因等。镇痛作用短暂,但可解除难以忍受的疼痛。

3. 辅助镇痛药　如三环类抗抑郁药、抗惊厥药和抗痉挛药。三环类抗抑郁药如阿米替林、多虑平等,对慢性疼痛的治疗机制是阻断中枢神经系统内神经递质—5-羟色胺的再吸收,提高去甲肾上腺素和 5-羟色胺能神经的传导作用,加强对后角上行性损伤刺激的抑制。抗惊厥药苯妥英钠、卡马西平常用于三叉神经痛、带状疱疹后神经痛、烧灼性神经痛和幻肢痛等慢性疼痛。

(二)物理疗法

1. 电刺激镇痛疗法　根据电刺激的途径,临床上常用的有:经皮肤电神经刺激疗法(TENS)、经皮脊髓电刺激疗法(Transcutaneous spinal electrostimulation, TSE)、脊髓刺激疗法(Spinal cord stimulation, SCS)、深部脑刺激(Deep brain stimulation, DBS)等。TENS 可兴奋周围神经粗纤维,关闭闸门而阻断疼痛冲动向中枢传递,在临床上有较好的镇痛效果,但其止痛的确切机制目前尚未完全明确。其他电疗:如间动电疗、干扰电疗、感应电疗、音频电疗、正弦调制及脉冲调制中频电疗等,都有较好的止痛效果。

2. 热疗和冷疗

(1)热疗:多用于亚急性或慢性疾患所致的疼痛。热疗可增加血流量和代谢率,缓解炎症反应,改善关节僵硬、肌肉痉挛,从而有效减轻疼痛;还能直接或间接地提高痛阈而发挥镇痛作用。热疗可分为浅表热疗法和深部热疗法。浅表热疗有湿热敷、石蜡疗法、蒸汽、可见光、红外线等。对深部热疗则可应用超短波、微波等治疗。

(2)冷疗法:冷疗可使末梢神经及感觉器官功能下降,降低肌张力,减慢肌肉内神经传导速度,故有明显的镇痛作用。常用于急性软组织损伤 24 小时以内,能减轻疼痛,预防和减少出血与肿胀。在一些慢性疼痛治疗中也有较好的疗效,如冷疗与局部牵伸、触发点封闭联合治疗肌筋膜炎性疼痛疗效很好;慢性炎症性关节疼痛如类风湿关节炎,用冰袋局部按摩可明显缓解疼痛,改善关节活动度;此外冷疗对下腰痛亦有效。

(三)传统治疗

1. 针灸治疗　针刺镇痛适用于各类头痛、颈肩及上肢痛、胸背部及腹部疼痛、各种原因所致的腰腿痛、各类手术镇痛等,但其作用机制目前尚不清楚,有研究认为针刺可以激活神经元的活动,从而释放出 5-羟色胺、内源性鸦片样物质、乙酰胆碱等神经递质,加强了镇痛作用。针灸治疗可以用体针、耳针,也可以用电针。

2. 推拿和按摩　对关节或脊柱进行推拿治疗,有助于最大限度地牵伸肌肉,改善异常收缩,减轻活动时的疼痛。推拿和按摩可以帮助放松紧张的肌肉和减轻触痛点的疼痛。

(四)神经阻滞和局部封闭

(1)痛点和激痛点封闭:应用于各种软组织疼痛。许多肌筋膜都有"激痛点",激痛点位于肌腹中,一般比较表浅,甚至只在真皮层,很少位于深部组织。激痛点有好发部位,但任何肌肉内都可以形成激痛点而引起疼痛和肌肉痉挛。激痛点一般并不固定,也不同于运动点。操作过程:局部消毒,针头刺入激痛点,注射局麻药如 0.25% 丁哌卡因 1~5 ml 直至触痛消失,一般在注射后几秒钟内。注射后,可以进行肌肉的主被动牵伸。如果疼痛严重或持续时间很长,可以在注射前先给予15分钟的热疗或手法按摩。枝川注射疗法是日本枝川直义经多年临床总结出的一种疗法。它的理论机制源于中医的经络学说及现代的体表—内脏反射学说。采用独特的枝川液治疗软组织痛,其机理主要是用较大量的生理盐水,通过鼓胀作用对病灶起破坏作用,且对组织形成刺激,对局部的代谢产物冲击稀释,再用小剂量的地塞米松直接作用于病变局部而发挥抗炎作用,防止瘢痕形成,改善微循环,使得软组织局部重新建立代谢平衡,恢复机能。

(2) 神经阻滞术:①星状神经节阻滞:用于治疗颈、头面部疼痛及血管性疼痛,用0.5%～1%利多卡因或0.25～0.375布比卡因7～10 ml;②臂丛阻滞:用于治疗上肢痛及血管性疾病,0.25%的布比卡因20 ml可维持镇痛时间10小时以上;③肋间神经阻滞:适用于胸痛,尤其适用于带状疱疹后遗症;④椎旁神经节阻滞:用于治疗腹腔、盆腔及下肢疼痛。

(3) 关节腔封闭:用于骨性关节炎、类风湿关节炎。

(4) 腱鞘内封闭:将药物注入腱鞘内,有消炎、松解粘连、缓解疼痛的作用,常用于手指屈肌腱鞘炎和腱鞘囊肿等病症。

(5) 骶管阻滞术:适用于诊断明确而其他治疗方法治疗效果欠佳的腰腿痛患者。一般采用泼尼松龙20 mg,2%利多卡因5 ml,用生理盐水稀释至10～15 ml注入。

局部药物注射的注意事项:应该诊断明确,有感染性疾病者禁用;使用普鲁卡因等药物应作药物过敏试验;严格无菌操作;穿刺过程中应反复抽吸,避免药物误入血管。

(五) 疼痛心理问题的处理

一些慢性疼痛患者经常有消极思想,应帮助慢性疼痛患者在疾病过程中保持乐观情绪,改变不合理的认识、想法和情绪等,常采用治疗方式有认知行为治疗、生物反馈、放松训练、催眠法等。

1. 认知行为调整疗法:通过改变患者对疼痛的认知构成和处理过程来帮助患者学习自我控制和自我处理疼痛的能力。临床上常采用注意力转移、疼痛想象移除、意念集中、意念分离等方法。

2. 生物反馈:已证明对部分慢性疼痛有效。是通过有意识的学习,调节血压、心率、胃肠蠕动、皮肤温度等,从而达到消除或缓解疼痛的一种训练方法。

3. 放松训练:包括肌肉放松、腹式深呼吸、意念、瑜伽功和自律练习等。

(六) 身体支持和支具的应用

可以用一些减轻疼痛支具,包括疼痛关节支具、腕部支具、颈围、脊柱支具等,可以稳定和支持关节,减轻疼痛。矫形器也可帮助重量转移,减少肢体的压力和应力。要注意合理使用支具和佩戴支具的时间。一般的颈痛或腰痛不需要使用颈围或腰围,不合适的使用不仅可能会影响患者的功能康复,还给患者增加了负担。

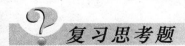

复习思考题

1. 怎样鉴别痉挛与挛缩?
2. 试述改良Ashworth分级的标准。
3. 试述挛缩的成因。

4. 试述挛缩的运动及物理治疗方法。
5. 试述诱发压疮的危险因素、好发部位。
6. 叙述常用压疮的分级标准。
7. 怎样预防和治疗压疮？
8. 试述骨质疏松症的定义及临床特点。
9. 试述骨质疏松症运动治疗和理疗的作用及原则。
10. 试述排便功能障碍的康复治疗目标和治疗原则。
11. 逼尿肌—括约肌不协同的患者如何处理？
12. 试述慢性疼痛康复评定康复治疗的主要内容。

（朱红军　杨卫新）

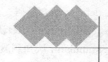

附 录

一、部分名词中英文对照

10 repetition maximum(10RM) 十次最大重复量
above knee amputation(AK) 大腿残端长度
absolute atmosphere 绝对大气压
active assistant exercises 主动助力运动
active exercises 主动运动
activities of daily living（ADL）日常生活活动
acute myocardial infarction(AMI) 急性心肌梗死
aerobic exercise 有氧耐力训练
aging of the brain 脑老化
agnosia 失认症
agraphia 失写症
alexia 失读症
alternative or aug-mentative communication system (ACS) 替换或增强交流系统
american Spinal Injury Association 美国脊椎损伤协会
amnestic aphasia 命名性失语
amputation 截肢
anaerobic threshold(AT) 无氧阈
ankle strategies 踝调节机制
ankle-foot orthosis(AFO) 踝足矫形器
antagonistic muscles 拮抗肌
aphasia 失语症
aphasia battery of chinese 汉语失语检查法
apoplexy 脑卒中
apoptosis 凋亡
apraxia 失用症
arthrogenic contracture 关节源性挛缩
associated reaction 联合反应

ataxia 共济失调型
ataxic gait 共济失调步态
ataxic dysarthria 运动失调性构音障碍
athetoid 手足徐动型
attention 注意
attention/concentration deficits 注意力障碍
axillary crutch 腋杖
axonotmesis 神经轴突断裂
baclofen 巴氯芬
balance 平衡
balance exercise 平衡训练
barthel index Barthel 指数
basal ganglion aphasia 基底节性失语
bayley scale of infant development 贝利婴量表
behavior therapy 行为疗法
below knee amputation（BK）小腿残端长度
berg balance scale(BBS) Berg 平衡量表
bicycle ergometry 功率自行车
biofeedhack therapy 生物反馈疗法
biomechanics 生物力学
blood gas analysis 血气分析
blood pressure biofeedback therapy 血压生物反馈疗法
blood volume 血容量
blue and violet light therapy 蓝紫光疗法
body weight support treadmill training 减重步行训练
bone and articular system 骨关节系统
bone mineral density,BMD 骨密度

bone regeneration 骨再生
boston Diagnostic Aphasia Examination(BDAE)波士顿失语诊断检查
botulinum toxin A(BTA) 肉毒杆菌毒素 A
bowstring test 弓弦试验
brainstem auditory evoked potential(BAEP)脑干听觉诱发电位
brainstem auditory evoked potential 脑干听觉诱发电位
breathing gas analysis 呼吸气分析
breathing training 呼吸训练
brief psychiatric rating scale 简明精神病评定量表
brine bath 盐水浴
bubble bath 气泡浴
butterfly shaped tank bath 蝶形槽浴
cadence 步频
calcitonin 降钙素
canadian cardiovascular society classification 加拿大心血管病学会心绞痛分级
cancer pain 癌痛
cane 手杖
cardiopulmonary exercise test 心肺运动试验
cardio-pulmonary rehabilitation 心肺康复
cardiovascular system 心血管系统
center of gravity 人体重心
centimeterwave therapy 厘米波疗法
central palsy(CP) 脑性瘫痪(脑瘫)
cerebral embolism 脑栓塞
cerebral hemorrhage 脑出血
cerebral infarction 脑梗死
cerebral thrombosis 脑血栓形成
cerebral vascular diseases(CVD) 脑血管病
cervical orthosis (CO)颈部矫形器
cervical spondylopathy 颈椎病
cervical-thoraco-lumbo-sacral orthosis (CTLSO) 颈胸腰骶矫形器
cervical traction 颈椎牵引
cervical-thoracic orthosis (CTO) 颈胸矫形器
chemical synapse 化学突触
chronic obstructive pulmonary disease(COPD)慢性阻塞性肺疾患
clasp-knife phenomenon 折刀现象
clearance 廓清

clearance mechanism 廓清机制
clinical spasticity index 临床痉挛指数
cognition 认知
cognitive deficits 认知障碍
cognitive rehabilitation(CR)认知康复
cognitive stimulatin 认知刺激法
cognitive therapy 认知疗法
cogwheel phenomenon 齿轮现象
cold therapy 冷疗法
communication 交流
communication disorders 交流障碍
communicator 交流器
community based rehabilitation (CBR)社区康复
compensatory approaches 代偿法
compensatory sprouting 代偿性出芽
compression bandage 压力绷带
compression therapy 压力疗法
concentric contraction 向心性收缩
conduction block 传导阻滞
conductive education(CE) 引导式教育
constraint-induced movement therapy 强制性使用运动疗法
continuous passive motion(CPM)持续被动关节活动
contracture 挛缩
conversation coaching (CC) 会话教练
coordination 协调
coordination exercise 协调性训练
coronary artery bypass graft surgery(CABG) 冠状动脉旁路移植手术
crutch 杖
cryotherapy 冷冻疗法
CT 电子计算机体层扫描
cytomegalovirus 巨细胞病毒
dantrolene 丹曲林
deblocking 去阻滞
decimeterwave therapy 分米波疗法
deconditioning 失健
deep anal pressure 肛门深部压觉
defense reaction 防御反应
deformity dysarthria 器质性构音障碍
dementia 痴呆
denver development screening test 丹佛发展筛选试验

derangement syndrome 间盘移位综合征
diabetes mellitus DM 糖尿病
diaphragm pacing 横膈膜起搏器
diaphragmatic breathing 腹式呼吸
digestion system 消化系统
digital rectal stimulation 手指直肠刺激
diplegia 双瘫
direct approches 直接法
disability 残疾
distal interphalangeal joint 远端指间关节
double hemiplegia 双重偏瘫
dual energy X-ray absorptiometry 双能X线吸收法
dynamic electromyography 动态肌电图
dynamic interferential electrotherapy 动态干扰电疗法
dynamic magnetic field therapy 动磁场疗法
dynamic resistance exercise 动态性外阻力训练法
dysarthria 构音障碍
dysfunction syndrome 功能不良综合征
dysphasia 吞咽功能障碍
dystaxia 共济失调
eccentric contraction 离心性收缩
educational rehabilitation 教育康复
elbow orthoses (EO) 肘矫形器
elbow-wrist orthosis (EWO) 肘腕矫形器
electrical pain threshold 电刺激痛阈
electrical silence 电静息
electrical synapse 电突触
electrochemotherapy 电化学疗法
electroencephalogram (EEG) 脑电图
electrogymnastic therapy 电体操疗法
electromagnetotherapy 电磁疗法
electromyogram (EMG) 肌电图
electrotherapy 电疗法
end plate potential 终板电位
endocrine system 内分泌系统
endurance 耐力
environment intervention 环境干预
eperisone 乙哌立松
equilibrium 平衡
evoked potential (EP) 诱发电位
executive function deficits 执行功能障碍
exercise duration 运动持续时间
exercise frequency 运动频率
exercise intensity 运动强度
exercise program 运动项目
extensor tendon repairs 伸肌腱修复
eysenck personality questionnaire 艾森克人格问卷
facilitation techniques 易化技术
faradization 感应电疗法
fasciculation potential 束颤电位
feedback 反馈
feedforward 前馈
femoral nerve traction test 股神经牵拉试验
fibrillation potential 纤颤电位
fibroblast growth factor 成纤维细胞生长因子
finger skin temperature biofeedback therapy 手指皮肤温度生物反馈疗法
fixation muscles 固定肌
flaccid dysarthria 弛缓性构音障碍
flexor tendon repairs 屈肌腱修复
foot orthoses (FO) 足矫形器
foot angle 足角
forced expiratory volume in one second 第一秒用力呼气量
forearm crutch 前臂杖
fracture 骨折
fracture Risk Assessment Tool 骨折风险预测简易工具
frozen shoulder 冻结肩
functional communication treatment (FCT) 功能性交流治疗
functional disorders 功能性构音障碍
functional electrical stimulations (FES) 功能性电刺激
functional independence measure (FIM) 功能独立性评定
functional magnetic resonance imaging 功能性磁共振成像
functional position of hand 手功能位
functional reorganization theroy 功能重组理论
gait cycle (GC) 步态周期
gal vanization 直流电疗法
galvanic skin response biofeedback therapy 直流电皮肤反应生物反馈疗法
galvanization 直流电疗法

gas-bubble bath 气泡浴
generalization 泛化
gerstman's syndrome 格斯特曼综合征
glasgow coma scale 格拉斯哥昏迷评分
glasgow outcome scale 格拉斯哥预后分级
glenohumeral subluxation 肩关节半脱位
global aphasia 完全性失语
gluteus maximus gait 臀大肌步态
gluteus medius gait 鸭步（臀中肌步态）
goal-directed treatment 目标指向性治疗
grasp reflex 抓握反射
gravity traction 重力牵引
gross motor function measure（GMFM）粗大运动功能评定
growth associated proteins 生长相关蛋白
hamilton anxiety scale 汉密尔顿焦虑量表
hamilton depression scale 汉密尔顿抑郁量表
hand orthoses(HO) 手矫形器
hand splint 手夹板
handicap 残障
hemiplegia 偏瘫
hemiplegic gait 偏瘫步态
hepatocyte growth factor 肝细胞生长因子
herniation of lumber disc（HLD）腰椎间盘突出症
heterotopic ossification 异位骨质增生
hip orthosis（HO）髋矫形器
hip strategies 髋调节机制
hip-knee-ankle-foot orthosis(HKAFO)髋膝踝足矫形器
hubbard tank bath 哈伯特槽浴
hufschmidt electrotherapy 交替电刺激疗法
human kinesiology 人体运动学
hydrotherapy 水疗法
hyperkinetic dysarthria 运动过多性构音障碍
hyperthermia therapy 高热疗法
hypertrophic scar 肥厚性瘢痕
hypokinetic dysarthria 运动过少性构音障碍
hypothermia therapy 低温疗法
hypotonia 肌张力低下型
idiopathic scoliosis 特发性脊柱侧凸
immediate postoperative prosthesis(IPOP 截肢术后即刻假肢装配
immersion bath 浸浴

immobilization 制动
immobilization hypercalcemia 制动性高钙血症
impaired glucose regulation 糖调节受损
impaired glucose tolerance 糖耐量受损
impairment 病损
impairments of hand 手外伤
indirect approaches 间接法
information process 信息加工
infrared therapy 红外线疗法
initial contact（IC）初始接触
initial swing（ISW）摆动初期
input 输入
institution-based rehabilitation 机构康复
integration 综合
intelligence test 智力测验
interferential electrotherapy 干扰电疗法
intermittent catheterization 间歇性导尿
international Labour Organization 国际劳工组织
international Spinal Cord Society 国际脊髓协会
intersegmental reflex 节间反射
intervertebral disc 椎间盘
intravascular low level laser irradiation（ILLLI）低功率激光血管内照射
iontophoresis 直流电药物离子导入疗法
iontophoresis 电离子导入疗法
IQ 智商
isokinetic exercise 等速抗阻训练
isokinetic muscle testing（IKMT）等速肌力检查
isometric muscle testing(IMMT) 等长肌力检查
isometric resistance exercise 等长抗阻训练
isotonic muscle testing（ITMT）等张肌力检查
joint contructure 关节挛缩
joint mobilization 关节松动技术
key point control 关键点的控制
kidney Disease Quality of Life Short Form 与肾脏病相关的生存质量量表
kinematic analysis 运动学分析
kinesiotherapy 运动疗法
kinetic dysarthria 运动性构音障碍
knee orthoses(KO)膝矫形器
knee-ankle-foot orthosis(KAFO)膝踝足矫形器
lacunar infarction 腔隙性脑梗死
lamellipodia 板状微足

language enrichment therapy(LET) 语言增进疗法
language 语言
lasequer test lasequer 试验或直腿抬高试验
laser therapy 激光疗法
lateral sprouting 侧枝性出芽
lead-pipe rigidity 铅管样强直
learned nouse 习得性废用
life satisfaction rating scales 生活满意度量表
linear polarized infrared light 直线偏振光红外线
load response 承重反应
locomotion 移动能力
loewenstein occupational therapy cognition assessment battery 洛文斯顿作业疗法认知评定成套测验
low back pain 腰痛
low frequency impulse electrotherapy 低频脉冲电疗法
low level exercise test 低水平运动试验
lower limb amputee 下肢截肢
lumbar disc herniation 腰椎间盘突出症
lumbo-sacral orthosis (LSO) 腰骶矫形器
magneto therapy 磁场疗法
manipulation therapy 手法治疗
manual muscle test(MMT) 徒手肌力检查
maximal exercise 最大收缩训练
maximal exercise test 极量运动试验
maximum heart rate 最高心率
maximum oxygen consumption 最大吸氧量
McGill Pain Questionnaire McGill 疼痛问卷表
mechanical distortion 机械形变
mechanical nociception threshold 机械伤害感受阈
Medical Outcomes Study 36-Item Short-Form Health Survey scale SF-36 简明健康状况量表
medical rehabilitation 医疗康复
medicated bath 药物浴
medium frequency electrotherapy 中频电疗法概述
memory deficits 记忆力障碍
memory 记忆
mental retardation 智力迟滞
mesodermalizing factor 中胚层化因子
metabolic equivalence 代谢当量
metacarpophalangeal joint 掌指关节
microtubule-associated proteins 微管结合蛋白

microwave therapy 微波疗法
midstance (MST) 站立中期
midswing(MSW) 摆动中期
milieu therapy 环境治疗
minimal erythema dose (MED) 最弱红斑量
Mini-mental state examination(MNSE) 简易精神状态检查法
Mini-Mental Status Questionnaire 简明精神状态检查量表
Minnesota multiphasic personality inventory 明尼苏达多相人格测验
mirror writing 镜像书写
mixed 混合型
mobilization 关节舒整(松动)
modifiability 可修饰性
modulated medium frequency electrotherapy 调制中频电疗法
monoplegia 单瘫
montreal cognitive assessment 蒙特利尔认知评估
morita therapy 森田疗法
motor relearning program 运动再学习疗法
motor unit 运动单位
motor unit action potential 运动单位动作电位
movement therapy 运动治疗
MRI 磁共振
multidimensional 多维
muscle atrophy 肌肉萎缩
muscle strength test 肌力评定
muscle stretching 肌肉牵拉法
muscular system 肌肉系统
myogenic contracture 肌源性挛缩
myositis ossificans 骨化性肌炎
national Pressure Ulcer Advisory Panel 国家压疮咨询委员会
neck disability index 颈部功能不良指数
nervous system 神经系统
neural cell adhesion molecule 神经细胞粘连分子
neuralda 神经痛
neural induction 神经诱导
neurapraxia 神经失用
neuro developmental technique(NDT) 神经发育技术
neurodevelopmental treatment 神经发育疗法
neurogenic bladder 神经源性膀胱

neurogenic bowel 神经源性肠道
neurolizing factor 神经化因子
neurolytic agent 神经破坏因子
neuromuscular electrical stimulation（NMES）神经肌肉电刺激疗法
neuropathy 神经病
neurorehabilitation 神经康复
neurotmesis 神经断裂
numerical rating scale 数字等级疼痛评分
numerical rating scale(NRS) 数字评分法
occupational balance 作业平衡
occupational therapist (OTS) 作业治疗师
occupational therapy(OT) 作业疗法
one repetition maximum 一次最大负荷量
operant/instrumental conditioning 操作或工具条件反射
orthopedic rehabilitation 骨骼肌肉康复
orthosis 矫形器
orthostatic intolerance 直立性低血压
osteoarthritis Research Society International 国际骨关节炎研究学会
osteoarthritis(OA) 骨关节炎
osteoporosis 骨质疏松
Osteoporosis Self-assessment Tool for Asian 亚洲人骨质疏松自我筛查工具
oswestry low back pain disability index 腰痛的功能受限指数
oswestry neck pain disability index 颈椎功能受限指数
output 输出
pain rating index（PRI）疼痛评定指数
Parachute reaction 降落伞反应
paraffin therapy 石蜡疗法
paraplegia 截瘫
paraplegic gait 截瘫步态
pariarthritis 关节周围炎
passive range of motion（PROM）被动关节活动
passive exercises 被动运动
pathological reflex 病理反射
peak latency 峰潜伏期
pediatric rehabilitation 儿童康复
pelvic traction 骨盆牵引
percutaneous block therapy 经皮阻滞疗法

peripheral nerve repairs 周围神经修复
persistent vegetative state 持续性植物状态
personality test 人格测验
phototherapy（light therapy）光疗法
physiatrist 康复医师
physical therapy（PT）物理疗法
picture-speech（P-SP）称呼训练
pine gum bath 松脂浴
plasticity 可塑性
platform crutch 平台杖
popliteal pressure sign 腘窝加压征
positive supporting reaction 阳性支持反应
postural syndrome 姿势综合征
posture 体位
present pain intensity(PPI) 现时疼痛强度
preswing（PSW）摆动前期
prime movers 原动肌
programmed cell death 程序性细胞死亡
programmed-operant approach 程序操作法
progressive resistance exercise 渐进性抗阻训练
promoting aphasics communication effectiveness 促进失语者交流效率法
proprioceptive neuromuscular facilitation（PNF）本体感觉神经肌肉易化技术
prostheses 假肢
prosthetics and orthotics therapist 假肢与矫形器师
proximal interphalangeal joint 近端指尖关节
psychological therapy 心理治疗
pure word deafness 纯词聋
pursed-lip breathing(PLB) 缩唇呼气法
quadriplegia 四肢瘫
quality of well-being scale 健康生存质量表
radicular type of cervical spondylopathy 神经根型颈椎病
range of motion(ROM) 关节活动度
rate perceived exertions（RPE）自我感知运动强度分级量表
rational emotive therapy(RET) 理性情绪疗法
reasoning /judgment problems 推理/判断异常
Reciprocating gait orthosis 交替式截瘫行走器
red light therapy 红光疗法
reflex sympathetic dystrophy 反射性交感神经营养不良

reflex-inhibiting patterns (RIP) 反射性抑制模式
regenerative sprouting 再生性出芽
rehabilitation engineering (RE) 康复工程
rehabilitation evaluation/assessment 康复评定
rehabilitation nursing 康复护理
rehabilitation outreach service 上门康复服务
reproductive ssystem 生殖系统
resistance exercise 抗阻训练法
respiratory system 呼吸系统
resting position of hand 手休息位
rheumatoid arthritis (RA) 类风湿关节炎
righting reflex 翻正反射
rigid 强直型
R-K 反射性腹爬
rotated magnetic field therapy 旋转磁场疗法
rotator cuff tears 肩袖撕裂
R-U 反射性翻身
sacro-iliac orthosis(SIO) 骶髂矫形器
salt water bath 盐水浴
schuell's aphasia therapy(SAT) Schuell 的失语症刺激治疗法
scissors' gait 剪刀步态
scoliosis 脊柱侧凸
segmental breathing 局部呼吸
selective posterior rhizotomy (SPR) 选择性脊神经后根切断术
self help devices 自助具
self-rating anxiety scale 自评焦虑量表
self-rating depression scale 自评抑郁量表
sensation 感觉
short latency somatosensory evoked potential (SSEP) 短潜伏期躯体感觉诱发电位
short leg gait 短腿步态
short wave therapy 短波疗法
shoulder orthosis (SO) 肩矫形器
shoulder pain syndrome 肩痛综合征
shoulder-elbow orthosis (SEO) 肩肘矫形器
shoulder-elbow-wrist orthosis(SEWO) 肩肘腕矫形器
shoulder-elbow-wrist-hand orthosis(SEWHO) 肩肘腕手矫形器
shoulder-hand syndrome 肩手综合征
sicard sign sicard 征或直腿加强抬高试验
sickness impact profile 疾病影响程度量表
social rehabilitation 社会康复
soda bath 苏打浴
soft tissue contracture 软组织挛缩
somatic reflex 躯体反射
somatosensory evoked potential 躯体感觉诱发电位
spastic dysarthria 痉挛性构音障碍
spasticity 痉挛
spasticity pattern 痉挛模式
speech 言语
speech therapy (ST) 言语疗法
speech and communication therapy 言语交流疗法
speech-picture(SP-P) 听理解训练
speech-speech(SP-SP) 复述
spinal cord injury(SCI) 脊髓损伤
spinal cord type of cervical spondylopathy 脊髓型颈
spinal orthosis 脊柱矫形器
spinal pattern generator 脊髓模式发生器
spontaneous electrical activity 自发电活动
stance phase 站立相
standard language test of aphasia 日本标准失语症检查
stanford-Binet intelligence scale 斯坦福-比奈量表
static exercise 静力练习
static magnetic field therapy 静磁场疗法
step length 步长
steppage or footdrop gait 跨越步
stepping strategies 跨步调节机制
stereo-dynamic interferential electrotherapy 立体动态干扰电疗法
straight leg raising(SLR) 直腿抬高
stretch reflex 牵张反射
stride length 跨步长
stride width 步宽
stroke 脑卒中或中风
stroke rehabilitation 脑卒中康复
sub-arachnoid hemorrhage 蛛网膜下腔出血
subcortieal aphasia 皮质下失语
submaximal exercise 次极量收缩训练
superficial reflex 浅反射
swing phase 摆动相
sympathetic cervical spondylopathy 交感神经型颈

椎病
symptom limited exercise test 症状限制性运动试验
synaptic plasticity 突触可塑性
synergic muscles 协同肌
synergy movement 共同运动
terminal stance（TST）站立末期
terminal swing（TSW）摆动末期
thalamus aphasia 丘脑性失语
the developmental model 发育模型
the holistic model 整体模型
the learning theory model 学习模型
the process model 加工模型
the purdue pegboard test Purdue 钉板测试
therapeutic exercises 治疗性运动
thermal pain threshold 温度痛阈
thoraco-lumbo-sacral orthosis（TLSO）胸腰骶矫形器
thrombogenesis 血栓形成
tilting reaction 倾斜反应
tinnetti 活动能力量表
tinnetti's performance-oriented assessment of mobility tizanidine 替扎尼定
tonic labyrinthine reflex 紧张性迷路反射
tonic neck reflex 紧张性颈反射
total hip Jet joint replacement（THR）全髋关节置换术
traditional approaches 传统方法
traditional chinese manipulation 推拿
transcortical mixed aphasia 经皮质混合性失语
transcortical motor aphasia 经皮质运动性失语
transcortical sensory aphasia 经皮质感觉性失语
transcranial magnetic stimulation 经颅磁刺激
transcutaneous electric nerve stimulation（TENS）经皮电刺激神经疗法
transcutaneous oxgen pressure 经皮氧分压
transdermal medication 经皮用药
traumatic brain injury 颅脑外伤
treadmill 活动平板
tremor 震颤型
trigger point injection 激痛点注射
trigger points 激痛点
triggering voiding 扳机点法
triplegia 三肢瘫

ultrashortwave therapy 超短波疗法
ultrasound therapy 超声疗法
ultraviolet blood irradiation and oxygenation（UBIO）紫外线照射血液充氧回输疗法
ultraviolet therapy 紫外线疗法
unclassified 不可分类型
undamped medium frequency electrotherpy 等幅中频电疗法
undamped sine medium frequency electrotherapy 等幅正弦中频电疗法
underwater exercise 水中运动
unidimensional 单维
unilateral visual neglect（UVN）单侧忽略症
united Nations Development Program 联合国开发计划署
united Nations Economic and Social Council 联合国经济社会理事会
united Nations Food and Agriculture Organization 联合国粮农组织
united Nations International Children's Emergency 联合国儿童基金会
upper limb amputee 上肢截肢者
upper motor neuron syndrome 上运动神经元综合征
urinary system 泌尿系统
vacuum compression therapy 正负压治疗
variable resistance exercise 变阻练习
vegetative state 植物状态
verbal rating scales 口诉言词评分法
verbal rating scales（VRS）口头描述评定法
vertebral acterial type of cervical spondylopathy 椎动脉型颈椎病
visceral reflex 内脏反射
visible light therapy 可见光疗法
visual action therapy（VAT）视动作疗法
visual analogue scale（VAS）目测类比评分法
visual evoked potential 视觉诱发电位
vocational rehabilitation 职业康复
voluntary anal contraction 肛门自主收缩
voluntary control involuntary utterance（VCIU）随意控制不随意的言语
walkabout 铰链式截瘫行走器
walking 步行

walking aide 助行器
walking frame 助行架
weak water bath 淡水浴
wechsler adult intelligence scale 韦氏成人智力量表
wechsler intelligence scale for children 韦氏儿童智力量表
wechsler memory scale(WMS) 韦克斯勒记忆量表
wechsler preschool and primary scale of intelligence 韦氏幼儿智力量表

western Aphasia Battery (WAB) 西方失语检查套表
whirlpool bath 漩涡浴
world Confederation for Physical Therapy 世界物理治疗联盟
world Federation of Occupational Therapists 世界职业治疗师联合会
world Health Organization 世界卫生组织
wrist orthosis (WO) 腕矫形器
zone of partial preservation 部分保留带

二、《康复医学》模拟考卷

一、名词解释（每题 3 分，共 30 分）

1. 康复
2. 作业疗法
3. 康复医学
4. 康复评定
5. ICF
6. 社区康复
7. 残疾
8. 偏瘫步态
9. 物理疗法
10. 康复工程

二、选择题（每题 2 分，共 20 分）

1. WHO 的医学分类是　　　　　　　　　　　　　　　　　　　　　（　）
   A. 残疾学、临床医学、康复医学
   B. 临床医学、康复医学、预防医学
   C. 临床医学、康复医学、预防医学、保健医学
   D. 临床医学、预防医学、保健医学
   E. 临床医学、康复医学、保健医学

2. 三级肌力描述正确的是　　　　　　　　　　　　　　　　　　　　（　）
   A. 不可测知的肌肉收缩
   B. 有轻微的收缩，不能引起关节活动
   C. 在减重状态下能做全范围的关节活动
   D. 能抗重力做全范围的关节活动，不能抗阻力
   E. 能抗重力和充分阻力的关节活动

3. 红外线的光谱为　　　　　　　　　　　　　　　　　　　　　　　（　）
   A. $0.2\ \mu m \sim 760\ nm$　　　　　　　B. $0.4\ \mu m \sim 760\ nm$
   C. $0.3\ \mu m \sim 760\ nm$　　　　　　　D. $50\ \mu m \sim 760\ nm$
   E. $0.5\ \mu m \sim 760\ nm$

4. 关于颈椎牵引哪一项不正确　　　　　　　　　　　　　　　　　　（　）
   A. 位置以坐位多用　　　　　　　　　　B. 头部稍前屈约 $20°$
   C. 每次牵引 20 分钟左右　　　　　　　　D. 重量起点约为体重的 1/4
   E. 每天牵引 1～2 次为好

5. 软瘫期偏瘫病人关节被动活动和保持良肢位的要点，哪项是错误的　（　）
   A. 关节活动范围由小到大　　　　　　　B. 动作轻柔

C. 克服疼痛 D. 患侧下肢为屈曲位
E. 患侧上肢为伸展位

6. 中风康复的目标，以下不符的是哪一条 （ ）
   A. 缩短住院天数，达到临床痊愈
   B. 促进神经功能的重组与再现
   C. 恢复自主能力，提高生活质量
   D. 学习使用辅助具或替代技术
   E. 发挥残余功能，防治并发症

7. 关节活动范围（ROM）测定最常用的方法是量角器测量，它是由固定臂、移动臂和测角盘组成，在测量中要求 （ ）
   A. 固定测角盘的0点于关节轴，固定臂固定于近侧肢体。移动臂随远侧肢体的活动来测量
   B. 分别固定固定臂和移动臂于关节近、远两侧进行测量
   C. 除固定测角盘0点于关节轴，两臂均不须固定
   D. 固定测角盘0点于关节轴，两臂均沿关节两段肢体的中线处固定测量
   E. 争取三点自由式测量

8. 经皮神经电刺激电疗法（TENS）在康复临床中最常应用于 （ ）
   A. 部分失神经支配的肌群
   B. 完全失神经支配的肌群
   C. 是一种肌肉电体操，但只可以用于肌肉萎缩
   D. 通过神经反射可以治疗脏器疾病
   E. 多用于镇痛，含肌痛、神经痛等

9. 下列哪一类不是康复治疗的主要方法 （ ）
   A. 物理治疗（含运动治疗） B. 作业治疗
   C. 康复工程 D. 言语和心理治疗
   E. 手术和药物治疗

10. 正常步行周期是指 （ ）
    A. 一侧足跟着地至对侧足跟着地所用的时间
    B. 一侧足跟着地至对侧足跟着地所用的距离
    C. 一侧足尖着地至对侧足尖着地所用的时间
    D. 一侧足尖着地至对侧足尖着地所用的距离
    E. 一侧足跟着地至该侧足跟再次着地所用的时间

三、填空题（每格 0.5 分，共 20 分）

1. 康复的工作领域包括医疗康复、_____、_____、_____。
2. Brunnstrom 偏瘫恢复六阶段的理论可简述为 1、2 级_____，3、4 级_____，5、6 级_____。
3. 糖尿病的康复治疗应从药物治疗、_____、血糖监测以及_____五个方面综合进行。
4. 偏瘫病人穿脱衣的训练顺序是穿衣时先患侧后_____侧，脱衣裳时先

＿＿＿＿＿＿＿＿＿＿侧,后＿＿＿＿＿＿＿＿侧。
5. 用直流电将药物离子通过＿＿＿＿＿＿、皮脂腺管口或＿＿＿＿＿＿＿＿＿导入体内进行治疗的方法,称直流电药物离子导入疗法。
6. 激光的特性是亮度大、＿＿＿＿＿＿＿＿、方向性强、＿＿＿＿＿＿＿＿。
7. 残疾患者的心理适应过程包括：＿＿＿＿＿＿、否认、＿＿＿＿＿＿＿、＿＿＿＿＿＿＿＿、心理适应。
8. 我国将残疾分为六类,分别为＿＿＿＿＿＿＿、听力残疾、＿＿＿＿＿＿＿、肢体残疾、＿＿＿＿＿＿＿＿＿、精神残疾。
9. 按腰椎间盘突出的方向常分为以下两种类型：＿＿＿＿＿＿＿、＿＿＿＿＿＿＿＿。
10. 言语障碍包括＿＿＿＿＿＿＿＿＿＿和＿＿＿＿＿＿＿＿＿。
11. 运动处方的基本内容包括 运动的方式、＿＿＿＿、＿＿＿＿、＿＿＿＿＿＿以及注意事项。
12. 现代心脏病康复强调的三个环节是早期下床和运动训练、＿＿＿＿＿＿＿＿、＿＿＿＿＿＿。
13. 在运动疗法中,根据肌肉的收缩方式可分为＿＿＿＿＿＿运动和＿＿＿＿＿＿运动；根据是否施加阻力可分为＿＿＿＿＿＿运动和＿＿＿＿＿＿运动。
14. 一个生物剂量是指紫外灯在一定距离内垂直照射皮肤引起的＿＿＿＿＿＿红斑反应所需的时间,剂量单位是＿＿＿＿＿。
15. 神经发育学疗法的主要技术有 Bobath 技术、＿＿＿＿＿＿＿、＿＿＿＿＿＿＿＿、＿＿＿＿＿＿＿。

四、问答题（每题 5 分,共 30 分）

1. 超声波的治疗作用有哪些？
2. 叙述康复医学的团队工作模式和康复医疗的一般流程。
3. 试述康复医学与临床医学的区别。
4. 简述骨折康复治疗的作用机制。
5. 中风偏瘫的康复目标是什么？软瘫期主要康复治疗措施有哪些？
6. 常用的康复治疗方法有哪些？康复医学主要治疗哪些病残？谈谈自己的学习体会。

附 录

三、《康复医学》模拟考卷参考答案

一、名解解释（每题3分，共30分）

1. 康复：指应用各种有用的措施，包括医学的、社会的、教育的、职业的方法，以减轻残疾的影响和使残疾人重返社会。或康复是一个帮助病员或残疾人在其生理或解剖缺陷的限度内和环境条件许可的范围内，根据其愿望和生活计划，促进其在身体上、心理上、社会生活上、职业上、业余消遣上和教育上的潜能得到最充分发展的过程。
2. 作业疗法：是运用有目的的，经过选择的生活、工作或生产劳动、休闲游戏、社会交往等活动形式，使用工具和或设备来进行作业训练，帮助因躯体、精神疾患（或）发育障碍造成的暂时性或永久性残疾者，最大限度地改善与提高生活自理、恢复工作学习和适应社会等方面的功能独立水平，提高其生活质量的一类康复治疗方法。
3. 康复医学：是医学的一个重要分支，是促进病、伤、残者康复的医学，主要利用以物理因子为主的医学措施，治疗因外伤或疾病而遗留的功能障碍，而导致生活、工作能力暂时性或永久性地减弱或丧失，以致独立生活有困难的躯体性残疾人，使其功能复原到可能达到的最大限度，为他们重返社会创造条件。
4. 康复评定：是应用各种检测评估手段及方法来了解伤病后机体的器官、心理、个体、生活以及参与社会活动的功能状况，评定功能受损害的性质、范围、程度及可能的变化趋势，据此来制定合理的康复医疗方案，选择适当的康复治疗方法。
5. ICF：ICF是"国际功能、残疾和健康分类"的英文缩写，它把健康情况、功能和残疾情况以及背景因素表述为一种可以双向互动的统一体系。
6. 社区康复：是社区发展的一项策略，使所有的残疾人得到康复、具有平等的机会和达到社会一体化。或我国的定义：依靠社区本身的人力资源，建设一个有社区领导、卫生人员、民政人员、志愿人员、社团、残疾者本人及其家属参加的社区康复系统，在社区参加残疾的普查、预防和康复工作，使分散在社区的残疾者得到基本的康复服务。
7. 残疾：是指造成不能正常生活、工作和学习的身体上和（或）精神上的功能缺陷，包括不同程度上的肢体残缺、感知觉障碍、运动障碍、内脏功能不全、言语障碍、精神情绪和行为异常、智能缺陷等。
8. 偏瘫步态：指一侧肢体正常，而另一侧肢体因各种疾病造成瘫痪所形成的步态。其典型特征为患侧患者足下垂、内翻、膝伸直、下肢外旋；摆动时常使患肢经外侧绕弧线向前。故又称为划圈步态。
9. 物理疗法：是应用物理因子治疗病、伤、残者的方法。包括利用物理因子电、光、声、磁、热、冷、水（通常称为理疗）和利用力能：身体运动、按摩、牵引、机械设备训练等（通常称为运动疗法、医疗体育、体疗、治疗性运动）。
10. 康复工程：是利用现代工程技术，对残疾者测量和评估，然后按照代偿和（或）适应的原则设计和生产出能减轻他们的残疾和改善他们的独立生活能力的产品的现代工程学分支。康复工程及其产品的主要内容有假肢、矫形器、助行器、轮椅、自助具、环境控制系统、助听器、人造组织器官等方面。

二、选择题（每题2分，共20分）

1. C 2. D 3. D 4. D 5. C 6. A 7. A 8. E 9. E 10. E

三、填空题（每格 0.5 分，共 20 分）

1. 教育康复　社会康复　职业康复
2. 软瘫期　痉挛期　恢复期
3. 运动疗法　糖尿病教育
4. 健　健　患
5. 皮肤汗腺　黏膜或伤口的细胞间隙
6. 单色性好　相干性好
7. 震惊　抑郁或焦虑　愤怒或对抗独立
8. 视力残疾　语言残疾　智力残疾
9. 旁侧型　中央型
10. 构音障碍　失语症
11. 时间　强度　频率
12. 对病人和家属进行宣教　早期和重复的运动试验
13. 等长收缩　等张收缩　抗阻力　非抗阻力
14. 最弱　秒
15. Brunnstrom 技术　Rood 技术　PNF 技术

四、问答题（每题 5 分，共 30 分）

1. 超声波的治疗作用有：
   (1) 镇痛解痉，超声波作用下神经及肌肉组织兴奋性下降。
   (2) 促进结缔组织分散，软化瘢痕，松解粘连。
   (3) 减轻或消除血肿，由于局部血液循环加速，细胞膜通透性增加，组织营养改善，促进渗出吸收。
   (4) 促进组织再生、骨痂生长，加速骨折修复，调节相关的脏器功能。

2. 康复医学的团队工作模式和一般流程：采用多专业联合的团队工作方式，组长由康复医师担任，成员有物理治疗师、作业治疗师、语言治疗师、心理治疗师、假肢矫形器师、文体治疗师、社会工作者等。在组长的领导下，各专业人员对患者进行检查评定，据此制定康复治疗的计划→门诊或住院康复治疗→治疗中期再次的康复评定→治疗计划的修订→进一步的康复治疗→治疗后期的康复评定和结果评定→出院后的安排和建议（重返工作岗位？转到休养所治疗？是继续门诊治疗还是在当地社区治疗等）。

3. 康复医学与临床医学的区别：

	临床医学	康复医学
服务对象	一般疾病患者	暂时或永久性残疾及功能障碍患者
治疗目的	治愈疾病	最大限度地恢复功能，为重返社会创造基本条件
治疗方法	以药物、手术治疗为主，或辅以其他治疗	以医学康复方法为主，以康复工程为辅，再补充以必要的药物或手术治疗
工作人员	临床各种医、护、技人员	康复医学、康复治疗和康复工程人员
医生的作用	行动者、知情者	教师、促进者
患者的作用	被动者	主动者
工作方法	个别进行，未形成组合	以协助组工作方法进行

4. 骨折康复治疗的作用机制：
   (1) 运动治疗能增加局部血液淋巴循环，促进局部血肿及渗出液的吸收，减轻水肿与粘连。
   (2) 关节运动牵伸关节囊及韧带，防止其挛缩，促进关节内滑液的分泌与循环，从而预防关节内粘连。
   (3) 肌肉收缩运动对骨折端产生的压力能促进骨愈合，应力刺激产生的生物电能帮助钙离子沉积于骨骼,防止骨脱钙,同时肌肉收缩又可防止失用性肌萎缩。

(4) 改善病人情绪,增强呼吸系统、消化系统和循环系统的功能,促进全身各部的生理功能与新陈代谢,防止并发症的发生。

5. 中风偏瘫的康复目标的要点:是调动机体潜力,促进神经功能的重组或再现,发挥残余功能防治并发症,减少后遗症。软瘫期康复治疗措施有:保持正确的体位,预防痉挛模式;患肢全范围的关节被动活动,防止关节挛缩;对患手、肩及下肢的按摩,改善血循环、消肿解痛、预防压疮和静脉炎、促进神经功能恢复;床上运动训练,健侧主动活动、患侧被动活动,以改善运动功能;此外,还有理疗,如电刺激等。
6. 常用的康复治疗方法有物理与运动疗法、作业疗法、言语治疗、心理治疗、康复工程、其他疗法如中医康复治疗。康复医学主要治疗神经系统、骨关节系统、内科系统的多种病残(详述)。谈谈自己的学习康复医学的体会:自由回答。

主要参考文献

1. 缪鸿石.康复医学理论与实践.上海:上海科技出版社,2000
2. 黄晓琳,燕铁斌.康复医学.(第2版.).北京:人民卫生出版社,2013
3. 卓大宏.中国康复医学.第2版.北京:华夏出版社,2003
4. 乔志恒,范维铭.物理治疗学全书.北京:科学技术文献出版社,2001
5. 胡永善.新编康复医学.上海:复旦大学出版社,2005
6. 燕铁斌.现代骨科康复评定与治疗技术.北京:人民军医出版社,2006
7. 黄东锋.临床康复医学.汕头:汕头大学出版社,2004
8. 杨益.高压氧治疗基础与临床.上海科学技术出版社,2005
9. (美)迪利莎(Delisa,J.A.)著.励建安,毕胜,黄晓琳主译.物理医学与康复医学—理论与实践.(第五版).北京:人民卫生出版社,2013
10. 周士枋,丁伯坦.运动学.北京:华夏出版社,2004
11. 吴弦光.康复医学导论.北京:华夏出版社,2005
12. 贺丹军.康复心理学.北京:华夏出版社,2005
13. 恽晓平.康复疗法评定学.北京:华夏出版社,2004
14. 赵辉三.假肢与矫形器学.北京:华夏出版社,2005
15. 陈立嘉.基础作业学.北京:华夏出版社,2004
16. 李胜利.语言治疗学第2版.北京:人民卫生出版社,2014
17. 励建安,许光旭.实用脊髓损伤康复学.人民军医出版社,2013
18. 倪朝民.神经康复学.第2版.北京:人民卫生出版社,2014
19. 纪树荣.运动疗法技术学.第2版.北京:华夏出版社,2011
20. 王玉龙.康复功能评定学.第2版.北京:人民卫生出版社,2014
21. 贾建平,陈生弟.神经病学.第7版.北京:人民卫生出版社,2013
22. 贾子善.脑卒中康复.石家庄:河北科学技术出版社,2006
23. 李晓捷.人体发育学.第2版.北京:人民卫生出版社,2014
24. 燕铁斌.物理治疗学.第2版.北京:人民卫生出版社,2014
25. 窦祖林.作业治疗学.第2版.北京:人民卫生出版社,2014
26. 陈立典.传统康复方法学.第2版.北京:人民卫生出版社,2014
27. 张长杰.肌肉骨骼康复学.第2版.北京:人民卫生出版社,2014
28. 何成奇.内外科疾病.康复学.第2版.北京:人民卫生出版社,2014
29. 黄晓琳.人体运动学.第2版.北京:人民卫生出版社,2014
30. 舒彬.临床康复工程学.北京:人民卫生出版社,2014
31. 王刚.社区康复学.北京:人民卫生出版社,2014